Marino's
The Little ICU Book

MARINO
精华版
原书第 2 版

ICU 诊疗学

原著 ［美］Paul L. Marino

　　　［美］Samuel M. Galvagno Jr.

主译　孙运波　山　峰

中国科学技术出版社
·北 京·

图书在版编目（CIP）数据

MARINO ICU 诊疗学：精华版：原书第 2 版 /（美）保罗·L. 马里诺（Paul L. Marino），（美）小塞缪尔·M. 加尔瓦尼奥（Samuel M. Galvagno Jr.）原著；孙运波，山峰主译 . — 北京：中国科学技术出版社，2019.10

ISBN 978-7-5046-8290-1

Ⅰ . ① M… Ⅱ . ①保… ②小… ③孙… ④山… Ⅲ . ①险症－诊疗 Ⅳ . ① R459.7

中国版本图书馆 CIP 数据核字 (2019) 第 095575 号

著作权合同登记号：01-2019-2533

策划编辑	焦健姿　王久红
责任编辑	黄维佳
装帧设计	佳木水轩
责任校对	龚利霞
责任印制	李晓霖

出　　版	中国科学技术出版社
发　　行	中国科学技术出版社有限公司发行部
地　　址	北京市海淀区中关村南大街 16 号
邮　　编	100081
发行电话	010-62173865
传　　真	010-62179148
网　　址	http://www.cspbooks.com.cn

开　　本	850mm×1168mm　1/32
字　　数	632 千字
印　　张	22.625
版　　次	2019 年 10 月第 1 版
印　　次	2019 年 10 月第 1 次印刷
印　　刷	北京威远印刷有限公司
书　　号	ISBN 978-7-5046-8290-1/R·2415
定　　价	158.00 元

Translators List
译校者名单

主 译 孙运波 山 峰

副主译 苏 媛 方 巍 单 亮 孙 强

　　　　蔡施霞 姜 艳

译校者（以姓氏笔画为序）

　　　　王 燕　王子丹　王亚平　朱国腾　刘 蔚

　　　　刘 鑫　李翠萍　杨冰心　宋庆娜　宋晓霞

　　　　张 鹏　张 赛　张天屹　张翠娟　陈月华

　　　　周欣蓓　赵婉君　郝芳芳　荆亚军　柳文娟

　　　　姚 波　董 海　滕金龙　燕晓雯

Abstract
内容提要

　　本书引进自 Wolters Kluwer 出版社，是《MARINO ICU 诊疗学（精华版）》的第 2 版，在传承第 1 版精髓的基础上，汇集了最新医学文献资料和临床指南及专家共识，以简洁易懂的方式呈现了重症监护实践的基本要素，并重点给出了一些具有医学证据的临床实践指南建议。原著者全面系统地概括了 ICU 诊疗方面的具体问题，并对各类急危重症患者的诊疗和监护等方面进行了重点阐述，同时介绍了急危重症医学领域的最新研究成果。本书内容丰富、思路缜密，既可作为急诊和重症医学医护人员学习重症医学理论知识和操作技能的参考书，又可供临床医师治疗各种 ICU 成年危重症患者时查阅之用。

Foreword by Translators
译者前言

  Marino's the Little ICU Book 是由 Wolters Kluwer 出版社出版，并在全世界重症医学领域享有盛誉的经典之作。

  本书为原书第 2 版的翻译版，著者 Paul L.Marino 秉承精益求精的学术精神，在传承第 1 版精髓的基础上，汇集了最新医学文献资料和临床指南及专家共识，对第 1 版进行了增补。

  本书是从事临床工作和教学研究不可多得的参考书，体现了著者"学则精于术业，习则诚于知行"的卓越品质，其严谨的叙述风格、丰富的图文资料令人耳目一新。著者全面系统地概括了 ICU 诊疗方面的具体问题，并对各类急危重症患者的诊疗和监护等方面进行了重点阐述，同时介绍了急危重症医学领域的最新研究成果。来自青岛大学附属医院重症医学临床一线的翻译团队，为准确表达原著的理念和内容竭尽全力。

  这是一本理论先进、内容丰富、思维缜密、权威性强的专业著作，适合从事临床工作的各个专业，尤其是急诊和重症医学的医护人员。本书不仅可以帮助读者了解重症医学的理论知识和操作技能，同时还可作为临床专业研究的工具书，具有很高的学术指导价值。

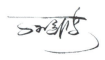

Preface to the Edition
原书前言

　　第 2 版的 *Marino's the Little ICU Book* 保留了第 1 版的精练风格，是经典重症医学教科书 *Marino's the ICU Book* 的精华版本，以简洁易懂的方式呈现了重症监护实践的基本要素。本书中的内容和章节标题均与 *Marino's the Little ICU Book* 中的内容相对应，但所有章节都进行了重新编写和更新，并重点给出了一些具有医学证据的临床实践指南建议。本书也凝聚了 Samuel Galvagno 博士的智慧结晶，其中不少章节就是取材于 Samuel Galvagno 博士的研究成果。

　　本书体积小、知识点集中，便于临床医师查阅并指导治疗各种 ICU 成年危重病患者。

Contents
目　录

第一部分
血管通路
Vascular Access

第 1 章
中心静脉通路
Central Venous Access

给重症患者建立血管通路时常需将长而柔软的导管置入胸腔或腹腔大静脉，这种中心静脉通路是本章探讨的主要内容。

一、控制感染

表 1-1 给出了推荐的中心静脉导管感染的预防措施 [1, 2]。同时采取这 5 项集束干预措施，可有效降低导管相关性血流感染的风险 [3]。下面简要介绍各项预防措施。

（一）皮肤消毒

1. 手部清洁　应在接触导管置管部位前后以及戴手套前后进行手部清洁 [1]。如条件允许，尽量使用乙醇凝胶 [1, 4]；如果没有，也可使用肥皂（普通肥皂或抗菌肥皂）和清水洗手 [4]。

2. 周围皮肤的消毒　导管置管部位周围的皮肤应在即将置管前进行消毒，最常用的抗菌药为氯己定 [1]。

表 1-1　中心静脉导管集束干预措施

项　目	建议操作
手部清洁	在置入或操作导管前后用含乙醇的洗手液或肥皂和清水洗手
屏障预防措施	置入导管或更换导丝时应严格执行最大无菌屏障，包括帽子、口罩、无菌手套、无菌服和全身铺手术巾
皮肤消毒	导管置管部位用氯己定溶液消毒，并风干 2 min
置管部位	尽量避免股静脉置管，能进行锁骨下静脉穿刺置管术时尽量不进行颈内静脉置管
导管移除	不再需要导管时应及时拔除导管

引自 Institute for Healthcare Improvement[2]

(1) 氯己定的优势在于抗菌活性较持久，单次使用后可维持至少 6 h。

(2) 使用氯己定后应风干至少 2 min，使其抗菌活性达到最大[1]。

（二）无菌屏障

所有中心静脉（和动脉）均应使用最大无菌屏障预防感染，包括帽子、口罩、无菌手套、无菌服以及从头至脚覆盖的无菌手术巾[1]。

（三）部位选择

根据目前已发布的导管相关性感染预防指南[1]，应避免进行股静脉置管以减少发生导管相关性败血症。然而临床研究表明，股静脉置管发生败血症概率 [（2 ～ 3）/1000 导管·日] 与颈内静脉和锁骨下静脉穿刺置管术相比，并没有区别[5, 6]。

二、导管

（一）导管尺寸

血管导管的尺寸取决于其外径。有 Gauge 和 French 两种方法测量导管尺寸。

1. French 尺寸起点为零，每增加一个 French 单位则表示外径增加 0.33 mm（即 1 French=0.33 mm，2 French=0.66 mm）。

2. 线规尺寸（最初用于测定实心线）与其他测量单位之间没有明确的关系，需要参考值表格（见附录 C）。

（二）中心静脉导管

1. 中心静脉导管（CVC）指的是插入颈内静脉、锁骨下静脉和股静脉，随后进入腔静脉的导管。

2. 中等大小的 CVC 有许多输注管腔，图 1-1 所示的是最常见的三腔中心静脉导管。此导管外直径是 2.3 mm（7 French），长度通常有 16 cm（6 in）、20 cm（8 in）、30 cm（12 in）（不同厂商产品长度不同）。

（三）抗菌涂层

1. 中心静脉导管有两种抗菌涂层可选：一种是氯己定和磺胺嘧啶银的混合物（由 Arrow International 提供），另一种是米诺环素和利福平的混合物（由 Cook Critical Care 提供）。此类抗菌涂层导管均已被证明可有效降低导管相关性脓毒血症的发生率 [7]。

2. 根据最新的导管相关性血行性感染防治指南 [1]，若中心静脉导管留置的时间预期大于 5 d，或在 ICU 中已采取其他抗感染措施但导管相关性感染率仍然过高，则应使用抗菌涂层导管。

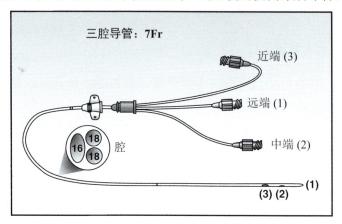

▲ 图 1-1　三腔中心静脉导管结构特征
包括各腔的 Gauge 尺寸及导管远端的流出口

（四）经外周静脉置入中心静脉导管

1. 经外周静脉置入中心静脉导管（PICC）是指经手臂的贵要静脉或头静脉（位于肘窝之上）置入导管，随后进入上腔静脉。

2. 同 CVC 一样，常见的 PICC 有许多输入管腔，但比 CVC 狭窄（尤其是直径为 5 F 或 1.65 mm 者）。常用的 PICC 的长度有 50 cm（19.5 in）和 70 cm（27.5 in）。

3. 由于 PICC 直径较小而长度较长，其血流速度比 CVC 慢。（附录 C：CVC 和 PICC 液体流速）

三、通路部位

以下简要描述 4 个不同通路部位（颈内静脉、锁骨下静脉、股静脉和肘静脉）的中心静脉置管步骤。

（一）颈内静脉

1. 解剖结构

(1) 颈内静脉（IJV）位于颈部两侧的胸锁乳突肌之下（图 1-2），从颈部向下沿着一条从耳郭至胸锁关节的直线斜行。在下颈部，该静脉常位于颈动脉正前方或外侧，但两者的解剖关系可能有变异[16]。

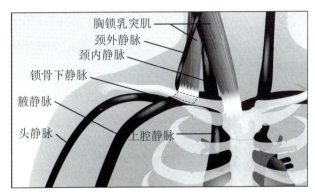

胸锁乳突肌
颈外静脉
颈内静脉
锁骨下静脉
腋静脉
头静脉
上腔静脉

▲ 图 1-2　大静脉进入胸腔的解剖

(2) 在颈根部，颈内静脉与锁骨下静脉汇合形成无名静脉，左右无名静脉汇合形成上腔静脉。

(3) 颈内静脉置管宜在右侧颈部进行，原因是该血管直行至右心房。从穿刺部位至右心房的距离大约 15 cm，因此最短长度的 CVC（约 15 cm）被用于右侧插管（为防止导管尖端进入右心房）。

2. 体位

(1) 将身体调至头低足高位 15° 可使颈内静脉直径增加 20% ~ 25%[8]。进一步增大身体倾斜角度未见颈内静脉直径继续扩张[8]。

(2) 头低足高位 15° 可起到最大扩张静脉的作用，有利于进行颈内静脉置管，尤其是对于血容量减少的患者。但心衰的患者不建议采取头低足高位，颅内压较高的患者也不推荐采取此种方法。

(3) 头部应稍向相反方向转动，以拉直静脉的行径，但是将头部沿中线转动超过 30° 会产生相反效果，原因是这样会牵拉静脉，使其直径变小 [16]。

3. 静脉定位

(1) 超声引导已被推荐作为颈内静脉定位和置管的标准操作 [9]。使用超声引导进行颈内静脉置管成功率高，所需的置管尝试次数少，置管完成时间短，且降低了误穿颈动脉的风险 [9-11]。

(2) 通过将超声探头置于胸锁乳突肌两头所形成的三角处（图 1-2）以获取颈内静脉和颈动脉短轴视图，如图 1-3 所示。左侧图像中较细的为颈动脉，位于其前外侧、较粗的为颈内静脉。右侧图像为因压迫上方皮肤而塌陷的静脉（区分动脉还是静脉的简单手法）。

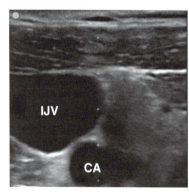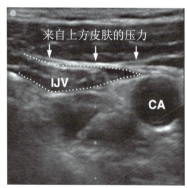

▲ 图 1-3　患者右侧颈部的颈内静脉（IJV）和颈动脉（CA）超声图像（短轴视图）

右侧图像显示上方皮肤下压时静脉的塌陷情况，绿点标识为图像中的外侧方（图像由 Cynthia Sullivan, R.N. 和 Shaun Newvine, R.N. 提供，彩图见书末）

4. 并发症

(1) 颈内静脉置管最严重的并发症是颈动脉损伤。据报道，其发生率在使用解剖标志法时为 0.5% ～ 11%[10-12]，在使用超声引导穿刺时为 1%[10]。

(2) 由于颈内静脉置管位于颈部，因此穿破胸膜的可能性极低。尽管如此，使用解剖标志法进行颈内静脉置管时报道发生该并发症仍有 1.3%[10]。

（二）锁骨下静脉

1. 解剖结构

(1) 腋静脉从第 1 肋骨上方穿过后延伸为锁骨下静脉（图 1-2），锁骨下静脉大部分位于锁骨后面，与颈内静脉在胸廓入口处汇合形成无名静脉。

(2) 该静脉位于前斜角肌以及膈神经之上，并直接与膈神经的下后侧接触。前斜角肌之上的静脉深部即为锁骨下动脉和臂丛神经。

(3) 仰卧位时锁骨下静脉直径为 7 ～ 12 mm，其直径不随呼吸而改变（不同于颈内静脉），这是因为有粗壮的筋膜组织将其固定在周围结构并使其保持开放状态[13]。这也解释了容量降低不会使锁骨下静脉塌陷这一论断[14]。

2. 体位

(1) 头低足高位可扩张锁骨下静脉 8% ～ 10%[13]，便于置管。

(2) 其他本应便于置管的操作（如拱压肩部或在肩部下方放置卷起的毛巾），在实际应用中却会造成该静脉横断面积的减少[13, 15]。

3. 静脉定位

(1) 锁骨下静脉不易在超声下显像，原因是其上方的锁骨阻挡超声波的传导。因此体表标志法仍是锁骨下静脉置管的标准方法。

(2) 可通过胸锁乳突肌覆盖锁骨的部分（图 1-2）来定位锁骨下静脉。锁骨下静脉就位于该部分锁骨的正下方，穿刺针可从锁骨上方或下方进入该静脉。可用一个小的直角来标记该部分锁骨（图 1-2）以引导穿刺针的置入。

4. 并发症

(1) 锁骨下静脉穿刺置管术（使用体表标志法）的并发症包括误穿动脉（≤ 5%）、气胸（≤ 5%）、臂丛神经损伤（≤ 3%）和膈神经损伤（≤ 1.5%）[11, 14]。

(2) 锁骨下静脉狭窄可在导管移除后数日或数月出现，据报道其发生率为 15% ～ 50%[16]。静脉狭窄这一并发症，是需要建立血液透析通路（例如动静脉瘘）的患者避免进行同侧锁骨下静脉穿刺置管术的主要原因[16]。

（三）股静脉

1. 解剖结构　股静脉是腹股沟中大隐静脉的延伸，是腿部静脉引流的主要通道。股静脉与股动脉和股神经都位于股三角中（图 1-4）。在腹股沟韧带水平上，股静脉位于股动脉内侧，距皮肤仅几厘米。将腿部外展可使该静脉更易定位和置管。

2. 静脉定位

(1) 通过触摸股动脉搏动进行股静脉定位，动脉搏动正常位于腹股沟韧带中点的正下方。

(2) 如可行，将超声探头置于股动脉搏动处之上，获取下方的血管横断面的超声图像。图 1-3 显示静脉通过可压扁来证实。

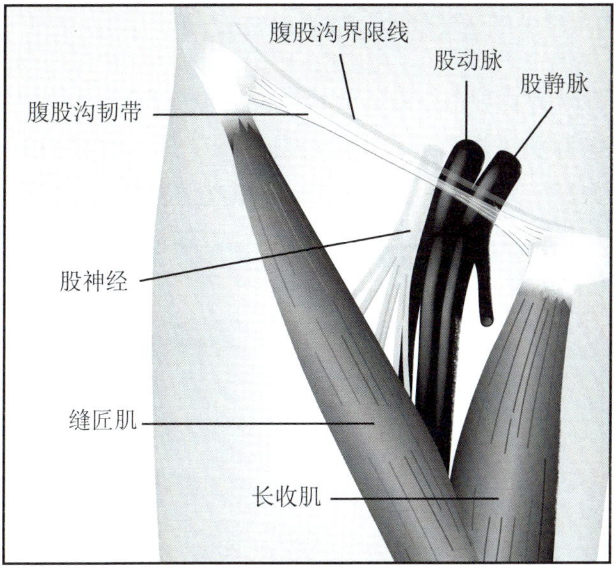

▲ 图 1-4　股三角的解剖结构

（3）若无超声图像，首先应触及股动脉搏动，随后从搏动处内侧 1 ～ 2 cm 处置入穿刺针（斜面位于 12 点钟方向）；穿刺针应在皮下 2 ～ 4 cm 处进入静脉。

3. 并发症

（1）股静脉置管的主要并发症包括误穿股动脉、股静脉血栓形成和导管相关性血流感染。

（2）由留置导管引起的血栓形成比预计的要多，但大部分病例均无临床表现。在一项留置股静脉置管研究中，有 10% 的患者使用超声发现存在血栓形成，但仅不足 1% 的患者发生有临床症状的血栓症[17]。

（3）如前所述，股静脉置管引起的血流感染发生率与其他部位中心静脉导管并无差异[5,6]。

（四）经外周置管的中心静脉导管

1. 经外周置管中心静脉的长导管（50 ～ 70 cm）可从肘窝上方贵要静脉和头静脉进入上腔静脉（图 1-5）。贵要静脉沿手臂内侧面上行，其直径比头静脉大，且其在手臂的行径更直。

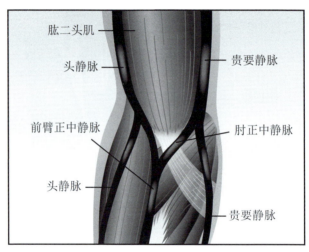

▲ 图 1-5　右臂肘窝区主要静脉的解剖结构

2. 与 CVC 相比，PICC 能够提高患者的舒适度和灵活性，降低 CVC 置入的风险（如气胸）。

3. PICC 置管最常见的并发症为导管引发血栓形成，常累及腋静脉和锁骨下静脉。据报道留置 PICC 的患者中，伴有上臂浮肿的闭塞性血栓形成发生率为 2% ～ 11%[18, 19]；在有静脉血栓形成史的患者[18] 和癌症患者[19] 中的发生率最高。

4. PICC 相关性血流性感染的发生率为 1/1000 导管·日[20]，与中心静脉导管相关的感染发生率近似。

四、直接风险

（一）静脉空气栓塞

空气进入中心静脉是中心静脉置管可能致死的并发症[21,22]。

1. 病理生理学

(1) 当血管导管被置入胸腔时，自主呼吸时产生的胸内负压以及空气与右心房之间的压力梯度均有可能使空气进入静脉。

(2) 空气进入静脉的量和速率均决定空气栓塞的后果。一旦空气进入速率在数秒内达到 200 ～ 300 ml（3 ～ 5 ml/kg）则可能产生致命后果[22]。

(3) 静脉空气栓塞的不良后果包括急性右心衰竭（空气阻塞右室导致）、毛细血管渗漏伴肺水肿，以及急性梗死性脑卒中（由穿过未闭合卵圆孔的气泡所引起）[22]。

2. 预防措施　正压机械通气可降低静脉空气栓塞的风险，如果整个呼吸周期保持胸腔内正压，可避免这个问题。在自主呼吸的患者，在颈静脉和锁骨下静脉导管置入时采取头低足高位（Trendelenburg position），可减少空气进入的风险。采用合理的预防措施，体循环静脉空气栓塞发生的危险性 <1%[21]。

3. 临床表现

(1) 静脉空气栓塞可能无临床表现[21]。

(2) 在有症状的病例中，最早的表现为突发呼吸困难，可伴有剧烈咳嗽。

(3) 严重病例可出现快速进展的低血压、少尿和意识模糊（心源性休克所致）。右心室出现气血混合物，可产生击鼓样声音、磨轮样杂音，随后出现循环衰竭[22]。

4. 诊断

(1) 静脉空气栓塞通常是一个临床诊断。

(2) 如果时间允许，经胸多普勒超声是检测心脏中是否存在空气气泡的敏感方法 [22]。（多普勒超声可将流速转化为声波，房室中的空气气泡可产生特征性的高音。）

5. 处理　静脉空气栓塞的处理主要是心肺支持。以下措施值得推荐，尽管效果未经证实 [22]。

(1) 若怀疑空气进入留置导管，可将注射器接于导管的针座上，然后尝试将空气从血流中抽出。

(2) 纯氧吸入可减少肺循环中的空气量，促进氮气从肺毛细血管中溢出。

(3) 患者取左侧位是一种传统的方法，目的是缓解右心室流出道的气体堵塞。

(4) 胸部按压有助于将空气自右室流出道排出进入肺循环。

（二）气胸

1. 气胸多数发生于锁骨下静脉穿刺置管术中，根据报道发生率 ≤ 5%[11, 14]。

2. 床旁胸部 X 线检查不能敏感地检测胸腔中的空气，尤其是仰卧位时空气都集中在肺前部 [23]。

3. 使用 B 超检查仰卧位气胸的情况优于床旁 X 线检查 [24]。及时可靠的床旁超声检测气胸，是 ICU 患者较好的选择 [25]。

（三）导管定位

中心静脉导管与 PICC 置管中的导管异位率为 5% ～ 25%[11, 20]。通常在置管术后进行胸部 X 线检查以确定导管位置。

1. **正确的导管位置**　正确的中心静脉导管与 PICC 置管导管尖端应位于上腔静脉与右心房连接处上方 1 ～ 2 cm。导管尖端位于隆突正上方，即隆突分叉形成左右主支气管处。因为隆突位于上腔静脉与右心房的连接处正上方，所以位于或稍高于隆突水平的导管尖端，可以准确定位[26]。图 1-6 为正确的中心静脉导管位置，导管尖端位于隆突正上方。

2. **导管尖端位于右心房**　若中心静脉导管的尖端在胸部 X 线图像中位于隆突水平以下，则说明其位于右心房中。这会产生右心房穿孔和急性心脏压塞的风险[27]，重新定位导管可完全避免心脏穿孔的发生。然而，研究表明每 4 例静脉导管置管中即有 1 例导管尖端位于右心房中[28]，而右侧心房压塞的并发症十分罕见[27]，因此导管尖端低于隆突水平时，有必要适当回退导管。

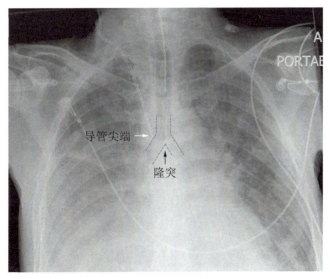

▲ 图 1-6　床旁胸部 X 线图像

显示颈内静脉导管的正确置入位置，导管尖端位于隆突水平之上（导管图像经数码增强）

（孙　强，译　孙运波，校）

参考文献

[1] O'Grady NP, Alexander M, Burns LA, et al. and the Healthcare Infection Control Practices Advisory Committee (HICPAC). Guidelines for the Prevention of Intravascular Catheter-related Infections. Clin Infect Dis 2011; 52:e1–e32.

[2] Institute for Healthcare Improvement. Implement the central line bundle. Available at www.ihi.org/resources/Pages/Changes/ImplementtheCentralLineBundle.aspx (Accessed July 11, 2014).

[3] Furuya EY, Dick A, Perencevich EN, et al. Central line bundle implementation in U.S. intensive care units and impact on bloodstream infection. PLoS ONE 2011; 6(1):e15452. [Open access journal available at www.plosone.org (Accessed November 5, 2011).]

[4] Tschudin-Sutter S, Pargger H, and Widmer AF. Hand hygiene in the intensive care unit. Crit Care Med 2010; 38(Suppl):S299–S305.

[5] Deshpande K, Hatem C, Ulrich H, et al. The incidence of infectious complications of central venous catheters at the subclavian, internal jugular, and femoral sites in an intensive care unit population. Crit Care Med 2005; 33:13–20.

[6] Parienti J-J, Thirion M, Megarbane B, et al. Femoral vs jugular venous catheterization and risk of nosocomial events in adults requiring acute renal replacement therapy. JAMA 2008; 299:2413–2422.

[7] Casey AL, Mermel LA, Nightingale P, Elliott TSJ. Antimicrobial central venous catheters in adults: a systematic review and metaanalysis. Lancet Infect Dis 2008; 8:763–776.

[8] Clenaghan S, McLaughlin RE, Martyn C, et al. Relationship between Trendelenburg tilt and internal jugular vein diameter. Emerg Med J 2005; 22:867–868.

[9] Feller-Kopman D. Ultrasound-guided internal jugular access. Chest 2007; 132:302–309.

[10] Hayashi H, Amano M. Does ultrasound imaging before puncture facilitate internal jugular vein cannulation? Prospective, randomized comparison with landmark-guided puncture in ventilated patients. J Cardiothorac Vasc Anesth 2002; 16:572–575.

[11] Ruesch S, Walder B, Tramer M. Complications of central venous catheters: internal jugular versus subclavian access – A systematic review. Crit Care Med 2002; 30:454–460.

[12] Reuber M, Dunkley LA, Turton EP, et al. Stroke after internal jugular venous cannulation. Acta Neurol Scand 2002; 105:235–239.

[13] Fortune JB, Feustel. Effect of patient position on size and location of the subclavian vein for percutaneous puncture. Arch Surg 2003; 138:996–1000.

[14] Fragou M, Gravvanis A, Dimitriou V, et al. Real-time ultrasoundguided subclavian vein cannulation versus the landmark method in critical care patients: A prospective randomized study. Crit Care Med 2011; 39:1607–1612.

[15] Rodriguez CJ, Bolanowski A, Patel K, et al. Classic positioning decreases cross-sectional area of the subclavian vein. Am J Surg 2006; 192:135–137.

[16] Hernandez D, Diaz F, Rufino M, et al. Subclavian vascular access stenosis in dialysis patients: Natural history and risk factors. J Am Soc Nephrol 1998; 9:1507–1510.

[17] Parienti J-J, Thirion M, Megarbane B, et al. Femoral vs jugular venous catheterization and risk of nosocomial events in adults requiring acute renal replacement therapy. JAMA 2008; 299:2413–2422.

[18] Evans RS, Sharp JH, Linford LH, et al. Risk of symptomatic DVT associated with peripherally inserted central catheters. Chest 2010; 138:803–810.

[19] Hughes ME. PICC-related thrombosis: pathophysiology, incidence, morbidity, and the effect of ultrasound guided placement technique on occurrence in cancer patients. JAVA 2011; 16:8–18.

[20] Ng P, Ault M, Ellrodt AG, Maldonado L. Peripherally inserted central catheters in general medicine. Mayo Clin Proc 1997; 72:225–233.

[21] Vesely TM. Air embolism during insertion of central venous catheters. J Vasc Interv Radiol 2001; 12:1291–1295.

[22] Mirski MA, Lele AV, Fitzsimmons L, Toung TJK. Diagnosis and treatment of vascular air embolism. Anesthesiology 2007; 106:164–177.

[23] Tocino IM, Miller MH, Fairfax WR. Distribution of pneumothorax in the supine and semirecumbent critically ill adult. Am J Radiol 1985; 144:901–905.

[24] Collin GR, Clarke LE. Delayed pneumothorax: a complication of central venous catheterization. Surg Rounds 1994; 17:589–594.

[25] Xirouchaki N, Magkanas E, Vaporidi K, et al. Lung ultrasound in critically ill patients: comparison with bedside chest radiography. Intensive Care Med 2011; 37:1488–1493.

[26] Stonelake PA, Bodenham AR. The carina as a radiological landmark for central venous catheter tip position. Br J Anesthesia 2006; 96:335–340.

[27] Booth SA, Norton B, Mulvey DA. Central venous catheterization and fatal cardiac tamponade. Br J Anesth 2001; 87:298–302.

[28] Vezzani A, Brusasco C, Palermo S, et al. Ultrasound localization of central vein catheter and detection of postprocedural pneumothorax: an alternative to chest radiography. Crit Care Med 2010; 38:533–538.

第 2 章
血管内留置导管
The Indwelling Vascular Catheter

本章将对血管内留置导管的常规护理和棘手的并发症进行讨论，重点阐述中心静脉导管。

一、常规导管护理

表 2-1 为导管常规护理推荐意见。

表 2-1　导管常规护理推荐

	推　荐
无菌敷料	宜采用透明胶布敷料，便于置管部位的观察
	难以干燥的皮肤区域应以无菌纱布敷料进行覆盖
	透明胶布敷料与无菌纱布敷料的抗导管细菌定植效果相当
抗菌凝胶	请勿在置管部位使用抗菌凝胶，血液透析导管除外
导管更换	不推荐定期更换中心静脉导管
导管冲洗	应避免使用含肝素冲洗液

引自参考文献 [1] 中的临床实践指南

（一）导管部位敷料

1. 在导管的整个使用过程中，置管部位均应覆盖无菌敷料。无菌敷料可为无菌纱布垫或透明胶布敷料（即所谓密闭敷料）。

2. 密闭敷料所用的透明膜为半透膜，可在使水汽散发的同时防止皮肤过度干燥，有利于创口愈合。

3. 密闭敷料便于日常观察置管部位，因此推荐使用密闭敷料。如果置管部位难以保持干燥，则推荐使用无菌纱布敷料[1]。

4. 在抑制导管细菌定植和抗感染的能力方面，无菌纱布敷料和密闭敷料大致相当[1, 2]。但在使用密闭敷料时，如果水分在密闭敷料下积聚，则可能促进细菌定植和感染[2]，因此当透明膜下出现液体积聚时应更换敷料。

（二）抗菌凝胶

在中心静脉置管部位使用抗菌凝胶不会降低导管相关性感染的风险[1]，而血液透析导管却是例外[3]。因此，建议仅在血液透析导管局部使用抗菌凝胶[1]，且每次透析后都应使用。

（三）导管冲洗

1. 应对血管内导管进行定期冲洗，以防止发生血栓性闭塞。

2. 传统的冲洗液为肝素化生理盐水（10 ～ 1000 U/ml），但是不建议使用肝素冲管以防止肝素相关性血栓性血小板减少症（见第 12 章）。

3. 单独使用盐水冲洗静脉导管的效果与肝素化盐水相当[4]，但动脉导管的情况有所不同[5]，应对后者使用 1.4% 枸橼酸钠替代肝素化盐水以维持导管通畅[6]。

（四）导管更换

1. 定期原位经导丝更换导管或者换位重新置管的做法不但不会降低导管相关性感染的发生率[7]，反而还有可能增加并发症的风险（机械性和感染性并发症）[8]。因此，不建议常规更换中心静脉导管[1]，这一建议同样适用于经外周置管的中心静脉导管（PICC）、血液透析导管和肺动脉导管[1]。

2. 置管部位周围出现发红也不一定需要更换导管，因为仅有发红症状并不足以证明存在感染[9]。

3. 有脓液从置管部位流出是导管更换的绝对指征，更换导管需选用新的静脉穿刺部位。

二、非感染性并发症

（一）导管闭塞

中心静脉导管闭塞是由血栓和输注液体中的不溶性沉淀物引起。不建议通过推进导丝来移除闭塞物，因为这样做有形成栓塞的风险。用化学溶剂对闭塞物进行溶解（参见下文）是较为常用的干预手段。

1. 血栓性闭塞　血栓形成（血液回流入导管）是导管闭塞的最常见原因[10]，经导管注入溶栓剂阿替普酶（重组组织纤维蛋白溶酶原激活物）可使 80% ～ 90% 的闭塞导管恢复通畅[11, 12]。Cathflo 活化酶™（Genentech, Inc.）是帮助闭塞导管恢复通畅的一种常用阿替普酶[12]。

2. 非血栓性闭塞

(1) 难溶性药物（例如地西泮、地高辛、苯妥英、硫酸甲氧苄啶），或阴阳离子复合物（例如磷酸钙），这些不溶性析出物均可引发导管闭塞[13]。输注稀释的酸（0.1 mol/L 盐酸）能够溶解沉淀物[14]。

(2) 脂类残留（丙泊酚或全肠外营养的脂肪乳）也能够引起导管闭塞。这种情况下，70% 乙醇可以促进恢复导管通畅[13]。

（二）静脉血栓形成

超声或静脉造影检查发现，留置中心静脉导管的患者导管尖端血栓发生率为 40% ～ 65%[15, 16]，癌症患者中血栓形成的风险较高[16]。但是导管相关性血栓形成并无临床表现[15-17]。而关于有症状的血栓形成的报道则更常见于股静脉导管（3.4%）和经外周中心静脉置管（3%）[17, 18]。

上肢血栓形成

(1) 腋静脉和锁骨下静脉的血栓性栓塞可引起上肢浮肿，可伴有感觉异常和上肢无力[19]。此类血栓可扩展至上腔静脉，继发上腔静脉综合征（伴有面部浮肿等），但较为少见[20]。

(2) 上肢 DVT 伴发有症状的肺栓塞不足 10%[19]。

(3) 加压超声成像是上肢 DVT 的首选诊断方法（示例参见图 1-3），敏感性和特异性均超过 95%[19]。

(4) 上肢 DVT 建议抗凝治疗[19]，与下肢 DVT 的抗凝方案相同。抗凝方案见第 4 章。上肢 DVT 不一定要求移除相关导管，仅在上肢严重浮肿、伴随疼痛或存在抗凝禁忌时才建议拔除导管[19]。

（三）血管穿孔

1. 上腔静脉穿孔

(1) 上腔静脉穿孔常见于左侧中心静脉置管，因其垂直于上腔静脉侧壁。

(2) 临床症状为非特异性症状。疑似穿孔常通过胸部 X 线中突现纵隔增宽或胸腔积液（图 2-1）得以诊断 [21]。

(3) 疑有上腔静脉穿孔时应立即停止输注。通过胸腔穿刺术可协助诊断上腔静脉穿孔，表现为胸水的组分与静脉输液成分相近。也可通过向上腔静脉导管注射放射性造影剂，然后观察纵隔中造影剂的分布情况来确诊穿孔。

(4) 一经确诊，立即拔出导管（不会引起纵隔出血）[21]。除非胸水中有感染迹象，无须给予抗生素治疗 [21]。

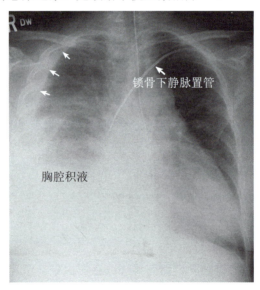

▲ 图 2-1 左侧锁骨下静脉置管致上腔静脉穿孔，右侧大量胸腔积液
图片由 John E.Heffner，MD 提供（引自参考文献 [21]）

2. 右心房穿孔

(1) 中心静脉置管引起右心房穿孔（继发心包填塞）是罕见的并发症，但常被忽视，死亡率为 40%～100%[22]。

(2) 心包填塞的最初症状为突发呼吸困难，可在 1 h 内进展为心源性休克。其诊断依据为超声检查示心包积液，右心房舒张期塌陷。

(3) 须急行心包穿刺术以缓解填塞。如果有反复发生的心包积血须行急症开胸修补。

(4) 针对这一并发症的最有效方法是预防，即要求正确定位中心静脉导管，使其尖端位于或略高于气管隆凸（图 1-6）。

三、导管相关性血流感染

（注意：本部分的信息并不适用于外周静脉导管引起的导管相关性血流感染。）

致病微生物可能定植于中心静脉导管的血管内段，然后随血流播散。表 2-2 显示不同类型 ICU 病房中血流感染的发病率[23]。导管相关性感染发生率以每 1000 个导管·日中的感染数来表示（因为每一天在位的导管都存在感染风险）。

表 2-2　2010 年美国导管相关性血流感染（CABI）的发生率

ICU 类型	每 1000 个导管·日中的感染数	
	合并平均值	范围（10%～90%）
烧伤科	3.5	0～8.0
创伤科	1.9	0～4.0
内科	1.8	0～3.5

（续　表）

ICU 类型	每 1000 个导管·日中的感染数	
	合并平均值	范围（10% ～ 90%）
外科	1.4	0 ～ 3.2
内 / 外科	1.4	0 ～ 3.1
冠心病科	1.3	0 ～ 2.7
神经外科	1.3	0 ～ 2.7
心胸外科	0.9	0 ～ 2.0

引自（美国）国家医疗安全性网络报告 [23]。仅包括大型教学医院 ICU

（一）定义

对中心静脉导管采用以下两种定义来识别感染的类型。

1. 导管关联性血流感染（CABIs）　指患者留置中心静脉导管后发生的血流感染，除血管内置管外，无其他部位感染证据。该定义用于流行病学调查（如表 2-2 中的调查），无须提供可疑导管中微生物生长的证据。

2. 导管相关性血流感染（CRBI）　指外周血中的微生物大量存在于导管尖端或存在于从导管抽取的血样中而造成的血流感染（微生物量的具体标准见下文）。该定义用于临床，需要提供导管与外周血中存在相同微生物的证据。

CABI 的诊断标准（用于临床调查）远远低于 CRBI（用于临床实践），因此 CRBI 的发生率可能会被高估 [24]。

（二）临床特征

1. 导管相关性感染通常不会发生在置管后的 48 h 内。

2. CRBI 的临床表现是非特异性症状（例如发热、白细胞增多）。

3. 置管部位的炎症表现对败血症并无预测价值[12]。存在导管相关感染时，置管部位脓液渗出等局部炎症表现却不常见，且并非由血流感染引起[2]。

4. 仅通过临床症状并无法明确 CRBI，确诊或排除需由表2-3 所述的培养结果支持。

表 2-3　导管相关性血流感染（CRBI）的培养法与诊断标准

培养法	CRBI 诊断标准
导管尖端半定量培养	导管尖端和外周血中检测出同一微生物，且导管尖端细菌生长在 24 h 内 > 15 cfu
定量血培养	外周血和导管血中检测出同一微生物，且导管血中的菌落数超出外周血中的菌落数（≥ 3 倍）

引自参考文献 [25]

（三）导管尖端半定量培养

疑似 CRBI 的传统操作规程是将导管尖端和外周静脉血液标本进行培养。这种方法需要拔除导管。

1. 以无菌方法拔除导管并将导管远端的 2 in（1 in=2.45cm）切除，将切除段置于培养管中。

2. 使用半定量或平皿滚动法进行培养，将导管尖端在琼脂培养皿上滚动，记录 24 h 内出现的菌落数（cfu）。

3. 若从导管尖端和血培养中分离出相同的微生物，且导管尖端培养的细菌生长在 24 h 内超出 15 cfu，则可确诊 CRBI[25]。

4. 这被认为是诊断 CRBI 的"金标准"，但是有以下缺点：

(1) 需要移除留置导管，用于诊断 CRBI 的移除导管培养阴性率超过 2/3[26]。

(2) 无法检测导管内（腔体）表面的细菌定植，而微生物通过导管接口进入则会污染内表面。

（四）定量血液培养

这一方法适用于需要导管留置原处的情况，其原理是，当导管为血流感染源时，则从导管中抽取的血液中的微生物密度预计应高于外周静脉血。这要求对血液中的微生物密度做定量分析，其结果以每毫升血液中的细菌集落生成单位数来表示（cfu/ml）。

1. 从微生物实验室获取专用的培养管（Isolator Culture System，Dupont，Wilmington，DE），该培养管含有血液裂解成分，作用是让菌体充分释放出来。

2. 同时将两份标本送至微生物实验室进行定量培养：一份标本从留置导管中抽取（多腔导管应使用远端腔），另一份标本是从外周静脉抽取的血液。

3. 若从导管血标本和外周血标本中分离出了相同的微生物，且导管血标本的菌落数（cfu/ml）超出外周血至少 3 倍，则可确诊 CRBI。图 2-2 所示为 CRBI 的细菌相对生长密度[27]。

4. 该方法无法检测导管外表面的微生物。但相对于导管尖端培养法（金标准），该方法的诊断准确率为 94%[24]。

（五）微生物谱

1. 与 CRBI 相关的微生物（以出现频率排序）包括凝固酶阴性葡萄球菌、革兰阴性需氧杆菌（铜绿假单胞菌等）、肠球菌、金黄色葡萄球菌和念珠菌属[28]。

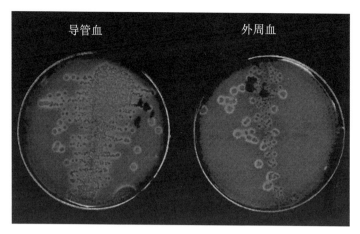

▲ 图 2-2　CRBI 的细菌相对生长密度

从中心静脉导管抽取的血液（导管血）和从外周静脉抽取的血液（外周血）培养皿中的细菌生长集落。导管血培养皿中细菌生长更为密集提示导管相关性败血症（引自参考文献 [27]，图像经数码增色，彩图见书末）

2. 约 1/3 的 CRBI 与凝固酶阴性葡萄球菌（最常见为表皮葡萄球菌）相关，而约有一半的感染与生长于肠道的其他微生物（肠球菌和革兰阴性需氧菌）相关。

3. 念珠菌感染引起的 CRBI 越来越常见，北美 ICU 的最近一项调查显示念珠菌是导致 CRBI 的第三大原因 [29]。

（六）经验性抗感染治疗

所有疑似 CRBI 的 ICU 患者均推荐使用经验性抗感染治疗，应在获取培养标本后立即开始治疗。经验性抗生素治疗覆盖范围 [25] 见表 2-4 中。

1. 万古霉素是治疗葡萄球菌（包括凝固酶阴性和耐甲氧西林菌株）和肠球菌（约 50% 的导管相关性感染与二者相关）最为有效的药物 [28]，若存在耐万古霉素肠球菌的风险，则应用达托霉素替代万古霉素。

表 2-4　用于治疗导管相关性血流感染常见经验性抗生素选择

微生物名	建　议
葡萄球菌	**抗生素**：万古霉素 **意　见**：若 MRSA 主要分离株 MIC>2 mg/ml，则使用达托霉素
肠球菌	**抗生素**：万古霉素 **意　见**：若考虑存在万古霉素耐药，则使用达托霉素
革兰阴性杆菌	**抗生素**：碳青霉烯类抗生素 [a] 或头孢吡肟或哌拉西林他唑巴坦 **意　见**：若存在中性粒细胞减少症或可能出现多重耐药菌，则加用氨基糖苷类
念珠菌属	**抗生素**：棘白菌素类 [b] **意　见**：近期腹部手术、近期移植、免疫抑制、广谱抗生素治疗、多部位念珠菌定植

引自参考文献 [25] 中的指南。抗生素的给药方案参见第 44 章

a. 碳青霉烯类抗生素包括亚胺培南、美罗培南和多利培南；b. 棘白菌素类包括卡泊芬净、米卡芬净和阿尼芬净

2. 肠道革兰阴性杆菌为 ICU 患者中 CRBI 第二位常见的分离菌，因此建议将革兰阴性肠道杆菌纳入经验治疗范围 [28]。最适用于革兰阴性菌经验治疗的药物包括碳青霉烯类（如美罗培南）、四代头孢菌素（如头孢吡肟）和 β- 内酰胺 /β- 内酰胺酶抑制药合剂（如哌拉西林他唑巴坦）。

3. 若患者具备表 2-4 中所列的高危因素，尤其是经验性抗生素治疗 72 h 无反应，则推荐经验性抗念珠菌治疗。相比唑类药物（如氟康唑），推荐棘白菌素类药物（例如卡泊芬净）用于经验治疗，原因是某些念珠菌属（如克柔念珠菌和光滑念珠菌）对

唑类药物耐药。

4. 抗真菌药物的给药方案见第 44 章。

（七）通过培养确诊的感染

1. 若培养结果可确诊 CRBI，则应根据所发现的微生物种类和抗生素敏感性来给予进一步抗感染治疗。

2. 一旦确诊 CRBI，除非感染病原微生物为凝固酶阴性葡萄球菌（如表皮葡萄球菌）或肠球菌且经验性抗生素治疗有良好疗效，则应移除原来的或通过导丝更换的导管，如有必要，更换穿刺部位重新置入导管 [25]。

3. 有专家建议对各类金黄色葡萄球菌血症均应在菌血症发生后的 5 ～ 7 d 行经食管超声检查以评估是否存在细菌性心内膜炎 [25]。

4. 抗生素治疗的时长由病原微生物、导管状态（重新置管还是留置原处）及临床疗效决定。对于全身抗生素治疗 72 h 出现积极疗效的患者，建议疗程如下 [25]。

(1) 若病原微生物为凝固酶阴性葡萄球菌，则持续进行抗生素治疗 5 ～ 7 d（移除导管）或 10 ～ 14 d（保留导管）。

(2) 若病原微生物为金黄色葡萄球菌，已移除导管并符合以下条件，则可进行 14 d 以内的抗生素治疗：非糖尿病或免疫抑制患者，且经食管超声检查无心内膜炎迹象 [25]。若存在上述任一情况，则建议给予 4 ～ 6 周的抗生素治疗。

(3) 对于肠杆菌或革兰阴性杆菌所致的感染，建议给予 7 ～ 14 d 的抗生素治疗（无论导管更换还是保留）[25]。

(4) 对于无并发症的念珠菌感染，应在血培养首次呈阴性后继续给予 14 d 的抗真菌治疗 [25]。

（八）持续性脓毒症

若抗生素治疗 72 h 后仍持续有脓毒症的症状，或血培养持续阳性，则应评估是否存在下述情况。

1. 化脓性血栓性静脉炎　如前所述，留置导管中的血栓形成是常见现象，如血栓合并感染，则可转化为血管内脓肿，最常见的致病微生物为金黄色葡萄球菌[25]。

(1) 临床表现常不明显，但可包括置管部位的脓性引流液、血栓性静脉栓塞所引起的四肢浮肿、脓毒性栓塞所引起的肺空洞样病灶。

(2) 化脓性血栓性静脉炎的诊断要求具备置管血管中的血栓形成（例如通过超声检查）以及持续性脓毒症（无其他明显诱因）的证据。置管部位的脓性引流仅能说明感染位点，而不能证明发生了化脓性静脉炎。

(3) 治疗方法包括导管拔除以及 4～6 周的全身抗生素治疗[25]。通常无须手术切除受感染的血栓，仅当存在顽固性脓毒症时方考虑手术切除。

(4) 这种情况下应用肝素抗凝并没有达成共识，根据新近导管相关性感染指南，可考虑使用肝素抗凝（非必须）[25]。

2. 心内膜炎

(1) 医源性心内膜炎其中 30%～50% 的病例涉及血管内置管；多达 75% 的病例病原微生物为葡萄球菌（多为金黄色葡萄球菌）[30, 31]。某些病例报告中主要为耐甲氧西林金黄色葡萄球菌（MRSA）[32]。

(2) 在金黄色葡萄球菌所致的医源性心内膜炎患者中，有多达 2/3 的病例无心内膜炎的典型表现（如新发或变异性心脏杂音）[31]。

因此所有金黄色葡萄球菌血症患者（包括抗微生物治疗有效的患者）均应考虑心内膜炎的风险[25]。

(3) 心内膜炎的首选诊断方法为经食管（而非经胸腔）心脏超声检查。4～6 周的抗微生物疗法是心内膜炎的标准治疗方案，但仍有约 30% 的患者死于该疾病[30-32]。

3. 播散性念珠菌病

(1) 因为念珠菌属很难在血液培养基中生长，疑似 CRBI 的病例，如果经验性抗生素治疗无效或血液培养基中没有菌株生长，应考虑播散性念珠菌病，尤其要注意有危险因素的病人（表 2-4）。

(2) 播散性念珠菌病诊断非常困难，越来越倾向于采用血清生物标记物（1, 3）-β-D- 葡聚糖（念珠菌的细胞壁成分）来检测念珠菌感染[33]。

(3) 在没有明显的终末器官感染的念珠菌血症患者，应用棘白菌素（卡泊芬净）进行抗真菌治疗是足够的。然而一旦有终末器官感染（如心内膜炎），两性霉素 B 则为更佳选择[33]。

（孙　强，译　孙运波，校）

参考文献

[1] O'Grady NP, Alexander M, Burns LA, et al. and the Healthcare Infection Control Practices Advisory Committee (HICPAC). Guidelines for the Prevention of Intravascular Catheter-related Infections. Clin Infect Dis 2011; 52:e1–e32.

[2] Maki DG, Stolz SS, Wheeler S, Mermi LA. A prospective, randomized trial of gauze and two polyurethane dressings for site care of pulmonary artery catheters: implications for catheter management. Crit Care Med 1994;

22:1729–1737.

［3］Lok CE, Stanle KE, Hux JE, et al. Hemodialysis infection prevention with polysporin ointment. J Am Soc Nephrol 2003; 14:169–179.

［4］Peterson FY, Kirchhoff KT. Analysis of research about heparinized versus non-heparinized intravascular lines. Heart Lung 1991; 20:631–642.

［5］American Association of Critical Care Nurses. Evaluation of the effects of heparinized and nonheparinized flush solutions on the patency of arterial pressure monitoring lines: the AACN Thunder Project. Am J Crit Care 1993; 2:3–15.

［6］Branson PK, McCoy RA, Phillips BA, Clifton GD. Efficacy of 1.4% sodium citrate in maintaining arterial catheter patency in patients in a medical ICU. Chest 1993; 103:882–885.

［7］Cook D, Randolph A, Kernerman P, et al. Central venous replacement strategies: a systematic review of the literature. Crit Care Med 1997; 25:1417–1424.

［8］Cobb DK, High KP, Sawyer RP, et al. A controlled trial of scheduled replacement of central venous and pulmonary artery catheters. N Engl J Med 1992; 327:1062–1068.

［9］Safdar N, Maki D. Inflammation at the insertion site is not predictive of catheter-related bloodstream infection with short-term, noncuffed central venous catheters. Crit Care Med 2002; 30:2632–2635.

［10］Jacobs BR. Central venous catheter occlusion and thrombosis. Crit Care Clin 2003; 19:489–514.

［11］Deitcher SR, Fesen MR, Kiproff PM, et al. Safety and efficacy of alteplase for restoring function in occluded central venous catheters: results of the cardiovascular thrombolytic to open occluded lines trial. J Clin Oncol 2002; 20:317–324.

［12］Cathflo Activase (Alteplase) Drug Monograph. San Francisco, CA: Genentech, Inc, 2005.

［13］Trissel LA. Drug stability and compatibility issues in drug delivery. Cancer Bull 1990; 42:393–398.

［14］Shulman RJ, Reed T, Pitre D, Laine L. Use of hydrochloric acid to clear obstructed central venous catheters. J Parent Ent Nutr 1988; 12:509–510.

［15］Timsit J-F, Farkas J-C, Boyer J-M, et al. Central vein catheter-related thrombosis in intensive care patients. Chest 1998; 114:207–213.

［16］Verso M, Agnelli G. Venous thromboembolism associated with long-term use of central venous cathters in cancer patients. J Clin Oncol 2003; 21:3665–3675.

［17］Evans RS, Sharp JH, Linford LH, et al. Risk of symptomatic DVT associated with peripherally inserted central catheters. Chest 2010; 138:803–810.

［18］Joynt GM, Kew J, Gomersall CD, et al. Deep venous thrombosis caused by femoral venous catheters in critically ill adult patients. Chest 2000; 117:178–183.

[19] Kucher N. Deep-vein thrombosis of the upper extremities. N Engl J Med 2011; 364:861–869.

[20] Otten TR, Stein PD, Patel KC, et al. Thromboembolic disease involving the superior vena cava and brachiocephalic veins. Chest 2003; 123:809–812.

[21] Heffner JE. A 49-year-old man with tachypnea and a rapidly enlarging pleural effusion. J Crit Illness 1994; 9:101–109.

[22] Booth SA, Norton B, Mulvey DA. Central venous catheterization and fatal cardiac tamponade. Br J Anesth 2001; 87:298–302.

[23] Dudeck MA, Horan TC, Peterson KD, et al. National Healthcare Safety Network (NHSN) Report, data summary for 2010, deviceassociated module. Am J Infect Control 2011; 39:798–816.

[24] Bouza E, Alvaredo N, Alcela L, et al. A randomized and prospective study of 3 procedures for the diagnosis of catheter-related bloodstream infection without catheter withdrawal. Clin Infect Dis 2007; 44:820–826.

[25] Mermel LA, Allon M, Bouza E, et al. Clinical practice guidelines for the diagnosis and management of intravascular catheterrelated infection: 2009 update by the Infectious Diseases Society of America. Clin Infect Dis 2009; 49:1–45.

[26] Mermel LA, Farr BM, Sherertz RJ, et al. Guidelines for the management of intravascular catheter-related infections. Clin Infect Dis 2001; 32:1249–1272.

[27] Curtas S, Tramposch K. Culture methods to evaluate central venous catheter sepsis. Nutr Clin Pract 1991;6:43–51.

[28] Richards M, Edwards J, Culver D, Gaynes R. Nosocomial infections in medical intensive care units in the United States. Crit Care Med 1999; 27:887–892.

[29] Vincent JL, Rello J, Marshall J, et al. International study of the prevalence and outcomes of infection in intensive care units. JAMA 2009; 302:2323–2329.

[30] Martin-Davila P, Fortun J, Navas E, et al. Nosocomial endocarditis in a tertiary hospital. Chest 2005; 128:772–779.

[31] Gouello JP, Asfar P, Brenet O, et al. Nosocomial endocarditis in the intensive care unit: an analysis of 22 cases. Crit Care Med 2000; 28:377–382.

[32] Fowler VG, Miro JM, Hoen B, et al. Staphylococcus aureus endocarditis: a consequence of medical progress. JAMA 2005; 293:3012–3021.

[33] Leon C, Ostrosky-Zeichner L, Schuster M. What's new in the clinical and diagnostic management of invasive candidiasis in critically ill patients. Intensive Care Med 2014; 40:808–819.

第二部分
预防措施
Preventive Practices

第 3 章
消化道预防
Alimentary Prophylaxis

本章主要阐述消化道（从口腔到直肠）的预防措施。

1. 抑制胃酸分泌，预防应激性溃疡。

2. 口腔去污染，预防医院获得性肺炎。

3. 胃肠道去污染，预防肠道病原体全身播散。

一、应激相关性黏膜损伤

（一）介绍

1. 危重患者入住 ICU 24 h 内 75% ～ 100% 胃壁表面可见明显病变 [1]。这类病变（应激性溃疡）通常局限于黏膜内且无临床症状，然而亦可深达黏膜下，出现消化道出血。

2. 据报道，临床有 15% 的 ICU 患者会因为应激性溃疡出现明显出血 [2]，但是仅有 3% ～ 4% 的患者会发生大出血（如需要输血）[3]。

3. 下述所有预防措施经证实会降低应激性溃疡出血发生

率 [2]，大部分措施可明显减少出血，且通常没有不良反应。

（二）危险因素

1. 研究显示超过 90% 的 ICU 患者接受应激性溃疡出血的预防 [4]，这存在过度治疗。预防措施应仅用于被证实有应激性溃疡出血高危因素的患者。

2. 应激性溃疡出血的危险因素详见表 3-1[5, 6]。独立的危险因素（例如不需要其他危险因素加重出血）包括机械通气＞ 48 h，严重的凝血障碍和大面积烧伤。

表 3-1　应激性溃疡出血风险因子

独立危险因素	其他危险因素
① 机械通气（＞ 48 h） ② 凝血障碍 　a. 血小板＜ 50 000，或 　b. INR ＞ 1.5，或 　c. PTT ＞ 2 倍对照值 ③ 烧伤＞全身体表面积的 30%	① 休克 ② 严重脓毒症 ③ 多系统创伤 ④ 脑脊髓损伤 ⑤ 肾衰竭 ⑥ 糖皮质激素治疗

3. 任何独立的危险因素都需要预防措施，尤其是伴有 2 种或更多危险因素的患者。

（三）抑制胃酸

预防应激性溃疡出血主要的方法是应用 H_2 受体拮抗药或质子泵抑制药减少胃酸分泌。目标是维持胃液 pH ＞ 4，但临床很少进行监测。

1. 组胺 H_2- 受体拮抗药

(1) 应用组胺 H_2- 受体拮抗药（H_2RAs）以抑制胃酸分泌是

预防应激性溃疡最常用的方法[4]。

(2) 预防应激性溃疡最常用的组胺 H_2- 受体拮抗药是雷尼替丁和法莫替丁，均经静脉给药，详见表 3-2[7, 8]。法莫替丁作用时间比雷尼替丁长且给药频率低。二者预防应激性溃疡出血的疗效相同。

(3) H_2RAs 使用时间过长会导致抑酸能力下降，但其降低应激性溃疡出血风险的能力未受影响[9]。

(4) H_2RAs 在肾功能不全患者中会出现药物蓄积，出现意识模糊、躁动甚至抽搐等神经中毒症状[10]。因此建议肾功能不全的患者减少剂量，同时或增加用药间隔（雷尼替丁 24 h，法莫替丁 $36 \sim 48$ h）。[10]

2. 质子泵抑制药

(1) 质子泵抑制药 PPI 取代 H_2RAs 用于住院患者的应激性溃疡预防，因为其抑酸能力更强，且持续应用无耐药现象[11]。

(2) 尽管有药理学优势，PPI 较 H_2RAs 在预防应激性溃疡出血方面并不具优势[2, 12]。

(3) 表 3-2 显示的是两种 PPI 的预防剂量。两种药物都是预防应激性溃疡，常规静脉给药[11]。其中一种药物（兰索拉唑）需要过滤器过滤微粒并且缓慢给药（超过 30 min）[11]。另外一种药物（泮托拉唑）没有这些限制，因此是预防应激性溃疡的首选 PPI。

(4) PPI 的不良反应主要与减少胃酸分泌有关（见后述）。值得注意的是药物的相互作用: PPI 能够在肝脏中削弱氯吡格雷（常用的抗血小板药物）的活性[13]。尽管相互作用是否具有临床意义尚不明了，但最新观点是如有使用氯吡格雷进行抗血小板治疗的患者应避免应用 PPI。

表 3-2　预防应激性溃疡出血的药物

药　物	类　型	常用剂量
法莫替丁	H₂ 受体阻滞药	20 mg，静脉注射，每 12 小时 1 次 [a]
雷尼替丁	H₂ 受体阻滞药	50 mg，静脉注射，每 8 小时 1 次 [b]
兰索拉唑 泮托拉唑	质子泵抑制药 质子泵抑制药	30 mg，静脉注射，每日 1 次 40 mg，静脉注射，每日 1 次
硫糖铝	黏膜保护药	1 g，口服 / 灌胃，每 6 小时 1 次

a. 肾衰竭患者增加剂量间隔至 36 ～ 48 h；b. 肾衰竭患者增加剂量间隔至 24 h

3. 感染危险

(1) 如图 3-1 所示，由于胃酸的抗菌作用，胃内环境相对无菌 [14]。在此研究中，当胃内 pH 由 4 降至 2 时，沙门杆菌在 1 h 之内全部死亡。

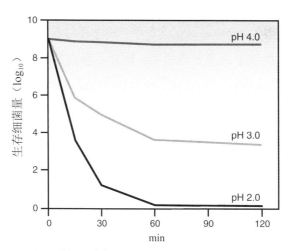

▲ 图 3-1　胃内 pH 对鼠伤寒沙门菌（感染性肠炎的常见原因）生存的影响
（引自参考文献 [14]）

(2) 如图 3-1 所示的数据已经引起重视：胃酸可清除因食用污染食物而摄入或者通过粪口传播的病原体。

(3) 目前认为 3 种感染与胃酸抑制有关：肺炎（含菌胃液的误吸）[8, 15, 16]，自发细菌性腹膜炎 [10] 和难辨梭状芽胞杆菌肠炎 [17-20]。PPI 比 H_2RAs 更容易发生这些感染 [16, 18]。

(4) 因为 PPI 在预防应激性溃疡出血方面较 H_2RAs 没有优势 [2, 12]，因此比较明智的选择是避免使用 PPI 预防应激性溃疡出血，以避免相关感染风险。

（四）胃黏膜保护

黏膜保护药硫糖铝可以预防应激性溃疡，作为抑酸药的替代药物。

1. 硫糖铝

(1) 硫糖铝是一种蔗糖硫酸铝盐，可黏附于胃黏膜受损区域。形成黏性覆层，保护受损黏膜免受胃酸及胃蛋白酶的腐蚀作用。

(2) 硫糖铝不改变胃内酸度，因此不存在抑酸药相关的感染风险提高的问题。

(3) 硫糖铝的建议剂型是混悬液（1 g/10 ml），能够通过鼻饲管输注入胃。单次硫糖铝（1 g）可黏附于受损黏膜约 6 h，因此建议每 6 小时用药 1 次（表 3-2）。

(4) 硫糖铝在肠腔内可结合一些药物从而降低它们的生物活性 [21]，这些药物包括环丙沙星、诺氟沙星、地高辛、酮康唑、苯妥英、雷尼替丁、甲状腺素及华法林。如果上述药物口服或经鼻饲给予，硫糖铝最好间隔至少 2 h 给药以避免药物相互作用。

(5) 硫糖铝中的铝在肠道内与磷结合，但低磷血症罕见 [22]。即使长期使用，硫糖铝并不提高血浆铝浓度 [23]。

2. 硫糖铝和雷尼替丁

有临床试验比较硫糖铝与雷尼替丁在预防应激性溃疡方面的作用，这些研究的结果总结如下[9]：

(1) 雷尼替丁组临床显著出血发生率较低，尽管差距很小（2%）。

(2) 雷尼替丁组的医院获得性肺炎发生率更高，这就抵消了其在预防应激性溃疡出血方面的优势。

(3) 医院获得性肺炎的死亡率高于应激性溃疡出血（50% vs.10%），所以尽管有较高的应激性溃疡出血危险性，但由于死亡率更低（因为肺炎发生率低），硫糖铝优于法莫替丁。

上述观察结果证实没有哪种药更有优势，研究证实预防应激性溃疡药物的选择更应参考个体因素[4]。

二、口腔去污染

口腔分泌物误吸至上气道是大多数呼吸机相关性肺炎的始动因素[24, 25]。

（一）口腔定植菌

1. 健康机体定植于口咽部的微生物是无害的腐生菌，但重症患者口腔定植的是致病微生物，以革兰阴性杆菌为主，如铜绿假单胞菌[24, 26]。

2. 口腔微生物菌群的改变并非环境所致，而是与每位患者疾病的严重程度直接相关，见表 3-2[26]。

3. 细菌黏附于口腔表皮细胞的变化被认为是微生物菌群变化的机制。表皮细胞的特异性受体蛋白能够结合特异性细菌，重症患者上皮细胞表达与致病菌结合的受体（如铜绿假单胞菌）。危重病诱导上皮细胞表达不同的细菌黏附受体，使各种细菌定植于口腔。

4. 因为革兰阴性杆菌是引起呼吸机相关性肺炎的主要致病菌（见第 16 章），口腔中检测到革兰阴性杆菌被认为是发生肺炎的高危信号。这也是机械通气患者口腔去污染的理论基础。

（二）氯己定

氯己定抗菌活性持续时间长（6 h），是常用的皮肤消毒剂。氯己定亦应用于口腔去污染，并且是机械通气患者口腔去污染的标准方案。

1. **用法**　戴手套，以手指将 15 ml 0.12% 的氯己定溶液涂抹于口腔黏膜，每 4 小时 1 次，在机械通气期间持续进行。

2. **疗效**

(1) 氯己定疗效并非恒定，7 项临床试验中有 4 项显示氯己定常规口腔护理可降低呼吸机相关性肺炎的风险 [27]。

(2) 氯己定口腔去定植效果有限与其抗菌谱有关，其主要对抗革兰阳性菌 [28]，而如图 3-2 所示危重患者口咽定植的主要微生物为革兰阴性菌 [26]，这个问题值得注意。

（三）非吸收抗生素

1. 传统的口腔去污染方法是局部应用非吸收抗生素，因为有更广谱的抗菌活性，多种抗生素的使用疗效比氯己定好。

2. 临床研究显示，应用多种非吸收抗生素进行口腔去污染，会持续性降低呼吸机相关性肺炎的发病率。有效抗菌药物去污染方案请见后文 [29]。

3. 用 2% 庆大霉素、2% 黏菌素、2% 万古霉素混合胶浆（药房预制），将其涂在口腔黏膜，每 6 小时 1 次，直至患者拔管。

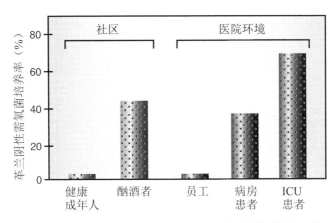

▲图 3-2 特定人群口腔咽拭子培养革兰阴性需氧菌流行性调查

（引自参考文献 [26]）

(1) 这一方案可清除口腔葡萄球菌、革兰阴性需氧菌及念珠菌，而对口腔正常菌群无影响，这会加速口腔黏膜正常菌群的恢复。

(2) 因其选择性抗菌活性，这一方案被称为选择性口腔去污染术（SOD）。

4. 疗效。SOD 对细菌定植和肺部感染的影响见图 3-3。在本研究中，机械通气的患者应用 SOD 后气道定植率下降 57%（相对），呼吸机相关性肺炎发生率下降 67%。其他研究亦证实这一结论 [30]。

三、选择性肠道去污染

选择性肠道去污染（SDD）的原理与 SOD 相似，目的是为了清除病原微生物，建立正常菌群。SDD 的目标是从口腔到直肠的整个消化道。SDD 适用于预计滞留 ICU 大于 72 h 的患者，直至患者情况恢复可转出 ICU 为止。

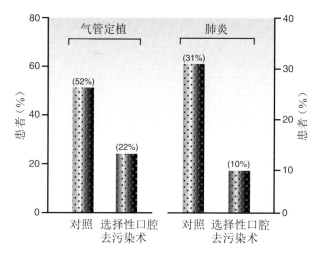

▲ 图 3-3　选择性口腔去污染术（SOD）

可降低气道细菌定植及呼吸机相关性肺炎的发生率，且具有显著性差异（引自参考文献 [29]）

（一）用法

1. 已被证明有效的 SDD 常用方案见表 3-3。多种非吸收性抗生素药物组合不仅用于 SOD，而且用于 SDD。这一用药方案可以清除葡萄球菌、革兰阴性需氧菌及白色念珠菌，保护肠道正常菌群以避免条件致病菌（如难辨梭状芽胞杆菌）定植。

2. 在 SDD 起初的前几天，静脉使用抗生素来防止肠道微生物扩散而导致去定植不完全。

3. 肠道的完全去定植需要 7 d 左右。

（二）疗效

1. 大量研究证实 SDD 能够降低 ICU 获得性感染的发生率[31-33]，图 3-4 显示其中一项临床结果[32]。这项研究评价了 SDD 对 ICU

表 3-3　选择性肠道去污染术

目 标	方 案
口腔	2% 妥布霉素、2% 两性霉素、2% 多黏菌素混合胶浆，将其涂在口腔黏膜，每 4 小时 1 次，直至患者离开 ICU
胃肠道	10 ml 含 100 mg 多黏菌素 E、80 mg 妥布霉素、500 mg 两性霉素的溶液经鼻胃管给予，每 6 小时 1 次，直至患者离开 ICU
全身给药	头孢呋辛静脉给药，前 4 d，1.5 g，每 8 小时给药 1 次

引自参考文献 [31]

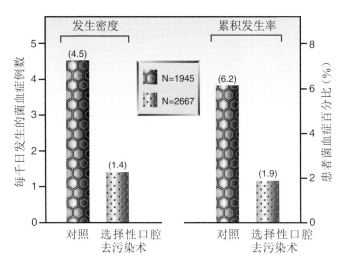

▲ 图 3-4　观察 SDD 对 ICU 获得性革兰阴性菌菌血症发生率的影响

左侧柱状图显示每千日发生的菌血症例数（发生密度），右侧柱状图显示每组患者发生菌血症的百分比（累积发生率）。N 指每组患者数（引自参考文献 [32]）

获得性菌血症（包括革兰阴性杆菌影响）的影响。图 3-4 中包括了发病率的两种表达方法，两种表达方法中 SDD 都能够降低 70% 的发病率。尽管没有显示，此项研究中菌血症发病率的降低同时伴有死亡率的下降。

2. SDD 早期的研究没有影响生存率，但近期更大规模的临床试验显示 SDD 可以显著改善患者生存率 [33, 34]。

（三）抗生素耐药性

SDD 长期使用抗生素要注意抗生素耐药性微生物的出现。然而大量关于 SDD 的临床研究表明，没有证据显示会出现抗生素耐药性 [30-35]。一项研究显示长期应用 SDD 超过 5 年并没有增加抗生素耐药性 [35]。

（孙　强，译　苏　媛，校）

参考文献

[1] Fennerty MB. Pathophysiology of the upper gastrointestinal tract in the critically ill patient: rationale for the therapeutic benefits of acid suppression. Crit Care Med 2002; 30(Suppl):S351–S355.

[2] Krag M, Perner A, Wetterslev J, et al. Stress ulcer prophylaxis versus placebo or no prophylaxis in critically ill patients. Intensive Care Med 2014; 40:11–22.

[3] Mutlu GM, Mutlu EA, Factor P. GI complications in patients receiving mechanical ventilation. Chest 2001; 119:1222–1241.

[4] Daley RJ, Rebuck JA, Welage LS, et al. Prevention of stress ulceration: current trends in critical care. Crit Care Med 2004; 32:2008–2013.

[5] Cook DJ, Fuller MB, Guyatt GH. Risk factors for gastrointestinal bleeding in critically ill patients. N Engl J Med 1994; 330:377–381.

[6] Steinberg KP. Stress-related mucosal disease in the critically ill patient: Risk factors and strategies to prevent stress-related bleeding in the intensive care unit. Crit Care Med 2002; 30(Suppl):S362–S364.

[7] Ranitidine. AHFS Drug Information, 2011. Bethesda, MD: American Society of Health System Pharmacists, 2011:2983–2990.

[8] Famotidine. AHFS Drug Information, 2011. Bethesda, MD: American Society of Health System Pharmacists, 2011:2977–2983.

[9] Huang J, Cao Y, Liao C, et al. Effect of histamine-2-receptor antagonists versus sucralfate on stress ulcer prophylaxis in mechanically ventilated patients: A meta-analysis of 10 randomized controlled trials. Crit Care 2010; 14:R194–R204.

[10] Self TH. Mental confusion induced by H2-receptor antagonists. How to avoid. J Crit Illness 2000; 15:47–48.

[11] Pang SH, Graham DY. A clinical guide to using intravenous proton pump inhibitors in reflux and peptic ulcers. Ther Adv Gastroenterol 2010; 3:11–22.

[12] Lin P-C, Chang C-H, Hsu P-I, et al. The efficacy and safety of proton pump inhibitors vs histamine-2 receptor antagonists for stress ulcer bleeding prophylaxis among critical care patients: A meta-analysis. Crit Care Med 2010; 38:1197–1205.

[13] Egred M. Clopidogrel and proton-pump inhibitor interaction. Br J Cardiol 2011; 18:84–87.

[14] Gianella RA, Broitman SA, Zamcheck N. Gastric acid barrier to ingested microorganisms in man: studies in vivo and in vitro. Gut 1972; 13:251–256.

[15] Gulmez SE, Holm A, Frederiksen H, et al. Use of proton pump inhibitors and the risk of community-acquired pneumonia. Arch Intern Med 2007; 167:950–955.

[16] Herzig SJ, Howell MD, Ngo LH, Marcantonio ER. Acid-suppressive medication use and the risk for hospital-acquired pneumonia. JAMA 2009; 301:2120–2128.

[17] Dial S, Delaney JAC, Barkun AN, Suissa S. Use of gastric acid-suppressing agents and the risk of community-acquired Clostridium difficile-associated disease. JAMA 2005; 294:2989–2994.

[18] Dial S, Alrasadi K, Manoukian C, et al. Risk of Clostridium-difficile diarrhea among hospitalized patients prescribed proton pump inhibitors: cohort and case-control studies. Canad Med Assoc J 2004; 171:33–38.

[19] Lowe DO, Mamdani MM, Kopp A, et al. Proton pump inhibitors and hospitalization for Clostridium difficile-associated disease: a population-based study. Clin Infect Dis 2006; 43:1272–1276.

[20] Aseri M, Schroeder T, Kramer J, Kackula R. Gastric acid suppression by proton pump inhibitors as a risk factor for Clostridium difficile- associated diarrhea in hospitalized patients. Am J Gastroenterol 2008; 103:2308–2313.

[21] Sucralfate. AHFS Drug Information, 2011. Bethesda, MD: American Society of Health System Pharmacists, 2011:2996–2998.

[22] Miller SJ, Simpson J. Medication–nutrient interactions: hypophosphatemia associated with sucralfate in the intensive care unit. Nutr Clin Pract 1991; 6:199–201.

[23] Tryba M, Kurz-Muller K, Donner B. Plasma aluminum concentrations in long-term mechanically ventilated patients receiving stress ulcer prophylaxis with sucralfate. Crit Care Med 1994; 22:1769–1773.

[24] Estes RJ, Meduri GU. The pathogenesis of ventilator-associated pneumonia: I. Mechanisms of bacterial transcolonization and airway inoculation. Intensive Care Med 1995; 21:365–383.

[25] Higuchi JH, Johanson WG. Colonization and bronchopulmonary infection. Clin Chest Med 1982; 3:133–142.

[26] Johanson WG, Pierce AK, Sanford JP. Changing pharyngeal bacterial flora of hospitalized patients. Emergence of gram-negative bacilli. N Engl J Med 1969; 281:1137–1140.

[27] Chlebicki MP, Safdar N. Topical chlorhexidine for prevention of ventilator-associated pneumonia: a meta-analysis. Crit Care Med 2007; 35:595–602.

[28] Emilson CG. Susceptibility of various microorganisms to chlorhexidine. Scand J Dent Res 1977; 85:255–265.

[29] Bergmans C, Bonten M, Gaillard C, et al. Prevention of ventilator-associated pneumonia by oral decontamination. Am J Respir Crit Care Med 2001; 164:382–388.

[30] van Nieuwenhoven CA, Buskens E, Bergmans DC, et al. Oral decontamination is cost-saving in the prevention of ventilator associated pneumonia in intensive care units. Crit Care Med 2004; 32:126–130.

[31] Stoutenbeek CP, van Saene HKF, Miranda DR, Zandstra DF. The effect of selective decontamination of the digestive tract on colonization and infection rate in multiple trauma patients. Intensive Care Med 1984; 10:185–192.

[32] Oostdijk EA, de Smet AM, Kesecioglu J, et al. The role of intestinal colonization with Gram-negative bacteria as a source for intensive care unit-acquired bacteremia. Crit Care Med 2011; 39:961–966.

[33] de Smet AMGA, Kluytmans JAJW, Cooper BS, et al. Decontamination of the digestive tract and oropharynx in ICU patients. N Engl J Med 2009; 360:20–31.

[34] de Jonge E, Schultz MJ, Spanjaard L, et al. Effects of selective decontamination of digestive tract on mortality and acquisition of resistant bacteria in intensive care: a randomized controlled trial. Lancet 2003; 362:1011–1016.

[35] Ochoa-Ardila ME, Garcia-Canas A, Gomez-Mediavilla K, et al. Long-term use of selective decontamination of the digestive tract does not increase antibiotic resistance: a 5-year prospective cohort study. Intensive Care Med 2011; 37:1458–1465.

第 4 章
静脉血栓栓塞预防
Venous Thromboembolism

本章节介绍目前关于静脉血栓形成及肺栓塞（VTE）的预防、诊断及治疗措施。主要聚焦于预防，因为 VTE 是住院患者常见的可预防的死亡因素[1]。

一、危险因素

（一）大手术

1. 大手术（如全麻或腰麻下进行的时长超过 30 min 的手术）是公认的住院患者 VTE 的诱因[2-4]，手术操作导致的血管损伤和组织促凝血酶原激酶释放，是大手术后患者易患 VTE 的主要原因。

2. 大手术，特别是髋、膝关节术后 VTE 发生率最高[3, 4]。

（二）严重创伤

1. 严重创伤患者发生 VTE 的概率在 50% 以上，肺栓塞是此类患者 1 d 后死亡的第三位死因[3]。与手术相关性 VTE 类似，组织损伤后释放促凝血酶原激酶、血管损伤是其易患因素。

2. 脊髓损伤、脊柱骨折、髋关节及骨盆骨折患者相关风险最高[3, 4]。

（三）急性内科疾病

1. 因急性内科疾病住院患者 VTE 发生率增加 80%[5]。

2. 急性脑卒中、神经肌肉无力综合征、严重败血症、癌症和右心衰患者存在最高的 VTE 风险。

3. 尽管内科患者 VTE 发生率较术后或创伤患者低 [2-4]，但因肺栓塞死亡者大部分为内科患者（70% ～ 80%）[3]。

（四）ICU 相关风险

1. ICU 相关的 VTE 危险因素包括长期机械通气（大于 48 h）、中心静脉置管、输注血管加压药物、药物诱导的麻痹和长期制动。

2. ICU 患者除具备 ICU 相关 VTE 危险因素外，通常合并前述 VTE 危险因素中的一种。因此 VTE 是所有 ICU 患者的常见风险 [3]，必须进行血栓预防（见下述）。

二、血栓栓塞性疾病的预防

VTE 预防是所有 ICU 患者的标准疗法（除非已经充分抗凝的患者），并且从入院的第一天就开始使用。针对不同的高危状态采取不同的预防措施，具体见表 4-1。

（一）普通肝素

标准或普通肝素是多种黏多糖分子的混合物，具有不同的分子大小和抗凝活性。

1. 作用

(1) 肝素不是直接作用的药物，需与协同因子（抗凝血酶Ⅲ

或 AT）结合才能发挥抗凝作用。肝素 - 抗凝血酶复合物可使数种凝血因子特别是Ⅱa（凝血酶）失活，拮抗Ⅱa活性的能力是其他抗凝药的 10 倍[6]。

表 4-1　不同病情的血栓预防方法

病　情	预防方法
急性内科疾病	LDUH 或 LMWH
腹部大手术	（LDUH 或 LMWH）+（GCS 或 IPC）
胸部手术	（LDUH 或 LMWH）+（GCS 或 IPC）
有并发症的心脏手术	（LDUH 或 LMWH）+ IPC
开颅手术	IPC
髋、膝手术	LMWH
严重创伤	LDUH 或 LMWH 或 IPC
头部或者脊髓损伤	（LDUH 或 LMWH）+IPC
上述任何一种 + 活动性出血或出血高风险	IPC

引自参考文献 [3]

LDUH. 低剂量普通肝素；LMWH. 低分子肝素；GCS. 压力梯度袜；IPC. 间歇气动压力装置

(2) 肝素与血小板特异性蛋白结合形成抗原复合物诱导 IgG 产生。血小板与抗体结合并被活化，从而诱发血栓形成导致血小板消耗性减少症。这就是肝素诱导的血栓性血小板减少症的发病机制，详见第 12 章。

2. 预防剂量　肝素 - 抗凝血酶复合物强大的抗凝活性决定了低剂量普通肝素既可以阻止血栓形成，又可避免全身性抗凝。

(1) 低剂量普通肝素（LDUH）的标准用药方案是 5000 U 皮下注射，每 12 小时 1 次。还有每日 3 次（每 8 小时 1 次）的方案，但没有证据表明比每日 2 次更有效 [2, 7]。

(2) 临床研究显示 ICU 患者 [8] 及术后患者 [9] 应用低剂量普通肝素，可以降低下肢静脉血栓发生率 50% ~ 60%。

(3) 肥胖患者因药物分布容积的增大，导致标准的低剂量普通肝素抗凝效果差，关于肥胖患者应用 LDUH 的建议剂量见表 4-2[10]。

3. 并发症

(1) 应用 LDUH 发生大出血的危险性 < 1%[7]，因此没有必要进行抗凝监测。

(2) 据报道 2.6% 接受 LDUH 的患者会出现肝素诱导的血栓性血小板减少症 [11]。

4. 指征　如表 4-1 所示，LDUH 可应用于除髋膝手术外的其他患者的血栓预防 [3]。

（二）低分子肝素

肝素经酶裂解产生分子量小且较均一的低分子肝素（LMWH），抗凝活性及效应可预测性较普通肝素增强。LMWH 仍需通过与 AT Ⅲ结合，主要使 X a 因子失活发挥抗凝效果 [3]。

1. 优点　LMWH 与普通肝素相比，具有以下优点：

(1) 量 - 效关系可有效预测抗凝效果，无须常规实验室检查监测抗凝效果 [5]。

(2) 半衰期长，用药次数少。

(3) 肝素诱导的血栓性血小板减少症发生率降低，LMWH 为 0.2%，LDUH 为 2.6%[11]。

2. 缺点　LMWH 最大缺陷在于经肾脏清除，因此肾功能不全患者需调整剂量。但是肾功能不全患者是否发生 LMWH 蓄积取决于具体 LMWH 制剂（见后文）。

3. 相对疗效　所有的 ICU 患者 VTE 高危情况下，LMWH 与 LDUH 效果相当[11]，髋膝关节置换术者预防 VTE，LMWH 优于 LDUH[3, 4]。

4. 预防剂量　目前对 LMWH 抗凝作用剂型研究最多的是依诺肝素（依肝素钠）和达肝素钠（法安明），表 4-2 所示不同制剂的预防用药方案。

表 4-2　血栓预防的抗凝方案

普通肝素	常用剂量：5000 U，SC，每 12 小时 1 次 高危剂量：5000 U，SC，每 8 小时 1 次 肥胖患者：5000 U，SC，每 8 小时 1 次（BMI < 50） 　　　　　7000 U，SC，每 8 小时 1 次（BMI ≥ 50）
依诺肝素 （LMWH）	常用剂量：40 mg，SC，每日 1 次 高危剂量：30 mg，SC，每日 2 次 肥胖患者：0.5 mg/kg，SC，每日 1 次（BMI > 40） 肾衰竭患者：30 mg，每日 1 次（肌酐清除率 < 30 ml/min）
达肝素钠 （LMWH）	常用剂量：2500 U，SC，每日 1 次 高危剂量：5000 U，SC，每日 1 次 肾衰竭患者：不推荐调整剂量

引自参考文献 [2, 10, 13-16]
SC. 皮下注射

(1) 依诺肝素：血栓预防的标准用药方案是 40 mg 皮下注射，每日 1 次[12]。对于 VTE 高风险的患者（如严重创伤、髋膝关节手术）则为 30 mg 皮下注射，每日 2 次[13]。肾衰竭患者[13] 和病态肥胖的患者[14] 的剂量调整见表 4-2。

(2) 达肝素钠　与依诺肝素相比，达肝素钠具有 2 个优势：①仅需每日用药 1 次 [15]。②即使是肾衰竭患者亦无须减量，用药安全 [16]。达肝素钠在病理性肥胖患者的适宜剂量尚不明确。

（三）椎管内镇痛

插入或拔除蛛网膜下腔和硬膜外导管时抗凝治疗可能导致血肿形成。为限制这种危险，上述操作应选择抗凝效果最弱时，如果是每日两次的用药方案，应选择前次用药至少 12 h 后再行操作，下次抗凝药的使用应在操作至少 2 h 后再进行 [2]。

（四）物理治疗

对下肢施加压力能促进静脉血液回流，降低因活动不能导致的 VTE 风险。物理治疗作为活动性出血或存在高危出血风险患者的抗凝替代治疗方案，亦可作为辅助治疗措施与抗凝药物联用，具体见表 4-2。下肢加压有两种方式，详见下述。

1. 梯度加压弹力袜　梯度加压弹力袜（GCS）可在踝部、股部分别产生 18 mmHg、8 mmHg 的梯度压力 [17]，10 mmHg 的压力差值有助于腿部静脉血液回流。大手术后应用梯度加压弹力袜可降低 VTE 发生风险 [18]，但建议在危重症患者中不作为唯一的预防方法 [3]。

2. 间歇气动加压装置　间歇气动加压装置（IPC）由环绕下肢的可充气囊袋及气压泵组成。囊袋充气后在踝部、股部分别产生 35 mmHg、20 mmHg 的压力促进静脉血液回流，而反复充气、放气更增强这一作用 [17]。IPC 比压力梯度弹力袜更为有效 [3, 4]，开颅术后早期即可单独应用 IPC 预防血栓形成。

三、诊断性评估

下肢静脉血栓形成通常无明显临床症状，当患者出现肺栓塞时才被考虑到。因此，这里讨论的诊断性评估是针对怀疑肺栓塞的病例。

（一）初始评估

怀疑肺栓塞（PE）的病例仅有 10% 得以确诊 [19]，这反映了 PE 临床表现的非特异性。

1. 临床症状及实验室检查对疑诊肺栓塞患者的诊断价值详见表 4-3[20]。任何一项指标对疑诊 PE 的确定或者排除都不可靠。

2. VTE 患者血浆 D- 二聚体水平升高。然而一些其他情况，包括脓毒症、心力衰竭和肾功能等均可导致 D- 二聚体升高。而 80% 的 ICU 患者在无 VTE 的情况下即存在 D- 二聚体水平升高 [21]。因此 D- 二聚体对 ICU 患者 VTE 的诊断帮助不大。

表 4-3　临床表现及实验室检查对疑诊肺栓塞患者的预测值

指　　标	阳性预测值 †	阴性预测值 *
呼吸困难	37%	75%
心动过速	47%	86%
呼吸急促	48%	75%
胸痛	39%	71%
咯血	32%	67%
肺渗出	33%	71%

（续　表）

指　标	阳性预测值[†]	阴性预测值[*]
胸腔积液	40%	69%
低氧血症	34%	70%

[†]. 阳性预测值指该项指标阳性并确诊为肺栓塞患者的百分比；[*]. 阴性预测值是指该项指标阴性并排除肺栓塞患者的百分比

引自参考文献 [20]

3. 目前尚无一项临床或实验室指标可证实或排除肺栓塞，因此肺栓塞的诊断需行特殊检查，详见图 4-1 的流程图。

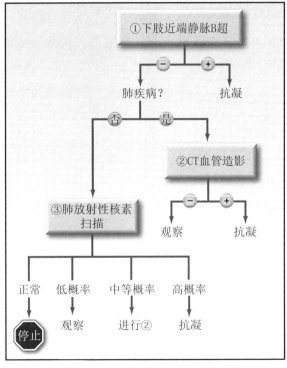

▲ 图 4-1　疑诊肺栓塞诊断流程图

（二）血管超声

肺栓子主要源于近端下肢的静脉栓子[22]，因此可疑肺栓塞患者可行床旁超声检查寻找下肢静脉血栓。血管超声有两大优点：一是可以直接在床旁操作，二是不需要造影剂。

1. 用超声诊断近端下肢深静脉血栓形成敏感度 $\geq$ 95%，特异性 $\geq$ 97%[23]。因此血管超声是确定、排除下肢近端 DVT 的可靠方法。

2. 确诊肺栓塞的患者，血管超声显示 45% 的患者存在下肢近端 DVT[24]。因为 DVT 和 PE 的处理方式一致，所以对于这些患者，没有必要再进行 PE 评价。

3. 如果血管超声不明确，下一步的评估取决于是否存在肺部疾病，具体见图 4-1。

（三）CT 血管造影术（CTA）

对并发肺部疾病的患者（如大部分 ICU 患者），检测 PE 最可靠的方法是进行血管造影（CTA）。经外周注射造影剂，同时以 CT 螺旋形扫描器围绕患者旋转获得肺的二维容积图像[33]，即可得到肺动脉的影像。

1. CTA 对肺栓塞诊断敏感性、特异性分别为 83%、96%，阳性及阴性预测值分别为 86%、95%[25]。

2. 尽管 CTA 对小血栓和小的分支血管会遗漏。但是对 CT 检查阴性的疑诊患者坚持抗凝治疗并未给患者临床结局带来负面影响[26]。

3. CTA 的缺陷在于造影剂相关性肾毒性，尤其是对肾功能不全、糖尿病和血容量不足的患者。在决定是否进行 CTA 的时候，这些危险因素必须考虑在内。更多造影剂诱导肾损伤的信息见第 26 章。

（四）放射性核素肺扫描

肺通气－灌注扫描对存在肺疾病、特别是渗出性肺病患者的肺栓塞诊断方面存在问题，可导致 90% 患者的异常扫描结果 [27]。肺扫描对没有肺部潜在疾病的患者的诊断颇有助益，不幸的是 ICU 患者不在此列。如果需要肺扫描进行结果确认，分析如下 [27]。

1. 肺扫描结果正常可排除肺栓塞的存在，高度可能性的结果提示患者诊断为肺栓塞的可能性为 90%。

2. 肺扫描低度可能性结果并不能排除肺栓塞。但如果下肢血管超声亦是阴性结果，结合低度可能性的扫描结果即可停止诊断流程，密切观察。

3. 肺扫描中度可能性结果对肺栓塞的诊断及排除没有任何价值。这种情况下，最佳选择是 CTA 或传统的肺动脉造影（见下述）。

（五）血管造影术

传统的肺动脉造影是诊断肺栓塞的"金标准"，仅在高度可疑且高危患者应用其他诊断方法不能确诊或排除肺栓塞时采用。

四、治疗

（一）抗凝

未危及生命的 VTE 应用肝素制剂进行抗凝治疗。

1. 普通肝素　起始治疗推荐用普通肝素（先静推，后泵入），因为肝素能够快速抗凝，而且比较容易监测抗凝的治疗效果。

(1) 肝素的剂量依照体重而定，详见表 4-4，与固定剂量方案相比，可更快地达到抗凝目标[28]。

(2) 监测部分活化的凝血酶原时间（PTT）评估抗凝效果，目标为 PTT 46 ～ 70 s 或 PTT 比值 1.5 ～ 2.5 倍[6]。

表 4-4　根据体重调节的肝素剂量方案

① 负荷剂量：80 U/kg；18 U/（kg·h）持续泵入（实际体重）			
② 给予负荷剂量 6 h 后监测 PTT，根据结果调整肝素剂量			
PTT（s）	PTT 比值	负荷剂量	持续泵入
＜ 35	＜ 1.2	80 U/kg	增加 4 U/（kg·h）
35 ～ 45	1.3 ～ 1.5	40 U/kg	增加 2 U/（kg·h）
46 ～ 70	1.5 ～ 2.3	—	—
71 ～ 90	2.3 ～ 3.0	—	降低 2 U/（kg·h）
＞ 90	＞ 3	—	暂停 1 h 后降低 3 U/（kg·h）
③ 每次剂量调整 6 h 后监测 PTT。达目标值（46 ～ 70 s）后，每日监测			

引自参考文献 [28]

2. 低分子肝素　低分子肝素是普通肝素治疗 VTE 的有效替代治疗药物[29]，但不建议用于初始治疗，原因见前述。

(1) 首选依诺肝素因为 LMWH 治疗急性 PE 研究得比较多。抗凝的治疗剂量是 1 mg/kg，皮下注射，每 12 小时 1 次。肌酐清除率＜ 30 ml/min 的患者剂量减半。

(2) 对于需要抗凝监测的患者（如肾功能不全），可在注射

LMWH 4 h 后测定血浆肝素 X a（抗 X a）水平。每日 2 次依诺肝素抗 X a 所需剂量为 0.6 ～ 1.0 U/ml，每日 1 次的所需剂量则为＞ 1 U/ml[6]。

3. 华法林

(1) 肝素抗凝开始的同时即应口服华法林抗凝。初始剂量为每日 5 mg，之后根据国际标准化比率（INR）调整剂量。

(2) INR 目标值为 2 ～ 3，达标后即可停用肝素。

（二）溶栓治疗

1. VTE 溶栓治疗的大体特征详见表 4-5。

表 4-5　急性肺栓塞的溶栓治疗

适应证	① 肺栓塞伴梗阻性休克 ② 肺栓塞伴右心室功能不全
治疗方案	① 溶栓治疗结合肝素持续输注。 ② 标准溶栓方案：阿替普酶 100 mg 缓慢静脉注射（＞ 2 h） ③ 加速溶栓方案：阿替普酶 0.6 mg/kg 缓慢静注（＞ 15 min） 　　　　　　　　瑞替普酶 10 U 快速静注，30 min 重复
并发症	① 大出血：10% ～ 12% ② 颅内出血：1% ～ 2%

引自参考文献 [29-32]

2. 溶栓治疗的指征为血流动力学恶化或者右心功能不全的急性肺栓塞患者。尽管溶栓治疗可使这两种状况患者血流动力学得到改善，但并未有生存获益 [29, 30]。

3. 标准溶栓方案是阿替普酶（重组组织纤溶酶原激活物）2 h 静脉输注 [29]。但其他溶栓药物可以更快溶解血栓，详见表 4-5[31, 32]。

4. 溶栓治疗同时静脉持续输注肝素。血栓溶解释放凝血酶可导致病变血管再次栓塞，因此溶栓后肝素抗凝具有独特优势。

5. 溶栓治疗患者大出血发生率 10% ～ 12%，颅内出血的发生率为 1% ～ 2%[29, 30]。

（三）取栓术

如果能够及时获得，取栓术（外科或介入）对危及生命的肺栓塞不失为一项选择。据报道取栓术可使患者生存率达 83%[33]。

（四）下腔静脉滤器

下腔静脉置入（经皮肤）网状滤器可阻止下肢深静脉血栓脱落随血液循环至肺内[34]。下腔静脉滤器的适用情况如下。

1. 治疗性抗凝仍发生的急性 PE。

2. 存在抗凝绝对禁忌证的 VTE。

3. 近端下肢 DVT，大的漂浮性血栓（血栓边缘没有黏附到血管壁）或者心肺储备功能有限（如不能耐受肺栓塞）。

（董　海，译　苏　媛，校）

参考文献

[1] Shojania KG, Duncan BW, McDonald KM, et al, eds. Making healthcare safer: a critical analysis of patient safety practices. Evidence report/ technology assessment No. 43. AHRQ Publication No. 01-E058. Rockville, MD: Agency for Healthcare Research and Quality, July, 2001.

[2] Geerts WH, Bergqvist D, Pineo GF, et al. Prevention of venous thromboembolism. American College of Chest Physicians evidence-based clinical practice guideline (8th edition). Chest 2008; 133(Suppl):381S–453S.

[3] Guyatt GH, Aki EA, Crowther M, et al. Executive summary: Antithrombotic Therapy and Prevention of Thrombosis, 9th ed: American College of Chest Physicians Evidence-Based Clinical Practice Guidelines. Chest 2012; 141(Suppl):7S–47S.

[4] McLeod AG, Geerts W. Venous thromboembolism prophylaxis in critically ill patients. Crit Care Clin 2011; 27:765–780.

[5] Heit JA, Silverstein MD, Mohr DM, et al. Risk factors for deep vein thrombosis and pulmonary embolism: a population-based case-control study. Arch Intern Med 2000; 160:809–815.

[6] Garcia DA, Baglin TP, Weitz JI, Samama MM. Parenteral anticoagulants. Antithrombotic Therapy and Prevention of Thrombosis, 9th ed: American College of Chest Physicians Evidence-Based Clinical Practice Guidelines. Chest 2012; 141(Suppl):e24S–e43S.

[7] King CS, Holley AB, Jackson JL, et al. Twice vs three times daily heparin dosing for thromboembolism prophylaxis in the general medical population. A meta-analysis. Chest 2007; 131:507–516.

[8] Cade JF. High risk of the critically ill for venous thromboembolism. Crit Care Med 1982; 10:448–450.

[9] Collins R, Scrimgeour A, Yusuf S. Reduction in fatal pulmonary embolism and venous thrombosis by perioperative administration of subcutaneous heparin: overview of results of randomized trials in general, orthopedic, and urologic surgery. N Engl J Med 1988; 318:1162–1173.

[10] Medico CJ, Walsh P. Pharmacotherapy in the critically ill obese patient. Crit Care Clin 2010; 26:679–688.

[11] Martel N, Lee J, Wells PS. The risk of heparin-induced thrombocytopenia with unfractionated and low-molecular-weight heparin thromboprophylaxis: a meta-analysis. Blood 2005; 106:2710–2715.

[12] The PROTECT Investigators. Dalteparin versus unfractionated heparin in critically ill patients. N Engl J Med 2011; 364:1304–1314.

[13] Enoxaparin. AHFS Drug Information, 2012. Bethesda, MD: American Society of Health System Pharmacists, 2012:1491–1501.

[14] Rondina MT, Wheeler M, Rodgers GM, et al. Weight-based dosing of enoxaparin for VTE prophylaxis in morbidly obese medical patients. Thromb Res 2010; 125:220–223.

[15] Dalteparin. AHFS Drug Information, 2012. Bethesda, MD: American Society of Health System Pharmacists, 2012:1482–1491.

[16] Douketis J, Cook D, Meade M, et al. Prophylaxis against deep vein thrombosis in critically ill patients with severe renal insufficiency with the low-molecular-weight heparin dalteparin: an assessment of safety and pharmacokinetics. Arch Intern Med 2008; 168:1805–1812.

[17] Goldhaber SZ, Marpurgo M, for the WHO/ISFC Task Force on Pulmonary Embolism. Diagnosis, treatment and prevention of pulmonary embolism.

JAMA 1992; 268:1727–1733.

[18] Sachdeva A, Dalton M, Amarigiri SV, Lees T. Graduated compression stockings for prevention of deep vein thrombosis. Cochrane Database Syst Rev 2010; 7: CD001484

[19] Kabrhel C, Camargo CA, Goldhaber SZ. Clinical gestalt and the diagnosis of pulmonary embolism. Chest 2005; 127:1627–1630.

[20] Hoellerich VL, Wigton RS. Diagnosing pulmonary embolism using clinical findings. Arch Intern Med 1986; 146:1699–1704.

[21] Kollef MH, Zahid M, Eisenberg PR. Predictive value of a rapid semiquantitative D-dimer assay in critically ill patients with suspected thromboembolism. Crit Care Med 2000; 28:414–420.

[22] Hyers TM. Venous thromboembolism. Am J resp Crit Care Med 1999; 159:1–14.

[23] Tracey JA, Edlow JA. Ultrasound diagnosis of deep venous thrombosis. Emerg Med Clin N Am 2004; 22:775–796.

[24] Girard P, Sanchez O, Leroyer C, et al. Deep venous thrombosis in patients with acute pulmonary embolism. Prevalence, risk factors, and clinical significance. Chest 2005; 128:1593–1600.

[25] Stein PD, Fowler SE, Goodman LR, et al. Multidetector computed tomography for acute pulmonary embolism. N Engl J Med 2006; 354:2317–2327.

[26] Quiroz R, Kucher N, Zou KH, et al. Clinical validity of a negative computed tomography scan in patients with suspected pulmonary embolism. JAMA 2005; 293:2012–2017.

[27] The PIOPED Investigators. Value of the ventilation/perfusion scan in acute pulmonary embolism. Results of the prospective investigation of pulmonary embolism diagnosis (PIOPED). JAMA 1990; 263:2753–2759.

[28] Raschke RA, Reilly BM, Guidry JR, et al. The weight-based heparin dosing nomogram compared with a "standard care" nomogram. Ann Intern Med 1993; 119:874–881.

[29] Tapson VF. Treatment of pulmonary embolism: anticoagulation, thrombolytic therapy, and complications of therapy. Crit Care Clin 2011; 27: 825–839.

[30] Meyer G, Vicaut E, Danays T, et al. Fibrinolysis for patients with intermediate- risk pulmonary embolism. N Engl J Med 2014; 370:1402–1411.

[31] Goldhaber SZ, Agnelli G, Levine MN. Reduced-dose bolus alteplase vs. conventional alteplase infusion for pulmonary embolism thrombolysis: an international multicenter randomized trial: the Bolus Alteplase Pulmonary Embolism Group. Chest 1994; 106:718–724.

[32] Tebbe U, Graf A, Kamke W, et al. Hemodynamic effects of double bolus reteplase versus alteplase infusion in massive pulmonary embolism. Am

Heart J 1999; 138:39–44.

[33] Sareyyupoglu B, Greason KL, Suri RM, et al. A more aggressive approach to emergency embolectomy for acute pulmonary embolism. Mayo Clin Proc 2010; 85:785–790.

[34] Fairfax LM, Sing RF. Vena cava interruption. Crit Care Clin 2011; 27:781–804.

第三部分
血流动力学监测
Hemodynamic Monitoring

第 5 章
肺动脉导管
The Pulmonary Artery Catheter

本章介绍了通过肺动脉导管监测可获得的血流动力学参数。这些参数的临床应用将在以后的章节中介绍。

一、导管介绍

（一）原理

肺动脉（PA）导管的远端有一个小的可充气球囊。当球囊充气时，球囊随静脉血流通过右心进入肺动脉的一个分支。在没有可透视监测情况下，我们可以利用球囊漂浮原理对右心和肺动脉进行导管插入术。

（二）导管

1. PA 导管长 110 cm（比中心静脉导管长 5 ～ 6 倍），外径 2.3 mm。

2. PA 导管内有两个管腔：一个管腔末端开口于导管尖端，

另一个开口于距导管尖端 30 cm 处的导管侧壁上（当导管在正确位置时，其开口应位于右心房）。

3. 导管尖端有一个可充气的球囊（容量为 1.5 ml），有助于携带导管进入目标部位。

4. 导管尖端处装有小型的热敏感受器（温度感知转换器），可通过热稀释方法测量心输出量（后文详述）。

（三）置管

肺动脉导管通过预先留置在锁骨下静脉或颈内静脉的大号（8～9 F）鞘管置入。导管的远端腔连接压力传感器以引导导管放置。当导管经鞘管进入上腔静脉时出现静脉压力波形，此时球囊充气 1.5 ml，导管随着充气的球囊漂浮而推进。可通过远端腔记录到的压力波形图确定导管尖端的位置，具体见图 5-1。

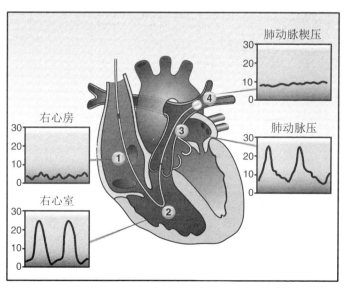

▲ 图 5-1　肺动脉导管放置过程中的压力波形变化

1. 上腔静脉压力可由小波幅波动的静脉压力波形来识别，当导管尖端推进至右心房过程中压力保持不变。

2. 导管经由三尖瓣进入右心室时出现搏动性波形。压力峰值（收缩压）由右心室收缩产生，压力最低值（舒张压）与右心房压力相等。

3. 导管经由肺动脉瓣进入肺动脉主干时舒张压力波骤然增高，而收缩压力波形却无变化。舒张压力波形的变化由肺循环血流阻力所致。

4. 导管沿着肺动脉向前推进时，搏动波形消失，处于无搏动压力状态，此时压力与搏动波形中的舒张压在同一水平时最为典型。这就是肺动脉楔压，简称肺楔压，反映左心充盈压（见后述）。

5. 当肺楔压曲线出现时，导管应留置于原处（不再推进），然后将球囊放气，搏动压力波应再次出现，然后将导管固定。

6. 如果最大限度地推进肺动脉导管，但肺动脉内的搏动压却始终不消失[1]，这种情况发生的概率为 25%，此时可用肺动脉舒张压替代肺楔压。若存在肺动脉高压时不适宜该方法，因为此时的肺楔压低于肺动脉舒张压。

（四）球囊

1. 当肺动脉导管留在原位时球囊应保持放气状态（持续的球囊充气可导致肺动脉破裂或肺栓塞）。只有在需要测量肺楔压时才允许球囊充气。

2. 测量肺楔压时，不要把 1.5 ml 空气迅速推入球囊进行完全充气（导管常常会移位嵌顿在更小的肺动脉内，迅速完全的球囊充气可能会导致血管破裂），应该缓慢地推入气体使球囊膨胀，直到获得肺楔压压力波形。

3. 记录肺楔压值后，球囊应立即完全放气。将注射器从球囊注射端口拆下可防止球囊膨胀。

二、肺楔压

（一）原理

肺楔压测量的原理如图 5-2 所示。

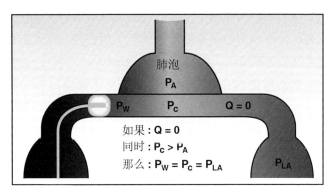

▲ 图 5-2　肺楔压测量原理

当球囊充气血流阻断时（Q=0），楔压（P_W）= 肺毛细血管压（P_C）= 左心房压（P_{LA}），但只有肺毛细血管压大于肺泡压（$P_C > P_A$），上述理论才成立

1. 当肺动脉导管上的球囊充气阻塞血流时，肺动脉导管尖端和左心房之间产生静态血液柱，此时导管尖端处的楔压（P_W）与肺毛细血管压（P_C）以及左心房压力（P_{LA}）相等；即，若 $Q = 0$，则 $P_W = P_C = P_{LA}$。

2. 只有当肺毛细血管压大于肺泡压（$P_C > P_A$）时，肺楔压才能反映左心房压。当肺楔压随呼吸周期[2]变化时，肺楔压不能反映左心房压（详解见后文）。

3. 若二尖瓣功能正常，左心房压（肺楔压）等于左心室的舒张末压（充盈压）。因此，在没有二尖瓣疾病的情况下，肺楔压反映左心室充盈压。

（二）肺楔压与肺毛细血管压

1. 肺楔压常被误认为是肺毛细血管静水压，但事实并非如此 [3, 4]，因为肺楔压是在无血流时测得。当球囊放气血流恢复时，肺毛细血管压高于左心房压（肺楔压），肺楔压和肺毛细血管压之间必须有差异才能产生压力梯度，从而促使静脉血流入左心；否则，若两者没有压力差，血液将无法流动。

2. 肺毛细血管压（P_C）和左心房压（P_{LA}）之间的压力差取决于肺静脉的血流流速（Q）和血流阻力（R_V），即

$$P_C - P_{LA} = Q \times R_V \qquad （公式 5-1）$$

因楔压（P_W）等于左心房压，因此公式 5-1 可以替代如下：

$$P_C - P_W = Q \times R_V \qquad （公式 5-2）$$

3. 当存在血液流动时，楔压将低估肺毛细血管压。由于 R_V 不能测量，个体患者（$P_C - P_W$）差异的大小也无法判定。然而，对于 ICU 患者楔压与肺毛细血管压之间的差异应充分重视，因为诱发肺静脉收缩（即 R_V 增高）的疾病，如低氧血症、内毒素血症和急性呼吸窘迫综合征（ARDS）[5, 6] 在 ICU 的患者中很常见。

三、热稀释法测量心输出量

肺动脉导管上有热敏感受器，可通过热稀释法测量心输出量，如图 5-3 所示。

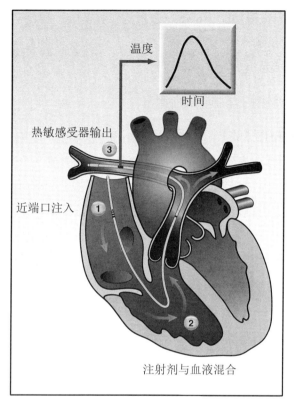

温度

时间

热敏感受器输出

③

近端口注入

①

②

注射剂与血液混合

▲ 图 5-3　热稀释法测量心输出量

（一）方法

1. 将温度低于血液的糖水或生理盐水通过肺动脉导管的近端口（通常位于右心房）注入，使右心室内血液冷却，冷却的血液流经肺动脉导管远端的热敏感受器时被监测到。

2. 热敏感受器记录下随时间变化的血液温度变化。血液温度 - 时间曲线下的面积与肺动脉血流速成反比，而血流速等于心输出量。

3. 肺动脉导管上的热敏感受器连接到专用电子设备，计算出温度-时间曲线下的面积，并以数字形式显示心输血量。

4. 建议对心输出量进行多次测量。若各次测量值的差异不超过 10%，测量 3 次取平均值，若差异大于 10% 则结果不可靠[7]。

（二）误差分析

1. 三尖瓣反流　三尖瓣反流（在正压机械通气时可能更常见）导致注射剂再循环，从而产生类似于低心输出量的延长的低波幅温度稀释曲线。因此，三尖瓣反流时可产生心输出量假性降低[8]。

2. 心内分流术　心内分流导致心排血量值假性升高。

(1) 右向左分流时，部分冷注射剂通过分流使温度稀释曲线缩短，使心输出量假性升高。

(2) 左向右分流时，分流的血液增加了右心室内的血容量，稀释了注入的注射剂从而导致温度稀释曲线缩短。

四、心血管参数

肺动脉导管提供有关心血管功能和全身氧运输的大量信息。下述参数用于评估心脏功能，以及低血压时有关的血流动力学信息。参数及其正常范围具体见表 5-1[9]。

（一）心脏充盈压

1. 中心静脉压　当肺动脉导管放置正确时，导管的近端口应位于右心房，从该端口记录的压力应为右心房的平均压力，也称为中心静脉压（CVP）。当三尖瓣功能正常时，CVP 相当于右心室舒张末压（RVEDP）。

$$CVP = RVEDP \qquad (公式\ 5\text{-}3)$$

表 5-1　血流动力学和氧输送参数

参　数	缩　写	正常范围
中心静脉压	CVP	$0 \sim 5\,mmHg$
肺动脉楔压	PAWP	$6 \sim 12\,mmHg$
心脏指数	CI	$2.4 \sim 4.0\,L/(min \cdot m^2)$
心搏指数	SI	$20 \sim 40\,ml/m^2$
体循环血管阻力指数	SVRI	$25 \sim 30\,Wood\ Units^+$
肺血管阻力指数	PVRI	$1 \sim 2\,Wood\ Units^+$
氧输送指数	DO_2	$520 \sim 570\,ml/(min \cdot m^2)$
氧摄取指数	VO_2	$110 \sim 160\,ml/(min \cdot m^2)$
氧摄取率	O_2ER	$0.2 \sim 0.3$

+. $mmHg\,/\,[(L/min) \cdot m^2]$

2. 肺楔压　肺楔压（PAWP）如前文所述，在二尖瓣功能正常时相当于左心室舒张末压（LVEDP）。

$$PAWP = LVEDP \qquad (公式\ 5\text{-}4)$$

正常的 PAWP（$6 \sim 12\,mmHg$）略高于 CVP，这种压力差使卵圆孔闭合（防止血液在心内从右向左分流）。

变异性：肺楔压存在固有的变化，大多数患者的肺楔压变异不超过 $4\,mmHg$[10]。因此，记录的肺楔压变化若超过 $4\,mmHg$，才有临床意义。

3. **呼吸运动的影响**　胸腔内压的变化可以传递到胸腔内的血管中，使 CVP 或肺楔压随呼吸运动而波动，如图 5-4 所示。胸腔内压对 CVP 或肺楔压的变化的影响是一种误导，因为跨壁压并没有变化。因此，当 CVP 或肺楔压随呼吸运动变化明显时，应在呼气末进行测量，此时胸膜腔内压最大限度地接近大气压（零基准点）。

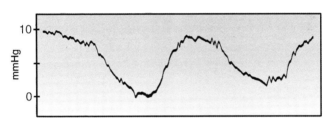

▲ 图 5-4　中心静脉压随呼吸运动波动

（二）心脏指数

用体表面积（BSA）校正体型对热稀释法心输出量（CO）的影响，纠正后的心输出量称为心脏指数（CI）。

$$CI = CO / BSA \qquad （公式 5-5）$$

（经体型校正后血流动力学参数一般以指数表示）。

1. PA 导管上的热敏感受器连接到心输出量监测仪上，然后输入患者的身高和体重，监测仪会自动计算 BSA。BSA 也可以通过以下简单公式[11]获得：

$$BSA（m）=［Ht（cm）+Wt（kg）-60］/100 \qquad （公式 5-6）$$

（正常成人的 BSA 为 $1.7 \, m^2$）。

2. 正常心脏指数为 $2.4 \sim 4\,L/(min \cdot m^2)$，并且存在 $\pm 10\%$[10] 的固有变异率，这就提示心脏指数的变化必须超过 10% 才有临床意义。

（三）心搏指数

每搏输出量（心室收缩期由心室射出的血容量）是一个反映心脏输出量的最直接的心脏功能指标。心搏指数（SI）是每搏输出量指数，即以心脏指数（CI）代替心输出量时每搏输出量的表示值：

$$SI = CI / HR \qquad （公式 5-7）$$

HR，即心率。

（四）血管阻力

全身循环和肺循环的血管阻力是不能临床测量的，因为血管阻力是血流依赖性的，而且血管是有弹性的，并不是刚性的。以下血管阻力的测量值仅仅是平均血流速（心输出量）和血管内压力梯度之间关系的总体估量。

1. 体循环血管阻力指数　体循环血管阻力指数（SVRI）计算为平均动脉压（MAP）和 CVP 之间的差除以心脏指数（CI）。

$$SVRI = (MAP - CVP) / CI \qquad （公式 5-8）$$

SVRI 以 Wood Units $\{mmHg/[(L/min) \cdot m^2]\}$ 表示，其值乘以 80 可得到常规电阻单位 $[dynes/(s \cdot cm^5 \cdot m^2)]$[12]，但后种换算并无优点。

2. 肺血管阻力指数　肺血管阻力指数（PVRI）计算为平均

肺动脉压（MPAP）和平均左心房压或肺动脉楔压（PAWP）之差再除以心脏指数（CI）。

$$PVRI = (MPAP - PAWP) / CI \qquad （公式 5-9）$$

如同 SVRI，PVRI 也可用 Wood Units 表示，也有相同的局限性。

五、氧输送参数

氧输送参数是对全身氧供和氧需的全面测量，可间接评估组织氧合（具体见第 6 章）。这些参数均经与体型相关，每个参数的正常范围具体见表 5-1。

（一）氧输送

动脉血中氧的运送速度称为氧输送（DO_2），相当于心脏指数（CI）和动脉血中的 O_2 浓度（C_aO_2）的乘积。

$$DO_2 = CI \times C_aO_2 \times 10 \qquad （公式 5-10）$$

1. C_aO_2 表示每 100 ml 血液中的 O_2 的毫升数（ml/100 ml），乘数 10 可将单位转换为 ml/L。

2. C_aO_2 相当于血红蛋白浓度 [Hb]（g/100 ml）与 Hb 的 O_2 结合能力 [1.34 ml/（g·100ml）] 及 Hb 氧饱和度的乘积。因此，公式 5-10 可以改为：

$$DO_2 = CI \times 1.34 \times [Hb] \times S_aO_2 \times 10 \qquad （公式 5-11）$$

3. DO_2 单位为 $ml/(min \cdot m^2)$，正常范围为 $520 \sim 600\,ml/(min \cdot m^2)$。

（二）氧摄取

氧摄取（VO_2）是 O_2 从全身毛细血管进入组织的速率。由于 O_2 不存储在组织中，因此 VO_2 相当于 O_2 消耗量。VO_2 的计算方法为心脏指数（CI）乘以动静脉血氧浓度差（$C_aO_2 - C_vO_2$）。

$$VO_2 = CI \times (C_aO_2 - C_vO_2) \times 10 \qquad （公式 5-12）$$

公式中乘以 10 的原因与 DO_2 的解释相同，该等式是心输出量的 Fick 修改方程 $[CO = VO_2/(C_aO_2 - C_vO_2)]$。

1. 若将 C_aO_2 和 C_vO_2 分解为各自组分，则公式 5-12 可以改写为：

$$VO_2 = CI \times 1.34 \times [Hb] \times (S_aO_2 - S_vO_2) \times 10$$
$$（公式 5-13）$$

其中，S_aO_2 和 S_vO_2 分别是动脉血和静脉血中氧合血红蛋白浓度（在这种情况下，静脉血是肺动脉中的"混合"静脉血）。

2. VO_2 单位为 $ml/(min \cdot m^2)$，正常范围为 $110 \sim 160\,ml/(min \cdot m^2)$。危重患者（很少有低代谢率）的 VO_2 若低于正常值是组织氧合受损的证据。

3. 计算所得 VO_2 的固有变异性很高（±18%），因为它是 4 种成分测量值变异性的总和 [10, 13, 14]。

4. 用 Fick 修改方程计算的 VO_2 不是全身 VO_2，因为它不包括肺的 O_2 消耗。肺的 VO_2 通常占全身 VO_2 的 5%[15]，但当肺部有炎症时，它可占全身 VO_2 的 20%（这在 ICU 患者中很常见）[16]。

（三）氧摄取率

O_2 输送（DO_2）和 O_2 摄取（VO_2）之间的平衡状态由氧提取率（O_2ER）表示，其相当于 VO_2 / DO_2 的比值（通常乘以 100 以表示百分比）。

$$O_2ER = VO_2/DO_2 \qquad （公式 5\text{-}14）$$

1. O_2ER 的正常值为 0.2～0.3，意味着输送到全身毛细血管的 O_2 只有 20%～30% 被组织摄取。当 O_2 输送减少时，O_2ER 可以增加到 0.5～0.6，尽管 O_2 输送减少，但仍可维持组织充分氧合作用。

2. 第 6 章讲述 O_2ER 对组织氧合的评估作用。

（陈月华，译　苏　媛，校）

参考文献

[1] Swan HJ. The pulmonary artery catheter. Dis Mon 1991; 37:473–543.

[2] O'Quin R, Marini JJ. Pulmonary artery occlusion pressure: clinical physiology, measurement, and interpretation. Am Rev Respir Dis 1983; 128:319–326.

[3] Cope DK, Grimbert F, Downey JM, et al. Pulmonary capillary pressure: a review. Crit Care Med 1992; 20:1043–1056.

[4] Pinsky MR. Hemodynamic monitoring in the intensive care unit. Clin Chest Med 2003; 24:549–560.

[5] Tracey WR, Hamilton JT, Craig ID, Paterson NAM. Effect of endothelial injury on the responses of isolated guinea pig pulmonary venules to reduced oxygen tension. J Appl Physiol 1989; 67:2147–2153.

[6] Kloess T, Birkenhauer U, Kottler B. Pulmonary pressure–flow relationship and peripheral oxygen supply in ARDS due to bacterial sepsis. Second Vienna Shock Forum, 1989:175–18.

[7] Nadeau S, Noble WH. Limitations of cardiac output measurement by

thermodilution. Can J Anesth 1986; 33:780–784.

[8] Konishi T, Nakamura Y, Morii I, et al. Comparison of thermodilution and Fick methods for measurement of cardiac output in tricuspid regurgitation. Am J Cardiol 1992; 70:538–540.

[9] Nemens EJ, Woods SL. Normal fluctuations in pulmonary artery and pulmonary capillary wedge pressures in acutely ill patients. Heart Lung 1982; 11:393–398.

[10] Sasse SA, Chen PA, Berry RB, et al. Variability of cardiac output over time in medical intensive care unit patients. Chest 1994; 22:225–232.

[11] Mattar JA. A simple calculation to estimate body surface area in adults and its correlation with the Dubois formula. Crit Care Med 1989; 846–847.

[12] Bartlett RH. Critical Care Physiology. New York: Little, Brown & Co, 1996:36.

[13] Schneeweiss B, Druml W, Graninger W, et al. Assessment of oxygen-consumption by use of reverse Fick-principle and indirect calorimetry in critically ill patients. Clin Nutr 1989; 8:89–93.

[14] Bartlett RH, Dechert RE. Oxygen kinetics: Pitfalls in clinical research. J Crit Care 1990; 5:77-80.

[15] Nunn JF. Non respiratory functions of the lung. In: Nunn JF (ed). Applied Respiratory Physiology. Butterworth, London, 1993:306–317.

[16] Jolliet P, Thorens JB, Nicod L, et al. Relationship between pulmonary oxygen consumption, lung inflammation, and calculated venous admixture in patients with acute lung injury. Intensive Care Med 1996; 22:277–285.

第 6 章
全身氧合
Systemic Oxygenation

重症管理的基本治疗目标之一是提高组织氧合，但迄今尚无直接测量组织氧合水平的临床方法。本章描述了几种实际可行的间接反映"全身"氧合的措施，以及这些措施如何评估组织氧合作用。

一、全身氧合监测

（一）氧含量

血 O_2 浓度（也称为 O_2 含量）是与血红蛋白（Hb）结合的 O_2 和溶解于血浆中的 O_2 的总和。

1. 血红蛋白结合氧　血红蛋白结合氧含量的公式如下[1]。

$$HbO_2 = 1.34 \times Hb \times SO_2 (\text{ml/dl}) \qquad （公式 6-1）$$

其中 Hb 是血红蛋白浓度，单位为 g/dl（克 / 分升），1.34 是血红蛋白的 O_2 结合能力（ml/g），SO_2 是 Hb 的 O_2 饱和度，是一个比率（氧合血红蛋白 / 总血红蛋白）。

由公式 6-1 可知，当 Hb 完全被氧合而饱和（$SO_2=1$）时，每克 Hb 结合 $1.34 \text{ ml } O_2$。

2. *溶解氧*　血浆中溶解的氧浓度如下 [2] 可得：

$$溶解氧 = 0.003 \times PO_2（ml/dl）\qquad（公式 6-2）$$

其中 PO_2 是血液中的氧分压（mmHg），0.003 是正常体温下 O_2 在血浆中的溶解系数 [ml/（dl·mmHg）]。

由公式 6-2 可知，在正常体温（37℃）下，氧分压每增加 1 mmHg 可使溶解在血液中的 O_2 浓度增加 0.003 ml/dl（或 0.03 ml/L）[2]，提示氧在血浆中的溶解度差（这就是氧输送为什么需要血红蛋白作为载氧媒介的原因）。

3. *总氧含量*　通过组合方程 6-1 和方程 6-2 可得到血液中的总氧含量（ml/dl）：

$$总氧含量 = （1.34 \times Hb \times S_aO_2）+（0.003 \times PaO_2）$$
$$（公式 6-3）$$

表 6-1 提示动脉和静脉血氧浓度（包括结合氧和溶解氧的总和），其中溶解的 O_2 贡献非常小，因此，血氧含量被认为等同于与 Hb 结合的氧。公式 6-3 可改如下：

$$总氧含量 =1.34 \times Hb \times SO_2（ml/dl）\qquad（公式 6-4）$$

（二）氧输送

1. 动脉血氧转运率，也称为氧输送（DO_2），与心输出量（CO）和动脉血氧含量（C_aO_2）存在函数关系 [3]。

$$DO_2 = CO \times C_aO_2 \times 10（ml/min）\qquad（公式 6-5）$$

（公式中乘以 10 可将 C_aO_2 的单位从 ml/dl 转换为 ml/L）。若

将 C_aO_2 分解为其组分，则公式 6-5 可改写为：

$$DO_2 = CO \times (1.34 \times Hb \times S_aO_2) \times 10 \qquad （公式 6-6）$$

注意：S_aO_2 可通过脉搏血氧监测仪监测，心输出量可通过肺动脉导管监测获得（见第 5 章），或者可以参考文献 [4] 中描述的技术进行无创监测获得。

表 6-1　动静脉血氧测量正常值

血氧指标	动脉血	静脉血
氧分压	90 mmHg	40 mmHg
血红蛋白氧饱和度	98%	73%
血红蛋白结合氧	19.7 ml/dl	14.7 ml/dl
溶解氧	0.3 ml/dl	0.1 ml/dl
总氧含量	20 ml/dl	14.8 ml/dl
血容量*	1.25 L	3.75 L
总氧含量	250 ml	555 ml

表中数值均是以体温 37℃，血红蛋白浓度为 15g/dl 为条件计算所得
*. 体积估计基于总血容量（TBV）为 5L，动脉血容量＝ TBV×25%，静脉血容量＝ TBV×75%

2. DO_2 的正常值范围如表 6-2 所示。请注意，DO_2（和 VO_2）以绝对值和体型校正值表示；通过体表面积（m^2）进行体型校正。

表 6-2　全身氧合平衡参数测量值

参数测量值	正常状态	组织缺氧
DO_2	$900 \sim 1100$ ml/min 或 $520 \sim 600$ ml/（min·m²）	变量
VO_2	$200 \sim 270$ ml/min 或 $110 \sim 160$ ml/（min·m²）	< 200 ml/min 或 < 110 ml/（min·m²）
O_2ER	$20\% \sim 30\%$	$\geqslant 50\%$
S_vO_2	$65\% \sim 75\%$	$\leqslant 50\%$
$S_{cv}O_2$	$70\% \sim 80\%$	?
乳酸	$1 \sim 2.2$ mmol/L[1]	$> 1 \sim 2.2$ mmol/L[a]

a. 各个实验室的乳酸正常水平为 $1.0 \sim 2.2$ mmol/L；DO_2. 氧输送；VO_2. 氧消耗；O_2ER. 氧摄取率；S_vO_2. 混合静脉血氧饱和度；$S_{cv}O_2$. 中心静脉血氧饱和度

（三）氧消耗

O_2 摄入组织的速率等于氧消耗（VO_2），因为 O_2 不能在组织中存储，有两种方法可以确定 VO_2。

1. 计算所得 VO_2　VO_2 可以通过心输出量（CO）与动静脉血氧含量（$C_aO_2 - C_vO_2$）差的乘积计算获得。

$$VO_2 = CO \times（C_aO_2 - C_vO_2）\times 10（ml/min）　　（公式 6-7）$$

（乘数 10 的含义与上述公式 DO_2 的相同）C_aO_2 和 C_vO_2 共用乘数（$1.34 \times$ [Hb]），所以公式 6-7 可改写为：

$$VO_2 = CO \times 1.34 \times Hb \times（S_aO_2 - S_vO_2）\times 10　　（公式 6-8）$$

注意：用于计算 VO_2 的 4 个参数中，有 3 个也用于计算

DO_2。另外一项参数是 S_vO_2，详述见本章后文。

(1) VO_2 的正常值范围见表 6-2。注意 VO_2 值远小于 DO_2 值，对两者差异的重要意义稍后将有详述。

(2) 计算 VO_2 的每个参数均有固有变异性，并且 4 个参数的总变异率为 ±18%[5-7]。因此，计算所得的 VO_2 至少应变化 18% 才有意义。

2. 计算所得 VO_2 与全身 VO_2　计算所得 VO_2 不是全身 VO_2，因为它不包括肺的氧耗。通常情况下，肺的 VO_2 占全身 VO_2 的 5%[8]，但当肺部有炎症时，可占全身 VO_2 的 20%[9]。

3. 测量所得 VO_2　全身 VO_2 通过氧气分析仪监测吸入和呼出气体中的 O_2 浓度，可推导出 VO_2：

$$VO_2 = V_E \times (FiO_2 - FeO_2) \qquad （公式 6-9）$$

其中 FiO_2 和 FeO_2 分别是吸入和呼出气体中的 O_2 浓度，V_E 是每分通气量。

(1) 营养支持过程中使用的代谢推车可以床边测量全身 VO_2（见第 36 章）。

(2) 测量所得 VO_2 的固有变异性为 ±5%[5, 7]，远小于计算所得 VO_2 的固有变异性（±18%）。

（四）氧摄取

1. 氧消耗与氧输送的比值为氧摄取率（O_2ER），即：

$$O_2ER = VO_2 / DO_2 \qquad （公式 6-10）$$

（该比率乘以 100 即为百分率）表示输送到组织进行有氧代谢所使用的氧的比率。

2. O_2ER 的正常范围是 0.2 ～ 0.3（20% ～ 30%），提示在健康成年人休息时，被输送到组织的 O_2 只有 20% ～ 30% 被有氧代谢使用。

3. 公式 6-10 中的 VO_2 和 DO_2 共用乘数（$Q \times 1.34 \times Hb \times 10$），因此，此公式可简写为：

$$O_2ER = (S_aO_2 - S_vO_2) / S_aO_2 \qquad （公式 6-11）$$

由于标准惯例是将 S_aO_2 维持在 90% 以上（接近 $S_aO_2 = 1$），因此公式 6-11 可以改写为：

$$O_2ER = S_aO_2 - S_vO_2 \qquad （公式 6-12）$$

或 $\qquad O_2ER = 1 - S_vO_2 \qquad （公式 6-13）$

因此，可以用单个参数监测氧供和氧耗之间的平衡；即静脉血氧饱和度（S_vO_2），详述见后文。

（五）混合静脉血氧饱和度

1. 静脉血氧饱和度（S_vO_2）的测量需要采集肺动脉中的静脉血，又称为混合静脉血氧饱和度，此血标本需要从肺动脉导管（具体见第 5 章）来采集，但肺动脉导管并不是常用监测手段，因此监测较难。

2. 通过修订公式 6-8 中的参数项，可以明确 S_vO_2 的决定因素；即，

$$S_vO_2 = S_aO_2 - (VO_2 / CO \times 1.34 \times Hb) \qquad （公式 6-14）$$

若动脉血充分氧合（$S_aO_2 \approx 1$），则括号中的分母等于 DO_2（见公式 6-6），公式 6-14 可改写为：

$$S_vO_2 = 1 - VO_2 / DO_2 \qquad （公式 6-15）$$

（这相当于公式 6-13 对参数进行重新排列。）

3. 公式 6-15 显示，若 VO_2（代谢率增加）或 DO_2 减少（例如，贫血或低心输出量）增加，则 S_vO_2 将减少。

4. S_vO_2 的正常范围为 65% ～ 75%[10]。

（六）中心静脉血氧饱和度

1. 上腔静脉血氧饱和度，即中心静脉血氧饱和度（$S_{cv}O_2$），已经作为 S_vO_2 的常用替代方法，因为它更容易获得。

2. $S_{cv}O_2$ 可以在通过中心静脉导管血进行监测，也可以使用光纤导管（PreSep Catheters，Edwards Life Sciences，Irvine，CA）连续监测获得。

3. 重症患者的 $S_{cv}O_2$ 比 S_vO_2 平均值高 5%[11]，$S_{cv}O_2$ 的正常范围为 70% ～ 80%（即比 S_vO_2 的正常范围高 5%）。但若患者的血流动力学不稳定，其 $S_{cv}O_2$ 和 S_vO_2 之间可能存在很大差异。

4. $S_{cv}O_2$ 的变化能很好地反映 S_vO_2 的变化[11, 12]，$S_{cv}O_2$ 的变化趋势比单次测量结果更可信。

二、全身氧平衡

（一）VO_2 的调控

1. 机体氧供系统是在不同的氧供（DO_2）条件下维持恒定的有氧代谢率（VO_2），这种情况是可以实现的，因为 DO_2 变化时，氧摄取率（O_2ER）可代偿性变化。从重新排列的公式 6-10 也可发现这种关系，即：

$$VO_2 = DO_2 \times O_2ER \qquad （公式 6\text{-}16）$$

2. 由公式 6-16 可知，若 DO_2 发生变化，O_2ER 随之发生等值地相反变化时，VO_2 将维持恒定。但是，若 O_2ER 是固定不变，DO_2 的变化则导致 VO_2 等值变化。因此，氧摄取率的可调节性，使 VO_2 不管氧供如何变化，均可维持恒定。

（二）DO_2-VO_2 曲线

DO_2-VO_2 曲线随氧供逐渐下降的变化如图 6-1[13] 所示。此图顶部的等式与公式 6-16 类似，但氧摄取由（$S_aO_2 - S_vO_2$）来表示，如公式 6-12 所示。

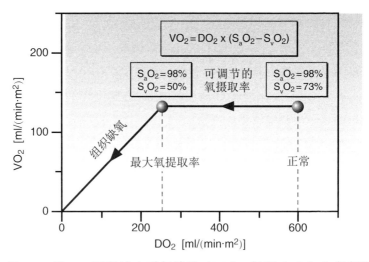

▲ 图 6-1 当 DO_2 逐渐减少时氧输送（DO_2），氧耗（VO_2）和氧摄取（S_aO_2-S_vO_2）之间的关系

(1) 随着 DO_2 的减少（箭头指示沿着曲线向左移动），VO_2 维持恒定，S_vO_2 从 73% 降至 50% 的点，氧摄取（S_aO_2-S_vO_2）相应地从 25% 增加到 48%，这个点是随氧输送量减少氧摄取可达到的最大值的点。

(2) 当氧摄取达最大值时，DO_2 进一步降低可导致 VO_2 的等价降低。此时，有氧代谢受到氧供的限制，转向无氧糖酵解，随之引起乳酸蓄积。

(3) 因此，氧摄取达最大值的那个点是无氧阈，此值可在临床上检测到，下文详述。

三、组织缺氧的检测

当氧供不足以满足有氧代谢的需要时，组织缺氧发生，表 6-2 显示了在这种情况下氧合作用临床测量值的预期变化。

（一）O_2 交换

1. O_2 摄取率最大时的 DO_2 称为临界氧输送（临界 DO_2），临界 DO_2 是能够完全进行有氧代谢的最低 DO_2。

2. 重症患者的临界 DO_2 值差异很大[13, 14]，因此，若想确定每个患者的临界 DO_2 是不可能的。

（二）耗氧量

1. VO_2 较正常降低可能是代谢减退或组织缺氧引起。

2. 重症患者代谢率下降并不常见，因此 VO_2 降低 [< 200 ml/min 或 < 110 ml/（min·m²）] 可用作组织缺氧的依据。

（三）氧摄取（$S_aO_2 - S_vO_2$）

1. 如图 6-1 所示，（S_aO_2-S_vO_2）增加至约 50% 为氧摄取的最大值（即无氧阈值）。

2. 因此，（S_aO_2-S_vO_2）≥ 50% 可作为组织氧合受威胁或受损的依据。

（四）静脉血氧饱和度（S_vO_2，$S_{cv}O_2$）

1. 如图 6-1 曲线所示，在氧摄取最大值的点（即无氧阈值），混合静脉血氧饱和度（S_vO_2）降低至 50%。

2. 因此，S_vO_2 ≤ 50% 可用作组织氧合受威胁或受损的依据。

3. 中心静脉血氧饱和度（$S_{cv}O_2$）< 70% 被认为是异常降低，$S_{cv}O_2$ > 70% 被推荐为提高 O_2 输送的治疗目标 [15, 16]。但是，提示组织缺氧的 $S_{cv}O_2$ 值尚不确定。

（五）血乳酸

注意：有时血乳酸水平增高并无组织氧合异常，这些情况将在第 24 章讲述。以下仅涉及组织氧合紊乱引起的高乳酸血症。

1. 乳酸是无氧糖酵解的终产物，血液中乳酸蓄积是应用最广泛的组织缺氧标志物。

2. 在静脉血或动脉血中均可监测乳酸水平，其结果相同 [17]。

3. 各个实验室血乳酸浓度的正常上限在 1.0 ～ 2.2 mmol/L 之间波动 [17]，但 2 mmol/L 似乎是较常见的截点。

4. 血乳酸水平不仅是一种诊断工具，更具有预测价值；即，生存率与乳酸初始水平（治疗前）和乳酸降至正常所需的时间（称为乳酸清除）有关。这些关系如图 6-2 所示。

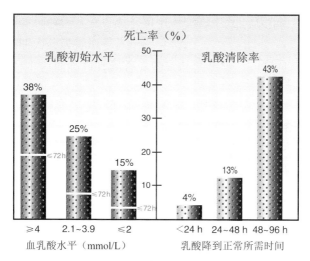

▲ 图 6-2　血乳酸水平对预后的预测

左侧图来自对脓毒症患者的研究 [18]，显示初始乳酸水平与院内死亡率（包括入院72h 内死亡率）直接相关。右侧图显示乳酸水平下降速率（乳酸清除率）与患者院内死亡率相关 [20]

(1) 图 6-2 左侧的图来自对脓毒症患者的研究 [18]，显示初始乳酸水平与院内死亡率之间呈直接相关。它还表明，当初始乳酸水平超过 4 mmol/L 时，72 h 内死亡率显著升高。其他研究也指出，当血清乳酸水平升至 4 mmol/L 以上时，ICU 死亡率增加最多 [19]。

(2) 图 6-2 右侧的图来自一项对血流动力学不稳定的患者的研究 [20]，显示当乳酸水平在 24 h 内恢复正常时，患者病死率最低，而若 48 h 后乳酸水平仍保持升高水平，则其病死率显著增加。

5. 脓毒症休克患者的研究表明，血乳酸清除率比初始乳酸水平对预后具有更高的预测价值 [20, 21]。因此，建议对所有乳酸水平升高的患者均应进行连续乳酸水平监测。

（六）细胞病理性缺氧

线粒体氧利用障碍也可能会导致细胞缺氧引起有氧代谢障碍，这种情况称为细胞病理性缺氧[22]，推测它是脓毒性休克中细胞功能障碍的可能机制。细胞病理性缺氧（脓毒性休克）与组织缺氧的不同之处在于以下几点。

1. 细胞病理性缺氧患者组织中 O_2 水平可能不会降低。研究结果表明，全身性脓毒症患者组织 PO_2 升高[23]，大多数脓毒性休克患者的 $S_{cv}O_2$ 正常（而不是降低）[24]。

2. 乳酸盐升高对脓毒性休克的诊断和预后有相同的意义[18, 21]。但脓毒症时乳酸蓄积可能并非氧供应不足的结果，而可能与丙酮酸脱氢酶（将丙酮酸转化为乙酰辅酶 A 的酶）受抑制有关[25]。

3. 细胞病理性缺氧(脓毒性休克)患者的组织 O_2 水平并不低，了解了这一点，对管理这些患者有重要意义（详述见第 9 章）。

（陈月华，译 姚 波，校）

参考文献

[1] Zander R. Calculation of oxygen concentration. In: Zander R, Mertzlufft F, eds. The oxygen status of arterial blood. Basel: S. Karger, 1991:203–209.

[2] Christoforides C, Laasberg L, Hedley-Whyte J. Effect of temperature on solubility of O_2 in plasma. J. Appl Physiol 1969; 26: 56–60.

[3] Hameed S, Aird W, Cohn S. Oxygen delivery. Crit Care Med 2003; 31(Suppl): S658–S667.

[4] Mohammed I, Phillips C. Techniques for determining cardiac output in the intensive care unit. Crit Care Clin 2010; 26:353–364.

[5] Schneeweiss B, Druml W, Graninger W, et al. Assessment of oxygen-consumption by use of reverse Fick-principle and indirect calorimetry in critically ill patients. Clin Nutr 1989; 8:89–93.

[6] Sasse SA, Chen PA, Berry RB, et al. Variability of cardiac output over time in medical intensive care unit patients. Chest 1994; 22:225–232.

[7] Bartlett RH, Dechert RE. Oxygen kinetics: Pitfalls in clinical research. J Crit Care 1990; 5:77–80.

[8] Nunn JF. Non respiratory functions of the lung. In Nunn JF (ed). Applied Respiratory Physiology. Butterworth, London, 1993:306–317.

[9] Jolliet P, Thorens JB, Nicod L, et al. Relationship between pulmonary oxygen consumption, lung inflammation, and calculated venous admixture in patients with acute lung injury. Intensive Care Med 1996; 22:277–285.

[10] Maddirala S, Khan A. Optimizing hemodynamic support in septic shock using central venous and mixed venous oxygen saturation. Crit Care Clin 2010; 26:323–333.

[11] Reinhart K, Kuhn H-J, Hartog C, Bredle DL. Continuous central venous and pulmonary artery oxygen saturation monitoring in the critically ill. Intensive Care Med 2004; 30: 1572–1578.

[12] Dueck MH, Kilmek M, Appenrodt S, et al. Trends but not individual values of central venous oxygen saturation agree with mixed venous oxygen saturation during varying hemodynamic conditions. Anesthesiology 2005; 103:249–257.

[13] Leach RM, Treacher DF. Relationship between oxygen delivery and consumption. Disease-a-Month 1994; 30:301–368.

[14] Ronco J, Fenwick J, Tweedale M, et al. Identification of the critical oxygen delivery for anaerobic metabolism in critically ill septic and nonseptic humans. JAMA 1993; 270:1724–1730.

[15] Vallet B, Robin E, Lebuffe G. Venous oxygen saturation as a transfusion trigger. Crit Care 2010; 14:213–217.

[16] Dellinger RP, Levy MM, Rhodes A, et al. Surviving sepsis campaign: international guidelines for management of severe sepsis and septic shock: 2012. Intensive Care Med 2013; 39:165–228.

[17] Kraut JA, Madias NE. Lactic acidosis. N Engl J Med 2014; 371:2309–2319.

[18] Trzeciak S, Dellinger RP, Chansky ME, et al. Serum lactate as a predictor of mortality in patients with infection. Intensive Care Med 2007; 33:970–977.

[19] Aduen J, Bernstein WK, Khastgir T, et al. The use and clinical importance of a substrate-specific electrode for rapid determination of blood lactate concentrations. JAMA 1994; 272:1678–1685.

[20] McNelis J, Marini CP, Jurkiewicz A, et al. Prolonged lactate clearance is associated with increased mortality in the surgical intensive care unit. Am J Surg 2001; 182:481–485.

[21] Okorie ON, Dellinger P. Lactate: biomarker and potential therapeutic target. Crit Care Clin 2011; 27:299–326.

[22] Fink MP. Cytopathic hypoxia. Mitochondrial dysfunction as a mechanism contributing to organ dysfunction in sepsis. Crit Care Clin 2001; 17:219–

237.

[23] Sair M, Etherington PJ, Winlove CP, Evans TW. Tissue oxygenation and perfusion in patients with systemic sepsis. Crit Care Med 2001; 29:1343–1349.

[24] Vallee F, Vallet B, Mathe O, et al. Central venous-to-arterial carbon dioxide difference: an additional target for goal-directed therapy in septic shock? Intensive Care Med 2008; 34:2218–2225.

[25] Thomas GW, Mains CW, Slone DS, et al. Potential dysregulation of the pyruvate dehydrogenase complex by bacterial toxins and insulin. J Trauma 2009; 67:628–633.

第四部分
循环衰竭
Disorders of Circulatory Flow

第 7 章
出血和低血容量
Hemorrhage and Hypovolemia

人类循环系统的运行可以依靠相对较小的容量及容量响应泵。这是个非常节能有效的设计，但当容量丢失时，循环系统会迅速衰竭。虽然大部分内脏器官（如肺脏、肝脏、肾脏）即使功能缩减 75% 也不至于导致危及生命的器官功能衰竭，但血容量减少 50% 可能就是致命性的。出血患者不耐受血容量减少，是我们主要的关注点。

一、体液与血液丢失

（一）体液分布

表 7-1[1] 是成人的体液分布情况。以下几点值得注意：①男性总体液量约占去脂体重的 60%（600 ml/kg），女性占 50%（500 ml/kg）。②血容量占总体液的 11% ～ 12%。③血浆总量约为组织间液总量的 25%。

这一关系对理解富钠晶体液的容量复张作用非常重要。

表 7-1　成人体液分布情况

体液成分	男　性		女　性	
	ml/kg	75kg*	ml/kg	60kg*
总体液量	600	45 L	500	30 L
组织间液	150	11.3 L	125	7.5 L
血液	66	5 L	60	3.6 L
红细胞	26	2 L	24	1.4 L
血浆	40	3 L	36	2.2 L

*. 中等身材男性和女性的去脂体重。血、红细胞、血浆的容量（ml/kg）引自参考文献 [1]

（二）失血的严重程度

美国外科协会推荐的急性失血分级 [2]，具体如下：

1. Ⅰ级

(1) 丢失＜ 15% 的血容量（或＜ 10 ml/kg）。

(2) 通常组织间液转移（毛细血管再灌注）足以补充这一程度的失血。由于血容量变化不大，失血临床表现非常轻微或没有临床表现。

2. Ⅱ级

(1) 失血量 15%～ 30%（或 10～ 20 ml/kg）。

(2) 这一阶段为低血容量代偿阶段，血压通过全身血管收缩得以维持。体位变化可能会明显影响脉搏和血压，但这些表现并不一致。

(3) 此时肢体变凉，尿量下降，但未达到少尿水平 [＜ 0.5 ml/

（kg・h）]。

3. Ⅲ级

(1) 失血量 30% ～ 40%（或 20 ～ 30 ml/kg）。

(2) 这标志着失血失代偿期或失血性休克的开始，此时血管收缩反应无法维持血压和器官灌注。

(3) 临床表现包括仰卧位低血压、四肢末端湿冷、意识障碍、少尿 [尿量＜ 0.5 ml/（kg・h）] 和血乳酸水平升高。

4. Ⅳ级

(1) 失血量＞ 40%（或＞ 30 ml/kg）。

(2) 这种程度的失血导致进展性失血性休克，包括大量失血，即 3 h 内失血量超过 50%。

(3) 临床表现包括肢体发绀、多器官功能障碍（如嗜睡、少尿、肝酶升高等）和进行性乳酸性酸中毒。

二、失血量的评估

临床上对血容量的评估总是破绽百出，因此常被称为"错误的喜剧"[3]。

（一）生命体征

表 7-2 列出了急性血容量减少时可靠的脉搏、血压的变化 [4, 5]，仍需要注意以下几点。

1. 失血量达到 1.1 L（中等身材男性血容量的 25%）的患者大部分并没有出现仰卧位心动过速和低血压。

2. 当失血量＜ 630 ml 时，一些体位相关性改变如脉率增加大于 30/min 以上或收缩压下降超过 20 mmHg 并不常见，但当失血量超过这一水平，体位相关的脉搏增加就是一个判断急性失血的敏感而特异性的指标。

表 7-2　低血压监测中生命体征的运行特征

异常表现	特异性 / 敏感性	
	失血量	
	（450 ～ 630ml）*	（630 ～ 1150ml）#
仰卧位心动过速 a	0% / 96%	12% / 96%
仰卧位低血压 b	13% / 97%	33% / 97%
体位性脉搏增加 c	22% / 98%	97% / 98%
体位性低血压 d 年龄＜ 65 岁 年龄≥ 65 岁	9% / 94% 27% / 86%	未研究 未研究

a. 脉率＞ 100/min；b. 收缩压＜ 95mmHg；c. 脉率增加＞ 30/min；d. 收缩压降低＞ 20mmHg；*. 相当于平均体重的成年男性血容量丢失 10% ～ 12%；#. 相当于平均体重的成年男性血容量丢失 12% ～ 25%
引自参考文献 [4] 和 [5]

（二）中心静脉压

1. 中心静脉压（CVP）通常是评估循环血容量的重要方法。然而众多研究表明，CVP 与血容量的客观测量之间相关性较差 [6]。这在图 7-1[7] 中得到了证实。

2. 由于监测中心静脉压和血容量相关性较差，不建议再将中心静脉压作为容量评估参数 [6]。

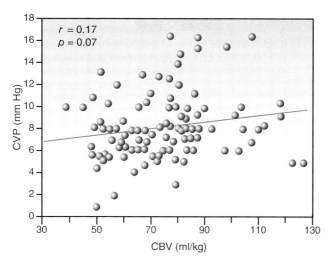

▲ 图 7-1 术前患者循环血容量和中心静脉压（CVP）之间关系的散点图
相关系数（r）和 p 值表明了 CVP 和血容量之间没有显著的相关性。CBV. 循环血容量（引自参考文献 [7]）

（三）静脉 O_2 饱和度

1. "中心静脉"血氧饱和度（$S_{cv}O_2$）是肺动脉中混合静脉血氧饱和度（S_vO_2）的替代方法，它也是系统氧输送（DO_2）和氧摄取（VO_2）平衡的标志物。

2. 低血容量将导致心输出量的减少和随后 DO_2 的减少，这将导致 $S_{cv}O_2$ 的减少。正常的 $S_{cv}O_2$ 在 70% ～ 80% 之间，所以对于疑似低血容量的患者，$S_{cv}O_2 < 70\%$ 有助于确诊（有关 $S_{cv}O_2$ 的更多信息，见第 6 章）。

（四）血红蛋白 / 血细胞压积

1. 急性出血包括全血的减少，不一定会改变血红蛋白浓度或血细胞比容。在急性失血时血细胞比容变化与血容量丢失（红细胞计数降低）的相关性较差[8]。

2. 急性出血时血红蛋白或血细胞比容的任何一项减少都是用无菌液体（如生理盐水）进行容量复苏的反映，液体复苏时会扩大血容量，并导致血红蛋白和血细胞比容[9]的稀释性降低。

3. 由于上述原因，血红蛋白和血细胞比容不应该被用来评估急性失血的程度[2]。

（五）血乳酸

1. 在急性失血的情况下，即使没有低血压，血清乳酸水平升高（一般 > 2 mmol/L）也可以作为出血性休克的证据（见第 6 章，关于乳酸作为组织缺氧标志物的信息）。

2. 乳酸水平也有预后价值；例如，乳酸的升高幅度与死亡率密切相关[10]；乳酸水平下降速率（乳酸清除率）也与患者的临床结局有关（图 6-2）。

研究表明创伤导致的失血性休克患者，乳酸水平在 24 h 内恢复正常者无一例死亡；而乳酸水平在 48 h 后仍然居高不下者，死亡率高达 86%[11]。因此，24 h 内将血乳酸降至正常可作为失血性休克复苏的终点（见后述）。

（六）动脉血碱剩余

1. 碱剩余是指将一升全血滴定到 pH 7.40（PCO_2 为 40 mmHg）所需的碱量（mmol）；它被认为是比血清碳酸氢根更有意义的代谢性酸中毒标志物。

2. 碱剩余的正常范围为 -2 ～ 2 mmol/L。碱剩余的增加分为轻度（-5 ～ -3 mmol/L）、中度（-14 ～ -6 mmol/L）或重度（≥ -15 mmol/L）。

3. 出血患者碱剩余的变化幅度与失血量的大小有直接关系，并且碱剩余的快速纠正提示良好的临床结局[13]。

4. 监测碱剩余是创伤复苏的普遍做法，但碱剩余只能作为血清乳酸的替代指标，并且它对创伤患者的预测价值要低于血清乳酸水平[14]。目前血乳酸水平容易检测，因此不再强调监测碱剩余。

（七）血容量监测

1. 以前监测血容量需要耗费太多的人力和时间，因此不适用于临床，但随着半自动血容量分析仪（Daxor 公司，纽约）应用临床后，这种情况已经发生了改变，现在仅需不到 1 h 即可测得血容量[12]。

2. 这项新技术的价值通过一项关于手术患者休克复苏的研究而得到证实[15]。当监测患者血容量时，53% 患者的液体管理发生改变，死亡率显著下降（从 24% 降至 8%）。

三、液体反应性

液体反应性的评估旨在发现功能性血容量不足，适用于血流动力学不稳定或尿量下降的患者。这一手段的目的是对患者进行限制性液体复苏，从而减少液体超负荷的风险，改善危重患者的预后[16]。

（一）补液试验

1. 补液试验的目标是增加心室舒张末期容积，而快速输液是实现这一目标的最重要因素。

2. 补液试验没有统一的标准，建议使用 200 ml 或 3 ml/kg 的胶体液，或 500 ml 的晶体液，5 ～ 10 min 内快速输注[17, 18]。

3. 通过监测每搏输出量或心输出量的变化（无创或非有创方式）来评价液体反应性。

(1) 每搏输出量或心输出量至少增加 10% 才可以提示患者具有液体反应性[18]。

(2) 这一反应是暂时的，在补液实验后 30 min 即消失[18]。

4. 关于补液试验，已经研究出了比心输出量更容易监测的参数，并且这些参数与心输出量有着良好的相关性：

(1) 有创动脉压增加＞ 23%[19]。

(2) 中心静脉血氧饱和度增加（$S_{cv}O_2$）＞ 4%[20]。

(3) 潮末 PCO_2 升高 5% 以上[21]。

（二）被动抬腿试验

1. 仰卧位将患者下肢抬高至水平面以上 45°，有 150 ～ 750 ml 的血液从下肢回流至心脏[22]，从而起到"自体"补液试验的效果。将患者初始体位置于半卧位（水平面以上 45°）可增强自身输血的效果；将头部置于平卧位同时抬高下肢，可以将血液从肠系膜循环中动员出来[23]。

2. 综合 21 项研究结果表明，被动抬腿试验的阳性反应（即心输出量增加≥ 10%）与补液试验的类似反应显示出良好的相关性[24]。

3. 因此，被动抬腿试验是补液试验的可靠替代方法，在需要限制液体时可以优先采用。但对于腹内压升高的患者，则不做推荐，因为这类患者液体反应性不佳[25]。

（三）预测液体反应性

目前推荐将某些参数随呼吸变化的情况（呼吸变异度）作为预测液体反应性的方法，而不需要补液试验。尽管这些方法存在严重缺陷，但仍被广泛应用，所以在此做简要回顾。

1. 下腔静脉直径

(1) 在肋下区域下腔静脉汇入右心房前约 2 cm，长轴超声图像测量下腔静脉直径（IVCD）（也可使用 M 模式测量 IVCD）。

(2) 有自主呼吸的患者吸气时 IVC 的易塌陷性与中心静脉压（CVP）密切相关，即吸气时 IVCD 变窄越明显，说明 CVP 越低[26]。这一观察结果提示，也许 IVCD 的呼吸变异度可用于反映液体反应性。但是，如表 7-3 所示，IVCD 呼吸变异度与液体反应性并无一致关系。

表 7-3　下腔静脉直径的呼吸变异度预测液体反应性缺乏一致性

条　件	结　果
自主呼吸	① $\triangle$ IVCD $\geqslant$ 40% ～ 42% 说明存在液体反应性，但 $\triangle$ IVCD 小于 40% ～ 42% 并不能排除（Crit Care 2012; 16:R188; 2015; 19:400） ② $\triangle$ IVCD 与液体反应无相关性（Emerg Med Australas 2012; 24:534）
机械通气*	① $\triangle$ IVCD > 12% 提示存在液体反应性（Intensive Care Med 2004; 30:1834） ② $\triangle$ IVCD > 12% 对液体反应性无特异性（J Intensive Care Med 2011; 26:116） ③ $\triangle$ IVCD > 18% 提示存在液体反应性（Intensive Care Med 2004; 30:1740） ④ $\triangle$ IVCD 与液体反应无相关性（J Cardiothorac Vasc Anesth 2015; 29:663）

*. 无自主呼吸，容量控制通气，潮气量 $\geqslant$ 8 ml/kg（理想体重）；IVCD. 下腔静脉直径

2. 每搏量变异度　正压通气过程中肺膨胀时，左心室（LV）每搏输出量增加（部分肺静脉血受压流入左心房，增加了 LV 前负荷），在肺收缩时，LV 每搏输出量减少（由于肺静脉排空，从而降低了左心室前负荷）。每搏量变异度（SVV）是估测左心室前负荷（液体）反应性的指标。

(1) 12 项临床研究的结果汇总表明，将 SVV > 12% 作为预测液体反应性的指标有 72% 的确定性[27]。

(2) 监测 SVV 需要具备以下条件：①有创血压监测；②一种从动脉压力波形衍生出每搏输出量的电子系统（FloTrac sensor and Vigileo monitor, Edwards Lifesciences）；③无自主呼吸、机械通气模式为容量控制并且潮气量大于≥ 8 ml/kg 理想体重（放大每搏输出量的呼吸变化）；④规则的心律。

(3) SVV 监测的诸多要求和费用限制了其适用性。此外，使用动脉压力波形来确定每搏输出量时具有不确定性（如动脉顺应性变化）。

3. 脉压变异度　正压通气过程中，每搏输出量的呼吸变化伴随着相似的脉压变化。因此，脉压变异度（PPV）也是可估测前负荷（液体）反应性的指标。

(1) 22 项临床研究的综合结果表明，将 PPV > 13% 作为预测液体反应性的指标，具有 78% 的确定性（大于每搏变异量）[27]。但右心室功能不全患者存在假阳性结果[28]。

(2) 监测 PPV 需要除测量每搏输出量的电子系统以外的测量 SVV 的所有设备。脉压可以直接测量动脉压力波形。

(3) 同 SVV 的监测相似，PPV 监测的诸多要求限制了它的适用性；如一项研究表明，只有 2% 的 ICU 患者可以满足 PPV 的监测标准[29]。然而在条件允许的情况下，PPV 应优先 SVV（更准确，更容易获得）推荐用于评估液体的反应性。

四、液体灌注

泊肃叶定律描述了稳定流速的液体流经细小而坚硬的圆管时的情况，其公式如下[30]：

$$Q = \Delta P \, (\pi r^4 / 8 \mu L) \qquad （公式 7-1）$$

这一定律表明稳定流速的液体流经硬管的速度（Q）与驱动压（ΔP）和管内径（r）的 4 次方成正比，与管道长度（L）和液体的黏度（μ）成反比。这些对应关系也适用于输注液体经如下所述的血管导管时。

（一）中心与外周静脉导管的比较

1. 根据泊肃叶定律，在越短或越大内径导管内输注液体时的流速越高。图 7-2 显示，在短的（1.2 in）外周导管中，重力驱动的水流远大于在相同直径但更长（8 in）的中心静脉导管中。

2. 图 7-2 显示了为什么短而大口径的外周导管比中心静脉导管更适合用于容量复苏。

（二）导管鞘

创伤患者复苏时有时需要第一小时内输注超过 5 L 的液体[27]，甚至有一小时内输注 50 L 复苏液体的报道[31]。

1. 使用大口径导管鞘（通常用作肺动脉导管）可以达到非常快的流速，该导管鞘可以用作独立的输液装置，尺寸为 8.5 French 和 9 French（外径分别为 2.7 mm 和 3 mm）。

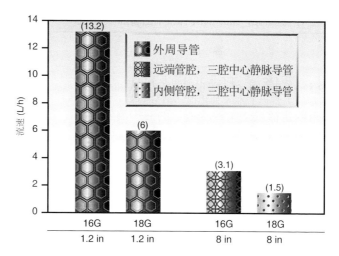

▲ 图 7-2　失血性休克液体复苏的总体目标和复苏终点

通过短（1.2 in）外周导管和长（20 cm 或 8 in）三腔中心静脉导管（CVC）的重力驱动下液体流速。外周导管液体流速参考 Ann Emerg Med 1983；12：149，引自 Emergency Medicine Updates（www.emupdates.com），三腔中心静脉导管液体流速由制造商 Arrow International 提供

2. 通过导管鞘的液体流量可以达到 15 ml/s（54 L/h），略小于通过标准（3 mm 直径）静脉导管[32] 的最大流量（18 ml/s 或 65 L/h）。

3. 有的导管鞘在其主干旁设有侧向输液口，但其流量仅为导管鞘主干流量的 25%[32]，所以侧向输液口不推荐应用于快速输液。

（三）输注浓缩红细胞

1. 输注全血并不能有效地补充血液丢失，输注浓缩红细胞（packed red blood cells，PRBCs）来补充红细胞的丢失更为有效。

2. 每单位浓缩红细胞的血细胞比容为 55% ～ 60%，黏度约为水的 6 倍[33]。如泊肃叶定律所示，不经过盐水稀释，浓缩红细胞的输注速度会非常缓慢。

3. 稀释作用对浓缩红细胞通过 18 G 外周导管依赖重力输注时流速的影响显示如下 [34]：

(1) 单独输注时，PRBCs 的流速为 5 ml/min（或 1 h 输注 1 单位 PRBCs，体积约为 350 ml）。

(2) 当 1 个单位的 PRBCs 用 100 ml 盐水稀释时，流速增加到 39 ml/min（大约增了 8 倍）。

(3) 当 1 个单位 PRBCs 用 250 ml 盐水稀释时，流速为 60 ml/min（较未稀释时的流速增加了 12 倍）。这一速度可在 5 ~ 6 min 内输注 1 个单位的 PRBCs。

(4) 加压输注 PRBCs 可达到重力驱动输注速度的两倍 [34]。

4. 谨记林格液不应用于稀释 PRBCs，因为其中所含钙可以结合 PRBCs 中的枸橼酸抗凝药并促进血液凝结（更多林格液信息参见第 10 章）。

五、复苏治疗策略

下列策略涉及活动性出血或失血性休克的复苏。在图 7-3 中概括了总体目标和结束点。

（一）标准复苏策略

1. 尽管胶体液在扩充血容量方面优于晶体液（图 10-1），但晶体液仍是液体复苏的首选。

2. 对于活动性出血或低血压的外伤患者，标准做法是在 15 min 内输注 2 L 的晶体液 [35]。

3. 如果低血压或出血持续存在，可将 PRBC 与晶体液一起注入以达到以下目的：

(1) 平均动脉压超过 65 mmHg。

(2) 尿量＞ 0.5 ml/（kg·h）。

(3) 血红蛋白浓度≥ 70 g/L，若为活动性冠状动脉疾病患者则≥ 90 g/L[36]。

(4) 中心静脉血氧饱和度（$S_{cv}O_2$）＞ 70%。

(5) 血乳酸水平正常（通常＜ 2 mmol/L)。

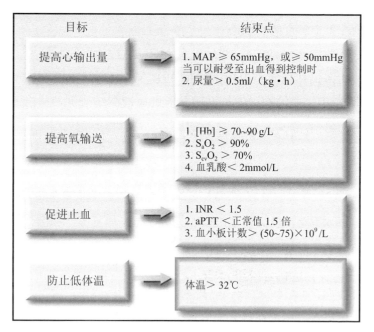

▲ 图 7-3　失血性休克液体复苏的总体目标和复苏终点

MAP. 平均动脉压；Hb. 血红蛋白浓度；$S_{cv}O_2$. 混合静脉血氧饱和度；INR. 国际标准化比率；aPTT. 活化部分凝血酶原时间

（二）损伤控制性复苏

由于未能控制的出血是失血性休克死亡的主要原因，因此要采取以下措施来限制大出血时出血的程度（大出血的定义为 24 h 内患者血容量完全丢失）。这些做法统称为损伤控制性复苏[37]。

1. 低血压复苏

(1) 对于穿透伤的研究结果表明：在出血未被控制之前，激进的容量复苏治疗会加剧出血[37-39]。

(2) 在出血未被控制前，应强调失血性休克的创伤患者允许一定程度的低血压（即收缩压 =90 mmHg 或平均动脉压 =50 mmHg），直到出血得到控制[37]。

(3) 这种策略已被证明可以减少液体复苏量[38, 39]，并提高存活率[38]。

(4) 允许性低血压仅在器官灌注较为充分时（如患者处于清醒状态并可遵循指令）才能采用。

2. 止血性复苏

(1) 新鲜冷冻血浆：对于大量失血的患者，传统的复苏方法是每输注 6 单位浓缩红细胞同时输注 1 单位新鲜冰冻血浆（FFP）[34]，以防止稀释性凝血病。而有研究发现，严重创伤的患者常合并凝血功能障碍[40]。因此临床上通常每输注 1 ～ 2 单位浓缩红细胞同时输注 1 单位新鲜冰冻血浆（FFP）的复苏治疗方案。多项研究也证实这种复苏策略可提高生存率[34, 37, 41]。输注新鲜冰冻血浆（FFP）的治疗目标是维持 INR < 1.5 和 aPTT <正常值 1.5 倍[42]。

(2) 冷沉淀：虽然新鲜冰冻血浆（FFP）已含有丰富的纤维蛋白原（2 ～ 5 g/L），但冷沉淀中纤维蛋白原浓度（3.2 ～ 4 g/150 ～ 200 ml）是新鲜冰冻血浆的 2 倍[42]。因此在需要限制复苏液体量时，可应用冷沉淀补充纤维蛋白原（＞ 1 g/L）。

（3）血小板：早年常用的每输注 10 单位浓缩红细胞同时输注 1 治疗量血小板的复苏方法目前已备受争议。目前证据表明，每输注 2 ～ 5 单位浓缩红细胞同时输注 1 治疗量血小板的治疗方案，可提高生存率[34]。但血小板与浓缩红细胞的最佳配比方案还需进一步探讨，目前使用血小板计数来指导血小板的输注。血小板复苏的治疗目标是活动性出血控制之前维持血小板计数＞ 50 000/μl，但也有人提出应在活动性出血控制之前维持血小板计数＞ 75 000/μl[42]。

3. 避免低体温

(1) 严重的创伤常合并体温调节紊乱，创伤相关的低体温（体温＜ 32℃）可增加死亡率，这可能是凝血因子和血小板的活性减低所致[37]。

(2) 大量失血复苏时应使用嵌入式液体加热器，以避免输注低温血制品（4℃储存）引发的低体温[28]。

(3) 在战地保障医院现已应用加热毯和嵌入式液体加热器，使低体温的发生率＜ 1%[37]。

六、复苏后损伤

即使失血性休克复苏治疗后血压和血红蛋白水平可恢复正常，但在随后的 48 ～ 72 h 内仍可能会出现渐进性多器官功能衰竭[43]。

（一）特点

1. 复苏后损伤是缺血再灌注损伤的形式之一[44]。这种损伤被认为起源于内脏血液循环，肠道缺血再灌注可释放多种促炎因子进入体循环。

2. 最早的表现是进行性呼吸衰竭（ARDS，详见第 17 章），并继发肾脏、肝脏、心脏和中枢神经系统的进行性功能障碍。

3. 死亡率取决于受累器官数量，平均为 50% ～ 60%[43]。

（二）易感因素

1. 以下因素可诱发复苏后损伤，包括逆转组织缺血所需时间较长（乳酸清除时间＞ 24 h），大量输血（12 h 内输注＞ 6 U），库存血的储存时间过长（＞ 3 周）[43]。

2. 复苏 3 d 后出现的多器官功能衰竭需考虑感染因素[43]。

（三）治疗

1. 治疗包括一般的支持治疗，但应注意快速逆转缺血状态（即乳酸清除＜ 24 h）可以减少复苏后损伤的风险。

2. 对于迟发性的多器官功能衰竭（在复苏后＞ 72 h 发生），治疗关键为对潜在感染的早期诊断和早期治疗。

（刘 鑫，译 苏 媛，校）

参考文献

[1] Walker RH (ed). Technical Manual of the American Association of Blood Banks. 10th ed., Arlington, VA: American Association of Blood Banks, 1990:650.
[2] American College of Surgeons. Advanced Trauma Life Support for Doctors (ATLS): Student Course Manual. 8th ed. Chicago, IL: American College of Surgeons, 2008.

[3] Marik PE. Assessment of intravascular volume: A comedy of errors. Crit Care Med 2001; 29:1635.

[4] McGee S, Abernathy WB, Simel DL. Is this patient hypovolemic. JAMA 1999; 281:1022–1029.

[5] Sinert R, Spektor M. Clinical assessment of hypovolemia. Ann Emerg Med 2005; 45:327–329.

[6] Marik PE, Baram M, Vahid B. Does central venous pressure predict fluid responsiveness? Chest 2008; 134:172–178.

[7] Oohashi S, Endoh H. Does central venous pressure or pulmonary capillary wedge pressure reflect the status of circulating blood volume in patients after extended transthoracic esophagectomy? J Anesth 2005; 19:21–25.

[8] Cordts PR, LaMorte WW, Fisher JB, et al. Poor predictive value of hematocrit and hemodynamic parameters for erythrocyte deficits after extensive vascular operations. Surg Gynecol Obstet 1992; 175:243–248.

[9] Stamler KD. Effect of crystalloid infusion on hematocrit in nonbleeding patients, with applications to clinical traumatology. Ann Emerg Med 1989; 18:747–749.

[10] Okorie ON, Dellinger P. Lactate: biomarker and potential therapeutic agent. Crit Care Clin 2011; 27:299–326.

[11] Abramson D, Scalea TM, Hitchcock R, et al. Lactate clearance and survival following injury. J Trauma 1993; 35:584–589.

[12] Severinghaus JW. Case for standard-base excess as the measure of non-respiratory acid-base imbalance. J Clin Monit 1991; 7:276–277.

[13] Davis JW, Shackford SR, Mackersie RC, Hoyt DB. Base deficit as a guide to volume resuscitation. J Trauma 1998; 28:1464–1467.

[14] Martin MJ, Fitzsullivan E, Salim A, et al. Discordance between lactate and base deficit in the surgical intensive care unit: which one do you trust? Am J Surg 2006; 191:625–630.

[15] Yu M, Pei K, Moran S, et al. A prospective randomized trial using blood volume analysis in addition to pulmonary artery catheter, compared with pulmonary artery catheter alone to guide shock resuscitation in critically ill surgical patients. Shock 2011; 35:220–228.

[16] Boyd JH, Forbes J, Nakada TA, et al. Fluid resuscitation in septic shock: A positive fluid balance and elevated central venous pressure are associated with increased mortality. Crit Care Med 2011; 39:259–265.

[17] Cecconi M, Parsons A, Rhodes A. What is a fluid challenge? Curr Opin Crit Care 2011; 17:290–295.

[18] Marik PE. Fluid responsiveness and the six guiding principles of fluid resuscitation. Crit Care Med 2016; DOI 10.1097/CCM.0000000000001483.

[19] Lakhal K, Ehrmann S, Perrotin S, et al. Fluid challenge: tracking changes in cardiac output with blood pressure monitoring (invasive or non-invasive). Intensive Care Med 2013; 39:1953–1962.

[20] Giraud R, Siegenthaler N, Gayet-Ageron A, et al. ScvO(2) as a marker to define fluid responsiveness. J Trauma 2011; 70:802–807.

[21] Monnet X, Bataille A, Magalhaes E, et al. End-tidal carbon dioxide is better than arterial pressure for predicting volume responsiveness by the passive leg raising test. Intensive Care Med 2013; 39:93–100.

[22] Enomoto TM, Harder L. Dynamic indices of preload. Crit Care Clin 2010; 26:307–321.

[23] Monnet X, Teboul JL. Passive leg raising: five rules, not a drop of fluid. Crit Care 2015, Jan 14 (Epub). Free article available on PubMed (PMID 25658678).

[24] Monnet X, Marok P, Teboul JL. Passive leg raising for predicting fluid responsiveness: a systematic review and meta-analysis. Intensive Care Med 2016, Jan 29 (Epub ahead of print). Abstract available at PubMed (PMID: 26825952).

[25] Mahjoub Y, Touzeau J, Airapetian N, et al. The passive leg-raising maneuver cannot accurately predict fluid responsiveness in patients with intra-abdominal hypertension. Crit Care Med 2010; 36:1824–1829.

[26] Rudski LG, Lai WW, Afialo J, et al. Guidelines for the echocardiographic assessment of the right heart in adults: A report from the American Society of Echocardiography. J Am Soc Echocardiogr 2010; 23:685–687.

[27] Marik PE, Cavallazzi R, Vasu T, Hirani A. Dynamic changes in arterial waveform derived variables and fluid responsiveness in mechanically ventilated patients: A systematic review of the literature. Crit Care Med 2009; 37:2642–2647.

[28] Mahjoub Y, Pila C, Frigerri A, et al. Assessing fluid responsiveness in critically ill patients: False-positive pulse pressure variation is detected by Doppler echocardiographic evaluation of the right ventricle. Crit Care Med 2009; 37:2570–2575.

[29] Mahjoub Y, Lejeune V, Muller L, et al. Evaluation of pulse pressure variation validity criteria in critically ill patients: a prospective, observational multicentre point-prevalence study. Br J Anesth 2014; 112:681–685.

[30] Chien S, Usami S, Skalak R. Blood flow in small tubes. In Renkin EM, Michel CC (eds). Handbook of Physiology. Section 2: The cardiovascular system. Volume IV. The microcirculation. Bethesda: American Physiological Society, 1984:217–249.

[31] Barcelona SL, Vilich F, Cote CJ. A comparison of flow rates and warming capabilities of the Level 1 and Rapid Infusion Systems with various-size intravenous catheters. Anesth Analg 2003; 97:358–363.

[32] Hyman SA, Smith DW, England R, et al. Pulmonary artery catheter introducers: Do the component parts affect flow rate? Anesth Analg 1991; 73:573–575.

[33] Documenta Geigy Scientific Tables, 7th ed. Basel: Documenta Geigy,

1966:557.

[34] de la Roche MRP, Gauthier L. Rapid transfusion of packed red blood cells: effects of dilution, pressure, and catheter size. Ann Emerg Med 1993; 22:1551–1555.

[35] American College of Surgeons. Shock. In Advanced Trauma Life Support Manual, 7th ed. Chicago: American College of Surgeons, 2004: 87–107.

[36] Napolitano LM, Kurek S, Luchette FA, et al. Clinical practice guideline: red blood cell transfusion in adult trauma and critical care. Crit Care Med 2009; 37:3124–3157.

[37] Beekley AC. Damage control resuscitation: a sensible approach to the exsanguinating surgical patient. Crit Care Med 2008; 36:S267–S274.

[38] Bickell WH, Wall MJ Jr, Pepe PE, et al. Immediate versus delayed fluid resuscitation for hypotensive patients with penetrating torso injuries. N Engl J Med 1994; 331:1105–1109.

[39] Morrison CA, Carrick M, Norman MA, et al. Hypotensive resuscitation strategy reduces transfusion requirements and severe postoperative coagulopathy in trauma patients with hemorrhagic shock: preliminary results of a randomized controlled trial. J Trauma 2011; 70:652–663.

[40] Brohi K, Singh J, Heron M, Coats T. Acute traumatic coagulopathy. J Trauma 2003; 54:1127–1130.

[41] Magnotti LJ, Zarzaur BL, Fischer PE, et al. Improved survival after hemostatic resuscitation: does the emperor have no clothes? J Trauma 2011; 70:97–102.

[42] Stainsby D, MacLennan S, Thomas D, et al, for the British Committee for Standards in Hematology. Guidelines on the management of massive blood loss. Br J Haematol 2006; 135:634–641.

[43] Dewar D, Moore FA, Moore EE, Balogh Z. Postinjury multiorgan failure. Injury 2009; 40:912–918.

[44] Eltzschig HK, Collard CD. Vascular ischaemia and reperfusion injury. Br Med Bull 2004; 70:71–86.

第8章
急性心力衰竭
Acute Heart Failure(s)

心力衰竭是一种复杂的疾病，可根据心肌收缩与舒张功能的障碍，分为收缩性和舒张性心力衰竭；也可根据心力衰竭的发病部位分为左侧心力衰竭和右侧心力衰竭。本章将介绍以上类型的心力衰竭，并且重点介绍须在重症监护室治疗的进展性心力衰竭。

一、心力衰竭类型

（一）收缩性和舒张性心力衰竭

传统意义上的心力衰竭大多是指心肌收缩能力衰竭（也就是收缩性心力衰竭）。然而舒张性心力衰竭约占住院心力衰竭总数的50%[1]。

1. 压力－容积曲线　图8-1中的曲线为失代偿性心力衰竭时收缩和舒张功能不全对心脏做功的影响。

(1) 图8-1上图曲线（称为心室功能曲线）表明，心力衰竭与每搏输出量的减少和舒张末期压力（EDP）的增加有关。这些变化发生在两种类型的心力衰竭。

(2) 图 8-1 下图曲线（称为心室顺应性曲线）显示收缩性心力衰竭舒张末期压力（EDP）增加与舒张末期容积的增加有关，而舒张性心力衰竭中 EDP 的增加与舒张末期容积的减少有关。

(3) 舒张末期容积（EDV）在收缩性和舒张性心力衰竭中的差异是由于心室扩张性或顺应性（C）的差异造成的，其定义如下：

$$C = \Delta EDV / \Delta EDP \qquad （公式 8-1）$$

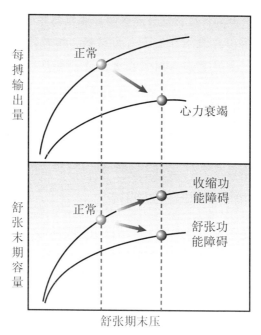

▲ 图 8-1　收缩和舒张功能不全对心脏做功的影响
下图为舒张期压力 - 容量曲线，上图为心室功能曲线。详见文中

图 8-1 中下图曲线的斜率反映了心室顺应性；舒张性心力衰竭的斜率降低表明顺应性降低。因此，舒张性心力衰竭功能障碍

是由于心室顺应性降低导致的舒张期充盈障碍。

(4) 图 8-1 显示了 EDV（而非 EDP）是识别收缩性或舒张性心力衰竭的一个显著特征（参见表 8-1）。然而，EDV 是较难测量的，因此射血分数被用来识别心力衰竭的类型。

表 8-1　收缩和舒张性心力衰竭时左心室功能测量

测　量	收缩性心力衰竭	舒张性心力衰竭
舒张末期压力	增加	增加
舒张末期容量	增加	减少
射血分数 +	≤ 40%	≥ 50%

+. 引自参考文献 [1]

2. *射血分数*　心室每次射血量占舒张末期容积百分比，称为射血分数（EF）。射血分数等于每搏输出量（SV）与舒张末容积（EDV）之比。

$$EF = SV/EDV \qquad （公式 8-2）$$

射血分数与心室收缩力直接相关，被用来测量心脏收缩功能。经胸超声心动图是测量射血分数最常用的方法[1]。

标准：左室（LV）EF ≤ 40% 的心力衰竭是收缩性心力衰竭，LVEF ≥ 50% 的心力衰竭是舒张性心力衰竭（表 8-1）[1]。左室射血分数为 41% ～ 49% 的心力衰竭属于中间类型，但是这种类型的心力衰竭非常类似于舒张功能衰竭[1]。

3. *术语*　因为许多心力衰竭患者有不同程度收缩和舒张功能不全，不同类型心力衰竭被以下名称代替：

(1) 主要由收缩功能不全引起的心力衰竭被称为射血分数降

低的心力衰竭。

(2) 主要由舒张功能不全引起的心力衰竭被称为射血分数保留的心力衰竭。

因为这个新的命名较长且在表述心脏功能方面没有优势，本章和本书仍采用"收缩性心力衰竭"和"舒张性心力衰竭"。

4. 病因学

(1) 收缩性心力衰竭的原因大致分为缺血性和扩张性心肌病；后者包括中毒（如 ETOH）、代谢（如硫胺素缺乏）和感染（如 HIV）相关的一类异质性病因 [1]。

(2) 舒张性心力衰竭最常见的病因是高血压合并左心室肥厚，占 90%[1]。

（二）右心心力衰竭

在 ICU 患者中，右侧心力衰竭更常见 [2, 3]。病因多为肺动脉高压（如肺动脉栓塞、急性呼吸窘迫综合征和慢性阻塞性肺部疾病）和下壁心肌梗死。

1. 右心室功能

(1) 急性右心心力衰竭为收缩性心力衰竭，可导致右心室舒张末容积（RVEDV）增加。

(2) 尽管 RVEDV 增加，但作为右心室舒张末期压力量度的中心静脉压（CVP）在约 1/3 的右心心力衰竭患者中是正常的 [2]。

(3) 心包限制（心包约束）时可使右心室舒张末期容积增加进而使中心静脉压升高。中心静脉压升高延迟是右心心力衰竭不易早期被发现的原因之一。

2. 超声心动图　心脏超声是检查 ICU 右心心力衰竭的有效

工具。虽然经食管超声可提供右心室更好的视图，但是经胸超声心动图可以提供以下重要的测量（表 8-2）[3]。

(1) RV∶LV 面积比是通过追踪舒张末期两个心室的面积来测量的。比值＞ 0.6 表示 RV 增大。

(2) 右心室面积变化比值（RVFAC）是收缩期 RV 面积与舒张末期 RV 面积的比值，是 RV 射血分数的替代参数。RVFAC ＜ 32% 提示 RV 收缩功能障碍。

更多更全面描述右心室的超声评价方法，请见参考文献 [3] 和参考文献 [4]。

表 8-2　应用经胸超声心动图（TTE）检测右心功能不全

测量参数	切　面	异常值
RV/LV 面积比	心尖四腔心切面	＞ 0.6
RV 面积变化比	心尖四腔心切面	＜ 32%

引自参考文献 [3]

（三）急性心力衰竭

1. 大多数（80% ～ 85%）急性心力衰竭是慢性心力衰竭的恶化，通常是由于服药依从性差、高血压失控或快速心房颤动所致[5]。

2. 15% ～ 20% 的病例是新发心力衰竭，急性冠状动脉综合征是罪魁祸首[5]。

3. 应激性心肌病是急性心力衰竭的一个新的原因。这种情况归因于儿茶酚胺过量，并且通常发生在有情绪应激的绝经后妇女，以及急性神经损伤如蛛网膜下腔出血和外伤性脑损伤的患者[6]。

(1) 临床表现包括呼吸困难和胸痛，常被误认为急性冠状动脉综合征。心电图改变可包括 ST 段改变和 T 波倒置[6]。

(2) 心脏超声通常显示包括左心室在内的心尖球形变或收缩能力下降。

(3) 这种心力衰竭较严重，可伴有血流动力学不稳定，但数天至数周后可缓解病情。

(4) 不建议儿茶酚胺药物（如多巴酚丁胺）用于这类患者的血流动力学支持。

二、临床评价

急性心力衰竭是根据患者的病史、水肿 [肺和（或）周围组织] 和心脏功能障碍（通过心电图和超声心动图）作出的临床诊断。下述参数亦有助于心力衰竭的诊断。

（一）B 型脑利钠肽

1. 心房和心室壁的扩张触发心肌细胞释放四种利钠肽。这些肽通过促进尿中钠的排泄（减少心室前负荷）和扩张全身血管（减少心室后负荷）来减轻心室负荷。

2. 脑型或 B 型利钠肽（BNP）是这些利钠肽中的一种，它作为前体或前体激素（proBNP）被释放，然后被裂解形成 BNP（活性激素）和 N- 末端（NT）-proBNP，后者无代谢活性。

3. NT-proBNP 具有比 BNP 更长的半衰期，因此血浆水平比 BNP 高 3 ～ 5 倍。

4. 临床应用

(1) 血浆 BNP 和 NT-proBNP 水平可用于评估心力衰竭的存在和严重程度。这些肽水平的预测值见表 8-3[7-9]。

(2) 注意年龄和肾功能不全可以升高利钠肽水平。其他因素包括危重病、细菌败血症、贫血、阻塞性睡眠呼吸暂停和重症肺炎[1]。

(3) 由于心力衰竭以外的升高利钠肽水平的因素在 ICU 患者中是广泛存在的，BNP 和 NT-proBNP 的意义需要慎重考虑。

表 8-3　B 型利钠肽在急性心力衰竭中的应用

肽测定	急性心力衰竭的可能性		
	不可能	可疑	可能
BNP（pg/ml）			
年龄 ≥ 18 岁	＜ 100	100 ～ 500	＞ 500
GFR ＜ 60 ml/min	＜ 200	200 ～ 500	＞ 500
NT-proBNP（pg/ml）			
年龄 18—49 岁	＜ 300	300 ～ 450	＞ 450
年龄 50—75 岁	＜ 300	300 ～ 900	＞ 900
年龄 ＞ 75 岁	＜ 300	300 ～ 1800	＞ 1800

引自参考文献 [7-9]

（二）血容量测定

采用放射性标记白蛋白（Daxor Corp, New York , NY）测定血容量，这种临床实用技术对诊断和治疗急性心力衰竭有重要意义。应用该技术对失代偿性心力衰竭患者的一项初步研究发现，并非所有患者都是高血容量的，继续应用利尿药可使体重显著降低，但不能有效降低血容量[10]。这一结果显示了血容量测量在心力衰竭评估和管理中的潜在价值。

三、治疗策略

本文列举的治疗主要针对失代偿的左心收缩性心力衰竭，

并且主要为静脉注射（而非口服）药物。根据血压来调整治疗方案。

（一）高血压

约 25% 的急性心力衰竭患者表现为高血压[5]。

1. 推荐　治疗应包括使用硝酸甘油或硝普钠扩张血管，如果存在容量负荷过重的证据，应联合利尿药（呋塞米）治疗。第 45 章详细讲解了硝酸甘油和硝普钠（见五和六），表 8-4 列举了这些药物的剂量建议。呋塞米的剂量将稍后在本章中介绍。

2. 哪种血管扩张药更好　硝酸甘油是更安全的选择。硝普钠不仅可产生氰化物，有硫氰酸盐中毒的风险（见第 45 章），在急性冠状动脉综合征中，它还可通过转移心肌缺血区非扩张血管的血流产生冠状动脉盗血综合征[11]。

3. 警告　虽然标准的做法是应用利尿药治疗急性心力衰竭，但静脉注射呋塞米会刺激肾素释放而产生急性血管收缩反应[12]，从而导致血管紧张素Ⅱ的生成，这是一种强效的血管收缩药。因为这一反应会加重高血压，如果可以的话，应推迟积极应用呋塞米，直至用血管扩张药有效控制住血压。

（二）正常血压

半数以上的急性心力衰竭患者血压正常[5]。

1. 建议

(1) 治疗上应包括血管舒张药物治疗。如果存在容量过负荷证据，应用硝酸甘油或奈西立肽联合利尿治疗（使用呋塞米）。

(2) 对于血管扩张药不耐受（如低血压）或具有全身低灌注

体征（如尿量减少）者，适合使用多巴酚丁胺、米力农或左西孟旦等正性肌力药进行治疗。

(3) 对于急性心力衰竭合并肺水肿的患者，可以使用正压通气作为辅助治疗措施。

2. 奈西利肽　奈西利肽（Natrecor）是一种重组人 B 型利钠肽，其优势在于，与其他扩血管药物相比，除扩张血管效应外，具有排钠作用（剂量建议见表 8-4）。然而临床研究表明，奈西立肽利尿作用弱，并没有改善临床结局[13]。目前，没有证据表明奈西立肽优于硝酸甘油。

表 8-4　静脉血管扩张药使用方案

血管扩张药	推荐剂量
硝酸甘油	①不要使用聚乙烯管（PVC）输注（药物易黏附于管壁） ②起始输注速度为 5 ～ 10 μg/min，之后每 5 min 增加 5 ～ 10 μg/min 以达到最佳治疗效果。常用有效剂量 ≤ 100 μg/min ③持续用药 24 h 后产生耐药现象
硝普钠	①可添加硫代硫酸物（550 mg/50 mg）以结合硝普钠产生的氰化物 ②起始输注速度为 0.2 ～ 0.3 μg/(kg·min)，每 5 min 递增，逐渐调整剂量，以达到最佳治疗效果，常用有效剂量 2 ～ 5 μg/(kg·min)，避免 > 3 μg/(kg·min) 以降低氰化物中毒风险 ③为避免氰化物中毒，肾衰患者慎用
奈西利肽	①禁用肝素结合的管道输注（本药可与肝素结合） ②单次剂量 2 μg/kg，随后以 0.01 μg/(kg·min) 速度输注。如有需要可以第二次给予单次剂量 1 μg/kg，随后输注速度增加 0.005 μg/(kg·min)，可每 3 小时重复 1 次直至输注速度达 0.03 μg/(kg·min)

3. 变力扩血管药 变力扩血管药具有正性肌力和血管扩张作用。这类药物包括多巴酚丁胺、米力农和左西孟旦，这些药物的推荐剂量见表 8-5。

表 8-5 急性心力衰竭变力血管扩张药静脉输注

变力血管 扩张药	推荐剂量					
多巴酚丁胺	①禁与碱性液体同时输注 ②首剂 5 µg/（kg·min）静脉滴注，如有需要，每次增加 3～5 µg/（kg·min），维持剂量为 5～20 µg/（kg·min）					
左西孟旦	①首剂 12 µg/kg（超过 10min），继以 0.1 µg/（kg·min）静脉输注，如有需要，速度可增加至 0.2 µg/（kg·min） ②输注时间不宜超过 24h，药效可持续至少 7 d					
米力农	①首剂 50 µg/kg（超过 10min），继之 0.375～0.75 µg/（kg·min）静脉输注，每日剂量不应超过 1.13 mg/kg ②建议对肌酐消除率（CrCl）≤ 50ml/min 进行剂量调整：					
	肌酐清除率 （ml/min）	50	40	30	20	10	5
	输注速度 [µg/（kg·min）]	0.43	0.38	0.33	0.28	0.23	0.20

(1) 多巴酚丁胺：多巴酚丁胺是一种合成儿茶酚胺类药物，具有正性肌力作用（兴奋 β_1 受体）和轻度血管扩张作用（兴奋 β_2 受体）。这种药物详见第 45 章。因为多巴酚丁胺是儿茶酚胺，它可刺激心脏增加心肌耗氧量[14]，不利于缺血心肌（氧供受损）和衰竭心肌（氧耗已增加）。

(2) 米力农：米力农是一种磷酸二酯酶抑制药，其正性肌力（cAMP 介导钙离子转移至心肌细胞内）的机制与多巴酚丁胺相同。与多巴酚丁胺相比，米力农不会引起心脏额外做功，但更容易产生低血压[15]。当肌酐清除率≤ 50 ml/min[14] 时，建议减少剂量，如表 8-5 所示。

(3) 左西孟旦：左西孟旦（Simdax）是一种新型正性肌力药物，其主要作用机制是：①增强心肌细胞对钙的敏感性而提高收缩力；②促进钾向血管平滑肌内流而产生血管扩张；③具有心肌保护作用（减少细胞凋亡）[16]。左西孟旦不增加心肌耗氧量[16]，它是唯一有确切证据能提高生存率的正性肌力药物[17]。左西孟旦的输注通常限于 24 h，因为它具有长效活性代谢物，在治疗开始后 72 h 达到高峰。不良反应包括心动过速和低血压，可因活性代谢产物而作用时间延长。尽管左西孟旦有诸多好处，但在美国却没有得到认可。

4. 警告 在舒张性心力衰竭中，应谨慎使用血管扩张药（因为存在低血压风险），并且不应该使用正性肌力药物（因为收缩功能没有异常）。

5. 正压通气

(1) 正压呼吸（PPB）通过降低收缩期跨壁压力来减少左心室后负荷[18]，增强了左心室的每搏输出量[19]。

(2) 临床研究表明，心源性肺水肿常规治疗基础上加用 PPB 可加快临床症状的改善[20, 21]。

(3) PPB 常用模式：持续性气道正压通气（CPAP）和无创压力支持通气（详细呼吸模式请参阅第 20 章）。

（三）低血压（心源性休克）

伴有低血压的急性心力衰竭（约 10%）是一种危及生命的疾病，当伴有全身性低灌注（即尿量减少）和血乳酸水平升高时，即为心源性休克。心源性休克最常见病因是急性心肌梗死，少见病因包括心脏压塞、大面积肺栓塞和急性二尖瓣或主动脉瓣反流。

1. 推荐

(1) 超声心动图对于治疗方案的选择非常关键（如果确定了心脏压塞，那么心包穿刺则是最佳治疗）。

(2) 当出现收缩功能衰竭时，联合使用多巴酚丁胺和去甲肾上腺素维持平均动脉压 ≥ 65 mmHg[22]，并在特定的病例中序贯给予机械循环支持。

2. 药物支持

(1) 心源性休克有两个血流动力学目标：①增加心室搏出量（SV）；②增加平均动脉压（MAP）。

(2) 多巴酚丁胺的正性肌力作用可以增加 SV，但其多巴酚丁胺的血管舒张作用往往使得 MAP 无法显著升高，因此可联合应用去甲肾上腺素以促进血管收缩、增加 MAP。

(3) 去甲肾上腺素应持续静脉输注给药，无须负荷剂量。初始输注速率为 2 ～ 3 μg/min，常用剂量范围为 2 ～ 20 μg/min（有关去甲肾上腺素的更多信息，见第 45 章）。

3. 机械循环支持　机械循环支持主要用于急性心肌梗死计划行冠状动脉血供重建的患者。详见后文。

（四）利尿药治疗

1. 利尿与心输出量　虽然利尿药治疗是治疗液体潴留的基石，但它有以下缺点：

(1) 几项针对急性心力衰竭患者的研究显示，利尿疗法（静脉注射呋塞米）导致静脉回流减少，进而导致心输出量的减少[23-25]。因此，在急性心力衰竭的治疗中，利尿药不应单独使用，而应始终与血管扩张药或变力扩血管药联合使用。

(2) 在舒张性心力衰竭的患者中，因心脏充盈不佳，放大了利尿药对心输出量的减弱作用。因此，对于舒张性心力衰竭（如高血压性心力衰竭）患者应谨慎使用利尿药。

2. 呋塞米剂量

(1) 静脉推注单次剂量呋塞米，利尿作用 15 min 起效，1 h 达高峰，持续 2 h[26]。

(2) 肾功能正常的患者，呋塞米的起始剂量是 40 mg 静脉推注。若 2 h 后利尿效果不满意（未达到 1 L），可追加剂量至 80 mg 静脉推注。可每天给予 2 次以达到满意效果。80 mg 静脉推注仍不能产生满意效果则为利尿药抵抗的表现，将在下面部分讨论。

(3) 肾功能不全的患者，首剂 100 mg 静脉推注，必要时可增加至 200 mg 静脉推注。可每天给予 2 次以达到满意效果。若 200 mg 静脉推注仍不能产生满意效果，即为利尿药抵抗。

(4) 理想利尿治疗应以减轻至少 5%～10% 的体重为宜[27]。

3. 利尿药抵抗　对呋塞米反应下降在晚期心力衰竭中很常见，可能与反跳性钠潴留、肾血流量减少或利尿药抵抗（如血容量恢复后反应性下降）有关[28]。下列措施可增强呋塞米的反应性。

(1) 联合应用噻嗪类利尿药：噻嗪类利尿药可以阻止肾远曲小管水平的钠重吸收，增强呋塞米的利尿作用（呋塞米在 Henle 环水平阻止钠重吸收）。呋塞米抵抗时首选的噻嗪类利尿药为美托拉宗，因为它在肾功能不全时仍具有利尿作用[28]。美托拉宗口服给药，每次 2.5～10 mg，每日 1 次。用药后 1 h 开始起效，9 h 达高峰。所以美托拉宗应在应用呋塞米前数小时给药。

(2) 呋塞米持续静脉输注：因为呋塞米的利尿效果取决于尿

液形成速率，而非血浆药物浓度[29]，因此持续输注比间断应用单次用药可产生更强的利尿效果。持续输注的给药方案受肾功能的影响[27, 28]（表 8-6）。

表 8-6　呋塞米持续输注给药方案

肌酐清除率	负荷剂量	起始输注速率
> 75 ml/min	100 mg	10 mg/h
25 ~ 75 ml/min	100 ~ 200 mg	10 ~ 20 mg/h
< 25 ml/min	200 mg	20 ~ 40 mg/h

可根据需要滴定输注速度以达到满意的利尿效果（如 ≥ 100 ml/h）。推荐的最大输注速度为 240 ~ 360 mg/h[28]，或者老年人 170 mg/h[30]。

四、机械循环支持

目前 3 种机械循环支持：①减轻左室压力负荷（主动脉内球囊泵）；②减轻左室容量负荷（左心室辅助装置）；③使用体外膜肺氧合（ECMO）减轻双心室容量负荷。不幸的是，三者均无提高生存率的可靠证据[31, 32]。以下介绍的重点是主动脉内球囊泵，这是最常用的机械心脏支持手段。

主动脉内球囊反搏

急性心肌梗死合并心源性休克，计划行冠状动脉血供重建（经皮或外科手术）时，主动脉内球囊泵（IABP）可用于临时支持[31]。禁忌证为存在主动脉瓣关闭不全或主动脉夹层。

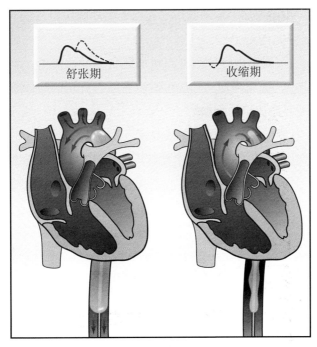

▲ 图 8-2　主动脉内球囊反搏术

舒张期球囊充气（左图），收缩期球囊放气（右图），箭头显示血流方向，图上方所示虚线部分为主动脉内球囊反搏术对主动脉压力波形的影响

1. 方法

(1) 主动脉内球囊是将一根带有聚氨酯球囊的导管经皮插入股动脉，逆行向上进入主动脉，直至左锁骨下动脉的起始端(图 8-2)。

(2) 将氦气（一种低密度气体）泵连接于气囊，控制球囊快速充气与排空，心脏舒张（主动脉瓣关闭后）时球囊充气，心电图上显示出现 R 波。心室开始收缩时（主动脉瓣开放前即等容收缩期时）球囊排气。

2. 效果　IABP 的血流动力学效应如图 8-2 所示。

(1) 左侧主动脉压力波形显示舒张期球囊扩张增加舒张期压

力峰值，继而增加平均动脉压（相当于主动脉压力曲线下的综合面积）。

(2) 舒张期压力峰值的升高增加冠状动脉血流量（主要发生在舒张期）。增加平均动脉压可减少对血管升压药的依赖，但并未见体循环血流量的增加[31]。

(3) 右侧的主动脉压力曲线显示，当主动脉瓣打开时，球囊放气会产生吸力效应，降低主动脉压力。这减少了对左心室流出的阻抗（即后负荷），并增加心室搏出量。左心室后负荷的降低可减少心脏做功及心肌氧耗。

(4) 综上所述，IABP 可增加心搏输出量，增加心肌氧供（通过增加冠状动脉血流），减少心肌氧耗。然而，对于 IABP 能否提高生存率，许多研究并没有一致结论[31, 32]。

3. 并发症

(1) 据报道，3% ～ 20% 患者并发肢端缺血[33, 34]，常发生在球囊放置时和球囊移除后的短期内。大部分病例与导管处形成原位血栓有关。

(2) 若仅有远端脉搏消失而腿部感觉运动功能正常，则不需要移除球囊[35]。当腿部感觉运动功能减弱时应移除球囊。

(3) 30% ～ 50% 的肢体缺血患者需要手术治疗[35]。

(4) 约 50% 的主动脉球囊反搏术后患者有发热，但据报道菌血症的发生率仅为 15%[36]。

（方　巍，译　苏　媛，校）

参考文献

[1] Yancy CW, Jessup MJ, Bozkurt B, et al. 2013 ACCF/AHA guideline for the management of heart failure. Report of the American College of Cardiology Foundation /American Heart Association Task Force on Practice Guidelines. Circulation 2013; 128:e240–e327.

[2] Isner JM. Right ventricular myocardial infarction. JAMA 1988; 259:712–718.

[3] Acute right ventricular dysfunction. Real-time management with echocardiography. Chest 2015; 147:835–846.

[4] Rudski LG, Lai WW, Afilalo J, et al. Guidelines for the echocardiographic assessment of the right heart in adults: A report from the American Society of Echocardiography. J Am Soc Echocardiogr 2010; 23:685–713.

[5] Gheorghiade M, Pang PS. Acute heart failure syndromes. JACC 2009; 53:557–573.

[6] Boland TA, Lee VH, Bleck TP. Stress-induced cardiomyopathy. Crit Care Med 2015; 43:686–693.

[7] Maisel AS, Krishnaswamy P, Nomak RM, et al. Rapid measurement of B-type natriuretic peptide in the emergency diagnosis of heart failure. N Engl J Med 2002; 347:161–167.

[8] Maisel AS, McCord J, Nowak J, et al. Bedside B-type natriuretic peptide in the emergency diagnosis of heart failure with reduced or preserved ejection fraction. JACC 2003; 41:2010–2017.

[9] Januzzi JL, van Kimmenade R, Lainchbury J, et al. NT-proBNP testing for diagnosis and short-term prognosis in acute destabilized heart failure: an international pooled analysis of 1256 patients. Europ Heart J 2006; 27:330–337.

[10] Miller WL, Mullan BP. Understanding the heterogeneity in volume overload and fluid distribution in decompensated heart failure is key to optimal volume management. JACC Heart Fail 2014; 2:298–305.

[11] Mann T, Cohn PF, Holman LB, et al. Effect of nitroprusside on regional myocardial blood flow in coronary artery disease. Results in 25 patients and comparison with nitroglycerin. Circulation 1978; 57:732–738.

[12] Francis GS, Siegel RM, Goldsmith SR, et al. Acute vasoconstrictor response to intravenous furosemide in patients with chronic congestive heart failure. Ann Intern Med 1986; 103:1–6.

[13] O'Connor CM, Starling RC, Hernanadez PW, et al. Effect of nesiritide in patients with acute decompensated heart failure. N Engl J Med 2011; 365:32–43.

[14] Milrinone Lactate. In: McEvoy GK, ed. AHFS Drug Information, 2014. Bethesda, MD: American Society of Health System Pharmacists,

2014:1753–55.

[15] Bayram M, De Luca L, Massie B, Gheorghiade M. Reassessment of dobutamine, dopamine, and milrinone in the management of acute heart failure syndromes. Am J Cardiol 2005; 96(Suppl): 47G–58G.

[16] Nieminem MS, Fruhwald S, Heunks LMA, et al. Levosimendan: current data, clinical use and future development. Heart Lung Vessel 2013; 5:227–245.

[17] Belletti A, Castro ML, Silvetti S, et al. The effects of inotropes and vasopressors on mortality. A meta-analysis of randomized clinical trials. Br J Anaesth 2015; 115: 656–675.

[18] Naughton MT, Raman MK, Hara K, et al. Effect of continuous positive airway pressure on intrathoracic and left ventricular transmural pressures in patients with congestive heart failure. Circulation 1995; 91:1725–1731.

[19] Bradley TD, Holloway BM, McLaughlin PR, et al. Cardiac output response to continuous positive airway pressure in congestive heart failure. Am Rev Respir Crit Care Med 1992; 145:377–382.

[20] Nouira S, Boukef R, Bouida W, et al. Non-invasive pressure support ventilation and CPAP in cardiogenic pulmonary edema: a multicenter randomized study in the emergency department. Intensive Care Med 2011; 37:249–256.

[21] Ducros L, Logeart D, Vicaut E, et al. CPAP for acute cardiogenic pulmonary edema from out-of-hospital to cardiac intensive care unit: a randomized multicenter study. Intensive Care Med 2011; 37:1501–1509.

[22] Levy P, Perez P, Perny J, et al. Comparison of norepinephrine-dobutamine to epinephrine for hemodynamics, lactate metabolism, and organ function variables in cardiogenic shock. A prospective, randomized pilot study. Crit Care Med 2011; 39:450–455.

[23] Kiely J, Kelly DT, Taylor DR, Pitt B. The role of furosemide in the treatment of left ventricular dysfunction associated with acute myocardial infarction. Circulation 1973; 58:581–587.

[24] Mond H, Hunt D, Sloman G. Haemodynamic effects of frusemide in patients suspected of having acute myocardial infarction. Br Heart J 1974; 36:44–53.

[25] Nelson GIC, Ahuja RC, Silke B, et al. Haemodynamic advantages of isosorbide dinitrate over frusemide in acute heart failure following myocardial infarction. Lancet 1983a; i:730–733.

[26] Furosemide. In: McEvoy GK, ed. AHFS Drug Information, 2014. Bethesda, MD: American Society of Health System Pharmacists, 2014:2822–2825.

[27] Jenkins PG. Diuretic strategies in acute heart failure. N Engl J Med 2011; 364:21.

[28] Asare K, Lindsey K. Management of loop diuretic resistance in the intensive care unit. Am J Health Syst Pharm 2009; 66:1635–1640.

[29] Amer M, Adomaityte J, Qayyum R. Continuous infusion versus intermittent

bolus furosemide in ADHF: an updated meta-analysis of randomized control trials. J Hosp Med 2012; 7:270–275.

[30] Howard PA, Dunn MI. Aggressive diuresis for severe heart failure in the elderly. Chest 2001; 119:807–810.

[31] Werden K, Gielen S, Ebelt H, Hochman JS. Mechanical circulatory support in cardiogenic shock. Eur Heart J 2014; 35:156–167.

[32] Ahmad Y, Sen S, Shun-Sin MJ, et al. Intra-aortic balloon pump therapy for acute myocardial infarction. A meta-analysis. JAMA Intern Med 2015; 175:931–939.

[33] Boehner JP, Popjes E. Cardiac failure: mechanical support strategies. Crit Care Med 2006; 34(Suppl):S268–S277.

[34] Arafa OE, Pedersen TH, Svennevig JL, et al. Vascular complications of the intra-aortic balloon pump in patients undergoing open heart operations: 15-year experience. Ann Thorac Surg 1999; 67:645–651.

[35] Baldyga AP. Complications of intra-aortic balloon pump therapy. In Maccioli GA, ed. Intra-aortic balloon pump therapy. Philadelphia: Williams & Wilkins, 1997, 127–162.

[36] Crystal E, Borer A, Gilad J, et al. Incidence and clinical significance of bacteremia and sepsis among cardiac patients treated with intra-aortic balloon counterpulsation pump. Am J Cardiol 2000; 86:1281–1284.

第 9 章
全身感染与炎症
Systemic Infection and Inflammation

在过去 20～30 年里，重症医学领域最重大的发现就是炎症在重症患者多器官功能障碍发病机制中所起到的突出作用。本章主要介绍导致重要器官炎症损伤的 4 种疾病：脓毒症、脓毒性休克、过敏反应和过敏性休克。

一、临床症状

（一）全身炎症反应综合征

1. 炎症反应是一个复杂的过程，由可以破坏宿主功能完整性的多种致病因素触发。这些因素包括：物理损伤（创伤）、化学损伤（如胃酸吸入）、氧化损伤（如辐射）、热损伤（烧伤）和微生物入侵。

2. 炎症反应的临床表现列于表 9-1，其中符合两项以上就可以称为全身炎症反应综合征（SIRS）[1]。

3. SIRS 的诊断有两个缺陷值得强调。

(1) 发生全身炎性反应综合征并不意味着存在感染。只有 25%～50% 的 SIRS 患者被确诊感染[2,3]。

(2) SIRS 的存在并不总能提示炎症的存在。例如，焦虑可产生心动过速和呼吸急促，尽管不存在炎症反应，但仍能符合 SIRS 诊断标准。

4. SIRS 本质上是促使临床医师寻找致病因素（主要是感染）的信号。

表 9-1　全身炎性反应综合征的诊断标准

至少需满足以下条件中的 2 条
①体温＞ 38℃或＜ 36℃ ②心率＞ 90/min ③呼吸频率＞ 20/min 或动脉血 PCO_2 ＜ 32 mmHg（＜ 4.3 kPa） ④白细胞计数＞ 12 000/mm³ 或＜ 4000/mm³，或未成熟粒细胞＞ 10%

引自参考文献 [2]

（二）脓毒症

脓毒症被定义为宿主对感染的反应失调而导致的危及生命的器官功能障碍[4]。器官功能障碍归因于炎症损伤，炎症损伤是由失控的炎症反应和（或）宿主对炎症损伤的防御不足造成的。

1. SOFA 评分　对于疑似或确定感染的患者，推荐使用脓毒症相关的器官功能衰竭评估（SOFA）评分来识别器官功能障碍[4, 5]（见附录 D）。

(1) SOFA 评分较基线水平变化≥ 2 分是器官功能障碍的证据，而且脓毒症的死亡率是未合并感染患者死亡率的 2 ～ 25 倍[4]。

(2) SOFA 基线评分被假定为零，除非患者既往存在器官功能障碍。

2. 快速 SOFA 评分（qSOFA）　SOFA 评分需要实验室指标，这可能导致对器官功能障碍的识别产生延迟，但是利用表 9-2[4] 所示的快速 SOFA（qSOFA）标准可以快速识别器官功能障碍。

(1) qSOFA 评分中有任何两条阳性即为器官功能障碍的推定证据[4]。

(2) 应将 qSOFA 评分用作筛选工具，如结果阳性，应进一步评估器官功能障碍（如进行完整的 SOFA 评分）。

表 9-2　快速 SOFA 评分标准

如果感染合并以下 2 种情况，可能存在脓毒症
①呼吸频率≥ 22/min ②意识改变（Glasgow 评分≤ 13） ③收缩压≤ 100 mm Hg

引自参考文献 [4]

（三）脓毒性休克

1. 脓毒性休克是脓毒症的一个亚型，其特征满足以下条件[4]：

(1) 经容量复苏仍难以纠正的低血压。

(2) 需要持续应用血管升压药以维持平均动脉压≥ 65 mmHg。

(3) 血清乳酸水平＞ 2 mmol/L。

2. 脓毒性休克的死亡率为 35% ～ 55%，明显高于脓毒症的死亡率（10% ～ 20%）[4]。

二、脓毒性休克治疗

脓毒性休克的治疗需要了解血流动力学和能量代谢的相关变化，如下所述。

（一）病理生理学

1. 血流动力学改变

(1) 血流动力学的改变主要是全身性的血管舒张（包括动脉

和静脉），导致心脏前负荷（心脏充盈压）和后负荷（全身血管阻力）的减少。血管的改变是由于血管内皮细胞产生一氧化氮（一种扩血管物质）增多所导致[6]。

(2) 血管内皮损伤（中性粒细胞黏附和脱颗粒）导致体液外渗和低血容量[6]，使血管舒张引起的心室充盈压降低更加恶化。

(3) 促炎细胞因子诱发心功能不全（收缩和舒张功能不全）；然而，心动过速和后负荷减少通常引起心输出量增加[7]。

(4) 尽管心输出量增加，脓毒性休克时内脏器官血流却明显减少[6]。肠黏膜坏死，肠道病原体和内毒素跨黏膜易位至体循环，进一步加剧了炎症反应。（这是脓毒症和脓毒性休克的器官功能障碍的始动点）。

(5) 脓毒性休克晚期，心功能不全进一步加重并伴有心输出量的减少，与心源性休克血流动力学改变相似（包括高中心静脉压、低心输出量、高外周血管阻力）。

2. 组织氧代谢

(1) 如第 6 章末提到的，能量代谢受损是因为线粒体氧利用障碍[8]，这称为细胞病理性缺氧[9]。而组织水平并未缺氧，实际氧分压是升高的[10]。

(2) 由于脓毒性休克组织氧分压水平并未降低，这意味着那些一味改善组织氧供的方法（如输血）可能并不恰当。

（二）早期治疗

本文描述的脓毒性休克的治疗来自于"拯救脓毒症运动"的最新指南[11]。早期治疗（诊断脓毒性休克后 6 h 内）见表 9-3。

1. 液体复苏　由于静脉血管舒张和毛细血管渗漏引发的体液外渗导致心脏充盈压下降，治疗脓毒性休克首要措施为液体复苏。

表 9-3 脓毒性休克的早期（6h）治疗

类　别	内　容
治疗措施	① 30 ml/kg 的晶体液进行补液试验 ②如低血压持续存在，加用血管活性药物（首选去甲肾上腺素） ③置入中心静脉导管监测 CVP 和 $S_{cv}O_2$ ④留取血液培养、应用广谱抗生素
目标	①自主呼吸时 CVP ＝ 8 mmHg，或机械通气时 12 ～ 15 mmHg ② MAP ≥ 65 mm Hg ③尿量≥ 0.5 ml/（kg·h） ④ $S_{cv}O_2$ ≥ 70% ⑤血清乳酸水平降低或正常

引自参考文献 [11]

CVP. 中心静脉压；$S_{cv}O_2$. 中心静脉血氧饱和度；MAP. 平均动脉压

(1) 首选晶体液，因为它们的成本较低（详见第 10 章）。

(2) 推荐 3 h 内输注 30 ml/kg 的液体[11]。

(3) 在初始液体复苏阶段以后，应降低血管内液体输注速度以避免液体过量。液体正平衡会增加脓毒性休克的病死率[12]。

2. 升压治疗　容量复苏不能纠正脓毒性休克的低血压，需要血管活性药物治疗才能维持平均动脉压（MAP）≥ 65 mm Hg。

(1) 去甲肾上腺素是脓毒性休克首选的血管活性药物[11]。通常的剂量范围是 2 ～ 20 μg/min（关于去甲肾上腺素的更多信息，请参阅第 45 章）。

(2) 对于去甲肾上腺素耐药及难治性病例，可以联合血管加压素治疗[13]。但血管加压素不能单独用药。在这种情况下推荐剂量为 0.03 ～ 0.04 U/min[11]。虽然血管加压素有助于提升血压，但临床经验表明血管加压素对脓毒性休克的预后并无影响[28]。

(3) 顽固性低血压[11]的情况下，肾上腺素也被推荐作为附加血管活性药物，但应用肾上腺素会导致乳酸产生增多，这就干扰了乳酸清除（早期管理目标），所以似乎并不妥当（有关肾上腺素给药和不良反应的内容，请参阅第 45 章）。

(4) 由于存在快速心律失常的危险，多巴胺仅被推荐用于绝对或相对心动过缓[11]患者的替代性升压药（有关多巴胺剂量和不良反应的信息，见第 45 章）。

3. 正性肌力药物　当中心静脉血氧饱和度（$S_{cv}O_2$）过低（< 70%）时，即使用血管活性药物纠正低血压，氧输送仍可能不足，此时可应用正性肌力药物多巴酚丁胺（有关多巴酚丁胺的剂量信息，见第 45 章），建议同时监测心输出量（有创或无创）。

4. 抗生素　脓毒性休克早期未及时给予合适的抗生素治疗会导致病死率的上升，因此建议在诊断脓毒性休克 1 h 内开始抗生素治疗[11]。这在实际操作上很难实现。因为留取血液培养，以及开具医嘱、发药、运送抗菌药物需要时间。但无论如何，需尽快启动抗生素治疗（详见第 35 章，对疑似脓毒症的经验性抗生素覆盖治疗的建议）。

5. 血培养　静脉输注单次剂量的抗生素可在数小时内杀灭血中细菌，因此应在给予抗生素之前留取血培养。

(1) 推荐留取至少两组血培养，一组经外周留取，一组通过血管通路装置[11]留取。

(2) 如果中心静脉导管放置时间超过 48 h，则应通过导管的每个腔留取一份血培养，并与经皮穿刺留取的血液标本培养使用定量培养技术进行结果比较（详见第 2 章）。

(3) 血液培养结果受血液标本量的影响，推荐每个培养瓶留取 10 ml 血液[11]。

（三）早期治疗的目标

"拯救脓毒症运动"建议在脓毒性休克诊断后 6 h 内达到以下目标，见表 9-3。然而，需要注意下述目标相关的局限性。

1. 中心静脉压　有证据表明，中心静脉压（CVP）并不能精确地反映循环血容量（参见图 7-1），使用 CVP 作为治疗目标与这一证据不一致，因此不应该用于指导液体复苏治疗。

2. 中心静脉氧饱和度　使用中心静脉氧饱和度（$S_{cv}O_2$）作为管理目标，前提是假设脓毒性休克的组织氧水平降低。而研究表明，脓毒性休克中组织氧水平没有降低[10]，并且大多数脓毒性休克的患者 $S_{cv}O_2$ 正常[14]。

3. 生存率　来自不同国家（美国、英国和澳大利亚）的 3 个大型随机研究的结果同样对表 9-3 中所示的早期治疗目标提出了质疑，其结果显示，达到上述治疗目标并不能提高患者生存率[15]。

（四）糖皮质激素

尽管有大量的证据表明糖皮质激素不能改善的预后[16]，在特定的脓毒性休克病例中仍然推荐使用糖皮质激素。以下是当前的建议[11]。

1. 当低血压对升压药物治疗反应性差时可考虑给予类固醇治疗，肾上腺功能不全（快速肾上腺皮质激素兴奋试验）并非必要条件。

2. 推荐的糖皮质激素方案是氢化可的松，每日 200 mg，通过连续输注给药（以避免弹丸式给药引起高血糖的风险）。

3. 停用血管活性药物即应停止糖皮质激素治疗。

（五）支持治疗

1. 如前所述，应密切注意避免液体过量，因为有证据表明液体正平衡与脓毒性休克死亡率的增加有关[12]。从这方面考虑，应每日进行液体平衡评估。

2. 控制血糖水平 ≤ 180 mg/dl[11]，高于控制血糖标准的上限（110 mg/dl）。这一推荐是基于一项大型研究，该研究表明当血糖控制基于上限为 180 mg/dl 而不是 110 mg/dl[17] 时，死亡率较低。虽然本建议中没有血糖的下限，但对重症患者来说低血糖可能比高血糖更危险[18]，所以必须注意避免低血糖。

3. 输注红细胞（RBC）具有免疫抑制作用（见第 11 章），因此在脓毒性休克患者中应避免不必要的红细胞输注。在没有活动性出血的情况下，建议 Hb < 70 g/L 时输注红细胞[11]。

三、过敏反应

过敏反应是一种由嗜碱性粒细胞和肥大细胞释放炎性介质引起的急性多器官功能障碍综合征。其特点是免疫球蛋白 E（IgE）对外界抗原的过度反应，即超敏反应。常见的诱因包括食物、抗菌药物和昆虫叮咬。

（一）临床特点

1. 过敏反应通常在暴露于外源性致敏原几分钟内即可突然出现，但有些反应可延长至暴露后的 72 h 才出现[19]。

2. 过敏反应的典型表现是所累及器官的肿胀，这是因为血管渗透性增加导致液体外渗造成的。

3. 过敏反应的临床表现如表 9-4 所示。

(1) 最常见的表现为荨麻疹和皮下血管性水肿（通常累及面部）。

(2) 需要严密监控的表现包括上气道的血管性水肿（如喉部水肿）、支气管痉挛和低血压。

(3) 最严重的并发症是过敏性休克，可发生全身低灌注甚至死亡。

表 9-4　过敏反应的主要临床表现

表　现	发生率
荨麻疹	85%～90%
皮下血管性水肿	85%～90%
上气道血管性水肿	50%～60%
气管痉挛和哮喘	45%～50%
低血压	30%～35%
腹痛、腹泻	25%～30%
胸骨下胸痛	4%～6%
无皮疹的瘙痒	2%～5%

引自参考文献 [19]

（二）过敏治疗

1. 肾上腺素　肾上腺素是最为有效的治疗过敏反应的药物，它可以阻止已致敏的嗜碱性粒细胞和肥大细胞释放炎症介质。表 9-5 所示为肾上腺素不同浓度的水溶液。

(1) 治疗过敏反应的常用方法是 0.3～0.5 mg 肾上腺素（即 0.3～0.5 ml 的 1∶1000 肾上腺素水溶液）大腿外侧深部肌内注射，

如有必要每 5 min 重复 1 次 [19]。

(2) 喉头水肿的患者可给予喷雾治疗，其治疗方案见表 9-5，但喷雾治疗的疗效尚不明确。

表 9-5 肾上腺素水溶液和临床应用

稀释程度	适应证	应用剂量
1∶100 （10 mg/ml）	喉头水肿	0.25 ml（2.5 mg）混于 2 ml 盐水中，通过喷雾器给药
1∶1000 （1 mg/ml）	过敏	0.3～0.5 ml（mg）大腿深部肌内注射，如有必要每 5 min 重复给药
1∶10 000 （0.1 mg/ml）	心搏停止或无脉性电活动	给予 10 ml（1 mg）静脉推注，如有必要每 3～5 min 重复给药
1∶100 000 （10 μg/ml）	过敏性休克	将 1 ml 的 1∶1000 溶液加入 100 ml 盐水（1mg/100 ml 或 10 μg/ml）并以 30～100 ml/h 速度静脉输注（5～15 μg/min）

引自参考文献 [19]

(3) 胰高血糖素：肾上腺素通过激动 β 肾上腺素能受体从而抑制炎性细胞的脱颗粒，而当前治疗中有 β 受体拮抗药则会减弱或消除这种反应。胰高血糖素可以恢复肾上腺素的反应（参见第 46 章）。胰高血糖素的用量为 1～5 mg，静脉滴注 5～15 μg/min[19]。胰高血糖素可诱发呕吐，意识障碍患者应侧卧，以减少误吸的风险。

2. 二线用药 下列药物用于过敏反应的后续治疗，但不会缩短病程。

(1) 抗组胺药：组胺受体拮抗药常被用于治疗皮肤过敏反应，

并有助于缓解瘙痒。组胺 H_1 阻滞药苯海拉明（25 ～ 50 mg，口服，肌内注射或静脉推注）和组胺 H_2 受体阻滞药雷尼替丁（50 mg 静脉推注或 150 mg 口服）应同时应用，因其联合用药更为有效。

(2) 支气管扩张药：吸入 β_2 受体阻滞药如沙丁胺醇可缓解气道痉挛，使用 2.5 ml 或 0.5% 溶液雾化吸入或使用定量吸入装置吸入。

(3) 不推荐激素：尽管超敏反应时常应用激素治疗，但没有明确证据证明激素可逆转、缓解或阻止过敏反应的再次发生[19]。因此，大多数近期公布的指南并不推荐激素治疗[19]。

（三）过敏性休克的治疗

过敏性休克是因全身血管扩张和毛细血管渗漏导致的大量液体丢失造成严重低血压，严重危及生命。过敏性休克的血液循环改变与脓毒性休克相似，但更加显著。

1. 肾上腺素 过敏性休克时并没有标准的肾上腺素治疗方案，但表 9-5 所列的治疗方案（静脉输注速度 5 ～ 15 μg/min）已被证明有效[19]。在持续药物静脉输注前可先给予单次剂量 5 ～ 10 μg[20]。

2. 液体复苏 由于至少 35% 的血管内液体因毛细血管渗漏而丢失[19]，因此有效的液体复苏对于过敏性休克患者非常必要。在最初 5 ～ 10 min 可先输注 1 ～ 2 L 晶体液（或 20 ml/kg），或 500 ml 等渗胶体液（如 5% 的白蛋白）[19]，后续输液速度可因患者的临床情况而调整。

3. 难治性低血压 当给予肾上腺素和液体复苏后仍存在持续性低血压时，可加用胰高血糖素或血管活性药物如去甲肾上腺素治疗。

（方　巍，译　苏　媛，校）

参考文献

[1] American College of Chest Physicians/Society of Critical Care Medicine Consensus Conference Committee. Definitions of sepsis and organ failure and guidelines for the use of innovative therapies in sepsis. Chest 1992; 101:1644–1655.

[2] Pittet D, Range-Frausto S, Li N, et al. Systemic inflammatory response syndrome, sepsis, severe sepsis, and septic shock: incidence, morbidities and outcomes in surgical ICU patients. Intensive Care Med 1995; 21:302–309.

[3] Rangel-Frausto MS, Pittet D, Costigan M, et al. Natural history of the systemic inflammatory response syndrome (SIRS). JAMA 1995; 273:117–123.

[4] Singer M, Deutschman CS, Seymore CW, et al. The Third International Consensus Definitions for Sepsis and Septic Shock (Sepsis-3). JAMA 2016; 315:801–810.

[5] Vincent JL, de Moreno R, Takala J, et al. The SOFA (Sepsis-related Organ Failure Assessment) score to describe organ dysfunction/ failure. Intensive Care Med 1996; 22:707–710.

[6] Abraham E, Singer M. Mechanisms of sepsis-induced organ dysfunction. Crit Care Med 2007; 35:2409–2416.

[7] Snell RJ, Parillo JE. Cardiovascular dysfunction in septic shock. Chest 1991; 99:1000–1009.

[8] Ruggieri AJ, Levy RJ, Deutschman CS. Mitochondrial dysfunction and resuscitation in sepsis. Crit Care Clin 2010; 26:567–575.

[9] Fink MP. Cytopathic hypoxia. Mitochondrial dysfunction as mechanism contributing to organ dysfunction in sepsis. Crit Care Clin 2001; 17:219–237.

[10] Sair M, Etherington PJ, Winlove CP, Evans TW. Tissue oxygenation and perfusion in patients with systemic sepsis. Crit Care Med 2001; 29:1343–1349.

[11] Dellinger RP, Levy MM, Rhodes A, et al. Surviving Sepsis Campaign: International guidelines for management of severe sepsis and septic shock, 2012. Intensive Care Med 2013; 39:165–228.

[12] Boyd JH, Forbes J, Nakada T-A, et al. Fluid resuscitation in septic shock: a positive fluid balance and elevated central venous pressure are associated with increased mortality. Crit Care Med 2011; 39:259–265.

[13] Polito A, Parisini E, Ricci Z, et al. Vasopressin for treatment of vasodilatory shock: an ESICM systematic review and metaanalysis. Intensive Care Med 2012; 38:9–19.

[14] Vallee F, Vallet B, Mathe O, et al. Central venous-to-arterial carbon dioxide difference: an additional target for goal-directed therapy[y in septic shock?

Intensive Care Med 2008; 34:2218–2225.

[15] Angus DC, Barnato AE, Bell D, et al. A systematic review and meta-analysis of early goal-directed therapy for septic shock: the ARISE, ProCESS, and ProMISe Investigators. Intensive Care Med 2015; 41:1549–1560.

[16] Volbeda M, Wetterslev J, Gluud C, et al. Glucocorticoids for sepsis: systematic review with meta-analysis and trial sequential analysis. Intensive Care Med 2015; 41:1220–1234.

[17] NICE-SUGAR Study Investigators. Intensive versus conventional glucose control in critically ill patients. N Engl J Med 2009; 360:1283–1297.

[18] Marik PE, Preiser J-C. Toward understanding tight glycemic control in the ICU. Chest 2010; 137:544–551.

[19] Lieberman P, Nicklas RA, Oppenheimer J, et al. The diagnosis and management of anaphylaxis practice parameter: 2010 update. J Allergy Clin Immunol 2010; 126:480.e1–480.e42.

[20] Sampson HA, Munoz-Furlong A, Campbell RL, et al. Second symposium on the definition and management of anaphylaxis: summary report. Ann Emerg Med 2006; 47:373–380.

第五部分
液体复苏
Resuscitation Fluids

第 10 章
晶体液和胶体液
Colloid and Crystalloid Resuscitation

本章主要介绍可供临床使用的各种晶体液和胶体液，并阐述了其主要特点。

一、晶体液

晶体液是可由血浆扩散至组织液的电解质溶液，其主要成分为无机盐氯化钠。

（一）容量分布

晶体液在细胞外液（血浆和组织液）中均匀分布。由于血浆的体积为组织液的 25%（表 7-1），因此输注的晶体液只有 25% 可以扩充血容量，剩余 75% 扩充组织液容量[1]。所以说晶体液的主要作用是扩充组织液容量而不是血容量。

（二）等渗盐水

应用最广泛的晶体液是 0.9% 氯化钠（0.9%NaCl），虽名为"生理盐水"，但其实并不符合生理特性，详见下文。

1. 特征　0.9% 氯化钠溶液的特征见表 10-1[2]。表 10-1 显示，0.9% 氯化钠溶液钠离子浓度（154 mEq/L vs. 141 mEq/L）和氯离子浓度（154 mEq/L vs. 103 mEq/L）均高于血浆（细胞外液），但 pH（5.7 vs. 7.4）却低于血浆。两者唯一的共同点是渗透压测量值相同。这些数据表明生理盐水并不符合生理特性，但它与血浆等渗。因此，更恰当的名称是等渗盐水，而不是生理盐水。

注：表 10-1 中测定的渗透压（冰点下降法测量）比计算出的渗透压（即液体中所有渗透活性物质的总浓度）更能准确地反映体内的渗透活性。需要注意测定的渗透活性要低于计算的（预测的）渗透活性。这种差异是由流体离子间的静电相互作用造成，这种相互作用减少了渗透活性粒子的数量。这需要引起注意，因为晶体液的制造厂商是使用计算的渗透活性来描述液体在人体内的性能。

2. 体积效应　0.9% 氯化钠溶液在血浆和组织液中的体积效应见表 10-1。

表 10-1　晶体液和血浆比较

组　成	血　浆	0.9% 氯化钠	乳酸林格液	复方电解质液
钠（mEq/L）	135 ～ 145	154	130	140
氯化物（mEq/L）	98 ～ 106	154	109	98

（续　表）

组　成	血　浆	0.9% 氯化钠	乳酸林格液	复方电解质液
钾（mEq/L）	3.5～5.0	—	4	5
钙（mg/dl）	3.0～4.5	—	4	
镁（mg/dl）	1.8～3.0	—		3
缓冲碱（mmol/L）	HCO_3^-[22-28]	—	乳酸[28]	醋酸盐[27] 葡糖酸盐[23]
pH	7.36～7.44	5.7	6.5	7.4
计算渗透压（mOsm/L）	291	308	273	295
测量渗透压*（mOsm/kgH₂O）	287	286	256	271

*. 更准确地体现体内渗透活性，详见正文
引自参考文献 [2]

(1) 输注 1 L 的 0.9% NaCl 可以使血浆体积增加 275 ml，组织液体积增加 825 ml[1]。这符合晶体液预期的体积分布。

(2) 注意图 10-1 所示的细胞外容量的总增加量（1100 ml）略大于输注液体的总体积。多出的 100 ml 是由于 0.9% 氯化钠溶液中高浓度钠离子使部分液体从细胞内液转移到细胞外液。

3. 不良反应

(1) 输注晶体液都会有组织水肿的风险，等渗盐水发生组织水肿的可能性最大[3]，因为它的钠负荷超过其他晶体液（钠是细胞外液量的主要决定因素）。

(2) 快速或大量输注等渗盐水常伴发高氯性代谢性酸中毒[4]，这是由于等渗盐水中氯离子过多造成的。高氯性代谢性酸中毒的

病理意义一直存在争议，但有证据表明，高氯血症与危重患者死亡率的增加有关 [5]。

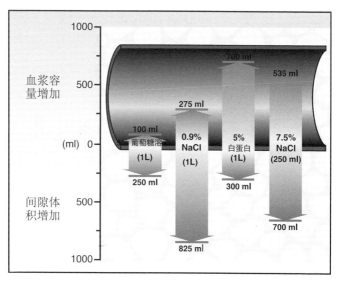

▲ 图 10-1　晶体液和胶体液扩充血浆和组织液的作用
括号内为输注量（引自参考文献 [1]）

（3）等渗盐水的输注会伴随着肾灌注的减少，这可能是氯离子介导的肾血管收缩的结果 [6]。许多临床医师担心等渗盐水可能会诱发急性肾损伤（AKI），然而，至少有 12 项临床试验显示等渗盐水与 AKI 之间并不存在明确的因果关系 [4, 6]。

（三）乳酸林格液

林格溶液（由英国医生 Sydney Ringer 于 1880 年发明）是含有钾和钙的 0.9% 氯化钠溶液（加入钾钙的溶液可以提高蛙心的生存能力，这是 Dr. Ringer 的研究兴趣之一）。后来，美国儿科医生 Alexis Hartmann 将乳酸钠作为缓冲液添加到林格液中即为乳酸林格液（也称为 Hartmann 液）。

1. 特征　乳酸林格液的化学特征见表 10-1。其与 0.9% NaCl 的显著区别如下。

(1) 通过降低钠浓度（至 130 mEq/L）来抵消钾和钙浓度（浓度接近血浆中的离子水平）的增加，以保持电中性。

(2) 乳酸（乳酸钠）作为缓冲剂，在肝脏中代谢为碳酸氢盐。化学反应如下：

$$CH_2-CHOH-COO^- +3O_2 \rightarrow 2CO_2+2H_2O+HCO_3^-$$

（公式 10-1）

注意，该化学反应需要氧，这意味着当存在组织缺氧时（如休克），乳酸将无法作为缓冲剂[2]。

(3) 加入乳酸需要降低氯离子浓度以达到电中性。乳酸林格液中的氯离子浓度接近血浆氯离子浓度，从而将高氯性酸中毒的风险降至最低。

(4) 乳酸林格液的渗透压显著低于血浆，是晶体液中最低的。这种低渗性使得乳酸林格液成为对脑水肿或有脑水肿风险的患者最不可能的晶体液（如颅脑外伤）。

2. 不良反应

(1) 乳酸林格液中的钙可与血液制品中的枸橼酸抗凝药结合。因此，林格液不可作为输注浓缩红细胞时的稀释液[2]。不过当乳酸林格液的输注量不超过浓缩红细胞量的 50% 或快速输注时，就不会形成血凝块[7]。

(2) 乳酸林格液中的乳酸成分（28 mmol/L）有导致高乳酸血症的风险，特别是当乳酸代谢受阻时（肝衰竭或循环休克）。这一风险在一项烧伤病人的研究中尤为明显，液体治疗中使用乳酸林格液时常见高乳酸血症，不使用乳酸林格液时则不常见[8]。

(3) 考虑到高乳酸血症的风险，以及血清乳酸水平在危重患者中的诊断和预后价值（图 6-2），高乳酸血症、肝衰竭或循环休克的患者应避免使用乳酸林格液。

注：经输注乳酸林格液的静脉导管中留取的血标本可能产生假性高乳酸血症[9]。

（四）正常 pH 液体

pH 在正常生理范围内有两种晶体液：Normosol 和 Plasma-Lyte。这些液体的组成相同，具体见表 10-1。

1. 特征

(1) 这些液体的氯化物浓度（98 mEq/L）在正常生理范围内，并且含有镁离子（3 mg/dl），而不含钙离子。

(2) 这些液体既含醋酸盐（27 mmol/L），又有葡糖酸盐（23 mmol/L）作为缓冲液。葡糖酸盐是一种弱碱性剂，缓冲能力较弱[2]。但通过以下氧化反应，醋酸盐在骨骼肌中可以迅速代谢为碳酸氢盐：

$$CH_3\text{-}COO^- + 2O_2 \rightarrow CO_2 + H_2O + HCO_3^- \qquad （公式 10\text{-}2）$$

注意，这种反应需要氧，也就意味着像乳酸（公式 10-1）一样，当组织缺氧时（如循环休克），醋酸盐不能作为缓冲剂。

(3) 根据这些液体测得的渗透压（271 mOsm/kg H₂O），它们相对血浆来说是低渗的，但没有乳酸林格液（256 mOsm/kg H₂O）那么低。

2. 优点　这些液体与其他晶体液相比具有以下优点：

(1) 生理性氯化物浓度消除了高氯性代谢性酸中毒的风险。

(2) 无乳酸盐降低了肝衰竭或循环休克患者假性高乳酸血症风险。此外，醋酸盐作为缓冲液优于乳酸盐，因为它能更迅速地转化为碳酸氢盐[2]。

(3) 这些液体不含有钙离子更适合用于输血。

(4) 等渗盐水与 Plasma-Lyte, 相比，后者发生组织水肿的风险低，并且可改善预后[3, 10]。

（五）高渗盐水

浓缩氯化钠（高渗盐水）溶液已应用于治疗创伤性休克、创伤性脑损伤和症状性低钠血症。常用的高渗盐水溶液见表 10-2。

表 10-2　高渗盐水

液体	钠 （mEq/L）	氯化物 （mEq/L）	渗透压 * （mOsm/L）	pH
3% NaCl	513	513	1026	5
5% NaCl	856	856	1712	5
7.5% NaCl	1283	1283	2566	5.7

3% 和 5% 的氯化钠，每袋 500ml，Baxter 出品。7.5% 的 NaCl 无市售产品，可由医院药房制备。*. 由钠和氯化物浓度计算而得

1. 容量效应

(1) 小容量的高渗盐水比大容量的等渗盐水扩容更高效，如图 10-1 所示，注意，250 ml 的 7.5%NaCl 增加可使血浆容量增加 535 ml，组织液增加 700 ml（总增加体积 =1235 ml），而 1 L 的 0.9% NaCl 仅使血浆容量增加 275 ml。

(2) 细胞内液体的外移可使细胞外液容量扩大，红细胞和内

皮细胞有助于血浆容量的增加。

2. 创伤性休克　尽管存在诸多生理学益处[11]，与等渗液体复苏相比，高渗盐水（500 ml 5% NaCl 或 250 ml 7.5% NaCl）复苏创伤相关性失血性休克，并未有更高生存获益[12]。尽管如此，野战伤员早期复苏（大容量复苏液无法立即获取）应用低剂量高渗盐水仍值得继续推广。

3. 创伤性脑损伤

(1) 在创伤后颅内高压的病例中，高渗盐水已被证明能有效降低颅内压（ICP），并且与甘露醇等常规疗法相比具有一些优点（即，ICP 降幅度更大，作用时间更长，无反跳现象）[13]。

(2) 有效的高渗疗法包括[14]：①根据需要给予 250 ml 3% 或 5% NaCl 以维持 ICP 低于 20 ～ 25 mmHg；② 3%NaCl 以 1 ml/（kg·h）连续输注；③监测血浆 Na ≤ 160 mEq/L。

二、5% 的葡萄糖溶液

（一）节氮效应

1. 5% 葡萄糖溶液（D_5）可在标准的肠内营养和全肠外营养（TPN）应用前给无法进食患者提供能量。

2. 1 g 葡萄糖完全代谢后可提供能量 3.4 kcal，5% 葡萄糖溶液（葡萄糖约 50 g/L）可提供能量 170 kcal/L。

3. 每天输注 3 L 5% 葡萄糖溶液（D_5）可以提供大约 500 kcal 热量，这就可以提供充足的非蛋白热卡以减少内源性蛋白分解供能。节氮效应是早期含葡萄糖溶液广泛应用的原因。

4. 鉴于目前肠内营养和全肠外营养制剂易于获得，因此含葡萄糖液体不再是早期能量提供的主力军。

（二）容量效应

1. 静脉注射液中加入葡萄糖可以提高渗透压，即加入 50 g 葡萄糖可以提高液体渗透压 278 mOsm/L。

2. 5% 葡萄糖溶液（D_5W）的渗透压更接近血浆渗透压。然而，葡萄糖经细胞吸收代谢后渗透压快速降低，多余的水分进而转移至细胞内（图 10-1），箭头标记为 D_5W。血浆容量的增加（100 ml）及细胞间液容量的增加（250 ml）远远低于输注的容量（1000 ml）。这一差别（650 ml）是液体进入细胞内的结果，意味着 5% 葡萄糖溶液主要扩张细胞内容量，而不应用量扩张血浆容量。

（三）不良反应

1. 乳酸生成增加

(1) 健康个体输注葡萄糖仅 5% 会转化为乳酸，但对于存在组织低灌注的危重患者，输注的葡萄糖高达 85% 会被代谢为乳酸[15]。

(2) 研究表明，对循环障碍的患者，输注 5% 葡萄糖溶液会显著提高血清乳酸水平[16]。

2. 高血糖　输注 D_5W 会增加高血糖的风险，这对危重患者有诸多不良影响，包括免疫抑制[17]、加重缺血性脑损伤（见第 42 章）及死亡率的增加[18]。

（四）推荐

含糖溶液有害无益，不应常规用于液体复苏。

三、胶体液

胶体液的作用是由某种"力"决定的，将在第 11 章中简要描述。

（一）胶体渗透压

1. 胶体含有不易从血浆转移至组织液的大分子，其所产生的渗透力称为胶体渗透压或膨胀压，可促使水分子留在血管内。

2. 下面的方程显示了胶体渗透压在毛细流体交换中的作用。

$$Q \sim P_C - COP \qquad （公式 10-3）$$

(1) Q 是穿过毛细血管的流速。

(2) P_C 是毛细血管中的静水压。

(3) COP 是血浆的胶体渗透压。大约 80% 的胶体渗透压来自于血浆蛋白中的白蛋白。

3. 这两种压力（P_C 和 COP）的作用相反：P_C 有利于液体从毛细血管中流出，而 COP 则有利于液体进入毛细血管。

4. 仰卧位时，正常 P_C 平均为 25 mmHg，正常 COP 约为 28 mmHg[19]，因此两种力大致相等。

5. 晶体液和胶体液的容量分布可以通过它们对血浆胶体渗透压的影响来解释。

(1) 晶体液降低血浆胶体渗透压（稀释效应），这有利于液体从血流中流出。

(2) 胶体液可维持血浆胶体渗透压，有利于液体保留在血流中。

（二）容量效应

1. 胶体液复苏对血浆和组织液的影响如图 10-1 所示。这种胶体液含有 5% 的白蛋白，输入 1 L 此种溶液可增加血浆容量 700 ml，增加组织间液 300 ml。因此，输注的胶体液 70% 被保留在血管中。

2. 比较图 10-1 中胶体液和晶体液对血浆容量的影响，胶体液扩张血浆容量的能力至少是晶体液的 3 倍[1, 20, 21]。

（三）白蛋白溶液

白蛋白溶液是人体血浆白蛋白经热处理后溶于 0.9% NaCl 配成 5%（50 g/L）和 25%（250 g/L）的溶液。这些液体的特征见表 10-3。

1. 容量效应

(1) 5% 白蛋白低渗液体（胶体渗透压为 20 mmHg，低于血浆胶体渗透压），通常是每份 250 ml，其容量效应（血浆中至少 70% 的保留率，如表 10-3 所示）6 h 后开始消失，12 h 完全消除[1, 20]。

(2) 25% 的白蛋白溶液是高渗液（胶体渗透压为 70 mmHg，约为血浆的 2.5 倍）。每份为 50 ～ 100 ml，它扩张的血容量是输液量的 3 ～ 4 倍，如表 10-3 所示。此容量源自组织间液，其作用时间与 5% 白蛋白相似。

表 10-3　各种胶体液特点

液　体	渗透压（mmHg）	血浆容量 /输注容量	作用持续时间
5% 白蛋白	20	0.7 ～ 1.3	12 h
6% 羟乙基淀粉	30	1.0 ～ 1.3	24 h
10% 右旋糖酐 -40	40	1.0 ～ 1.5	6 h
25% 白蛋白	70	3.0 ～ 4.0	12 h

数据引自参考文献 [1, 20, 21, 25]

(3) 由于 25% 的白蛋白不能替代丢失的容量，仅将液体从一个区间转移至另一个区间，所以在急性失血的情况下不应该用于容量复苏。25% 白蛋白主要用于治疗对利尿药耐药或低血压的低白蛋白血症的患者（在这两种情况下，25% 白蛋白可以增加血浆容量，而无须输入大量晶体液）。

2. 安全性

(1) 新近研究 [22, 23] 中并未证实白蛋白会增加死亡率。

(2) 目前普遍认为，除脑外伤患者外，5% 的白蛋白作为复苏液使用是安全的。

一项大型研究显示，脑外伤患者应用白蛋白复苏的死亡率高于生理盐水复苏组 [24]。

（四）羟乙基淀粉

羟乙基淀粉（hetastarch）是一类化学结构重构的多聚糖，加入等渗盐水中形成 6% 的溶液来使用。

1. 特征　羟乙基淀粉的胶体渗透压高于 5% 的白蛋白，容量扩张作用更有效（参见表 10-3）[20, 25]。且羟乙基淀粉的扩容作用时间比 5% 白蛋白更长（最多持续 24 h）。

2. 安全性

(1) 有证据表明，应用羟乙基淀粉治疗的危重患者需血液透析的肾衰竭风险增加，并且死亡率增加[26, 27]。羟乙基淀粉也与出血风险增加有关，特别是在体外循环后[28]。

(2) 由于安全性较差，FDA 在 2013 年发布了一项警告，建议在危重患者中不要使用羟乙基淀粉[29]。

（五）右旋糖酐

右旋糖酐是一类葡萄糖聚合物，作为一种血容量扩充药物于 20 世纪 40 年代首次应用。10% 右旋糖酐 -40 和 6% 右旋糖酐 -70 为两类最常用的右旋糖酐液。

1. 特征　两种制剂的胶体渗透压均为 40 mm Hg（为高渗性液体），扩容能力高于 5% 白蛋白或 6% 羟乙基淀粉（表 10-3）。因右旋糖酐 -70（12 h）作用持续时间长于右旋糖酐 -40（6 h），因此，可首选右旋糖酐 -70[20]。

2. 缺点

(1) 右旋糖酐具有与剂量相关的出血倾向。这与抑制血小板聚集、降低凝血因子Ⅶ和血管性假血友病因子水平及纤维蛋白溶解增加相关[30, 31]。为减少出血风险，每日右旋糖酐输注应不超过 20 ml/kg。

(2) 右旋糖酐可覆盖于红细胞表面干扰交叉配血。因此，红细胞血制品必须通过洗涤。由于与红细胞产生交互作用，右旋糖酐也会影响红细胞沉降率[30]。

(3) 右旋糖酐会导致渗透压相关肾损伤，与羟乙基淀粉相关的肾损伤相似[32]。但右旋糖酐相关风险病例罕见。

(4) 右旋糖酐过敏反应曾为常见，但现在报道仅有 0.03% 的患者输注时发生过敏反应[30]。

四、晶体胶体之争

（一）争论

关于哪种液体（胶体或晶体）最适合用于液体复苏，一直存在争论。基本论点如下。

1. 晶体复苏的支持者指出，没有证明胶体液复苏提高生存率[33]，而晶体液价格更低。

2. 胶体复苏的支持者指出，晶体液复苏需要更多的液体量来增加血容量（至少比胶体液多 3 倍），这会形成水肿和液体正平衡，这两点会增加危重患者发病率和死亡率[10, 34]。

正如所有长期存在的争论一样，真理就在其中。

（二）解决方法

胶体 - 晶体争论是没有必要的，因为并不存在一种完美的适用所有低血容量的复苏液体。下面的例子表明，根据低血容量的不同原因调整复苏液的种类比针对所有低血容量患者使用相同种类液体更为明智。

1. 低血容量性休克（迅速恢复血容量是首选）的情况下，选择 5% 白蛋白（可以比晶体液更有效地增加血容量）等胶体液从生理学角度来讲最为有效。

2. 由于脱水导致的低血容量（组织液和血浆均匀损失），像乳酸林格溶液（均匀分布于细胞外液）这样的晶体液最为合适。

3. 存在低白蛋白血症（导致液体从血浆转移到组织液）的低血容量情况时，少量高渗胶体液，如 25% 白蛋白（将液体从组织中拉回到血浆）是较为合适的选择。

（赵婉君，译　苏　媛，校）

参考文献

[1] Imm A, Carlson RW. Fluid resuscitation in circulatory shock. Crit Care Clin 1993; 9:313–333.

[2] Reddy S, Weinberg L, Young P. Crystalloid fluid therapy. Crit Care 2016; 20:59.

[3] Chowdhury AH, Cox EF, Francis ST, Lobo DN. A randomized, controlled, double-blind crossover study on the effects of 2-L infusions of 0.9% saline and Plasma-Lyte 148 on renal blood flow and renal cortical tissue perfusion in healthy volunteers. Ann Surg 2012; 256:18–24.

[4] Orbegozo Cortes D, Rayo Bonor A, Vincent JL. Isotonic crystalloid solutions: a structured review of the literature. Br J Anesth 2014; 112:968–981.

[5] Neyra JA, Canepa-Escaro F, Li X, et al. Association of hyperchloremia with hospital mortality in critically ill septic patients. Crit Care Med 2015; 43:1938–1944.

[6] Young P, Bailey M, Beasely R, et al. Effect of buffered crystalloid solution vs saline on acute kidney injury among patients in the intensive care unit. The SPLIT randomized clinical trial. JAMA 2015; 314:1701–1710.

[7] King WH, Patten ED, Bee DE. An in vitro evaluation of ionized calcium levels and clotting in red blood cells diluted with lactated Ringer's solution. Anesthesiology 1988; 68:115–121.

[8] Klezcewski GJ, Malcharek M, Raff T, et al. Safety of resuscitation with Ringer's acetate solution in severe burn (VolTRAB) – an observational trial. Burns 2014; 40:871–880.

[9] Jackson EV Jr, Wiese J, Sigal B, et al. Effects of crystalloid solutions

on circulating lactate concentrations. Part 1. Implications for the proper handling of blood specimens obtained from critically ill patients. Crit Care Med 1997; 25:1840–1846.

[10] Shaw AD, Bagshaw SM, Goldstein SL, et al. Major complications, mortality, and resource utilization after open abdominal surgery: 0.9% saline compared to Plasma-Lyte. Ann Surg 2012; 255:821–829.

[11] Galvagno SM, Mackenzie CF. New and future resuscitation fluids for trauma patients using hemoglobin and hypertonic saline. Anesthesiology Clin 2013; 31: 1–19.

[12] Bunn F, Roberts I, Tasker R, et al. Hypertonic versus near isotonic crystalloid for fluid resuscitation in critically ill patients. Cochrane Database Syst Rev 2004; 3:CD002045.

[13] Mangat HS, Hartl R. Hypertonic saline for the management of raised intracranial pressure after severe traumatic brain injury. Ann NY Acad Sci 2015; 1345:83–88.

[14] Patanwala AE, Amini A, Erstad BL. Use of hypertonic saline injection in trauma. Am J Health Sys Pharm 2010; 67:1920–1928.

[15] Gunther B, Jauch W, Hartl W, et al. Low-dose glucose infusion in patients who have undergone surgery. Arch Surg 1987; 122:765–771.

[16] DeGoute CS, Ray MJ, Manchon M, et al. Intraoperative glucose infusion and blood lactate: endocrine and metabolic relationships during abdominal aortic surgery. Anesthesiology 1989; 71;355–361.

[17] Turina M, Fry D, Polk HC, Jr. Acute hyperglycemia and the innate immune system: Clinical, cellular, and molecular aspects. Crit Care Med 2005; 33:1624–1633.

[18] Van Den Berghe G, Wouters P, Weekers F, et al. Intensive insulin therapy in critically ill patients. New Engl J Med 2001; 345:1359–1367.

[19] Guyton AC, Hall JE. Textbook of Medical Physiology. 10th ed., Philadelphia: W.B. Saunders, Co, 2000, pp. 169–170.

[20] Griffel MI, Kaufman BS. Pharmacology of colloids and crystalloids. Crit Care Clin 1992; 8:235–254.

[21] Kaminski MV, Haase TJ. Albumin and colloid osmotic pressure: implications for fluid resuscitation. Crit Care Clin 1992; 8:311–322.

[22] Wilkes MN, Navickis RJ. Patient survival after human albumin administration: A meta-analysis of randomized, controlled trials. Ann Intern Med 2001; 135:149–164.

[23] SAFE Study Investigators. A comparison of albumin and saline for fluid resuscitation in the Intensive Care Unit. N Engl J Med 2004; 350:2247–2256.

[24] The SAFE Study Investigators. Saline or albumin for fluid resuscitation in patients with severe head injury. N Engl J Med 2007; 357:874–884.

[25] Treib J, Baron JF, Grauer MT, Strauss RG. An international view of

hydroxyethyl starches. Intensive Care Med 1999; 25:258–268.

[26] Gattas DJ, Dan A, Myburgh J, et al. Fluid resuscitation with 6% hydroxyethyl starch (130/0.4 and 130/0.42) in acutely ill patients: systemic review of effects on mortality and treatment with renal replacement therapy. Intensive Care Med 2013; 39:558–568.

[27] Zarychanski R, Abou-Setta AM, Turgeon AF, et al. Association of hydroxyethyl starch administration with mortality and acute kidney injury in critically ill patients requiring volume resuscitation: a systemic review and meta-analysis. JAMA 2013, 309:678–688.

[28] Navickis RJ, Haynes GR, Wilkes MM. Effect of hydroxyethyl starch on bleeding after cardiopulmonary bypass: a meta-analysis of randomized trials. J Thorac Cardiovasc Surg 2012:144:223–30.

[29] U.S. Food and Drug Administration. FDA Safety Communication: Boxed Warning on increased mortality and severe renal injury, and additional warning on risk of bleeding, for use of hydroxyethyl starch solutions in some settings. Available at www.fda.gov/BiologicsBloodVaccines/SafetyAvailability/ucm 358271.htm#professionals. Accessed 3/2016.

[30] Nearman HS, Herman ML. Toxic effects of colloids in the intensive care unit. Crit Care Clin 1991; 7:713–723.

[31] de Jonge E, Levi M. Effects of different plasma substitutes on blood coagulation: A comparative review. Crit Care Med 2001; 29:1261–1267.

[32] Drumi W, Polzleitner D, Laggner AN, et al. Dextran-40, acute renal failure, and elevated plasma oncotic pressure. N Engl J Med 1988; 318:252–254.

[33] Annane D, Siami S, Jaber S, et al. Effects of fluid resuscitation with colloids vs crystalloids on mortality in critically ill patients presenting with hypovolemic shock. The CRISTAL randomized trial. JAMA 2013; 310:1809–1817.

[34] Boyd JH, Forbes J, Nakada TA, et al. Fluid resuscitation in septic shock: A positive fluid balance and elevated central venous pressure are associated with increased mortality. Crit Care Med 2011; 39:259–265.

第 11 章
贫血与输血
Anemia and Erythrocyte Transfusions

在 ICU[1] 住院数日的患者几乎普遍存在贫血，大约 50% 的 ICU 患者需输注红细胞。输血存在害处[1-3]，但目前没有生理上需要或有益的证据。

一、ICU 贫血

（一）定义

1. 贫血的定义是指机体内血液携氧能力的下降，最准确的是测量红细胞总量，但这一项测量较为困难。因此，血红蛋白计数（Hb）和血细胞比容（HCT）被用来作为血液携氧能力的替代物。（表 11-1 列出了 Hb、HCT 及其他红细胞相关测量数据的参考范围）。

2. 血红蛋白计数和血细胞比容作为机体携氧能力标准也存在一个问题，即它们受血浆容量的影响。例如，血浆容量的增加会降低 Hb 和 HCT（稀释效应），由此得出血液携氧能力下降的错误观念（假性贫血）。临床研究证实，Hb 和 HCT 作为危重患者贫血的标志物是不可靠的[4-6]。

表 11-1 成人红细胞参数参考范围

红细胞计数 男性：4.6×10^{12}/L 女性：4.2×10^{12}/L	平均红细胞容积（MCV） 男性：$(80 \sim 100) \times 10^{-15}$/L 女性：相同
网织红细胞计数 男性：$(25 \sim 75) \times 10^9$/L 女性：相同	血细胞比容 男性：40% ～ 54% 女性：38% ～ 47%
红细胞总量 男性：26 ml/kg 女性：24 ml/kg	血红蛋白 男性：14 ～ 18 g/dl 女性：12 ～ 16 g/dl

数据引自 Walker RH (ed.). Technical Manual of the American Association of Blood Banks, 10th ed., VA: American Association of Blood Banks, 1990 649-650; Billman RS, Finch CA. Red cell manual. 6th ed. Philadelphia, PA: Davis, 1994: 46.

（二）贫血原因

ICU 相关贫血有两种情况，全身性炎症及反复抽血化验。

1. 炎症

(1) 炎症造成慢性疾病贫血，目前称为炎症贫血 [3-6]。

(2) 炎症对血液的影响包括抑制肾脏释放红细胞生成素、降低骨髓对红细胞生成素的反应、巨噬细胞吸收铁和增加红细胞的破坏 [3, 7]。

(3) 造成的贫血是小细胞低色素性贫血，血浆铁含量低。炎症性贫血可与缺铁性贫血混淆，但血浆铁蛋白水平（一种组织储存铁剂的标志物）在炎症性贫血中增加，在缺铁性贫血中降低。

2. 抽血化验

(1) ICU 患者化验平均每天抽取 40 ～ 70 ml 血液 [8]，1 周累积的失血量可达 500 ml（即一个单位的全血）。

(2) 实验室检验抽血导致的失血大部分与抽血这种技术有关，即抽血前，首先抽取导管中的初始血液，然后丢弃，以消除静脉输液对血液的干扰。每次抽血丢弃的血液体积约为 5 ml，若将此血液回输患者体内，由于静脉穿刺导致的失血损失每天可减少 50%[9]。

（三）贫血的生理影响

贫血会引起两种反应，以保证组织氧合：①增加心脏输出量；②增加从毛细血管中摄取氧气。

1. 心输出量　贫血对心输出量的影响可由 Hagen-Poiseuille 方程解释（见第 7 章），该方程表明流体的流速与流体的黏度成反比。由于 HCT 是血液黏度的主要决定因素，HCT 的减少会降低血液黏度，从而导致血液流量（心脏输出量）的增加。

2. 氧摄取　如第 6 章所述，机体对氧气的获取量是氧消耗（VO_2）与氧输送（DO_2）的比值，即：

$$氧摄取 = VO_2/DO_2 \qquad （公式 11-1）$$

方程可变换为：

$$VO_2 = DO_2 × 氧摄取量 \qquad （公式 11-2）$$

可以看出，如果氧摄取成比例增加，氧输送的减少（如贫血）将不会损害有氧代谢（VO_2）。这种进行性贫血对氧化代谢的影响见图 11-1[10]。

(1) HCT 的进行性下降与氧输送（DO_2）同步下降相关，然而最初氧摄取也是等量上升。DO_2 与氧摄取的互补变化导致氧消耗（VO_2）没有变化。

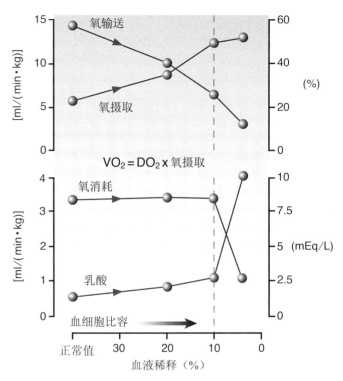

$$VO_2 = DO_2 \times 氧摄取$$

▲ 图 11-1 进展性等容性贫血对氧供氧耗的影响

(2) 当 HCT 低于 10%，氧摄取的增幅不再能弥补 DO_2 的降低，VO_2 开始下降。这是组织开始无氧代谢的阈值。

(3) 因此，进行性贫血的时候由于氧摄取增加，有氧代谢得以维持，HCT 和 Hb 必须降至极低的水平，有氧代谢才会受到影响。

3. 贫血耐受 动物实验研究表明，当血管内容量变化不大时，HCT 降低至 5% ～ 10%（Hb=1.5 ～ 3 g/dl）不会影响有氧代谢[10-12]。换句话说，在血管内容量充足的情况下，严重贫血是可以耐受的。

二、输血时机

（一）血红蛋白

研究表明，ICU 患者中 90% 的红细胞输注是为了改善贫血[13]，而且以血液中的血红蛋白浓度作为指导输血的指标。

1. 最早输红细胞的指标可以追溯到 1942 年，当时限定的血红蛋白浓度为 10 g/dl，对应的 HCT 为 30%[14]。这个"10/30"的规则成为后来半个多世纪以来的输血标准。

2. 许多近期的临床研究表明，选择较低的输血标准，血红蛋白（7 g/dl）不会产生不良后果，并大大减少了输血相关负担[13, 15]。

3. 然而，使用血红蛋白浓度作为"输血标准"存在一定缺陷，原因如下：

(1) 血液中的血红蛋白浓度没有提供关于组织氧合的信息；

(2) 血液中的血红蛋白浓度受血浆容积变化的影响，这意味着其变化并不总是反映血液携氧能力的变化。

4. 危重患者的红细胞输注最新指南指出，应该避免使用血红蛋白浓度作为输血标准[4]。但指南建议，当重症患者的血红蛋白小于 7 g/dl，急性冠状动脉综合征患者小于 8 g/dl 时，应考虑输血[4]。

（二）氧摄取

1. 如前所述（图 11-1），贫血使得从毛细血管中摄取氧的代偿性增加，这有助于保持恒定的有氧代谢速率。然而，氧摄取增加至 50% 左右的最大值，随着血红蛋白减少，会出现氧消耗减少。

2. 氧摄取最大值的 50% 是无氧代谢开始的阈值，因此氧摄取量达到 50% 可以作为开始红细胞输注的时机[16, 17]。

3. 中心静脉血氧饱和度：当动脉血氧饱和度接近 100% 时，氧摄取大致相当于动脉和中心静脉血氧饱和度的差值（S_aO_2 – $S_{cv}O_2$），即：

$$氧摄取 = S_aO_2 - S_{cv}O_2 \qquad （公式 11-3）$$

这个公式可简化为（关于这一关系的推导，见第 6 章）：

$$氧摄取 = 1 - S_{cv}O_2 \qquad （公式 11-4）$$

目前已建议将 $S_{cv}O_2 < 70\%$ 作为输血时机[20]，但似乎更低的 $S_{cv}O_2$（即接近 50%）更适合用来提示组织缺氧的阈值。

三、红细胞相关制剂

表 11-2 列出了可用于输注的红细胞（RBC）制剂。

表 11-2　红细胞制剂

制　剂	特　点
浓缩红细胞	①每单位的体积为 350 ml，血细胞比容约为 60% ②含有白细胞及少量血浆（15 ～ 30 ml/U） ③适当的添加剂可使其保存 42 d
少白红细胞	①供体的红细胞通过特制的滤器，从而去除大部分的白细胞，由此可以降低红细胞输注出现发热反应的风险 ②用于有发热输血反应病史的患者
洗涤红细胞	①盐水洗涤的浓缩红细胞去除了残存的血浆，可以降低超敏反应发生的风险 ②用于有输血相关过敏史的患者，以及存在输血相关性过敏反应的 IgA 缺陷的患者

引自参考文献 [20]

（一）浓缩红细胞

1. 供体血的红细胞组分被置于保存液中，于 1 ～ 6℃贮存。最新的保存液包含腺嘌呤，有助于维持库存红细胞的 ATP 水平，使储存期可长达 42 d [18]。

2. 每单位供体红细胞即浓缩红细胞（packed RBC）的红细胞比容约为 60%，体积约为 350 ml。

3. 浓缩红细胞中也残存 30 ～ 50 ml 血浆，以及相当数量的白细胞 [（10 ～ 30）×10^8 白细胞 /200ml 浓缩红细胞][18]。

（二）去白红细胞

1. 在重复输注时，浓缩红细胞中的白细胞可以触发受血者的抗体反应，这与非溶血性输血性发热反应相关（见后文）。

2. 为了减少这一反应的发生，将供体的红细胞通过特制的滤器，从而去除大部分白细胞。在很多血站，这是常规操作，但在美国，常规去白细胞仍未被接受。

3. 对出现过非溶血性发热性输血反应的患者，推荐应用去白红细胞 [18]。

（三）洗涤红细胞

1. 用等渗盐水洗涤可以除去供体红细胞中残余的血浆，这可以降低已对供体血浆中的蛋白质敏感化了的患者发生超敏反应的风险。

2. 洗涤红细胞推荐用于有超敏反应输血史的患者以及 IgA 缺乏的患者，后者输血相关性过敏发生的风险明显升高 [18]。

3. 生理盐水洗涤并不能有效地将白细胞全部除去。

四、红细胞输注

（一）红细胞相容性

1. 血型

(1) 根据红细胞表面是否存在两种抗原（A 和 B）分为 4 个主要血型（A 型、B 型、AB 型和 O 型，O 型红细胞表面不存在抗原）。每种血型根据是否存在另一种表面抗原因子——恒河因子（Rh）来进一步分型。

(2) 红细胞表面无抗原的血型中血浆中含有抗体，如 O 型血液在红细胞表面上没有 A 或 B 抗原，血浆中含有抗 A 和抗 B 抗体。

2. 万能红细胞供体

(1) 危及生命的溶血反应是受者体内的抗 A、抗 B 或抗 Rh 抗体与其在供体红细胞表面上的相应抗原发生反应的结果。

(2) 输注不含抗原的红细胞（即 O 型、Rh 阴性），消除了溶血性输血反应的风险。因此 O 型、Rh 阴性血被称为红细胞万能供血者。

(3) 未配型的 O 型 Rh 阳性红细胞常用于急性出血，一项对 500 多次的 O 型 Rh 阳性红细胞输血的研究中，只有一名 Rh 阴性患者在输血后产生了抗 Rh 抗体[18]。

3. Rh 免疫球蛋白

(1) 如果一个血型 Rh 阴性的女性输注了 Rh 阳性的红细胞，就可能形成抗 Rh 抗体，这些抗体可以在怀孕期间穿过胎盘，引起 Rh 阳性胎儿溶血。

(2) Rh 免疫球蛋白（RhoGAM, Kedrion Biopharma, Fort Lee, NJ）可以防止接受 Rh 阳性输血后形成抗 Rh 抗体。

(3) 育龄妇女如为 Rh 阴性，应在输注 Rh 阳性浓缩红细胞 72 h 内注射 Rh 免疫球蛋白[19]。

（二）输血器

输注所有的血制品均需用标准的输血器（孔径 170 ～ 260 μm）[20]。这些孔径可以过滤血凝块及其他碎片，但不能过滤白细胞，对去除白细胞无效[20]。当输血器中集满碎片时，滤器会妨碍血流通过，流速明显降低提示需更换输血器。

（三）生理影响

1. 对一个平均身高体重的成年人，1 单位浓缩红细胞预期可以分别提高 Hb 浓度 1 g/dl 及 HCT 3%[20]。

2. 输红细胞对组织氧合的影响见图 11-2。这个图中的数据来自一组患有严重等容性贫血（Hb < 7 g/dl）的术后患者，均

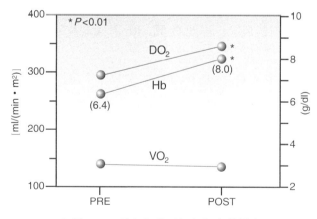

▲ 图 11-2　输红细胞对组织氧合的影响

对 11 个严重贫血（Hb < 7g/dl）的术后患者，输红细胞（200 ～ 400ml 浓缩红细胞）对血红蛋白浓度（Hb）、全身氧输送（DO$_2$）和全身氧消耗（VO$_2$）的影响，数据点代表每个参数的值。括号里的数字是输血前后平均血红蛋白浓度。个人观察的数据

被输注 1 ～ 2 单位的浓缩红细胞，以使 Hb 水平＞ 7 g/dl，输血后平均 Hb 浓度从 6.4 g/dl 升至 8 g/dl（增加 25%），氧输送（DO_2）有相似的增加，然而氧消耗（VO_2）并没有改变，这表明输血并没有增加组织的氧合。

3. 输红细胞其并不增加组织氧合，这一点已被数个临床研究证实[21-23]，事实上输注长期贮存的红细胞后，组织氧合反而削弱了[24]。这些研究促使最新的红细胞输注指南做出以下声明[4]：对于危重患者，不应该将输红细胞作为提高组织氧合的绝对方法。

五、输血风险

输血相关性不良事件见表 11-3，该表同时列出了每种不良事件的发生率与输血单位数量[20, 25-27]的关系。值得注意的是，错误输血比我们担心的 HIV 或乙肝病毒的传播更为常见，以下简单介绍主要的输血反应。

表 11-3　输红细胞（每单位输血）相关不良事件

免疫反应	其他风险
非溶血性发热（每 200 单位 1 例） **超敏反应：** 荨麻疹（每 100 单位 1 例） 过敏反应（每 1000 单位 1 例） 过敏性休克（每 50 000 单位 1 例） 急性肺损伤（每 12 000 单位 1 例） **院内感染（？）** 急性溶血反应（每 35 000 单位 1 例） 致命性溶血反应（每 100 万单位 1 例）	**传播感染：** 细菌性（每 500 000 单位 1 例） 乙型肝炎病毒（每 220 000 单位 1 例） 丙型肝炎病毒（每 160 万单位 1 例） HIV（每 160 万单位 1 例） **错误输血：** 输错人（每 15 000 单位 1 例） 不匹配输血（每 33 000 单位 1 例）

引自参考文献 [20, 25-27]

（一）急性溶血反应

主要由输注与受血者 ABO 不相符的红细胞引起。受血者血中的抗体与供体红细胞上的 ABO 抗原相结合，随后献血者的红细胞溶解，并引发全身炎症反应，可伴有低血压及多器官功能衰竭，这一反应通常由人为失误造成。

1. 临床特点　输血开始后几分钟内突然出现的发热、呼吸困难、胸痛、腰痛及低血压。严重的可伴有消耗性凝血障碍及进行性多器官功能障碍。

2. 处理措施

(1) 一旦疑诊溶血反应，需立即停止输血并核对血样。尽快停止输血非常必要，因为溶血反应严重程度与输血量有关。

(2) 如果供体血与患者完全匹配，则不太可能为急性溶血反应，但也必须通知血站，他们会对血样进行去血浆的游离血红蛋白测定（以作为血管内溶血的证据）及直接 Coombs 实验（作为抗 –ABO 抗体的证据）。

(3) 如果急性溶血反应被证实，可按需给予升压和机械通气，严重溶血反应的处理与脓毒性休克相似（如必要时给予容量复苏及血管加压素），大多数发生溶血反应的患者可存活。

（二）非溶血性发热反应

1. 临床表现　非溶血输血性发热反应的定义为：输血期间或输血后 6 h 内体温升高 > 1℃（1.8 ℉），并排除其他原因。发热并非出现在开始输血的第 1 个小时内（不同于急性溶血反应相关性发热），可以伴有寒战及畏寒。其主要原因是：受血者的抗白细胞抗体与献血者的白细胞抗原起反应，促使吞噬细胞释放过

敏原，从而导致发热。据报道输红细胞时，该反应的发生率为
0.5%。多发生于有输血史的患者及经产妇，输注去白红细胞可
以减少，但不能杜绝这一反应的发生 [20]。

2. 处理措施　处理输血相关性发热的主要方法与溶血性输血
反应相同，排除溶血存在，符合临床表现即可确诊。血站将对供
体血进行革兰染色，并要求受血者进行血培养，通常并不推荐这
一做法，因为库血被微生物污染的情况非常罕见（1/5 000 000）。

3. 未来输血　超过 75% 的溶血性发热患者，再次输血不会
发生相似的反应 [27]。因此再输血无须特殊的预防措施。如果发
热再次出现，建议随后所有的输血均输注去白红细胞。

（三）超敏反应

超敏反应是由于前期输血而使受血者对供体血浆蛋白过敏所
致。一些 IgA 缺乏患者易于发生过敏性输血反应，而无须有血浆
制品接触史。

1. 临床特点　最常见的超敏反应是荨麻疹，据报道每输注
100 单位血即可发生 1 例 [27]。输血期间突发呼吸困难，可能表现
为喉头水肿或支气管痉挛。而过敏性休克引起的低血压时可能被
误认为是急性溶血反应。

2. 处理措施　不伴发热的轻型荨麻疹，无须停止输血。但
是通常的做法是暂时停止输血，并给予抗组胺药物以缓解症状。
（如：苯海拉明，25 ～ 50 mg，口服，肌内注射或静脉注射）。

严重过敏反应按第 9 章所述进行处理，一旦疑诊，应立即停
止输血。

发生过敏反应的患者，再次输血应输洗涤红细胞。但是对这
样的患者，即使输洗涤红细胞，再次输血仍存在风险，若非必须

应避免输血。

对发生超敏反应的患者应检查其是否存在 IgA 缺乏。

（四）急性肺损伤

输血相关急性肺损伤（TRALI）是与输红细胞和血小板有关的炎症性肺损伤[28]，类似于急性呼吸窘迫综合征（ARDS）（在第 17 章描述）。发生率为 1/12 000[28]，病死率为 6%[26, 28]，是导致输血相关性死亡的主要原因[28]。

1. 病因学 TRALI 被认为是由供体血液中的抗白细胞抗体与受血者循环中的中性粒细胞抗原结合所造成。这引起中性粒细胞活化，活化的中性粒细胞滞留在肺毛细血管，迁移入肺，导致炎性损伤发生。

2. 临床表现 输血开始后 6 h 内出现呼吸受损的表现（呼吸困难、呼吸急促、低氧血症等），但通常都在开始输血 1 h 内出现[28]。发热很常见，胸部 X 线片通常示弥漫性双肺浸润影。TRALI 一开始发生时可能很严重，常常需要机械通气，但一般可以在 1 周内缓解[28]。

3. 处理措施 如未能完成输血，应在出现呼吸困难迹象时立即停止输血。所有 TRALI 病例均应通知血站（目前存在检测抗白细胞抗体的试验方法，但并未普遍应用于 TRALI 的诊断评估）。

TRALI 的治疗措施为支持疗法，非常类似于第 17 章中描述的 ARDS 的处理方法。对于此类患者的未来输血，目前还没有明确的建议。

4. 未来输血 有研究建议使用洗涤红细胞，以从供血者的血液中去除抗体，但这一措施的有效性尚不清楚。

（五）院内感染

输红细胞具有免疫抑制药作用[29]，多项临床研究表明接受输血的患者院内感染发生率较高[30, 31]。此外，至少有 22 项研究表明，输血是院内感染的一个独立风险因素[32]。

（六）风险大于利益

评估了 45 项对输注红细胞的重症患者（包括 272 596 名患者）的临床研究，结果如下[32]。

1. 在这 45 项研究中，有 42 项研究认为，输红细胞的不良影响超过了任何益处。

2. 45 项研究中只有 1 项表明输血的益处大于不良影响。

3. 18 项研究评估了输血与存活之间的关系，18 项研究中有 17 项表明输血是死亡的独立风险因素。在输注了红细胞的患者中，死亡的可能性平均高出 70%。

（杨冰心，译　孙运波，校）

参考文献

[1] Hebert PC, Tinmouth A, Corwin HL. Controversies in RBC transfusions in the critically ill. Chest 2007; 131:1583–1590.

[2] Hayden SJ, Albert TJ, Watkins TR, Swenson ER. Anemia in critical illness. Am J Respir Crit Care Med 2012; 185(10):1049–1057.

[3] Vincent JL, Baron JF, Reinhart K, et al. Anemia and blood transfusion in critically ill patients. JAMA 2002; 288:1499–1507.

[4] Napolitano LM, Kurek S, Luchette FA, et al. Clinical practice guideline: Red blood cell transfusion in adult trauma and critical care. Crit Care Med 2009; 37:3124–3157.

[5] Ferraris VA, Ferraris SP, Saha SP, et al. Perioperative blood transfusion and

blood conservation in cardiac surgery; the Society of Thoracic Surgeons and the Society of Cardiovascular Anesthesiologists Clinical Practice Guideline. Ann Thorac Surg 2007; 83 (Suppl):S27–S86.

[6] Jones JG, Holland BM, Wardrop CAJ. Total circulating red cells versus hematocrit as a primary descriptor of oxygen transport by the blood. Br J Hematol 1990; 76:228–232.

[7] Hebert PC, Van der Linden P, Biro G, Hu LQ. Physiologic aspects of anemia. Crit Care Clin 2004; 20:187–212.

[8] Smoller BR, Kruskall MS. Phlebotomy for diagnostic laboratory tests in adults: Pattern of use and effect on transfusion requirements. N Engl J Med 1986; 314:1233–1235.

[9] Silver MJ, Li Y-H, Gragg LA, et al. Reduction of blood loss from diagnostic sampling in critically ill patients using a blood-conserving arterial line system. Chest 1993; 104:1711–1715.

[10] Wilkerson DK, Rosen AL, Gould SA, et al. Oxygen extraction ratio: a valid indicator of myocardial metabolism in anemia. J Surg Res 1987; 42:629–634.

[11] Levine E, Rosen A, Sehgal L, et al. Physiologic effects of acute anemia: implications for a reduced transfusion trigger. Transfusion 1990; 30:11–14.

[12] Weiskopf RB, Viele M, Feiner J, et al. Human cardiovascular and metabolic response to acute, severe, isovolemic anemia. JAMA 1998; 279:217–221.

[13] Hebert PC, Yetisir E, Martin C, et al. Is a low transfusion threshold safe in critically ill patients with cardiovascular disease. Crit Care Med 2001; 29:227–234.

[14] Adam RC, Lundy JS. Anesthesia in cases of poor risk: Some suggestions for decreasing the risk. Surg Gynecol Obstet 1942: 74:1011–1101.

[15] Hebert PC, Wells G, Blajchman MA, et al. A multicenter, randomized, controlled clinical trial of transfusion requirements in critical care. N Engl J Med 1999; 340:409–417.

[16] Levy PS, Chavez RP, Crystal GJ, et al. Oxygen extraction ratio: a valid indicator of transfusion need in limited coronary vascular reserve? J Trauma 1992; 32:769–774.

[17] Vallet B, Robin E, Lebuffe G. Venous oxygen saturation as a physiologic transfusion trigger. Crit Care 2010; 14:213–217.

[18] Dutton RP, Shih D, Edelman BB, Hess J, Scalea TM. Safety of uncrossmatched type-O cells for resuscitation from hemorrhagic shock. J Trauma 2005; 59:1445–1449.

[19] Qureshi H, Massey E, Kirwan D, Davies T, Robson S, White J, Jones J, Allard S. BCSH guideline for the use of anti-D immunoglobulin for the prevention of haemolytic disease of the fetus and newborn. Transfusion Medicine 2014; 24:8–20.

[20] King KE (ed). Blood Transfusion Therapy: A Physician's Handbook. 9th ed.

Bethesda, MD: American Association of Blood Banks, 2008:1–18.

[21] Conrad SA, Dietrich KA, Hebert CA, Romero MD. Effects of red cell transfusion on oxygen consumption following fluid resuscitation in septic shock. Circ Shock 1990; 31:419–429.

[22] Dietrich KA, Conrad SA, Hebert CA, et al. Cardiovascular and metabolic response to red blood cell transfusion in critically ill volume-resuscitated nonsurgical patients. Crit Care Med 1990; 18:940–944.

[23] Marik PE, Sibbald W. Effect of stored-blood transfusion on oxygen delivery in patients with sepsis. JAMA 1993; 269:3024–3029.

[24] Kiraly LN, Underwood S, Differding JA, Schreiber MA. Transfusion of aged packed red blood cells results in decreased tissue oxygenation in critically ill trauma patients. J Trauma 2009; 67:29–32.

[25] Kuriyan M, Carson JL. Blood transfusion risks in the intensive care unit. Crit Care Clin 2004; 237–253.

[26] Goodnough LT. Risks of blood transfusion. Crit Care Med 2003; 31:S678–686.

[27] Sayah DM, Looney MR, Toy P. Transfusion reactions: newer concepts on the pathophysiology, incidence, treatment, and prevention of transfusion-related acute lung injury. Crit Care Clin 2012; 28:363–372.

[28] Toy P, Gajic O, Bachetti P, et al. Transfusion-related acute lung injury: incidence and risk factors. Blood 2012; 119:1757–1767.

[29] Vamvakas EC, Blajchman MA. Transfusion-related immunomodulation (TRIM): an update. Blood Rev 2007; 21:327–348.

[30] Agarwal N, Murphy JG, Cayten CG, Stahl WM. Blood transfusion increases the risk of infection after trauma. Arch Surg 1993; 128:171–177.

[31] Taylor RW, O'Brien J, Trottier SJ, et al. Red blood cell transfusions and nosocomial infections in critically ill patients. Crit Care Med 2006; 34:2302–2308.

[32] Marik PE, Corwin HL. Efficacy of red blood cell transfusion in the critically ill: A systematic review of the literature. Crit Care Med 2008; 36:2667–2674.

第 12 章
血小板与血浆
Platelets and Plasma

本章首先对危重患者的血小板减少症和血小板治疗进行阐述，然后重点介绍血浆产品的输注，包括快速逆转华法林抗凝的建议。

一、血小板减少症

血小板减少症是危重患者最常见的凝血障碍，报道显示其发生率高达 60%[1, 2]。传统认为血小板计数＜ 150 000/µl，即定义为血小板减少症，但是当血小板计数降低至 100 000/µl 时，仍能够形成血栓，所以临床上更认同将血小板计数＜ 100 000/µl 定义为血小板减少症[2]。

（一）出血风险

1. 主要出血的风险不仅由血小板数决定，还需要一个容易出血的结构性病变。

2. 在没有结构性损伤的情况下，血小板计数低至 5000/µl，没有明显出血的迹象[3]。

3. 血小板小于 10 000/µl 的主要风险是自发性脑出血，但比较罕见[2]。

（二）病因

1. 表 12-1 列出了 ICU 环境下最可能的血小板减少的原因。

表 12-1　ICU 患者血小板减少症潜在的原因

非药物性	药物性
体外循环 弥散性血管内凝血 (DIC) HELLP 综合征 溶血性尿毒症 HIV 感染 主动脉球囊反搏 肝脏病变 / 巨脾 大量输血 肾脏替代治疗 脓毒症 血栓性血小板减少性紫癜	**抗痉挛药物** 　苯妥英钠 　丙戊酸钠 **抗菌药物** 　β- 内酰胺类 　利奈唑胺 　复方磺胺甲噁唑 　万古霉素 **抗肿瘤药物** **抗血栓药物** 　肝素 　Ⅱ b/ Ⅲ a 拮抗药 **H₂ 受体阻滞药** **其他药物** 　胺碘酮 　呋塞米 　噻嗪类 　吗啡

2. 败血症是 ICU [4] 患者血小板减少的最常见原因，是巨噬细胞破坏血小板的能力增强的结果。

（三）假性血小板减少症

1. 假性血小板减少症是在体外化验时，EDTA（血液收集试管中的抗凝药）抗体使血小板聚集，从而导致假性的血小板计数降低。

2. 据报道在住院患者的血小板计数中，这一现象的发生率为 2%[5]。

3. 一旦疑诊，血液收集试管应使用枸橼酸或肝素作为抗凝药来进行血小板计数。

二、肝素诱导的血小板减少症

肝素相关的血小板减少症有 2 种类型。

1. 第 1 类为非免疫反应，在开始应用肝素的最初几天出现轻度血小板减少（血小板计数通常为 100 000 ～ 150 000/μl）。据报道在应用肝素的患者中，这一反应的发生率为 10% ～ 30%[6]，无须中断肝素，也无不良后果，可自行好转。

2. 第 2 类血小板减少症为免疫介导的反应（HIT），基本在开始应用肝素后 5 ～ 10 d 后出现[6]，这一类型较少见（发生率为 1% ～ 3%），却更为严重，一旦被忽视，其病死率高达 30%[6]。

3. 免疫介导的血小板减少症是肝素与血小板上的蛋白质（血小板因子Ⅳ）结合，形成抗原复合物，诱导生成 IgG 抗体，这种抗体与抗原复合物结合，并在相邻的血小板之间形成交叉桥，促进血小板聚集，可导致症状性血栓形成（而非出血）和消耗性血小板减少。肝素相关抗体通常在停止肝素后 3 个月内消失[5]。

（一）危险因素

1. HIT 为非剂量依赖性反应，可以由肝素冲洗血管内导管引发，甚至可以由肝素包被的肺动脉导管引起[7]。

2. 肝素制剂的不同类型也会影响 HIT 发生的风险性。比如：应用普通肝素（UFH）HIT 发生的风险是应用低分子肝素（LMWH）的 10 倍以上[8]。

3. 不同患者类型间 HIT 发生的风险也不同：有骨科手术及

心脏手术史的患者发生率最高，而内科患者风险最低[6, 8]。

（二）临床特点

1. 典型的 HIT 在首次接触肝素后 5 ～ 10 d 出现，如果在过去 3 个月内由于接触过肝素而产生抗体也可以在 24 h 内出现[8]。

2. 血小板计数通常在 50 000/μl 到 150 000/μl 之间，很少低于 20 000/μl[6, 8]。

3. 其主要并发症是血栓形成，并使血小板减少高达 25%[8]。

静脉血栓较动脉血栓更为常见。有 55% 的 HIT 患者伴有下肢深静脉血栓形成（DVT）和（或）肺栓塞，而只有 1% ～ 3% 的患者发生动脉血栓（并最终导致肢体缺血、卒中或急性冠脉综合征）[8]。

（三）诊断

1. 有多种检测方法可用来检测 HIT 抗体。最常用的是酶联免疫吸附试验（ELISA），用以检测血小板抗体即Ⅳ因子 - 肝素复合物。

2. 阴性结果有助于排除 HIT，但阳性结果并不能确诊，因为 HIT 抗体并不总是促进血小板减少或血栓形成[8]。

3. HIT 的诊断需要抗体阳性的同时结合临床高度疑诊。

（四）紧急处理措施

立即停用肝素（不要忘记停止肝素冲管并移除肝素包被的导管）。即使在一些病例中 HIT 没有伴随血栓形成[8]，也应用表 12-2 中列出的直接凝血酶抑制药之一进行治疗剂量的抗凝。

1. 阿加曲班（Argatroban） 阿加曲班是一种人工合成 L 精氨酸类似物，它能够可逆地与凝血酶上的活化位点相结合，并快速起反应，需按照表 12-2 的用法用量持续给药。治疗目标是活化的凝血酶原时间（aPTT）达到 1.5～3 倍。

表 12-2 应用直接凝血酶抑制药抗凝

药 物	用法用量及注意事项			
阿加曲班（Argatroban）	正常情况下，以 2 μg/（kg•min）给药，调整剂量使 aPTT = 1.5～3 倍。最大剂量为 10 μg/（kg • min）。肝功能衰竭的患者，起始给药速度应减量至 0.5 μg/（kg • min）			
来匹卢定（Lepirudin）	正常情况下，致命性血栓者先静脉注射 0.4 mg。起始泵入速度为 0.15 mg/(kg•h)，调整剂量使 aPTT =1.5～3 倍。肾衰竭时，静脉注射剂量减为 0.2 mg/kg，并按下文所示调整泵入速度			
	血肌酐（mg/dl）	1.6～2.0	2.1～3.0	3.1～6.0	> 6.0
	泵入速度降低（%）	50%	70%	85%	避免用药

引自参考文献 [10, 11, 14]

(1) 该药主要通过肝脏消除，当肝功能不全时，需要进行剂量调整。

(2) 在肾功不全患者中推荐应用[8]，因为无须调整剂量。

2. 来匹卢定（Lepirudin） 来匹卢定是水蛭素（Hirudin）的重组形式，是从水蛭唾液中发现的抗凝药，与凝血酶的结合是不可逆的。来匹卢定也需持续给药，在一些致命性血栓病例中，可弹丸式注射。治疗目标与阿加曲班相同（aPTT 1.5～3 倍）。如表 12-2 所述该药通过肾脏清除，肾功能受损时需调整剂量。来匹卢定再次用药可产生致命性过敏反应[8]，所以该药治疗 HIT 通常都是一次性的。

3. 疗程　推荐应用阿加曲班或来匹卢定进行充分抗凝，直到血小板计数升至 > 150 000/μl[8]。之后，假如 HIT 伴随血栓形成，华法林可以作为长期抗凝药使用，但有两点需要注意：①血小板计数升至 150 000/μl 之前，华法林不能启用；②华法林的起始剂量不应超过 5 mg[8]。这些注意事项主要是为了降低 HIT 活跃期，应用华法林期间出现肢体坏疽的风险。在华法林达到完全抗凝之前，应继续使用凝血酶抑制药。

三、血栓性微血管病变

其特点是"消耗性"血小板减少，并伴有广泛微血管血栓形成、一个或多个重要器官功能障碍。这些情况的血液学特征见表 12-3。

表 12-3　血栓性微血管病变的临床特点比较

特　征	DIC	TTP	HELLP
裂细胞	有	有	有
血小板	减少	减少	减少
INR	升高	正常	正常
aPTT	延长	正常	正常
纤维蛋白原	减少	正常	正常
血浆 D- 二聚体	升高	正常	正常

引自参考文献 [4]

（一）弥散性血管内凝血

弥散性血管内凝血（DIC）是一种继发性疾病，很多导致广泛组织损伤的情况（如多系统的创伤）及产科急症（羊水栓塞、胎盘早剥、子痫和滞产等）可引发。始动因素为组织因子释放，激活一系列凝血因子，形成纤维蛋白原，从而导致广泛微血管血栓形成，继而血小板和凝血因子被消耗，导致消耗性凝血病[9]。

1. 临床特点

(1) DIC 时微血管血栓形成可以导致多器官功能衰竭，最常累及的器官为：肺、肾脏及中枢神经系统，同时血小板和凝血因子的消耗可促进出血，尤其是胃肠道。

(2) DIC 可同时伴有对称性肢体坏死和瘀斑。这是一种被称为"暴发性紫癜"的情形，多见于严重系统性感染，尤其多见于脑膜球菌血症[4]。

2. 实验室检查

(1) 除了血小板减少，DIC 通常（但并不总是）与凝血酶原时间（PT）延长和活化的部分凝血活酶时间（aPTT）延长有关；这两种异常都是血液中的凝血因子消耗的结果[10-11]。

(2) 广泛的血栓形成伴随着增强的纤维蛋白溶解，血浆中的纤维蛋白降解产物（血浆 D- 二聚体）增加[10-11]。

(3) 存在一种微血管性溶血性贫血，可通过外周血涂片中查找破碎的红细胞（裂细胞）来鉴定[10]。

3. 处理措施　除了支持治疗，DIC 的治疗没有特异的方法。当出血难以控制时，常考虑补充血小板或凝血因子（血浆制品），但罕有见效甚至于有害，因其对微血管血栓形成犹如"火上浇油"。伴有多器官功能衰竭的严重 DIC 病例，病死率达80% 甚至更高[4-10]。

（二）血栓性血小板减少性紫癜（TTP）

血栓性血小板减少性紫癜（TTP）是一种血栓性微血管病变，由血小板与微血管内皮上的异常血管性血友病因子（vWF）结合形成[2]。病情凶险，可以在起病 24 h 内致命。尽管一些 TTP 病例似乎继发于非特异性病毒感染，但通常没有诱发因素。

1. 临床特点　TTP 的特征性临床表现为"五联征"，包括发热、神志改变、急性肾衰竭、血小板减少和微血管性溶血性贫血。尽管 TTP 的诊断无须 5 种情况均存在，但必须有血小板减少及微血管溶血性贫血的证据（如：外周血涂片找到碎片）。因不消耗凝血因子，所以 TTP 的 INR、aPTT 及纤维蛋白均正常，借此可与 DIC 相区分（表 12-3）。

2. 处理措施

(1) 输血小板是禁忌的，因为会加重血栓形成。

(2) 其首选治疗方案为血浆置换[12]，即患者的血液经机器转换、分离、丢弃，回输入健康供者的血浆，这一治疗应持续至正常血浆体积的 1.5 倍被置换，血浆置换疗程为 3 ～ 7 d。

(3) 急性暴发性 TTP 若不加以治疗，几乎都是致命性的。但如果早期开始血浆置换（发病 48 h 内），多达 90% 的患者可以存活[12]。

（三）HELLP 综合征

HELLP（hemolysis, elevated liver enzymes, low platelets）综合征是一种血栓性微血管病变，发生于妊娠晚期或产后早期[13]，其主要原因是不明原因的血小板及凝血因子活化，从而导致血小板减少、微血管血栓形成和溶血性贫血。

1. 临床特点

(1) HELLP 具有特征性溶血、肝酶升高和血小板降低"三联征"。

(2) 最常见的临床表现是腹痛。

(3) 因可能有相同的易感因素，有时 HELLP 与 DIC 难以区分。因其不消耗凝血因子故 HELLP 综合征的 INR 及 aPTT 通常是正常的。这一点可区别于 DIC（表 12-3）。

2. 处理措施　HELLP 综合征是一种产科急症，对这种病症的治疗的详细描述超出了本文的范围。为了获得关于这一主题的更多信息，相关评论载于本章末尾的参考文献[13, 14]。

四、血小板输注

（一）输注指标

1. 活动性出血　当存在活动性出血，而不是瘀斑或瘀点时，推荐输注血小板，以保持血小板计数＞ 50 000/μl[15]。对于颅内出血，需维持更高血小板计数（＞ 100 000/μl）[15]。

2. 无活动性出血　对于药物引起的低增殖性血小板减少，建议当血小板计数降至 10 000/μl 或更低时进行输注血小板[16]。

3. 进行操作时　以下每一项建议输血小板[16]。

(1) 用于择期中心静脉置管，血小板计数小于 20 000/μl 时。

(2) 用于择期腰椎穿刺，血小板计数小于 50 000/μl 时。

(3) 用于主要的择期非神经外科手术，血小板计数小于 50 000/μl 时。

（二）血小板产品

1. 汇集血小板　通过差速分离，从新鲜全血中分离出血小板，来自 5 个供体的全血血小板产物储存前汇集到一起。在 260 ml 血浆中汇集血小板的数量为 38×10^{10}，相当于血小板计数为 $130\times10^9/\mu l$，这相当于正常血小板计数（$150\times10^3 \sim 400\times10^3/\mu l$）的 6 倍数量级。

2. 单采血小板

(1) 单采集血小板来自单一供体，血小板数量和体积与来自 5 个供体的汇集血小板相同。

(2) 理论上输注单一供体的血小板可能更有益，其感染传播的风险更低，血小板免疫反应（对供体的血小板产生抗体）的发生率也较低。然而这两种可能的益处，临床试验均未报道[17]。

3. 去白细胞处理

(1) 浓缩血小板并非不含白细胞，输注去白细胞血小板，有以下优势[17]：降低了巨细胞病毒传染的发生率（因巨细胞病毒通过白细胞传播），较少的发热反应，以及更低的血小板同种异体免疫发生率。

(2) 基于以上优势，输血小板前做去白细胞处理已成为常规。

（三）输血小板反应

1. 对一个平均身高体重，没有进行性失血的成年人，来自一个单位全血的浓缩血小板输注 1 h 后可以使循环中的血小板计数增加 7000 ～ 10 000/μl。由于平均 5 单位浓缩血小板汇集到一起进行 1 次输注，所以预期（或理想）1 h 后，血小板计数升高 35 000 ～ 50 000/μl。

2. 多次输注后，血小板计数增加值会下降[18]，是由受血者的抗血小板抗体针对供体血小板上的 ABO 抗原起反应的结果。通过输注 ABO 匹配的血小板可以减轻这一反应。

（四）输血小板不良事件

与血小板输血有关的风险列于表 12-4[16]。

表 12-4　血小板输注风险

不良反应	每次输注的概率
发热反应	1/14
过敏反应	1/50
菌血症	1/75 000
急性肺损伤	1/138 000
HBV 感染	1/2 652 580
HCV 感染	1/3 315 729
HIV 感染	0 ～ 1/1 461 888

引自参考文献 [16]

1. 非溶血性发热反应　血小板输血相关的最常见的不良事件，而且比报道的红细胞输血更常见（表 11-3）。白细胞介素可降低这种反应的风险。

2. 过敏反应　相比输注红细胞，超敏反应（荨麻疹、过敏、过敏性休克）在输血小板时也更为常见（表 11-3）。由于这是针对供体血浆中蛋白起反应，所以去除汇集血小板中的血浆有助于降低超敏反应的风险。

3. 细菌传播 由于血小板贮存于室温下而红细胞于 4℃冷藏，所以细菌在汇集血小板中更易繁殖。

4. 急性肺损伤 与输血有关的急性肺部损伤在第 11 章中描述。最常见的是输红细胞，但也是血小板输血的风险[16, 19]。

五、血浆制品

（一）新鲜冰冻血浆

即血浆从供体血液中分离出来，并在采血后 8 h 内冷冻于 -18℃。这种新鲜冰冻血浆（FFP）体积约为 230 ml，可以贮存 1 年。一旦解冻，新鲜冰冻血浆可以在 1～6℃贮存 5 d。

1. 适应证 FFP 是用来代替凝血因子的，不能用于液体复苏，其主要适应证如下。

(1) 大量失血：如第 7 章所述，在大量失血的液体复苏时，每输注 1～2 单位的浓缩红细胞同时输注一个单位的新鲜冰冻血浆是最理想的，其目标是维持 INR < 1.5[20]。

(2) 逆转华法林：华法林抗凝相关的大出血中，血浆（10～15 ml/kg）已被用于替代维生素 K 依赖的凝血因子（如 Ⅱ 因子、Ⅶ因子、Ⅸ因子、Ⅹ因子）[21]。然而，在这种情况下，血浆不再受到青睐[22, 23]，主要原因是：纠正凝血酶原时间可能是 12 h 或更长[24]，所需的液体量会加重出血，或促进肺水肿（关于快速逆转华法林抗凝的首选方法，见前述）。

(3) 肝衰竭：新鲜冰冻血浆可用于纠正肝功能衰竭和失控的出血患者的凝血酶原时间。凝血酶原时间作为治疗目标，但输血浆后治疗效果不稳定[22]。

2. 不良事件　表 12-5[22, 23, 25] 列出了与输注新鲜冰冻血浆有关的不良事件。荨麻疹是最常见的，过敏反应少见。冷冻消除了细菌污染的风险 [22]，但不能消除肝炎和人体免疫缺陷病毒传播的风险。但如表 12-5 所示，传播这些病毒的风险很小。

表 12-5　输注新鲜冰冻血浆不良反应

不良事件	发生概率
荨麻疹	1/（30 ~ 100）
过敏反应	1/20 000
急性肺损伤	1/5 000
HIV 感染	1/10 000 000
HBV 感染	1/12 000 000
HCV 感染	1/50 000 000

引自参考文献 [22, 23, 25]

（二）凝血酶复合物

凝血酶复合物或称 PCC，包含所有四种维生素 K 依赖的凝血因子（Ⅱ、Ⅶ、Ⅸ、Ⅹ），在危及生命的出血患者中，能够快速逆转华法林抗凝作用 [22, 23]，它比新鲜冰冻血浆更受青睐。其相对于新鲜冰冻血浆的优点如下。

1. 凝血酶原复合物是一种冻干性粉末，在 4 种液体中体积相对较小（通常＜ 150 ml），在静脉液体中迅速溶解。这避免了解冻新鲜冰冻血浆所涉及的时间延迟，大大减少了输液量。

2. 可以在给药后 30 min 开始发挥作用 [26]，比新鲜冰冻血浆逆转华法林抗凝作用的时间缩短至少一半 [24]。

3. 用药后相关的反应更迅速，体积更有限，这使得该产品特别适合治疗华法林相关颅内出血。

4. 建议的凝血酶原复合物剂量见表 12-6[26]。注意给药方案是由IX因子的效力（单位）决定的，具有个体差异[26]。

表 12-6　华法林诱导出血的快速逆转

仅用于重大或危及生命的出血	
①静脉给予 10 mg 维生素 K（稀释于 50 ml 静脉注射液中），缓慢注射（10min 以上）	
②如果可能，按照下文所示推荐剂量应用凝血酶原复合物（PCC）。每次应用 PCC 30 min 后检查 INR	
INR	PCC 剂量
2 ～ 3.9 4 ～ 6 ＞ 6	25 U/kg，最大量 2500 U 35 U/kg，最大量 3500 U 50 U/kg，最大量 5000 U

引自参考文献 [23, 26]

5. 凝血酶原复合物价格昂贵（应用于 80 kg 成人、50 U/kg 的剂量约为 5000 美元，而 4 单位新鲜冰冻血浆约为 300 美元）[26]，因此，应仅用于与华法林抗凝有关的重大或危及生命（特别是颅内出血）的病例。

（三）冷沉淀

1. 制备　当新鲜冰冻血浆在 4℃溶化时，可以分离出一种乳白色残渣，富含冷凝蛋白，如纤维蛋白原、vWF、Ⅷ因子等。这种分离自血浆的冷沉淀可在 -18℃下贮存长达 1 年。其体积为 10 ～ 15 ml。

2. 适应证　目前在 ICU 冷沉淀主要用以与低纤维蛋白原血

症相关的失控性出血（血清纤维蛋白原 < 100 mg/dl）。大多数病例涉及大量出血，或与肝衰竭相关的出血。

1 单位的冷沉淀含有约 200 mg 的纤维蛋白原，注入 10 单位的冷沉淀（2 g 纤维蛋白原）可使成人的血清纤维蛋白原水平提高约 70 mg/dl。最终目标是血清纤维蛋白原水平在 100 mg/dl 以上。

六、止血药

（一）醋酸去氨加压素

醋酸去氨加压素是一种血管加压素类似物，它没有加压素的血管收缩或利尿作用，但能够提高 vWF 的血浆水平，并纠正 75% 的肾衰竭患者[28] 的异常出血时间。然而，对尿毒症出血的影响机制尚不清楚。

建议给药剂量为 0.3 μg/kg 静脉注射或皮下注射，或 30 μg/kg 鼻内喷雾[26]。这种作用只持续 6 ～ 8 h，反复服用会导致心动过速。

（二）抗纤溶药物

抗纤溶药物（氨甲环酸和氨基己酸）通过阻断纤溶酶原转化为纤溶酶起效。

1. 适应证　抗纤溶药物用于与纤溶亢进有关的特定出血患者（例如，传统血栓形成后在 30 min 内出现 > 3% 的溶解）。其在心脏手术、外伤、骨科手术和肝外科中进行的研究结果表明，出血减少而血栓栓塞并发症却没有增加[29]。

2. 剂量

(1) 氨甲环酸可以先静脉注射 1 g 10 min 以上，8 h 后可以再次给药 1 g [27]。

(2) 氨基丙酸先静脉给负荷剂量：50 mg/kg ，然后以 25 mg/（kg·h）注入直至出血和（或）纤溶消退 [27]。

3. 不良反应　这些药物在治疗剂量中使用相对安全，氨甲环酸剂量超过 1 g 后有癫痫发作的报道 [27]。

（杨冰心，译　孙运波，校）

参考文献

[1] Parker RI. Etiology and significance of thrombocytopenia in critically ill patients. Crit Care Clin 2012; 28:399–411.

[2] Rice TR, Wheeler RP. Coagulopathy in critically ill patients. Part 1: Platelet disorders. Chest 2009; 136:1622–1630.

[3] Slichter SJ, Harker LA. Thrombocytopenia: mechanisms and management of defects in platelet production. Clin Haematol 1978; 7:523–527.

[4] DeLoughery TG. Critical care clotting catastrophies. Crit Care Clin 2005; 21:531–562.

[5] Payne BA, Pierre RV. Pseudothrombocytopenia: a laboratory artifact with potentially serious consequences. Mayo Clin Proc 1984; 59:123–125.

[6] Shantsila E, Lip GYH, Chong BH. Heparin-induced thrombocytopenia: a contemporary clinical approach to diagnosis and management. Chest 2009; 135:1651–1664.

[7] Laster J, Silver D. Heparin-coated catheters and heparin-induced thrombocytopenia. J Vasc Surg 1988; 7:667–672.

[8] Linkins L-A, Dans AL, Moores LK, et al. Treatment and prevention of heparin-induced thrombocytopenia. Antithrombotic Therapy and Prevention of Thrombosis, 9th ed: American College of Chest Physicians Evidence-Based Clinical Practice Guidelines. Chest 2012; 141(Suppl):495S–530S.

[9] Senno SL, Pechet L, Bick RL. Disseminated intravascular coagulation (DIC). Pathophysiology, laboratory diagnosis, and management. J Intensive Care Med 2000; 15:144–158.

[10] Levy M. Disseminated intravascular coagulation. Crit Care Med 2007; 35:2191–2195.

[11] Taylor FBJ, Toh CH, Hoots WK, et al. Towards definition, clinical and laboratory criteria, and a scoring system for disseminated intravascular coagulation. Thromb Haemost 2001; 86:1327–1330.

[12] Rock GA, Shumack KH, Buskard NA, et al. Comparison of plasma exchange with plasma infusion in the treatment of thrombotic thrombocytopenia purpura. N Engl J Med 1991; 325:393–397.

[13] Kirkpatrick CA. The HELLP syndrome. Acta Clin Belg 2010; 65:91–97.

[14] Sibai BM. Diagnosis, controversies, and management of the syndrome of hemolysis, elevated liver enzymes, and low platelet count. Obstet Gynecol 2004; 103:981.

[15] Slichter SJ. Evidence-based platelet transfusion guidelines. Hematol 2007; 2007:172–178.

[16] Kaufman RM, Djulbegovic B, Gernsheimer T, et al. Platelet transfusion: A clinical practice guideline from the AABB. Ann Intern Med 2015; 162:205–213.

[17] Slichter SJ. Platelet transfusion therapy. Hematol Oncol Clin N Am 2007; 21:697–729.

[18] Slichter SJ, Davis K, Enright H, et al. Factors affecting post-transfusion platelet increments, platelet refractoriness, and platelet transfusion intervals in thrombocytopenic patients. Blood 2005; 105:4106–4114.

[19] Sayah DM. Looney MR, Toy P. Transfusion reactions. Newer concepts on the pathophysiology, incidence, treatment, and prevention of transfusion-related acute lung injury. Crit Care Clin 2012; 28:363–372.

[20] Holcomb JB, Tilley BC, Baraniuk S, Fox EE, et al. for the PROPPR Study Group. Transfusion of plasma, platelets, and red blood cells in a 1:1:1 vs. a 1:1:2 ratio and mortality in patients with severe trauma: the PROPPR randomized clinical trial. JAMA 2015; 313(5):471–82.

[21] Zareh M, Davis A, Henderson S. Reversal of warfarin-induced hemorrhage in the emergency department. West J Emerg Med 2011; 12:386–392.

[22] British Committee for Standards in Haematology, Blood Transfusion Task Force. Guidelines for the use of fresh-frozen plasma, cryoprecipitate, and cryosupernatant. Br J Haematol 2004; 126:11–28.

[23] Ageno W, Gallus AS, Wittkowsky A, et al. Oral anticoagulant therapy: antithrombotic therapy and prevention of thrombosis, 9th ed: American College of Chest Physicians evidence-based clinical practice guidelines. Chest 2012; 141(Suppl 2):e44S–e88S.

[24] Hickey M, Gatien M, Taljaard M, et al. Outcomes of urgent warfarin reversal with fresh frozen plasma versus prothrombin complex concentrate in the emergency department. Circulation 2013; 128:360–364.

[25] Popovsky MA. Transfusion-Related Acute Lung Injury: Incidence,

pathogenesis and the role of multicomponent apheresis in its prevention. Transfus Med Hemother. 2008; 35:76–79.

[26] Kcentra package insert. CSL Behring GmbH, Marburg, Germany.

[27] Callum JL, Karkouti K, Lin Y. Cryoprecipitate: the current state of knowledge. Transfus Med Rev 2009; 23:177–184.

[28] Salman S. Uremic bleeding: pathophysiology, diagnosis, and management. Hosp Physician 2001; 37:45–76.

[29] Ortmann E, Besser MW, Klein AA. Antifibrinolytic agents in current anaesthetic practice. Br J Anaesth 2013; 111: 549–563.

第六部分
心脏急症
Cardiac Emergencies

第 13 章
快速性心律失常
Tachyarrhythmias

危重症患者出现心率增快或心动过速往往提示临床心脏事件发生，但多数情况下，心动过速可以是生理表现（如窦性心动过速）。这一节所描述的心动过速是非生理情况下心动过速（即快速性心律失常），需要迅速识别和治疗。本节涉及的绝大多数推荐源于附于本节后的最新临床实践指南[1, 2]。

一、识别

心动过速（心率＞ 100/min）的识别诊断建立在 3 种心电图检查结果的基础上：① QRS 波群间期，② R-R 间距的一致性，③心房活动特征。诊断流程如图 13-1 所示。

（一）窄 QRS 波群心动过速

窄 QRS 波群（≤ 0.12 s）心动过速起源于房室结之上的某一位点，也称为"室上性心动过速"。此类"室上性心动过速"包括窦性心动过速、房性心动过速、房室结折返性心动过速（亦称阵发性室上性心动过速）、心房扑动和心房颤动。此类心律失常可通过 R-R 间距的一致性（即节律的规整性）和心房活动的特征加以识别，如下所述。

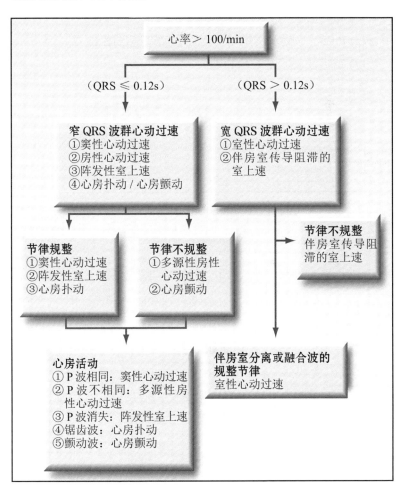

▲ 图 13-1　心动过速评估流程图

1.节律规整　心电图表现为R-R间期相等（即心脏节律规整）的心律失常主要包括窦性心动过速、房室结折返性心动过速以及伴有固定房室传导比例（如 2：1，3：1 传导）的心房扑动。利用下述标准识别心电图心房活动情况可区分不同类型心动过速：

(1) 相同的 P 波和 P-R 间期表明是窦性心动过速。

(2) P 波消失提示房室结折返性心动过速（图 13-2）。

(3) 锯齿波证明是心房扑动。

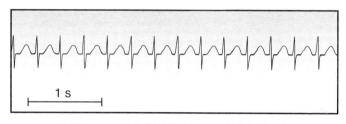

▲ 图 13-2　节律规整的窄 QRS 波群心动过速
消失的 P 波隐藏在 QRS 波群中，这就是房室结折返性心动过速，因其突发突止的发病特点，也称之为"阵发性室上性心动过速"

2.节律不规整　如果 R-R 间期不一致（即节律不规整），最可能的心律失常是多源性房性心动过速和心房颤动。同样，可通过识别心电图上心房活动区分不同类型心动过速，即

(1) 多形性 P 波并 P-R 间期多变证实为多源性房性心动过速（图 13-3 中 A 组）。

(2) P 波消失，伴之出现高度紊乱的心房活动（颤动波）证实为心房颤动（图 13-3 中 B 组）。

（二）宽 QRS 波群心动过速

宽 QRS 波群（＞ 0.12 s）心动过速多起源于房室结之下的某一位点（例如室性心动过速），或表现为伴房室传导阻滞的室上

性心动过速（室上速）（如伴束支传导阻滞），这两种心律失常有时难以进行鉴别。室速和伴差异性传导的室上速两者之间的区别本节稍后详述。

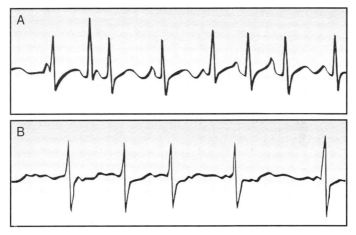

▲ 图 13-3　伴不规整节律的窄 QRS 波群心动过速

A. 多源性房性心动过速（多源性房速），可通过多形 P 波的形态特征和 PR 间期的多变性来识别；B. 心房颤动，可通过 P 波消失和高度紊乱的心房活动（颤动波）来识别

二、心房颤动

　　心房颤动（房颤）是一种临床常见的心律失常，患病率随年龄增长而上升。目前报道 65 岁以下房颤患病率为 2%，65 岁以上的患病率则为 9%[1]。

（一）病因学

1. 大多数房颤患者患有潜在的心脏疾病，包括瓣膜疾病。

2. 房颤的潜在可逆原因包括酗酒、大手术、心肌梗死、心肌炎、心包炎、肺栓塞与甲亢。

3. 据报道心脏外科术后房颤发生率高达 45%，非心脏本身的其他胸外科术后房颤发生率高达 30%，其他重大手术术后房颤发生率为 8%[3]。

（二）不良后果

房颤的不良后果包括心功能受损和血栓栓塞。

1. 心脏功能　心房颤动的主要威胁源于房颤是心房收缩（心室舒张末容积的 25% 靠心房收缩完成）减弱导致舒张期心室充盈不足和心率增快（心室充盈时间缩短）。心室顺应性下降（如心室肥大）和二尖瓣狭窄会进一步加重心功能受损，对心脏每搏输出量的影响则取决于潜在心脏病的种类及严重程度。

2. 血栓栓塞

(1) 房颤易于在左心房形成血栓，这些血栓脱落移行至脑循环血管中形成栓了，从而导致急性缺血性脑卒中。

(2) 房颤伴有特定危险因素（心衰、高龄等）情况下，血栓栓塞性风险增加。卒中风险评估将在下文介绍。

(3) 除外持续时间小于 48 h 的初发房颤，所有类型房颤（包括阵发性房颤）患者的血栓栓塞风险都大大增加。

（三）急性心率控制

血流动力学稳定的房颤患者，近期目标是通过应用延长房室传导的药物控制心率降至 80/min 以下，常用药物及给药方式如表 13-1 介绍（注：这些药物不适用于通过旁路冲动激发的房颤，后文介绍）。

1. 地尔硫䓬

(1) 地尔硫䓬是钙通道阻滞药，超过 85% 非复杂型房颤患者应用地尔硫䓬可获得满意的心率控制 [1]。其用法为静脉推注后，继而持续静脉滴注（表 13-1），且药物反应性优于胺碘酮和地高辛 [4]。

(2) 地尔硫䓬的不良反应包括低血压和心脏抑制（负性肌力作用）。正因其负性肌力作用，失代偿的收缩性心力衰竭患者不推荐使用地尔硫䓬 [1]。

2. β 受体阻滞药

(1) β 受体阻滞药能成功地控制 70% 的急性房颤的心率 [11]，当房颤与交感神经兴奋（比如心肌梗死和心外科术后）有关时，它是控制心率的首选药物 [1, 3]。

(2) 已证明对房颤有效的两种 β 受体阻滞药是艾司洛尔和美托洛尔，其用法如表 13-1 所示。艾司洛尔作为一种超短效药物（血清半衰期是 9 min）[5]，推荐连续静脉输注，且可通过快速剂量滴定达到预期效果（与美托洛尔不同）[12]。

(3) 此类药物不良反应与地尔硫䓬类似，因此对于失代偿性收缩性心力衰竭患者不推荐使用 [1]。

3. 胺碘酮

(1) 胺碘酮延长房室结传导，是合并心房颤动的危重症患者控制心室率的首选药物 [1]。

(2) 胺碘酮产生的心脏抑制作用比地尔硫䓬小 [6]，因此是收缩性心力衰竭患者控制心室率的首选药物 [1, 7]。另一方面，由于其长时间应用的毒性作用，对于其他药物不能有效控制心室率的房颤患者，胺碘酮可作为备选 [1]。

(3) 胺碘酮的用法如表 13-1 所示，其静脉用药多控制在 24 h

以内，后续序贯为口服制剂。

(4) 胺碘酮是抗心律失常药物（Ⅲ类），能将房颤转复为窦性心律。胺碘酮用于持续性房颤（发病至今超过 1 年）时心律转复成功率低[1]；但对于新发房颤，当使用负荷剂量后持续输注，且日剂量超过 1500 mg 时，转复成功率可达 55% ～ 95%[7]。患者在没有充分抗凝的情况下，应用胺碘酮可造成意料外的心脏复律（见下文）。

表 13-1　房颤时紧急心率控制的用药方案

药　物	给药方案及注解
地尔硫䓬	**静脉**：0.25 mg/kg 静脉推注，超过 2 min，然后以 5 ～ 15 mg/h 静脉滴注。如果 15 min 后心率 > 90/min，以 0.35 mg/kg 给予第二剂 **口服**：120 ～ 360 mg（缓释），每日 1 次
美托洛尔	**静脉**：2.5 ～ 5 mg 静脉推注，超过 2 min，必要时，每 5 ～ 10 min 重复一次，共 3 次（最多） **口服**：25 ～ 100 mg，每日 2 次
艾司洛尔	**静脉**：初始给予 500 μg/kg 静脉注射，后从 50 μg/（kg·min）开始连续静脉输注，必要时每 5 min 增加 25 μg/（kg·min），直至最大剂量 200 μg/（kg·min） **口服**：不适用
胺碘酮	**静脉**：150 mg 静脉滴注，超过 10 min，必要时可重复给药，然后以 1 mg/min 静脉滴注 6 h，接着以 0.5 mg/min 静脉滴注 18 h，24 h 内总量不应超过 2.2 g **口服**：每日 100 ～ 200 mg
地高辛	**静脉**：每 2 小时静脉推注 0.25 mg，24 h 总量 1.5 mg **口服**：每日 0.125 ～ 0.25 mg

引自参考文献 [1]

(5) 短期静脉注射胺碘酮的不良反应包括低血压（15%）、输液性静脉炎（15%）、心动过缓（5%）和肝酶升高（3%）[8, 9]（注：注射用胺碘酮 2 种配方：一种含有可导致低血压的血管活性溶剂聚山梨酯 80，一种含有无血管活性的巯基醇）。

(6) 胺碘酮通过细胞色素 P_{450} 酶在肝脏代谢，并可产生药物间相互作用[9]。包括胺碘酮可抑制地高辛和华法林的代谢，因此，长期口服胺碘酮维持治疗的患者需高度重视。

4. 地高辛　地高辛延长房室结传导，是一种长期控制房颤心率的常用药物。但是，地高辛静脉推注给药起效慢，达到有效血浆峰浓度需要至少 6 h[1]。正因为地高辛起效慢的特性，其不单独用于急性房颤心率的控制，但可与 β 受体阻滞药联合用于代偿性心力衰竭的患者[1]。

（四）电复律

1. 房颤并发低血压、肺水肿、心肌缺血，或累及旁路的心房颤动，可选择直流电复律（见下文）。

2. 电复律时推荐使用与 QRS 同步的双相复律，以避免诱发心室颤动。使用双相波电击，用 100 J 的能量通常足以使心脏复律成功，但是，常以 200 J 为初始复律能量。

3. 需立即电复律且房颤持续时间超过 48 h 或发生时间未知情况下，需立即启动抗凝（肝素）治疗，且抗凝（口服）需持续至少 4 周[1]。

（五）抗凝

以下关于血栓栓塞性卒中的预防推荐都基于最新有关房颤的相关指南[1]，其适用于除发病时间少于 48 h 的初发房颤外的所有病例。

1. 适应证

(1) 有机械瓣膜或生物瓣膜的房颤患者、风湿性二尖瓣狭窄、二尖瓣修复术后患者，均推荐长期抗凝治疗。

(2) 非瓣膜性房颤患者，推荐应用 CH2DS2-VASc 评分系统（附录 D）评估卒中风险，既往卒中病史、TIA、CH2DS2-VASc ≥ 2 分患者推荐长期抗凝治疗。

2. 口服抗凝血

(1) 人工瓣膜性房颤患者，推荐华法林抗凝，INR 目标值为 2～3。

(2) 非瓣膜性房颤患者，口服抗凝药物选择华法林、直接凝血酶抑制药达比加群（达比加群酯）、Xa 抑制药利伐沙班（拜瑞妥）、阿哌沙班。

(3) 新型口服抗凝血药（达比加群、利伐沙班、阿哌沙班）受肾功能影响，如表 13-2 所示。达比加群、利伐沙班在肾衰竭（肌酐清除率＜ 15ml/min）时禁用，对于阿哌沙班的使用目前没有相关推荐。

华法林的剂量选择不受肾功能影响。

表 13-2　口服抗凝药物的剂量选择

肌酐清除率	达比加群	利伐沙班	阿哌沙班
＞ 50	150mg，每日 2 次	20mg，每日 1 次	2.5～5mg，每日 2 次*
31～50	150mg，每日 2 次	15mg，每日 1 次	2.5～5mg，每日 2 次*
15～30	75mg	15mg，每日 1 次	？
＜ 15	禁用	禁用	？

*. 满足以下任意两点：肌酐清除率≥ 1.5mg/dl，年龄≥ 80 岁，体重≤ 60kg，则选用 2.5mg；？. 提示没有相关推荐建议
引自参考文献 [1]

（六）预激综合征

1. 预激（WPW）综合征（短 P-R 间期和 QRS 波群前的 δ 波）的特点为起源于房室旁路的室上性心动过速反复发作。

2. 存在心脏附加旁路的患者发生房颤时，应用阻滞房室结传导的药物减慢心室率不可行，因为附加旁路没有被阻滞。而且，选择性房室结阻滞药能促发心室颤动。因此，房室结阻滞药物（如钙通道阻滞药，β 受体阻滞药）不推荐用于由附加旁路诱发的房颤（如前所述）。这种情况下，首选治疗是电复律。

三、多源性房性心动过速

多源性房性心动过速或多源性房速是一种节律不规整的室上性心动过速，具有 3 种以上的 P 波形态及心房激动方式（图 13-3 中的 A 图）。

（一）病因学

1. 多源性房性心动过速是老年人常见的功能紊乱，超过半数的病例合并慢性肺疾病及肺动脉高压[10]。

2. 其他相关的疾病包括镁和钾的耗竭，以及冠状动脉疾病[1, 11]。

（二）紧急处理

多源性房速很难控制。

1. 必要时应识别和纠正低镁血症和低钾血症。

2. 机体镁总量缺乏时，血清镁水平可以是正常的（第 29 章详述），静脉注射镁可作为血清镁水平正常时的一项经验性措施。

(1) 初始应用 2 g 硫酸镁（入 50 ml 生理盐水中）静推，超过 15 min，后应用 6 g 硫酸镁（入 500 ml 生理盐水中）静脉输注，超过 6 h。

(2) 在一项研究中，这一方案有显著疗效，可将 88% 的多源性房速成功转复为窦性心律，而且效果不依赖血清镁水平[11]。

3. 若上述治疗措施失败，应用以下两种药物（尽管两种药物都不推荐用于失代偿性收缩性心力衰竭患者）可能成功：

(1) 据报道，应用如表 13-1 所述的美托洛尔剂量，减慢多源性房速心率及转复窦律的成功率可达 89%[12]。

(2) 支气管痉挛性 COPD 患者慎用美托洛尔，此时可选用钙通道阻滞药维拉帕米。其减慢多源性房速心率或转复窦性心律的成功率约 44%[12]。推荐剂量为 0.25～5 mg 静脉推注超过 2 min，必要时可 15～30 min 重复给药，总量达 20 mg[4]。维拉帕米主要风险为心肌抑制和低血压。

四、阵发性室上性心动过速

阵发性室上性心动过速（阵发性室上速）是窄 QRS 波群心动过速，在普通人群中常见，发病率仅次于房颤。

（一）机制

阵发性室上性心动过速多发生于房室传导系统的一条路径的脉冲传输减慢时。在异常的和正常的传导路径中，不同生理不应期的脉冲传输速率不同，这种脉冲传输的差异性允许脉冲通过一条通路下传后通过另一条通路逆传。脉冲的逆行传输称为折返，且这种逆行传输可形成一连续的环形传导，即折返性心动过速。

折返起源于两条传导路径中的一条发生异位房性冲动，这导致了折返性心动过速所特有的突然发作。

房室结折返性心动过速　基于折返路径的不同定位，阵发性室上速有 5 种不同的类型，其中房室结折返性心动过速是最常见的类型，其折返路径位于房室结。房室结折返性心动过速（AVNRT）占阵发性室上性心动过速的 50% ～ 60%[13]，也是本节重点。

（二）临床特点

1. 房室结折返性心动过速常见于没有任何心脏病史的青年人，且 60% 以上患者为女性[2]。

2. 常突然发病，心率达 180 ～ 200/min，在个例患者中，心率可波动于 110 ～ 250/min 以上[2]，有临床意义的血流动力学改变极为罕见。

3. 心电图表现为节律规整的窄 QRS 波群心动过速及窦性 P 波消失（图 13-2）。

（三）迷走神经刺激法

1. 增加迷走神经张力的操作方法（颈动脉窦按摩和 Valsalva 动作）被推荐作为终止房室结折返性心动过速的最初尝试，操作时患者取仰卧位[2]。

2. 研究报道，Valsalva 动作有 18% 的成功率，颈动脉窦按摩有 12% 的成功率[14]。

（四）腺苷

1. 当刺激迷走神经无效时，腺苷成为终止房室结折返性心动过速可供选择的药物[2, 15, 16]。腺苷是一种内源性核苷酸，有松弛血管平滑肌和减慢房室结传导的作用。

2. 当从静脉快速注射时，腺苷迅速发挥作用（< 30 s）并产生短暂的房室阻滞，从而终止房室结折返性心动过速。腺苷迅速从血液中被清除，其作用仅维持 1 ~ 2 min。

3. 腺苷给药方案见表 13-3。此方案能终止 90% 以上的折返性心动过速[2]。

表 13-3　静脉注射腺苷治疗阵发性室上速

项　目	推　荐
给药方法	①通过外周静脉给药 ② 6 mg 快速静推，然后用生理盐水冲管 ③如果 2 min 后效果不佳，给予 12 mg 快速静推，再用生理盐水冲管 ④如果 2 min 后效果仍然不佳，可以再给予 12 mg 快速静推
剂量调整	下列情况剂量减少 50% ①从上腔静脉给药 ②正接受钙通道阻滞药、β 受体阻滞药或双嘧达莫治疗的患者
药物相互作用	①双嘧达莫（阻碍腺苷吸收） ②茶碱（阻碍腺苷受体）
禁忌证	①哮喘 ②二度或三度房室传导阻滞 ③病态窦房结综合征
不良反应	①心动过缓 房室阻滞（50%） ②面部潮红（20%） ③呼吸困难（12%） ④胸闷（7%）

引自参考文献 [15, 16]

4. 腺苷应从外周静脉给药，通过中心静脉给予标准剂量的腺苷可诱发心室停搏，因此，通过中心静脉给药时，推荐药量减半[17]。

5. 腺苷的不良反应（表 13-3）是短暂的，最常见的不良反应是转复后的心动过缓，包括不同程度房室传导阻滞。房室阻滞难以用阿托品治疗，但是在 60 s 内能自发地消失[16]。

6. 双嘧达莫可加重腺苷导致的房室传导阻滞。而甲基黄嘌呤（如咖啡因、茶碱）可阻断腺苷受体，降低其疗效[2, 16]。

（五）其他治疗措施

1. 对于存在腺苷应用禁忌或腺苷治疗无效，且血流动力学稳定的患者，可选择静脉注射 β 受体阻滞药、地尔硫䓬或维拉帕米（前述剂量）来终止房室结折返性心动过速[2]。其他治疗措施无效时可选用胺碘酮[2]。

2. 对于血流动力学不稳定或药物难治性的病例推荐使用电复律[2]。

五、室性心动过速

室性心动过速（室速）是一种宽 QRS 波群心动过速，常突然发作，节律规整，心率在 100/min 以上（通常在 140 ～ 200/min）[18, 19]。它可能表现为单一形态（相同的 QRS 波群）或多种形态（多种形态的 QRS 波群）。单形态室速很少出现在没有心脏结构性病变的患者中。

（一）室速与室上速

单形性室速难以与伴房室传导阻滞的室上速鉴别，以下心电图特点有助于识别室速。

1. 房室分离（P 波和 QRS 波群没有固定关系）可证实为室速，

房室分离在单个导联心电图表现可能不明显，在 12 导联心电图上就更容易被发现（P 波在肢体导联和心前区导联上最明显）。

2. 心电图表现如图 13-4 所示，融合波是室速的间接证据。融合波是由心室异位冲动的逆行传导产生的，该异位冲动与室上性冲动（如窦房结）相抵消。正常 QRS 波群与心室异位冲动产生波群混合，从而产生一融合波。

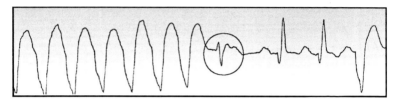

▲ 图 13-4　融合波示例（圆圈所示）
其是由心室异位冲动与室上性冲动（如窦房结）发生部分抵消产生，出现融合波是心室异常活动的证据

（二）治疗

宽 QRS 波群心动过速患者治疗方案如下所述，具体流程见图 13-5。

1. 如果有血流动力学不稳定的证据，不论是室速还是异常传导的室上速，电复律是恰当的干预措施。应选用同步直流电复律，且因双相电复律仅需较低效能即能达到有效而被推荐使用，根据 ACLS 的最新推荐[20]，初始能量选择应根据商品推荐，在无法获得商品厂家推荐情况下，应考虑应用最大接受能量值（如双相 200 J）（参照第 15 章有关无脉性室速的指导建议）。

2. 如果没有血流动力学不稳定，且室速诊断不确定，尝试静脉应用腺苷可能对临床诊断有益，因为腺苷会突然终止多数阵发性室上速，但不会终止室速。如果宽 QRS 波群心动过速应用腺苷无效，那么诊断很可能是室速，抑制心律失常需要静脉注射胺碘酮。

3. 如果没有血流动力学不稳定，且室速诊断是确定的，静脉注射胺碘酮用于抑制单形性室速备受推崇[20]，给药方案如表13-1 所述。

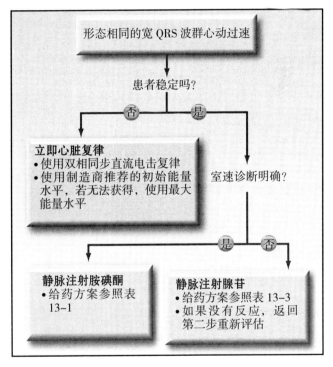

▲ 图 13-5　宽 QRS 波群心动过速患者的紧急处置动态图

（三）尖端扭转型室速

尖端扭转型室速（围绕中心扭转）是多形性室速的一种类型，其 QRS 波群宛如围绕心电图的等电位线扭转，如图 13-6 所示。

这种心律失常与 Q-T 间期延长有关，可原发，也可继发（后者更常见）。

1. **发病诱因** 继发性尖端扭转型室速的常见诱发因素为药物和可引起 Q-T 间期延长的电解质紊乱 [21, 22]。

(1) 最常引发尖端扭转型室速的药物如表 13-4 所示 [22]。

(2) 延长 Q-T 间期的电解质紊乱包括低钾血症、低钙血症和低镁血症。

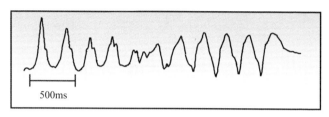

▲ 图 13-6 尖端扭转型室速
"绕着（等电位）点扭转"的阵发性室性心动过速（由 Richard M. Greenberg 博士提供）

表 13-4 能诱发尖端扭转型室速的药物

抗心律失常药	抗菌药物	抗精神病药	其他
IA { 奎尼丁 丙吡胺 普鲁卡因胺 Ⅲ { 伊布利特 索他洛尔	克拉霉素 红霉素 喷他脒	氯丙嗪 硫利达嗪 氟哌利多 氟哌啶醇	西沙必利 美沙酮

引自参考文献 [22]。药品的完整列表见网站：www.torsades.org

2. **测量 Q-T 间期** Q-T 间期（从 QRS 波群起始到 T 波结束之间的距离）与心率成反比关系，因此，速率矫正的 Q-T 间期（QTc）能够更精确地评估 Q-T 间期延长。测定 QTc 公认的方法是用 R-R 间期的平方根去除 Q-T 间期 [23, 24]；即

$$QTc=QT/\sqrt{R\text{-}R} \qquad （公式 13-1）$$

正常 Q-T 间期对应的 QTc ≤ 0.44 s，而 QTc > 0.5 s 提示发生尖端扭转型室速的危险性增加[24]。

3. 治疗

(1) 持续性或血流动力学不稳定的尖端扭转型室速要求非同步电复律（也就是除颤）[4]。

(2) 血流动力学稳定的尖端扭转型室速，静脉注射镁剂为首选治疗方法，即使血清中镁离子浓度正常，推荐给药方案为 2 g 硫酸镁一次静脉注射，注射时间超过 1 ~ 2 min，然后以 2 ~ 4 mg/min 的速度连续输注镁剂[22]。

(3) 另可选用静脉注射钾剂，即使血清钾处于正常水平，目标是血清钾浓度提高 0.5 mEq/L[22]。

(4) 对硫酸镁无反应的尖端扭转型室速，应考虑超速（90 ~ 110 次）经静脉起搏（缩短 Q-T 间期）[22]。

（王　燕，译　山　峰，校）

参考文献

[1] January CT, Wann LS, Alpert JS, et al. 2014 AHA/ACC/HRS guideline for the management of patients with atrial fibrillation. Circulation 2014; 130:e199–e267.

[2] Page RL, Joglar JA, Al-Khatib SM, et al. 2015 ACC/AHA/HRS guideline for the management of adult patients with supraventricular tachycardia: executive summary. Circulation 2015; 132:000-000 (available at www.acc. org, accessed 3/2/2016).

[3] Mayson SE, Greenspon AJ, Adams S, et al. The changing face of postoperative atrial fibrillation: a review of current medical therapy. Cardiol

Rev 2007; 15:231–241.

[4] Siu C-W, Lau C-P, Lee W-L, et al. Intravenous diltiazem is superior to intravenous amiodarone or digoxin for achieving ventricular rate control in patients with acute uncomplicated atrial fibrillation. Crit Care Med 2009; 37:2174–2179.

[5] Gray RJ. Managing critically ill patients with esmolol. An ultrashort- acting β-adrenergic blocker. Chest 1988; 93:398–404.

[6] Karth GD, Geppert A, Neunteufl T, et al. Amiodarone versus diltiazem for rate control in critically ill patients with atrial tachyarrhythmias. Crit Care Med 2001; 29:1149–1153.

[7] Khan IA, Mehta NJ, Gowda RM. Amiodarone for pharmacological cardioversion of recent-onset atrial fibrillation. Int J Cardiol 2003; 89:239–248.

[8] VerNooy RA, Mounsey P. Antiarrhythmic drug therapy in atrial fibrillation. Cardiol Clin 2004; 22:21–34.

[9] Chow MSS. Intravenous amiodarone: pharmacology, pharmacokinetics, and clinical use. Ann Pharmacother 1996; 30:637–643.

[10] Kastor J. Multifocal atrial tachycardia. N Engl J Med 1990; 322:1713–1720.

[11] Iseri LT, Fairshter RD, Hardeman JL, Brodsky MA. Magnesium and potassium therapy in multifocal atrial tachycardia. Am Heart J 1985; 312:21–26.

[12] Arsura E, Lefkin AS, Scher DL, et al. A randomized, double-blind, placebo-controlled study of verapamil and metoprolol in treatment of multifocal atrial tachycardia. Am J Med 1988; 85:519–524.

[13] Trohman RG. Supraventricular tachycardia: implications for the internist. Crit Care Med 2000; 28 (Suppl):N129–N135.

[14] Lim SH, Anantharaman V, Teo WS, et al. Comparison of treatment of supraventricular tachycardia by Valsalva maneuver and carotid sinus massage. Ann Emerg Med 1998; 31:30–35.

[15] Rankin AC, Brooks R, Ruskin JM, McGovern BA. Adenosine and the treatment of supraventricular tachycardia. Am J Med 1992; 92:655–664.

[16] Chronister C. Clinical management of supraventricular tachycardia with adenosine. Am J Crit Care 1993; 2:41–47.

[17] McCollam PL, Uber W, Van Bakel AB. Adenosine-related ventricular asystole. Ann Intern Med 1993; 118:315–316.

[18] Gupta AK, Thakur RK. Wide QRS complex tachycardias. Med Clin N Am 2001; 85:245–266.

[19] Akhtar M, Shenasa M, Jazayeri M, et al. Wide QRS complex tachycardia. Ann Intern Med 1988; 109:905–912.

[20] Link MS, Berkow LC, Kudenchuk PJ, et al. Part 7: Adult advanced cardiovascular life support. 2015 American Heart Association Guidelines Update for Cardiopulmonary Resuscitation and Emergency Cardiovascular

Care. Circulation 2015; 132 (Suppl 2):S444–S464.

[21] Vukmir RB. Torsades de pointes: a review. Am J Emerg Med 1991; 9:250–262.

[22] Nachimuthu S, Assar MD, Schussler JM. Drug-induced QT-interval prolongation: mechanisms and clinical management. Ther Adv Drug Saf 2012; 3:241–253.

[23] Sadanaga T, Sadanaga F, Yoo H, et al. An evaluation of ECG leads used to assess QT prolongation. Cardiology 2006; 105:149–154.

[24] Trinkley KE, Page RL 2nd, Lien H, et al. QT interval prolongation and the risk of torsades de pointes: essentials for clinicians. Curr Med Res Opin 2013; 29:1719–1726.

第 14 章
急性冠状动脉综合征
Acute Coronary Syndromes

本章讲述急性闭塞性冠状动脉血栓形成（急性冠状动脉综合征，ACS）患者的管理。在美国，每分钟即发生一次致命性的心血管事件[1]，这项数据凸显了急性冠状动脉综合征的重要性。本章的重点是急性冠状动脉综合征的早期管理，而不是限于诊断评估，相关推荐建议基于美国心脏病协会的临床实践指南[2, 3]。

一、保护措施

以下措施旨在保护心肌的缺血性损伤及限制损伤心肌进一步扩大。

（一）氧疗

1. 适应证　动脉血氧饱和度低于 90% 及呼吸窘迫的患者。

2. 建议　由于氧可促进冠状动脉血管收缩[4]，来源于氧的毒性代谢产物与再灌注损伤相关[5]，目前已不推荐氧疗作为 ACS 患者的常规治疗措施。一项随机对照研究，比较吸氧与吸空气的急性心肌梗死患者，研究发现采用氧疗的急性心肌梗死患者其梗死面积及心律失常发生率均高于吸空气的患者，这项研究证实了氧疗的潜在危害[6]。

（二）硝酸甘油

1. 适应证　迅速缓解胸痛推荐舌下含服硝酸甘油。与急性冠状动脉综合征相关的反复胸痛发作、高血压及心力衰竭推荐持续静脉泵入硝酸甘油。

2. 剂量　舌下含服剂量为 0.4 mg，如有必要，可每间隔 5 min 给药一次，共 3 次。静脉用药推荐持续泵入，5 ～ 10 μg/min 为起始剂量，滴定式上调剂量以达到预期目标，但其输注速率一般不超过 100 μg/min。

3. 禁忌　怀疑右室心梗时不建议应用硝酸甘油（硝酸甘油的静脉舒张作用对右室心梗患者有不良反应）。对过去 24 h 内服用磷酸二酯酶抑制药并发勃起功能障碍患者也不建议应用硝酸甘油（增加低血压风险）[2, 3]。

4. 注解　有关硝酸甘油的不良反应及耐药性等更多信息，参照第 45 章。

（三）吗啡

1. 适应证　静脉注射用吗啡是硝酸甘油不能缓解的缺血性胸痛治疗的首选药物，也可用于治疗静脉压增高的肺水肿（因其具有静脉扩张作用及镇静作用）。

2. 剂量　吗啡的有效剂量具有明显个体差异性，初始剂量为 4 ～ 8 mg 缓慢静推，如需要可每 5 ～ 10 min 重复应用 2 ～ 8 mg[2, 3]。

3. 注解　有关阿片类药物的不良反应，见第 45 章。

（四）阿司匹林

阿司匹林是一种抗血小板药物，推荐除阿司匹林过敏及不耐受的所有急性冠状动脉综合征患者应用阿司匹林（降低死亡率及再梗死率）[2, 3]。

1. 剂量　初始剂量 162 ～ 320 mg，咀嚼（增强吸收）用药，维持用药：阿司匹林肠溶片 81 mg/d 口服[2, 3]。

2. 注解　对阿司匹林过敏或不耐受患者，选用氯吡格雷（波立维）[2, 3]。（氯吡格雷的使用剂量在随后章节中介绍）。

（五）β 受体阻滞药

1. 适应证　对所有无使用 β 受体阻滞药禁忌证的 ACS 患者推荐使用 β 受体阻滞药，尽可能在诊断 24 h 内用药[2, 3]。口服治疗方案适用于大部分 ACS 患者，静脉剂型推荐用于持续胸痛、心动过速、高血压的患者。

2. 禁忌证　高度房室传导阻滞、收缩性心力衰竭、低血压、反应性呼吸道疾病[2, 3]，可卡因及安非他明相关性 ACS（可激动部分 α- 肾上腺素能受体，加重冠状动脉痉挛）。

3. 给药方案　美托洛尔（选择性 $β_1$ 受体阻滞药）是 ACS 的首选 β 受体阻滞药。口服给药方案为每 6 小时 25 ～ 50 mg，持续 48 h，后改为 100 mg 每天 2 次口服维持治疗（长效制剂琥珀酸美托洛尔用于维持治疗剂量为 200 mg 每天 1 次）。静脉给药选择 5 mg 静推，每 5 min 重复一次，若耐受，可重复用药 3 次[2]。

（六）肾素 - 血管紧张素 - 醛固酮系统抑制药

肾素 - 血管紧张素 - 醛固酮系统抑制药包括血管紧张素转换

酶抑制药（ACEI）及血管紧张素受体阻滞药（ARB）两类。

1. 适应证　对所有无使用禁忌证的 ACS 患者推荐使用 ACEI 制剂，尤其适用于前壁心肌梗死及收缩性心力衰竭（射血分数 ≤ 40%）患者，并推荐在 24 h 内应用[2]。对 ACEI 不耐受患者，可选择 ARB 类药物。

2. 禁忌证　禁用于低血压、双侧肾动脉狭窄、肾衰竭、高钾血症患者。

3. 给药方案　ACEI 类药物（心肌梗死后 ACEI 静脉给药有发生低血压风险）推荐口服给药，且有多种药物供选择。赖诺普利是常用药物之一，推荐初始剂量为 2.5 ～ 5 mg/d，口服，耐受良好，可逐渐加量至 10 mg/d[2]。对 ACEI 不耐受患者，可选用 ARB 类药物，缬沙坦在急性心肌梗死患者的应用中，与 ACEI 具有相同疗效[7]。初始剂量为 20 mg 口服每天 2 次，耐受良好，可逐渐加量至 160 mg 口服每天 2 次[2]。

（七）他汀类药物

1. 适应证　对所有稳定的 ACS 患者推荐使用高强度他汀类药物，包括低密度脂蛋白 < 70 mg/dl 患者[2, 3]。在可选择他汀类药物中，只有阿托伐他汀具有生存获益[8]。

2. 剂量　阿托伐他汀 80 mg 口服，每日 1 次[2, 3]。

3. 注解　他汀类药物的主要不良反应为长期治疗过程中的肌病及肝毒性，但此不是 ACS 患者启动他汀类药物治疗的关注点。选用时需关注他汀类药物与其他药物的相互作用，他汀类药物通过细胞色素 P_{450} 系统（CYP3A4）代谢，因此影响此系统的药物（如胺碘酮、奥美拉唑）与他汀类药物同时应用可增加药物毒性发生的风险。

二、再灌注治疗

（一）方法

1. ACS 治疗的根本目标是解除冠状动脉的阻塞和恢复冠状动脉血流。实现这一目标有三种方法：①经皮冠状动脉介入治疗或 PCI（冠状动脉造影术、血管成形术和支架置入术）；②溶栓治疗；③冠状动脉旁路移植术。

2. 再灌注治疗方案的选择取决于心电图上有无 ST 段的抬高，下文讲述。

（二）ST 抬高型急性冠状动脉综合征

急性冠状动脉综合征患者，心电图相邻 2 个及以上导联 ST 段抬高 ≥ 0.1 mV 往往提示冠状动脉血管完全阻塞导致的透壁性心肌梗死（STEMI），这种情况需要紧急干预治疗。

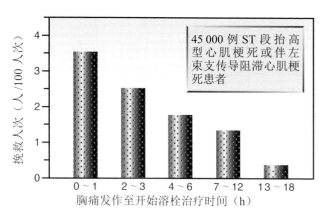

▲ 图 14-1　溶栓治疗生存获益与胸痛发作至治疗开始时间间隔之间的关系

（数据引自参考文献 [9]）

1. 时间依赖性　相关证据表明，通过 PCI 或溶栓治疗的再灌注治疗方法均可恢复阻塞冠状动脉血流、减低死亡率[2]。然而，再灌注治疗的获益具有时间依赖性，治疗启动越晚，获益越小。如图 14-1 所示证实[9]。症状发生 12 h 后再启动治疗的临床获益基本可忽略不计。

2. 再灌注治疗的指征　再灌注治疗的主要适应证为 ST 段抬高型心肌梗死（或新发的左束支传导阻滞），如下所述[2]。

(1) 症状发生时间＜ 12 h。

(2) 症状发生后，持续性缺血的时间在 12 ～ 24 h 的相关证据。

(3) 急性、严重的心力衰竭，或心源性休克，无论症状发生时间长短。

3. 经皮冠状动脉介入治疗　经皮冠状动脉介入治疗在恢复冠状动脉血流及改善预后方面优于溶栓治疗（图 14-2）[10-12]。然而不幸的是，许多医院无法行 PCI。对可行 PCI 治疗的 STEMI 患

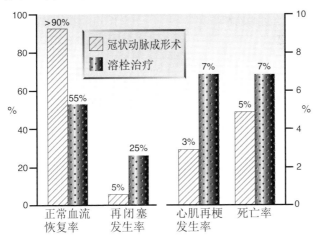

▲ 图 14-2　比较冠状动脉血管成形术与溶栓治疗对 ST 段抬高性心肌梗死患者血管事件（图左）和临床预后（图右）的影响
引自参考文献 [10-12]

者（如症状发生时间＜12 h）的相关推荐如下 [2]。

(1) 在可行 PCI 的医院，手术需在接诊患者 90 min 内施行。

(2) 在无法行 PCI 的医院，推荐患者转诊至有能力行 PCI 的医院，目标是在接诊患者 2 h 内施行 PCI。

4. 溶栓疗法　PCI 实施受限或不能在规定时间内施行 PCI 情况下，溶栓治疗是一替代方案。为达到最佳治疗效果，溶栓治疗应在患者到达医院后 30 min 内启动 [2]。溶栓治疗的相关禁忌证如表 14-1 所示。

表 14-1　溶栓治疗的禁忌证

绝对禁忌证	相对禁忌证
除外月经的活动性出血 恶性颅内肿瘤（原发或转移） 心血管畸形（如动静脉畸形） 怀疑主动脉夹层 3 个月内缺血性脑卒中(但不在 4.5 h) 既往有颅内出血 既往 3 个月头部或颌面外伤	收缩压＞180 mmHg，或舒张压 　＞110 mmHg 过去的 4 周有活动性出血 非压迫性血管穿刺 近期（3 周内）外科大手术史 创伤性心肺复苏或较长时间心肺 　复苏（＞10 min） 3 个月以上的缺血性脑卒中 痴呆 活动性消化道溃疡 怀孕 正服用华法林

引自参考文献 [2]

(1) 溶栓药物：溶栓药物激活纤维蛋白溶酶原，使之转变为纤维蛋白溶酶，在纤维蛋白溶酶的作用下分解纤维蛋白为更小的亚基。表 14-2 所述药物主要作用于紧密连接纤维蛋白的纤维蛋白溶酶原，使血凝块发生特异性溶解，此过程可限制全身性纤维蛋白溶解的程度，避免不必要的出血风险。所有溶栓药物在恢复冠状动脉血流的疗效（约 85%）上基本一致 [2]。

(2) 出血风险应用 rt-PA、瑞替普酶、替奈普酶等药物时，发生诸如颅内出血（0.5%～1%）、需要输血的颅外出血（5%～15%）等严重出血性并发症的风险无显著性差异[13,14]。

(3) 溶栓治疗导致的严重出血可通过输注冷沉淀（10～15袋）纠正，必要时随后可继续输注新鲜冰冻血浆（最多 6 U），治疗目标为血清纤维蛋白原水平≥ 100 mg/ml。由于血栓形成的风险，抗纤维蛋白溶解剂（如小剂量氨基己酸，5 g 静脉推注超过 15～30 min）的使用受到限制[14]。

表 14-2 心肌梗死纤溶和给药方案

药　物	给药方案及注解				
阿替普酶（tPA）	用法：15 mg 静推，然后 0.75 mg/kg（不超过 50 mg）超过 30 min，之后 0.5 mg/kg（不超过 35 mg）超过 60 min，最大剂量 100 mg 超过 90 min				
瑞替普酶（rPA）	用法：10 U 静推，30 min 内可重复给药				
替奈普酶（TNK-tPA）	用法：基于体重给予单次静推				
	体重（kg）	< 60	60～69	70～79	80～89	> 90
	剂量（mg）	30	35	40	45	50

引自参考文献 [2]

（三）非 ST 段抬高型急性冠状动脉综合征

急性冠状动脉综合征患者心电图无 ST 段抬高提示心肌损伤或致命性心肌损伤的程度比透壁性心肌梗死小（肌钙蛋白水平有助于两者鉴别），这种情况称为非 ST 段抬高型心肌梗死，由冠状动脉不全闭塞或完全闭塞后自行再通引起。非 ST 段抬高型心肌梗死不需要紧急再灌注治疗，其再灌注治疗方法如下所述。

1. 非 ST 段抬高型心肌梗死的 PCI 治疗时机选择取决于临床

病情的严重程度 [3]。

(1) 急诊 PCI 的适应证包括顽固性或复发性心绞痛，严重心力衰竭，血流动力学不稳定及心源性休克。

(2) 对于稳定性患者，可用临床评分系统预测不良事件的发生，其评分结果可用于启动 PCI 治疗及时机的选择 [3]。

2. 非 ST 段抬高型心肌梗死不采用溶栓治疗。

三、辅助抗栓治疗

抗凝和双重抗血小板治疗是急性冠状动脉综合征患者早期干预治疗的标准方案。下文简要概括常用药物及给药方案。

（一）抗凝

1. 接受 PCI 治疗的 STEMI 患者抗凝治疗首选普通肝素（UFH）。

给药方案：静脉推注 70 ～ 100 U/kg，如果联合糖蛋白受体阻滞药，UFH 减量至 50 ～ 70 U/kg，维持活化凝血时间在 250 ～ 350 s 之间 [2]。

2. PCI 或溶栓治疗后，推荐短期（48 h）应用普通肝素抗凝治疗，给药方案如下 [2]。

开始 60 U/kg（最大剂量 4000 U）静脉推注，接着以 12 U/（kg·h）（最大剂量 1000 U/h）持续输注，使 aPTT 比值维持在 1.5 ～ 2.0[2]。

3. 溶栓治疗后长时间（1 周）抗凝治疗首选低分子肝素（LMWH），推荐药物为依诺肝素，用法如下 [2]。

(1) 年龄 < 75 岁，30 mg 静推，15 min 后每 12 h 皮下注射

1 mg/kg（前两剂最大量为 100 mg）。

(2) 年龄 ≥ 75 岁，0.75 mg/kg 皮下注射（前两剂最大量为 75 mg），无静脉给药。

(3) 无论年龄大小，若肌酐清除率 < 30 ml/min，1 mg/（kg·24 h）皮下给药。

4. 非 ST 段抬高型心肌梗死患者，住院期间或行 PCI 前可选用依诺肝素（LMWH）。

推荐剂量为每 12 小时 1 mg/kg 皮下给药，若肌酐清除率 < 30 ml/min，1 mg/（kg·24 h）皮下给药[3]。

（二）P2Y$_{12}$ 抑制药

1. P2Y$_{12}$ 抑制药属于口服抗血小板药物。此类药物不可逆地阻断参与 ADP 诱导血小板聚集过程的表面受体。其作用机制不同于阿司匹林，因此与阿司匹林有协同抗血小板作用。

2. 氯吡格雷、替格瑞洛、普拉格雷推荐用于 ACS。普拉格雷为药物前体，需在肝脏内激活后发挥作用，且其作用无法逆转。普拉格雷的抗血小板作用最强，其出血风险最高，因此，既往有卒中病史或短暂性脑缺血发作患者不推荐使用普拉格雷[2,3]。

3. P2Y$_{12}$ 抑制药常规与阿司匹林联用，其用法用量如表 14-3 预期行 PCI 患者，应尽早或在手术开始前给予负荷剂量的 P2Y$_{12}$ 抑制药。

（三）糖蛋白受体阻滞药

血小板被激活时，血小板表面特异性糖蛋白受体（Ⅱb/Ⅲa）结构改变，与纤维蛋白原结合，使纤维蛋白原与邻近的血小板之间建立桥梁，促进血小板聚集。

1. 糖蛋白受体阻滞药（即 II b/ III a 拮抗药）抑制纤维蛋白原与激活的血小板结合，从而抑制血小板聚集。这类药物是最有效的抗血小板药物，有时也被称为超级阿司匹林。

2. 可供临床选择的 II b/ III a 拮抗药包括阿昔单抗、埃替非巴肽、替罗非班。上述三种药物通过静脉推注方式给药（用量见表 14-3）。

3. II b/ III a 拮抗药适用于急诊 PCI 的高危患者，在 PCI 之前或开始时用药。

4. 阿昔单抗是最有效、最贵、作用时间最长的 II b/ III a 拮抗药。停用阿昔单抗后 12 h 出血时间恢复正常[15]。埃替非巴肽和替罗非班为短效制剂，停用埃替非巴肽后 15 min 出血时间恢复正常，停用替罗非班 4 h 出血时间恢复正常[15]。

表 14-3 抗血小板药物

药 物	用药方案
P2Y$_{12}$ 抑制药	
氯吡格雷	300 mg，立即口服（PCI 患者 600 mg），后 75 mg 口服每天 1 次
普拉格雷	60 mg，立即口服，后 10 mg 口服 每天 1 次
替格瑞洛	60 mg，立即口服，后 90 mg 口服 每天 2 次
II b/ III a 拮抗药	
阿昔单抗	负荷剂量 0.25 mg/kg 静推，然后以 0.125 µg/(kg·min) 输注（最高输注速度 10 µg/min），持续 12 h
埃替非巴肽	负荷剂量 180 µg/kg 静推，然后以 2 µg/（kg·min）输注（STEMI PCI 患者），持续 12～18 h，如果肾功能正常，10 min 重复负荷剂量 如果肌酐清除率＜50 ml/min，输注速度减半
替罗非班	负荷剂量 25 µg/kg 静推，然后以 0.1 µg/（kg·min）输注，持续 12～24h。如果肌酐清除率＜30ml/min，输注速度减半

引自参考文献 [2, 3]

四、并发症

急性冠状动脉综合征的并发症可分为电生理性及机械性损伤，前者在第 13、15 章讲述，后者见下文。

（一）结构异常

结构性损伤的并发症通常是由透壁（ST 段抬高）性心肌梗死造成的，可发生于急性心肌梗死第 1 周内的任何时间，但多数在前 24 h 内发生 [2]。多数通过超声诊断。临时性的主动脉内球囊反搏的支持治疗在此类患者中是必需的，且多数病例需要外科手术修复。

1. 急性二尖瓣关闭不全　乳头肌断裂后梗死后左室重构导致急性二尖瓣关闭不全，表现为突发肺水肿和放射至腋下的特征性全收缩期杂音。急性二尖瓣关闭不全通过超声心动图做出诊断。需紧急手术修复，如手术延误可导致不良预后 [16]。血管扩张药（如肼屈嗪）的应用和主动脉内球囊反搏可作为手术前的临时支持治疗。没有接受手术患者的死亡率 70% [17]，而接受手术患者的死亡率为 20% [2]。

2. 室间隔破裂　室间隔破裂常发生在急性心肌梗死起病的前 24 h，溶栓治疗后发病率更高 [18]。其临床表现类似急性二尖瓣反流，可表现为急性心力衰竭、突出的收缩期杂音。经胸超声心动图可辅助诊断。有些患者可表现为稳定的血流动力学，但病情可逐渐进展，需紧急手术修复。即使手术，其死亡率达 20% ～ 80%（合并休克的患者死亡率更高）[2]。

3. 左心室游离壁破裂　初期表现为胸痛复发、新发的心电图 ST 段异常。心包积血通常导致心包填塞。如时间许可，可通过超声心动图做出诊断。紧急心包穿刺可挽救生命。急症手术是唯一的有效方法，有报道指出通过外科手术修补后其死亡率可低至 12%[19]。

（二）心脏泵衰竭

1. 大约 10% 的 STEMI 患者因心肌受损出现失代偿性心力衰竭和心源性休克[20]。约 15% 患者在发病初期即出现，其余病例在住院期间发生[2]。

2. 治疗措施包括急诊 PCI（无法行 PCI 情况下选择溶栓治疗）或必要时行冠状动脉搭桥术，一项多中心的研究显示，相比于药物治疗和延迟手术，6 h 内实施 PCI 或冠状动脉搭桥手术恢复血流的病例，其死亡率下降 13%[21]。

3. 第 8 章讲述了对急性心力衰竭和心源性休克患者的血流动力学支持治疗（见前述）。心肌梗死后心力衰竭的治疗关注点是在不增加心肌耗氧量的前提下提供血流动力学支持。表 14-4 展示了主动脉内球囊反搏较之于药物治疗的优势。

表 14-4　血流动力学支持与心肌耗氧量

参　数	IABP	多巴胺 / 去甲肾上腺素
前负荷	↓	↑
心肌收缩力	—	↑↑
后负荷	↓	↑
心率	—	↑↑
对心肌氧耗量	↓↓	↑↑↑↑↑↑

IABP. 主动脉内球囊反搏

五、急性主动脉夹层

涉及升主动脉的主动脉夹层患者易被误诊为 ACS，也可以导致 ACS。但是，不同于 ACS，主动脉夹层是外科急症，如果不做恰当的治疗，通常会导致死亡。

（一）病理生理学

主动脉夹层系主动脉内血液经内膜撕裂口流入囊样变性的中层，形成假性管腔。夹层起源于升主动脉逆行性扩展时，导致冠状动脉供血不足、主动脉瓣关闭不全、心包填塞[22]。

（二）临床表现

1. 最常见的主诉是突发的胸痛。这种疼痛常常是剧烈的胸骨下（升主动脉夹层）或后背（降主动脉夹层）疼痛。最重要的是，胸痛可在数小时或数天内自行缓解[23, 24]，这会导致漏诊。大约 5% 的主动脉夹层患者无疼痛症状[22]。

2. 最常见的临床表现是高血压（50% 的患者）和主动脉瓣关闭不全（50% 的患者）[23, 24]。表现为双上肢脉搏不对称（主动脉弓发出的左锁骨下动脉闭塞）病例仅占 15%[24]。

3. 胸部 X 线可表现为纵隔增宽（60%）[24]，或无异常（20%）[22]。15% 的患者有缺血性心电图改变，5% 的患者心电图表现为心肌梗死，但是 30% 患者心电图正常[22]。

（三）诊断性辅助检查

以下四种影像学检查可用于主动脉夹层的辅助诊断，包括：磁共振成像（MRI）（敏感性和特异性98%），经食管超声心动图

（敏感性 98%，特异性 77%），对比增强 CT（敏感性 94%，特异性 87%），主动脉造影（敏感性 88%，特异性 94%）[25]。对主动脉夹层，MRI 是敏感性和特异性最高的诊断方法。

（四）治疗措施

主动脉夹层的主要治疗目标：①控制血压；②及时手术治疗。

1. 降压治疗　对主动脉夹层患者的血压控制应注意：因主动脉增加的血流量会进一步加重夹层，故血压降低不应伴随心脏每搏输出量的增加。β 受体阻滞药能减轻心室收缩力（负性肌力作用），故对主动脉夹层患者首选 β 受体阻滞药。主动脉夹层控制血压的药物见表 14-5。

表 14-5　主动脉夹层患者的血压控制

药　物	用药方案
艾司洛尔	初始 500 μg/kg 静推，后以 50 μg/（kg·min）静注，每 5 min 增加 25 μg/（kg·min），直至收缩压达到 120 mmHg、心率达 60/min，最大剂量 200 μg/（kg·min）
拉贝洛尔	20 mg 静推，超过 2 min，如必要，每 10 min 静推 20～40 mg，或以 1～2 mg/min 静注，直至达到与艾司洛尔相同的终点。最大累计剂量为 300 mg

给药方案是由制药商推荐

(1) 最佳的 β 受体阻滞药是艾司洛尔，它作用时间短（9 min），可快速滴定达到期望的终点。

(2) 拉贝洛尔是另一种可供选择的 β 受体阻滞药，可同时作用于 α、β 受体，可静脉推注用药或连续输注。

2. 结局　动脉夹层患者单独应用药物治疗，死亡率在症状出现后每小时增加 1%～2%[22]。24 h 内接受手术，死亡率降至

10%，而 48 h 内接受手术，死亡率降至 12%[22]。

（王　燕，译　山　峰，校）

参考文献

[1] Roger V, Go AS, Lloyd-Jones D, et al. Heart disease and stroke statistics—2012 update: a report from the American Heart Association. Circulation 2012; 125:e2–e220.

[2] Ogara PT, Kushner FG, Ascheim DD, et al. 2013 ACCF/AHA guideline for the management of ST-elevation myocardial infarction. J Am Coll Cardiol 2013; 61:e78–e140..

[3] Amsterdam EA, Wenger NK, Brindis RG, et al. 2014 AHA/ACC guideline for the management of patients with non-ST-elevation myocardial acute coronary syndromes. Circulation 2014; 130:e344–e426.

[4] McNulty PH, King N, Scott S, et al. Effects of supplemental oxygen administration on coronary blood flow in patients undergoing cardiac catheterization. Am J Physiol Heart Circ Physiol. 2005; 288:H1057–1062.

[5] Bulkley GB. Reactive oxygen metabolites and reperfusion injury: aberrant triggering of reticuloendothelial function. Lancet 1994; 344:934–936.

[6] Stub D, Smith K, Bernard S, et al; AVOID Investigators. Air versus oxygen in ST-segment elevation myocardial infarction. Circulation 2015; 131:2143–2150.

[7] Pfeffer MA, McMurray JJV, Velazquez EJ, et al. Valsartan, captopril, or both in myocardial infarction complicated by heart failure, left ventricular dysfunction, or both. N Engl J Med. 2003; 349:1893–96.

[8] Cannon CP, Braunwald E, McCabe CH, et al. Intensive versus moderate lipid lowering with statins after acute coronary syndromes. N Engl J Med. 2004; 350:1495–504.

[9] Fibrinolytic Therapy Trialists Collaborative Group. Indications for fibrinolytic therapy in suspected acute myocardial infarction: collaborative overview of early mortality and major morbidity results from all randomized trials of more than 1000 patients. Lancet 1994; 343:311–322.

[10] The GUSTO IIb Angioplasty Substudy Investigators. A clinical trial comparing primary coronary angioplasty with tissue plasminogen activator for acute myocardial infarction. New Engl J Med 1997; 336:1621–1628.

[11] Keeley EC, Boura JA, Grines CL. Primary angioplasty versus intravenous thrombolytic therapy for acute myocardial infarction: a quantitative review

of 23 randomized trials. Lancet 2003; 361:13–20.

[12] Stone GW, Cox D, Garcia E, et al. Normal flow (TIMI-3) before mechanical reperfusion therapy is an independent determinant of survival in acute myocardial infarction. Circulation 2001; 104:636–641.

[13] Llevadot J, Giugliano RP, Antman EM. Bolus fibrinolytic therapy in acute myocardial infarction. JAMA 2001; 286:442–449.

[14] Young GP, Hoffman JR. Thrombolytic therapy. Emerg Med Clin 1995; 13:735–759.

[15] Patrono C, Coller B, Fitzgerald G, et al. Platelet-active drugs: the relationship among dose, effectiveness, and side effects. Chest 2004; 126:234S–264S.

[16] Tepe NA, Edmunds LH Jr. Operation for acute postinfarction mitral insufficiency and cardiogenic shock. J Thorac Cardiovasc Surg. 1985; 89:525–30.

[17] Thompson CR, Buller CE, Sleeper LA, et al. Cardiogenic shock due to acute severe mitral regurgitation complicating acute myocardial infarction: a report from the SHOCK trial registry. J Am Coll Cardiol 2000; 36:1104–1109.

[18] Prêtre R, Ye Q, Grünenfelder J, et al. Operative results of "repair" of ventricular septal rupture after acute myocardial infraction. Am J Cardiol. 1999; 84:785–8.

[19] Haddadin S, Milano AD, Faggian G, et al. Surgical treatment of postinfarction left ventricular free wall rupture. J Card Surg 2009; 24:624–631.

[20] Samuels LF, Darze ES. Management of acute cardiogenic shock. Cardiol Clin 2003; 21:43–49.

[21] Hochman JS, Sleeper LA, While HD, et al. One-year survival following early revascularization for cardiogenic shock. JAMA 2001; 285:190–192.

[22] Tsai TT, Nienaber CA, Eagle KA. Acute aortic syndromes. Circulation 2005; 112:3802–3813.

[23] Khan IA, Nair CK. Clinical, diagnostic, and management perspectives of aortic dissection. Chest 2002; 122:311–328.

[24] Knaut AL, Cleveland JC. Aortic emergencies. Emerg Med Clin N Am 2003; 21:817–845.

[25] Zegel HG, Chmielewski S, Freiman DB. The imaging evaluation of thoracic aortic dissection. Appl Radiol 1995; (June):15–25.

第 15 章
心脏骤停
Cardiac Arrest

本章阐述心肺复苏（CPR）和复苏后处理的基本要素，包括心脏骤停后神经系统预后的判断标准。这一章节参照最近美国心脏病协会最新的心肺复苏的临床实践指南[1-3]。

一、基础生命支持（BLS）

基础生命支持主要组成部分：①胸外按压；②开通气道（即建立专门口咽通道）；③周期性的人工呼吸。

（一）胸外按压

1. 最初记忆的基础生命支持的顺序为 ABC（气道、呼吸、循环），现已更改为 CAB（循环、气道、呼吸），强调胸外按压对复苏结果的重要性。上述改变的理论基础为心脏骤停主要为循环功能失调，而非呼吸功能的失调。

2. 表 15-1 显示胸外按压在 BLS 指南的推荐。指南强调早期、不间断胸外按压。

（二）开通气道

开通气道是指仰卧位昏迷患者，舌肌松弛阻塞口咽通道，建立专门的口咽通道。具体措施：采用仰头抬颏法，使颈部过伸、下颌前移，目的是使舌头远离口咽后部，缓解舌肌松弛导致的气道阻塞。

表 15-1　胸外按压（参照 BLS 指南）

① 胸外按压的部位为胸骨的下半部，频率 100~120/min
② 每次胸外按压的深度至少 2in（5 cm），但不超过 2.4in（6 cm），并且在下一次按压前要使胸腔充分的回弹，以利于心脏充盈
③第一施救者应立即开始心肺复苏，包括每组 30 次胸外按压、两次人工呼吸，持续以 30∶2 比例进行胸外按压，直至高级气道建立
④一旦建立高级气道，胸外按压应连续、不间断进行，同时肺通气不间断
⑤胸外按压不应该停止，除非出现必须停止的情况（例如要进行电击复律）

引自参考文献 [1]

（三）通气

1. 气管插管前，可应用连有自动充气袋（内充满氧气）的面罩装置（例如安布氏面罩）辅助通气。可通过手动挤压充氧袋辅助呼吸，并按前所述，每进行 30 次胸外按压，给予 2 次辅助通气（表 15-1）。

2. 气管插管后，胸外按压不间断，每 6 秒给予一次肺通气（10/min）。

3. 通气量

(1) 在心肺复苏时，大剂量通气可导致肺过度通气[4]，阻碍心脏充盈，降低胸外按压的有效性。

(2) 推荐通气量为"呼吸囊给气" 6 ～ 7 ml/kg[5]，或者中等身材的成年人大约 500 ml。但是，在 CPR 时无法检测肺通气量，因此遵守这一建议似乎不可能。

(3) 避免大通气量的方法之一是以呼吸囊的容积为基础（大部分呼吸囊的容积为 1 ～ 2 L）。例如，如果呼吸囊的容积为 1 L，那么将其挤压一半时可达到 500 ml 的肺充气量。另一个方法是"单手挤压充气呼吸袋"。即用一只手挤压充气呼吸袋，可大致提供 600 ～ 800 ml 的肺充气量（个人观察），这种方法一般不会引起肺短期的过度充气。

4. 过度通气。在心肺复苏过程中，肺充气频率过快常见 [4, 6]。有报道 [6] 显示肺通气的平均频率可高达 30/min。呼吸频率过快，肺没有充足时间排空，在呼气末肺内额外的气体产生正压即呼气末正压（PEEP）。内源性 PEEP 可增加胸腔内压力，减少静脉回心血量，限制舒张期心室充盈。上述因素限制胸外按压提高心输出量的效果。内源性 PEEP 将在第 21 章详细阐述。

二、高级生命支持

高级心血管生命支持（ACLS）包括各种干预措施，如气管插管，机械通气，电除颤，以及使用各种生命支持药物 [2]。本节的叙述重点是电除颤和生命支持药物，并依据心律失常的类型分别介绍这些干预措施，处理心脏骤停分为两部分：第一部分是处理心室颤动（VF）和无脉性室性心动过速（VT）；第二部分是处理无脉性电活动（PEA）和心脏停搏。

（一）室颤和无脉性室速

初始心律失常为室颤或无脉性室速（可电击复律的心律失常）时，心脏骤停的预后最佳。

1. 除颤　使用非同步直流电复律（如不定时 QRS 波群），称为除颤，这是室颤和无脉性室速相关的心脏骤停最有效的复苏手段。但是，电除颤的生存获益具有时间依赖性（图 15-1）[7]。

脉冲能量：在低能量水平，双相波形（应用于新型的除颤仪）较单相波形（应用于老式除颤仪）有效。3 种不同的双相波，每一种在相同的能量设置下传递不同的电流。这给推荐电除颤统一的能量造成困难。现在 ACLS 指南推荐应用制造商建议的能量作为初始电击能量[2]。如果无法得到制造商的建议，可以选择双相波 200 J 或单相波 360 J 作为初始电击的能量（自动体外除颤仪，AED，则使用预先选定的能量水平）。

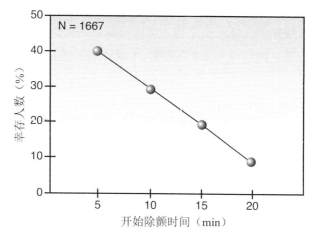

▲ 图 15-1　电除颤生存获益的时间依赖性

院外因室颤或无脉室速致心脏骤停患者的死亡率与实施初次除颤时间的相关性。N. 研究病例例数（引自参考文献 [7]）

2. 管理协议　图 15-2 针对心搏骤停的成年人进行高级生命支持的流程图。该图的左半部分是与无脉性室速 / 室颤相关的心脏骤停的处理流程。

(1) 三次连续的除颤尝试，必要时可重复实施。每次除颤的能量都应该是相同的。

(2) 每次除颤后，建议 2 min 不间断胸外按压，之后判断除颤后心律（避免连续不断地电击导致胸外按压长时间中断）[2]。

(3) 如果必须进行第二次除颤，则每 3 ～ 5 min 静脉推注（或骨髓腔内推注）1 mg 肾上腺素，从而延长复苏工作的持续时间。

(4) 如果必须进行第三次除颤，静脉注射或骨髓腔内注射胺碘酮 300 mg，必要时，再次追加给药 150 mg。

(5) 两次除颤未能终止室颤 / 无脉室速，提示预后差。

（二）心脏停搏或无脉性电活动

众所周知，与无脉性电活动或者心脏停搏（非除颤性心律失常）相关的心脏骤停的抢救难度大，成功率极低。此类心脏骤停的基本处理措施如图 15-2 的右半部分所示。其主要干预手段是注射肾上腺素，给药剂量与处理室颤和无脉性室速的方案相同。除非心律失常转变为室颤或室速，否则不能使用除颤。

无脉性电活动的可逆的病因　无脉性电活动有 4 种潜在的可逆原因：张力性气胸、心包填塞、肺血栓栓塞症及冠状动脉血栓性闭塞。在大部分急诊和 ICU，应用床旁超声可迅速确定心包填塞和张力性气胸。

（三）复苏药物

表 15-2 显示成人 ACLS 应用的一些药物。在心脏骤停患者没有任何一种药物证实有生存获益[2]。（既然如此，我们为什么要应用呢？）

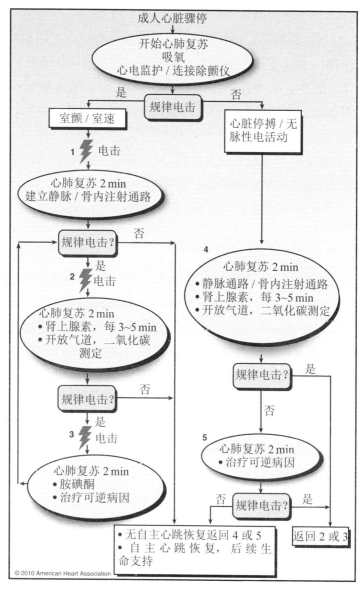

▲ 图 15-2 心脏骤停高级生命支持流程

（引自参考文献 [2]）

表 15-2　高级心脏生命支持药物

药　物	给药方案及注解
血管收缩药	
肾上腺素	**用法**：每 3～5 分钟 1 mg 静推或骨内注射 **注解**：血管加压作用能增加冠状动脉的灌注压，但可诱发非期望心脏激动等不良反应
抗心律失常药	
胺碘酮	**用法**：300 mg 静脉 / 骨内注射，如必要再次给予 150 mg **注解**：应用于除颤和升压药难以纠正的室颤和室速
利多卡因	**用法**：1～5 mg/kg 静脉 / 骨内注射，必要时每 5～10 min 静脉给药 0.5～0.75 mg/kg，总量达 3 mg/kg。维持量为 1～4 mg/min **注解**：作为胺碘酮的替代选择，但效果不如胺碘酮

引自参考文献 [2]

1. 肾上腺素　肾上腺素是缩血管药物。治疗循环衰竭的剂量为 1～15 µg/min（见第 45 章）。心脏骤停时剂量为每 3～5 min 静脉推注 1 mg，使全身血管强烈收缩，增加冠状动脉灌注压（即胸外按压时，心脏舒张期主动脉与右心房的压力差）[8]。但是，肾上腺素的不良反应是 β 受体介导的心脏兴奋，甚至能抵消其带来的冠状动脉灌注压增加的益处。肾上腺素的使用可增加自主循环恢复（ROSC）恢复率，但是死亡率不变[2, 9]。

注入途径：在极少数情况下，当静脉注射或骨髓腔内注射都不可用时，肾上腺素可以通过上呼吸道给药。对于气管内注射的药物剂量应该是静脉注射的 2～2.5 倍[2]。

2. 胺碘酮　胺碘酮是除颤和升压药难以纠正的室颤和室速相

关的心脏骤停的首选药物[2]。胺碘酮的临床推荐应用基于一项临床试验研究结果，即：在除颤及升压药物难以纠正的室颤和室速相关性心脏骤停治疗中，胺碘酮的临床效益优于安慰剂[10]及利多卡因[11]。然而，其优越性仅限于增加住院存活，而不是出院时的治愈率。

3. 利多卡因　利多卡因是一种用于治疗除颤难以纠正的室颤和无脉室速的原始抗心律失常药，但现在推荐为胺碘酮的替代用药。

（四）呼气末二氧化碳分压

呼出气体中的二氧化碳是代谢最终产物，通过肺动脉流动输送到气道（心输出量）。当肺泡通气恒定时，心输出量下降会引起呼气末二氧化碳分压下降[12]。呼气末二氧化碳分压的变化能反映心输出量的变化，可作为无创监测心输出量变化的标志物[13]。

预测价值　CPR 实施过程中，监测呼气末二氧化碳分压对复苏有效性和可能预后提供有价值的信息。图 15-3 显示恢复自主循环与未恢复自主循环的患者在 20 min 胸外按压期间呼气末二氧化碳分压的连续变化[14]。最终恢复自主循环的患者其呼气末二氧化碳分压持续升高，而未恢复自主循环的患者则相反。

现在有研究表明，经过 20 min 的心肺复苏后，呼气末二氧化碳分压不高于 10 mmHg，自主循环难以恢复[2, 14-16]。

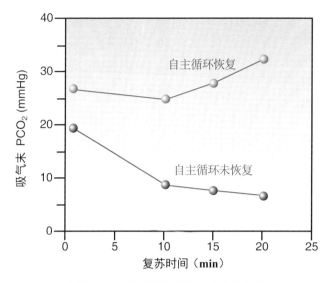

▲ 图 15-3　心脏骤停高级生命支持流程

（引自参考文献 [14]）

三、复苏后期

自主循环恢复不能确保患者最终存活；一项调查显示，24 000 例成功复苏的 ICU 患者中 71% 的患者不能活着出院[17]。

（一）心脏骤停后综合征

心脏骤停后综合征有 3 个主要特征：①脑损伤；②心功能不全；③全身炎症反应[18]。

1. 脑损伤是心脏骤停幸存者死亡和残疾的主要原因[18]，其机制是缺血和再灌注，损伤机制是缺血和再灌注损伤。低血压、高血糖、发热可加重脑损伤，需要及时处理。

2. 心功能不全包括收缩功能不全和舒张功能不全（心肌"顿

抑"），可导致血流动力学不稳定。但是，心功能不全通常是可逆的，通常在 72 h 缓解[18]。至少 50% 心脏骤停患者的病因为急性心肌梗死[18]，即刻冠状动脉造影、血管成形术可改善预后[19]。

3. 全身炎性反应（发热、白细胞增多）突出，由再灌注引发，可导致多脏器功能不全。

（二）靶向体温疗法

靶向体温疗法（TTM）涉及降低体温至预定水平，以减轻再灌注损伤，尤其是大脑再灌注损伤的程度。恰当地应用 TTM，可降低神经损伤的程度，增加存活率[20]。表 15-3 显示 TTM 的一般特征。总结如下。

1. TTM 适用于恢复自主循环的昏迷患者，不管骤停地点或相关的心律[2]。

2. 心脏骤停后尽快开始 TTM。

3. 静脉输注冰液体降温初始会增加再发心脏骤停的概率[21]，应谨慎考虑。

4. 使用体表降温或血管内降温自动化设备是降温最佳方式。血管内降温需要置入专用的中心静脉导管。寒冷诱导的皮肤血管收缩可造成体表降温的不稳定性，血管内降温可避免此不稳定性。

5. 推荐的目标体温为 32 ~ 36℃[2]。最高目标体温 36℃ 可取。原因：①较易达到；②与较低目标体温相比，对患者预后无差异[22, 23]。

6. 目标体温应维持 24 h。

7. 推荐由自动降温设备控制缓慢复温（0.25 ~ 0.5℃ /h）[24]。

8. TTM 的并发症包括寒战、心动过缓、心脏抑制、低血压、多尿、低钾血症、高血糖、血凝异常、无抽搐癫痫持续状态、感染[18, 25]。

9. 寒战在降温诱导阶段多见，且可诱导体温复升。寒战可通过许多方法控制，包括静脉注射丙泊酚 [0.1 ～ 0.2 mg/（kg•min）]、咪达唑仑 [0.02 ～ 0.1 mg/（kg•h）]、镁剂（5 g 静脉滴注，超过 5 h）[18]。难以纠正的寒战可以使用神经肌肉阻滞药进行控制 [例如，阿曲库铵 0.15 ～ 0.2 mg/kg 静推，必要时追加给药 1 ～ 2 μg/（kg•min）]。

10. 在 TTM 过程中，10% 的患者存在无抽搐癫痫持续状态[25]，故条件允许情况下，建议给予持续脑电图扫描记录。

11. 低体温减慢镇静药的代谢，因此复温后需尽快停止镇静药，避免延迟评估患者的意识水平。

表 15-3　靶向体温疗法

适应证	恢复自主循环的昏迷患者
禁忌证	体温 ≤ 36℃，严重出血，冷球蛋白血症
治疗目标	32 ～ 36℃
持续时间	24 h
复温速度	0.25 ～ 0.5℃ /h
并发症	寒战、心动过缓、心脏抑制、低血压、多尿、低钾血症、高血糖、血凝异常、癫痫持续状态、感染

（三）预测神经功能恢复

1. 对心肺复苏或诱导低温治疗后没有恢复意识的患者，应在 3 d 后预测神经功能预后不良（即不能恢复意识或生活不能自理）。

2. 对接受 CPR 未接受 TTM 持续昏迷 72 h 或接受 TTM 持续昏迷 72 h 的患者，具备下列情况之一即可判断患者神经功能预后不良 [3]。

(1) 瞳孔对光反射消失。

(2) 肌阵挛（面部、躯干、四肢的重复、不规则运动）。

(3) 脑电图显示爆发抑制或对外界刺激无反应。

3. 对不存在上述 3 种情况的患者，接受 CPR 未接受 TTM 持续昏迷 7 d 提示神经系统预后不良 [26]。目前未报道接受 TTM、持续昏迷 7 d 患者的预测价值。文献报道，与未接受 TTM 患者相比，TTM 组患者不能延长苏醒时间 [27]。因此，可以假设 TTM 后持续昏迷 7 d 可作为神经系统预后不良的证据。

4. 接受 CPR 或 TTM 后，去大脑强直（即对疼痛刺激异常伸肌反射）不能推断神经系统预后不良 [3]。

（李翠萍，译　山　峰，校）

参考文献

[1] Kleinman ME, Brennan EE, Goldberger ZD, et al. Part 5: Adult basic life support and cardiopulmonary resuscitation quality: 2015 American Heart Association Guidelines Update for Cardiopulmonary Resuscitation and Emergency Cardiovascular Care. Circulation 2015; 132(Suppl 2):S414–S435.

[2] Link MS, Berkow LC, Kudenchuk PJ, et al. Part 7: Adult advanced cardiovascular life support: 2015 American Heart Association Guidelines Update for Cardiopulmonary Resuscitation and Emergency Cardiovascular Care. Circulation 2015; 132 (Suppl 2):S444–S464.

[3] Callaway CW, Donnino MW, Fink EL, et al. Part 8: Post–cardiac arrest care: 2015 American Heart Association Guidelines Update for Cardiopulmonary Resuscitation and Emergency Cardiovascular Care. Circulation 2015; 132 (Suppl 2):S465–S482.

[4] Aufderheide TP, Lurie KG. Death by hyperventilation: A common and life-threatening problem during cardiopulmonary resuscitation. Crit Care Med 2004; 32 (Suppl):S345–S351.

[5] Berg RA, Hemphill R, Abella BS, et al. Part 5: Adult basic life support: 2010 American Heart Association Guidelines for Cardiopulmonary Resuscitation and Emergency Cardiovascular Care. Circulation 2010; 122 (Suppl 3):S685–S705.

[6] Abella BS, Alvarado JP, Mykelbust H, et al. Quality of cardiopulmonary resuscitation during in-hospital cardiac arrest. JAMA 2005; 293:305–310.

[7] Larsen MP, Eisenberg M, Cummins RO, Hallstrom AP. Predicting survival from out of hospital cardiac arrest: a graphic model. Ann Emerg Med 1993; 22:1652–1658.

[8] Sun S, Tang W, Song F, et al. The effects of epinephrine on outcomes of normothermic and therapeutic hypothermic cardiopulmonary resuscitation. Crit Care Med 2010; 38:2175–2180.

[9] Herlitz J, Ekstrom L, Wennerblom B, et al. Adrenaline in out-ofhospital ventricular fibrillation. Does it make any difference? Resuscitation 1995; 29:195–201.

[10] Kudenchuk PJ, Cobb LA, Copass MK, et al. Amiodarone for outof-hospital cardiac arrest due to ventricular fibrillation. New Engl J Med 1999; 341:871–878.

[11] Dorian P, Cass D, Schwartz B, et al. Amiodarone as compared to lidocaine for shock-resistant ventricular fibrillation. New Engl J Med 2002; 346:884–890.

[12] Nassar BS, Schmidt GA. Capnography during critical illness. Chest 2016; 149:576–585.

[13] Monnet X, Bataille A, Magalhaes E, et al. End-tidal carbon dioxide is better than arterial pressure for predicting volume responsiveness by the passive leg raising test. Intensive Care Med 2013; 39:93–100.

[14] Kolar M, Krizmaric M, Klemen P, Grmec S. Partial pressure of endtidal carbon dioxide predicts successful cardiopulmonary resuscitation— a prospective observational study. Crit Care 2008; 12:R115.

[15] Sanders AB, Kern KB, Otto CW, et al. End-tidal carbon dioxide monitoring during cardiopulmonary resuscitation. JAMA 1989; 262:1347–1351.

[16] Wayne MA, Levine RL, Miller CC. Use of end-tidal carbon dioxide to predict outcome in prehospital cardiac arrest. Ann Emerg Med 1995; 25:762–767.

[17] Nolan JP, Laver SR, Welch CA, et al. Outcome following admission to UK intensive care units after cardiac arrest: a secondary analysis of the ICNARC Case Mix Programme Database. Anesthesia 2007; 62:1207–1216.

[18] Nolan JP, Neumar RW, Adrie C, et al. Post-cardiac arrest syndrome: epidemiology, pathophysiology, and prognostication. Resuscitation 2008; 79:350–379.

[19] Sunde K, Pytte M, Jacobsen D, et al. Implementation of a standard treatment

protocol for post-resuscitation care after out-ofhospital cardiac arrest. Resuscitation 2007; 73:29–39.

[20] The Hypothermia After Cardiac Arrest Study group. Mild therapeutic hypothermia to improve the neurologic outcome after cardiac arrest. N Engl J Med 2002; 346: 549–556.

[21] Kim F, Nichol G, Maynard C, et al. Effect of prehospital induction of mild hypothermia on survival and neurological status among adults with cardiac arrest: a randomized clinical trial. JAMA 2014; 311:45–52.

[22] Nielsen N, Wettersley J, Cronberg T, et al. Targeted temperature management at 33°C versus 36°C after cardiac arrest. N Engl J Med 2013; 369:2197–2206.

[23] Frydland, Kjaergaard J, Erlinge D, et al. Target temperature management of 33°C and 36°C in patients with out-of-hospital cardiac arrest with non-shockable rhythm—a TTM sub-study. Resuscitation 2015; 89:142–148.

[24] Holzer M. Targeted temperature management for comatose survivors of cardiac arrest. N Engl J Med 2010; 363:1256–1264.

[25] Rittenberger JC, Popescu A, Brenner RP, et al. Frequency and timing of nonconvulsive status epilepticus in comatose, post-cardiac arrest subjects treated with hypothermia. Neurocrit Care 2012; 16:114–122.

[26] Levy DE, Caronna JJ, Singer BH, et al. Predicting outcome from hypoxicischemic coma. JAMA 1985; 253:1420–1426.

[27] Fugate JE, Wijdicks EFM, White RD, Rabinstein AA. Does therapeutic hypothermia affect time to awakening in cardiac arrest survivors? Neurology 2011; 77:1346 1350.

第七部分

肺部疾病
Pulmonary Disorders

第 16 章
呼吸机相关性肺炎
Ventilator-Associated Pneumonia

目前临床上对于肺部感染的治疗存在各种各样的问题。包括诊断肺部感染的能力有限，以及缺乏识别致病微生物的标准化方法。

本章介绍在机械通气72h后出现的肺炎（即呼吸机相关性肺炎）的现状，包括来自临床实践指南[1-3]和近期相关综述的建议[4, 5]。

一、基本信息

以下总结呼吸机相关性肺炎（ventilator-associated pneumonia，VAP）的一些相关观察结果。

1. 肺炎是 ICU 患者最常见的院内感染[6]，其中约90%以上发生在使用机械通气的患者[2]。然而，目前 VAP 的发病程度被高估了，尸检结果表明超过一半的 VAP 病例是假阳性诊断[7]。

2. 社区获得性肺炎的主要病原体是肺炎球菌、非典型病原体和病毒，而 VAP 中3/4的致病病原体是革兰阴性杆菌和金黄色葡萄球菌（表 16-1）[8]。

3. VAP 的死亡率变异很大，从 0% 到 65%[3, 9]，也有研究称 VAP 并不是危及生命的疾病[9]。然而，由于 VAP 的过度诊断倾向（如前所述），必须谨慎看待 VAP 死亡率。

表 16-1　VAP 分离的病原菌

致病微生物	分离率
革兰阴性菌	56.5%
铜绿假单胞菌	18.9%
大肠埃希菌	9.2%
嗜血杆菌	7.1%
肠杆菌属	3.8%
变形杆菌属	3.8%
肺炎克雷伯菌	3.2%
其他	10.5%
革兰阳性球菌	42.1%
金黄色葡萄球菌	18.9%
肺炎链球菌	13.2%
嗜血杆菌	1.4%
其他	8.6%
真菌分离株	1.3%

引自参考文献 [8]

二、预防措施

从口腔吸入病原微生物被认为是大多数 VAP 的主要诱因。ICU 患者口咽部定植病原体最常见的是革兰阴性杆菌（参见第 3

章，图 3-2），这解释了这些病原体常见于 VAP 中的原因。

（一）口腔清洁

1. 由于认识到 VAP 始于口咽部致病性的定植菌，因此需要将净化口咽作为 VAP 的一项预防措施。

2. 口腔清洁（即用氯己定或局部抗生素）的方法已在第 3 章中描述，口腔清洁在减少气管定植和 VAP 方面的益处如图 3-3 所示。

3. 用氯己定（如漱口剂或凝胶，每天使用 2 ～ 3 次）进行常规口腔护理已成为呼吸机依赖患者的标准做法。

（二）常规气道护理

人工气道（气管插管和气管切开处的管道）的内表面被病原体定植，吸痰可以清除这些微生物但同时也会将病原体带入下呼吸道[10]。由于这种风险，不建议将气管内吸痰作为常规程序，应只在必要时用于清除来自气道的分泌物[11]。

（三）清理声门下分泌物

1. 与传统的观点相反，气管导管上气囊膨胀后并不能防止口腔分泌物吸入下呼吸道。超过 50% 气管切开的患者有过唾液和胃内液体误吸，然而临床上大多数[12] 误吸却是未被察觉的。

2. 对气管导管气囊膨胀后仍发生误吸的关注促使临床引入专门的气管导管，在套囊上方装有吸引端口（Mallinckrodt Taper Guard Evac Tube）。该端口与持续性负压吸引装置（通常不超过 -20 cmH$_2$O）相连，以清除在声门下区域积聚的分泌物，如图 16-1 所示。

3. 临床研究表明，当使用这些专门的气管导管清除下呼吸道分泌物时，VAP 的发病率显著降低 [13]。

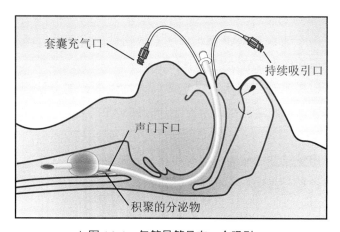

▲ 图 16-1　气管导管具有一个吸引口

吸引口位于导管膨胀处上方，以清除在声门下区域积聚的分泌物

三、临床特点

（一）诊断准确性

VAP 的传统临床诊断标准包括：①发热或体温过低；②白细胞增多或白细胞减少；③呼吸道分泌物量增加或分泌物性质改变；④新的或渐进的胸部 X 线炎性浸润 [4]。

1. 在使用传统临床标准诊断 VAP 的病例中，死后尸检肺炎的发生率仅为 30% ～ 40%[7]。

2. VAP 诊断的临床标准的准确性显示在表 16-2 中。该表显示了两项研究的结果，用肺炎的尸检证据来评估用临床标准诊断的 VAP[14, 15]。结果表明，传统临床标准中的症状可出现在肺炎或非肺炎患者中。这表明，单纯使用临床标准诊断 VAP 是不可行的。

表 16-2　临床诊断标准对 VAP 的预测价值

研　究	临床标准	尸检肺炎似然比 *
Fagon 等 [14]	影像学浸润 + 脓性痰 + 发热或白细胞增高	1.03
Timset 等 [15]	影像学浸润 + 以下其中 2 项：发热、白细胞增高或脓性痰	0.96

*. 似然比是具有这些临床诊断表现的肺炎患者与非肺炎患者之比。似然比为 1 表明具有临床诊断表现的这些患者可能有也可能没有肺炎

（二）胸部 X 线

便携式胸部 X 射线检查肺实变的效果如表 16-3[16] 所示。值得注意的是，较低的诊断准确性（49%）主要是由于检测肺浸润的敏感性低。如图 16-2 所示，这显示了一个患有发热的 ICU 患者肺部的胸部 X 射线和 CT 扫描。注意，胸部 X 线片显示没有明显的浸润，而 CT 图像显示两个肺的后部区域有典型的实变。

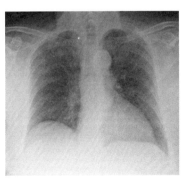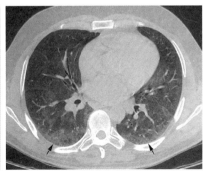

▲ 图 16-2　胸部 X 线在检测肺浸润中的灵敏度有局限性

发热患者的 X 线胸片显示没有明显的肺部浸润，而同一患者的 CT 图像显示双肺后部浸润（箭）

（三）肺部超声

对于肺实变的检测，超声比 X 线更加可靠（如表 16-3 所示），对于相关技术的详细描述见参考文献 [17]。

表 16-3　胸部 X 线和超声诊断的比较

	灵敏度	特异性	准确度
肺实变			
胸部 X 线	38%	89%	49%
超声	100%	78%	95%
胸腔积液			
胸部 X 线	65%	81%	69%
超声	100%	100%	100%

引自参考文献 [16]

（四）推荐诊断程序

美国国家医疗安全网近日发表 VAP 的诊断标准不包括胸部 X 线检查[1]。该诊断步骤如图 16-3 所示。需要注意，"可疑肺炎"的诊断不仅是根据临床诊断标准，也需要一些肺部感染的证据。

四、生物学诊断

VAP 的诊断在很大程度上依赖于致病菌的确定，下面将介绍几种确定致病菌的方法。

（一）血液培养

血液培养对 VAP 的诊断价值有限，因为只有 25%VAP 患

者血液培养结果是阳性的[2]，而且分离的病原体常常来自肺外
部位[7]。

Ⅰ. 呼吸机相关（VAC）
通气状况稳定或改善 2 d 后，患者有如下至少 1 条氧合恶化的指征
①每日吸入氧浓度至少增加 20% 持续 2 d 以上
②每日 PEEP 至少增加 3 cmH$_2$O 持续 2 d 以上

Ⅱ. 感染相关的呼吸机并发症（IVAC）
机械通气至少 3 d 后，2 d 内氧合恶化，同时伴有
①体温 ≥ 38℃ 或 < 36℃
②白细胞计数 ≥ 12 000/mm^3 或 ≤ 4000/mm^3

Ⅲ. 疑诊 VAP
机械通气至少 3 d 后，2 d 内氧合恶化，患者有如下其中 1 条
①脓性分泌物（每个低倍镜视野 25 个中性粒细胞和 10 个鳞状上
皮细胞）且伴有如下其中 1 条
　a. 气管内吸引物阳性培养 10^5 cfu/ml*
　b. 支气管肺泡灌洗液阳性培养 ≥ 10^4 cfu/ml*
　c. 肺组织阳性培养 ≥ 10^4 cfu/ml
　d. 保护性肺毛刷样本阳性培养 ≥ 10^4 cfu/ml*
②不管有无脓性分泌物，具备以下其中 1 条
　a. 胸膜腔积液阳性培养
　b. 组织病理阳性
　c. 军团菌检测阳性
　d. 呼吸道流感病毒、腺病毒、呼吸道合胞病毒、鼻病毒、人变
性肺病毒或冠状病毒检测阳性

▲ 图 16-3　NHSN 呼吸机相关性肺炎诊断流程

*. 排除以下情况：①正常呼吸道菌群；②念珠菌或其他酵母菌；③凝固酶阴性金黄
色葡萄球菌；④肠球菌属
引自参考文献 [1]

（二）气道分泌物

对于可疑 VAP 致病菌检测的传统方法为通过气管插管或气管切开套管吸取气道分泌物。但这些样本可能会被吸入上气道的口腔分泌物所污染，因此，我们需要筛选试验明确样本是否被污染。

1. 显微镜检测

(1) 每个低倍镜（×100）下存在超过 10 个鳞状上皮细胞，表明样本被口腔分泌物污染，不适合做培养[1]。

(2) 痰液中存在中性粒细胞不能证明机体存在感染，因为中性粒细胞可占常规漱口液[18]中细胞的 20%。只有含有大量中性粒细胞时才提示有感染可能，即每个低倍镜（×100）下存在超过 25 个中性粒细胞可作为感染的证据[19]。

2. 定性培养　气管分泌物的标准培养方法提供了病原体是否存在的定性评估。

(1) 这些培养物具有较高的敏感性（通常为 90%），但诊断 VAP 的特异性很低（15% ~ 40%）[20]。

(2) 因此，阴性定性培养有助于排除 VAP 的诊断，但是阳性培养不能可靠地检测 VAP 的存在。

3. 定量培养

(1) 对于气管分泌物的定量培养（微生物生长密度可被检测），诊断 VAP 的阈值密度是每毫升 10^5 个集落形成单位（cfu/ml）。该阈值诊断 VAP[2, 20]的敏感性和特异性约为 75%。

(2) 比较两种培养气道分泌物方法后可得出（表 16-4）：定量培养更有可能检测 VAP 的存在（因为特异性较高）。

表 16-4　诊断 VAP 的定量培养

	支气管分泌物		支气管肺泡灌洗
	定性	定量	
诊断阈值（cfu/ml）	阳性	$\geqslant 10^5$ cfu/ml	$\geqslant 10^4$ cfu/ml
敏感性（平均值）	> 90%	~ 75%	~ 75%
特异性（平均值）	< 40%	~ 75%	~ 80%

引自参考文献 [2, 20, 22]

（三）支气管肺泡灌洗（BAL）

BAL 是通过将支气管镜楔入远端气道并用无菌等渗盐水进行灌洗来完成的。对于灌洗肺段 [21] 适当取样，推荐最小灌洗量为 120 ml。

1. 定量培养

(1) 肺泡灌洗液培养阳性的阈值为 10^4 cfu/ml[1]。

(2) 肺泡灌洗液培养的敏感性和特异性见表 16-4[2, 22]。因为肺泡灌洗液培养特异性最高，最适合诊断 VAP 的存在。

2. 细胞内病原体

(1) 在 BAL 培养结果出来之前，检查 BAL 细胞内病原体可有助于指导抗生素的初始治疗。

(2) 当在灌洗液中超过 3% 的细胞内存在病原体时，认为患肺炎的可能性超过 90%[23]。

(3) 这种检查需要特殊的处理和染色，并且需要在实验室进行微生物学检查。

3. 非支气管镜下 BAL　BAL 也可以在没有支气管镜检查的情况下使用鞘状导管进行，如图 16-4 所示。这个导管（COMBI-CATH，KOL Bio-Medical，Chantilly，VA）通过气管导管插入，并不断地推进，直到它楔入远端气道。导管尖端处的可吸收聚乙烯塞可以防止导管前进时的污染。一旦楔入，用一个装有 20 ml 无菌盐水的内套管行 BAL。培养和显微镜分析只需要 1 ml 的 BAL 抽吸物。

(1) 非支气管镜的 BAL（也称为迷你 BAL）是一种可由呼吸治疗师[24] 进行的安全性较高的操作。

(2) 尽管迷你 BAL 不能将导管放入可疑的感染区域，但其定量培养与支气管镜 BAL 相差不大[2, 25]。

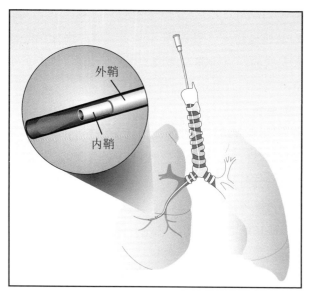

▲ 图 16-4　无支气管镜辅助的支气管肺泡灌洗保护性套管

五、肺炎所致胸腔积液

胸腔积液占细菌性肺炎的 50%[26]。肺炎所致胸腔积液更容易被超声检测到而非胸部 X 射线（表 16-3）。

（一）胸腔穿刺术

1. 建议所有肺炎并发胸腔积液的患者做胸腔穿刺，除了那些渗出液量很少或是对抗菌治疗敏感的患者。

2. 建议在超声引导下进行胸腔穿刺，特别是带呼吸机的患者。

3. 决定是否进行胸腔穿刺需以下试验[27]。

(1) 胸腔积液革兰染色和培养。

(2) 胸腔积液 pH（血气分析仪）。

(3) 胸腔积液葡萄糖值（如果无法得到 pH 结果时）。

4. 其他检查（例如：细胞计数、蛋白、LDH）都不是必需的。

（二）引流的适应证

下列均是需行胸腔积液引流的指征[27, 28]。

1. 大量胸腔积液（占胸腔 50% 以上）或有包裹。

2. 化脓性胸膜炎。

3. 革兰染色或细菌培养阳性。

4. 胸腔积液 pH < 7.2。

5. 胸腔积液葡萄糖 < 60 mg/dl（如果无法得到 pH 值）。

（三）胸腔穿刺

胸腔引流术用于胸腔引流（最初时）。建议使用小口径胸腔引流管（10 ～ 14 号），不仅创伤小，而且多数情况下[28]与大口径胸腔引流管一样有效。

1. 胸膜内纤维蛋白溶解　对于闭塞性胸腔积液或脓胸，胸腔内给予纤溶剂可促进胸腔引流管引流并减少外科引流的需要[29]。胸膜内纤溶的成功率并不一致，但已显示下列方案有助于胸腔积

液的引流 [30]:

(1) 每天两次经胸腔引流管给药：组织纤溶酶原激活药（5 mg）和重组 DNase（10 mg），持续 3 d，每次注射后夹紧引流管 1 h。DNase 用于破坏细胞外 DNA，这些细胞外 DNA 可增加胸膜液黏度。

(2) 必须同时使用组织纤溶酶原激活药和 DNase 来确保成功 [30]。

2. 外科引流术 外科引流可以在其他疗法（即抗生素、胸腔引流、胸膜内纤溶）使用 5 ~ 7 d[27, 28] 后仍无效时进行。可视胸腔镜手术（VATS）是首选，因为它是微创的，但有时也需要开胸手术与胸膜剥离术。

六、抗生素治疗

肺炎的抗生素治疗占 ICU 所有抗生素使用量的一半，约有 60％的治疗用于未经细菌学研究证实的可疑肺炎 [31]。有证据表明，VAP 的死亡率增加是由于抗生素治疗不及时 [32] 所引起，因此尽快开始经验性抗生素治疗是必要的。

（一）经验性抗生素疗法

1.VAP 的经验性抗菌治疗应包括革兰阴性杆菌和金黄色葡萄球菌（特别是耐甲氧西林菌株）的覆盖范围，它们是表 16-1 中列出的主要病原体。

2. 流行的疗法包括哌拉西林 / 他唑巴坦、头孢吡肟或碳青霉烯（例如，美罗培南）加万古霉素（用于耐甲氧西林的金黄色葡萄球菌）。请参阅第 44 章，推荐这些抗生素的给药方案。

（二）致病菌明确时

1. 明确致病菌时，采取何种抗生素治疗将取决于所在医院里病原体抗生素敏感性。

2. 除非发酵性革兰阴性杆菌（铜绿假单胞菌和鲍曼不动杆菌）引起的 VAP 外，大多数 VAP 患者一周的抗菌疗程是足够的；当有非发酵菌感染时，建议进行 10 ～ 15 d 的抗生素治疗[33]。

（王子丹，译 山 峰，校）

参考文献

[1] Centers for Disease Control, National Healthcare Safety Network. Device-associated Module: Ventilator-Associated Event Protocol. January, 2013. Available on the National Healthcare Safety Network website (www.cdc.gov/nhsn).

[2] American Thoracic Society and Infectious Disease Society of America. Guidelines for the management of adults with hospital-acquired, ventilator-associated, and healthcare-associated pneumonia. Am J Respir Crit Care Med 2005; 171:388–416.

[3] Muscedere J, Dodek P, Keenan S, et al. for the VAP Guidelines Committee and the Canadian Critical Care Trials Group. Comprehensive evidence-based clinical practice guidelines for ventilator-associated pneumonia: Prevention. J Crit Care 2008; 23:126–137.

[4] Kollef MH. Ventilator-associated complications, including infectionrelated complications: The way forward. Crit Care Clin 2013; 29:33–50.

[5] Nair GB. Niederman MS. Ventilator-associated pneumonia: present understanding and ongoing debates. Intensive Care Med 2015; 41:34-48.

[6] Vincent J-L, Rello J, Marshall J, et al. International study of the prevalence and outcomes of infection in intensive care units. JAMA 2009; 302:2323–2329.

[7] Wunderink RG. Clinical criteria in the diagnosis of ventilatorassociated pneumonia. Chest 2000; 117:191S–194S.

[8] Chastre J, Wolff M, Fagon J-Y, et al. Comparison of 8 vs 15 days of antibiotic therapy for ventilator-associated pneumonia in adults. JAMA

2003; 290:2588–2598.

[9] Bregeon F, Cias V, Carret V, et al. Is ventilator-associated pneumonia an independent risk factor for death? Anesthesiology 2001; 94:554–560.

[10] Adair CC, Gorman SP, Feron BM, et al. Implications of endotracheal tube biofilm for ventilator-associated pneumonia. Intensive Care Med 1999; 25:1072–1076.

[11] AARC Clinical Practice Guideline. Endotracheal suctioning of mechanically ventilated patients with artificial airways 2010. Respir Care 2010; 55:758–764.

[12] Elpern EH, Scott MG, Petro L, Ries MH. Pulmonary aspiration in mechanically ventilated patients with tracheostomies. Chest 1994; 105:563–566.

[13] Muscedere J, Rewa O, Mckechnie K, et al. Subglottic secretion drainage for the prevention of ventilator-associated pneumonia: a systematic review and meta-analysis. Crit Care Med 2011; 39:1985–1991.

[14] Fagon JY, Chastre J, Hance AJ, et al. Detection of nosocomial lung infection in ventilated patients: use of a protected specimen brush and quantitative culture techniques in 147 patients. Am Rev Respir Dis 1988; 138:110–116.

[15] Timsit JF. Misset B, Goldstein FW, et al. Reappraisal of distal diagnostic testing in the diagnosis of ICU-acquired pneumonia. Chest 1995; 108:1632–1639.

[16] Xirouchaki N, Magkanas E, Vaporidi K, et al. Lung ultrasound in critically ill patients: comparison with bedside chest radiography. Intensive Care Med 2011; 37:1488–1493.

[17] Lichtenstein DA, Lascols N, Meziere G, Gepner G. Ultrasound diagnosis of alveolar consolidation in the critically ill. Intensive Care Med 2004; 30:276–281.

[18] Rankin JA, Marcy T, Rochester CL, et al. Human airway macrophages. Am Rev Respir Dis 1992; 145:928–933.

[19] Wong LK, Barry AL, Horgan S. Comparison of six different criteria for judging the acceptability of sputum specimens. J Clin Microbiol 1982; 16:627–631.

[20] Cook D, Mandell L. Endotracheal aspiration in the diagnosis of ventilator-associated pneumonia. Chest 2000; 117:195S–197S.

[21] Meduri GU, Chastre J. The standardization of bronchoscopic techniques for ventilator-associated pneumonia. Chest 1992; 102:557S–564S.

[22] Torres A, El-Ebiary M. Bronchoscopic BAL in the diagnosis of ventilator-associated pneumonia. Chest 2000; 117:198S–202S.

[23] Veber B, Souweine B, Gachot B, et al. Comparison of direct examination of three types of bronchoscopy specimens used to diagnose nosocomial pneumonia. Crit Care Med 2000; 28:962 –968.

[24] Kollef MH, Bock KR, Richards RD, Hearns ML. The safety and diagnostic accuracy of minibronchoalveolar lavage in patients with suspected

ventilator-associated pneumonia. Ann Intern Med 1995; 122:743–748.

[25] Campbell CD, Jr. Blinded invasive diagnostic procedures in ventilator-associated pneumonia. Chest 2000; 117:207S–211S.

[26] Light RW, Meyer RD, Sahn SA, et al. Parapneumonic effusions and empyema. Clin Chest Med 1985; 6:55–62.

[27] Colice GL, Curtis A, Deslauriers J, et al. Medical and surgical treatment of parapneumonic effusions. An evidence-based guideline. Chest 2000; 18:1158–1171.

[28] Ferreiro L, San Jose ME, Valdes L. Management of parapneumonic pleural effusion in adults. Arch Bronchoneumol 2015; 51:637–646.

[29] Cameron R, Davies HR. Intra-pleural fibrinolytic therapy versus conservative management in the treatment of adult parapneu-monic effusions and empyema. Cochrane Database Syst Rev 2008:CD002312.

[30] Rahman NM, Maskell NA, West A, et al. Intrapleural use of tissue plasminogen activator and DNase in pleural infection. N Engl J Med 2011; 365:518–526.

[31] Bergmanns DCJJ, Bonten MJM, Gaillard CA, et al. Indications for antibiotic use in ICU patients: a one-year prospective surveillance. J Antimicrob Chemother 1997; 111:676–685.

[32] Iregui M, Ward S, Sherman G, et al. Clinical importance of delays in the initiation of appropriate antibiotic treatment for ventilatorassociated pneumonia. Chest 2002; 122:262–268.

[33] Pugh R, Grant C, Cooke RP, Dempsey G. Short-course versus prolonged-course antibiotic therapy for hospital-acquired pneumonia in critically ill adults. Cochrane Database Syst Rev 2015:CD007577.

第 17 章
急性呼吸窘迫综合征
Acute Respiratory Distress Syndrome

本章描述的急性呼吸窘迫综合征（ARDS）——一个非描述性的名字，是指肺部的弥漫性炎症损伤，其发病在全球范围内占 ICU 住院原因的 10%、机械通气时间延长原因的 25%[1]。

一、特点

（一）发病机制

ARDS 是外周中性粒细胞的激活所致（作为全身炎症反应的一部分），激活的中性粒细胞附着于肺毛细血管的内皮细胞，随后迁移到肺实质中 [2]，中性粒细胞脱颗粒损伤毛细血管内皮，导致富含蛋白质的液体渗出，从而阻塞肺部远端气道并损害肺部气体交换。

（二）诱发条件

1. ARDS 并不是原发性疾病，而是各种感染性和非感染性因素作用的后果。

2. 表 17-1 中列出了容易导致 ARDS 的因素。其中最常见的原因是肺炎、肺外脓毒症以及胃分泌物的误吸 [1]。少于 10% 的

ARDS 病例是没有诱发因素的。

3. 诸多因素（但不是全部）的共同特点是能够引起全身炎症反应综合征。

表 17-1　ARDS 诱发因素

因　素	百分比 [a]
肺炎	59.4%
肺外脓毒症	16.0%
误吸	14.2%
非心源性休克	7.5%
创伤	4.2%
输血	3.9%
肺挫伤	3.2%
其他 [b]	8.6%
无诱发因素	8.3%

a. 引自参考文献 [1]，其中包括来自 50 个国家的 459 个 ICU 的 3022 个病例。总数超过 100%，这是因为有些患者可能存在一种以上的诱发因素。b. 其他诱发因素包括吸入性损伤、烧伤、药物过量、心肺转流术、坏死性胰腺炎和颅内出血

（三）临床特点

ARDS 的临床特点见表 17-2[3]。主要特点为急性缺氧性呼吸衰竭和双侧弥漫性肺浸润，这些不能被左心衰竭或容量超负荷所解释。大多数（＞ 90%）ARDS 病例在已知诱发因素的 1 周内出现，80% 的病例需要机械通气 [1]。

表 17-2　ARDS 临床特点 ^a

特　点	具体内容
起病时间	发生在诱发性病症的 1 周内，或症状出现的 1 周内
影像特点	双肺渗出影（在胸部 X 线或 CT 上）符合肺泡实变
水肿原因	没有左心衰或容量超负荷的证据
氧化 ^b 　轻度 　中度 　重度	$PaO_2/FiO_2 = 201 \sim 300\,mmHg^*$ $PaO_2/FiO_2 = 101 \sim 200\,mmHg$ $PaO_2/FiO_2 \leqslant 100\,mmHg$

a. 与参考文献 [3] 中的"柏林"ARDS 诊断标准相对应；b. 海拔＞ 1000 m，使用 $PaO_2/FiO_2 \times$（气压 /760）；*. PaO_2/FiO_2 是在 PEEP 或 CPAP ≥ 5cmH_2O 条件下测得 PaO_2. 外周血动脉氧分压；FiO_2. 吸入氧浓度；PEEP. 呼气末正压；CPAP. 持续气道正压

1. 影像学表现　图 17-1 显示了 ARDS 在床旁胸部 X 线片的特征性表现。渗出性病变呈细颗粒状或毛玻璃样，均匀分布于双肺野。同时也注意到没有胸腔积液的存在，这有助于区分 ARDS 和心源性肺水肿。

2. PaO_2/FiO_2　使用 PaO_2/FiO_2 比率来评估 ARDS 中氧合作用的损害，这个比率是在呼气末正压（PEEP）≥ 5 cmH_2O 前提下测得的（对于没有应用呼吸机的患者，使用持续气道正压或 CPAP 来代替 PEEP）。

(1) ARDS 的诊断需要 PaO_2/FiO_2 比率＜ 300 mmHg（PEEP 或 CPAP ≥ 5 cmH_2O）[3]。

(2) 表 17-2 显示了基于 PaO_2/FiO_2 比率的疾病分类（轻度、中度、重度）的严重度，其目的是预测致命结果的可能性。轻、中、重度 ARDS 报道的死亡率分别为 27%、32%、45%（平均值）[3]。

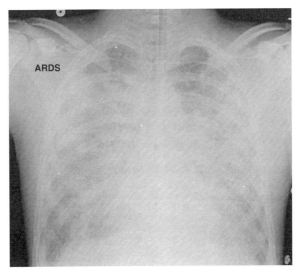

▲ 图 17-1 床旁胸部 X 线显示了 ARDS 的特征性表现

（四）诊断

ARDS 的许多临床特征是非特异性的，并且导致缺氧性呼吸衰竭的其他病症也具有这些特征。这会造成误诊的可能，下面的研究也证明了这一点。

1. 在一组 ARDS 影像学诊断的观察者异质性的研究中，一组 21 名专家在诊断有无 ARDS 达成一致性的仅占 43%[4]。

2. 在一项大型回顾性研究中，根据表 17-2 中的临床特点诊断患有 ARDS 的患者中，有 40% 没有做出这一临床诊断。

3. 一项关于临床诊断为 ARDS 的死亡患者尸体解剖的研究表明，只有 50% 的患者尸检具有 ARDS 解剖学证据[5]。这意味着基于临床标准识别 ARDS 的可能性，并不比抛硬币猜正反面的正确性高。

4. 肺动脉嵌入压（楔压）已被用于区分 ARDS 和心源性肺水肿，即楔压 ≤ 18 mmHg 被认为是 ARDS 的证据[6]。这是有问题的，因为楔压不是毛细血管静水压的量度，如第五章中所述。尽管楔压已不再是诊断 ARDS 所需的测量值，但这种测量的局限性值得一提。

二、机械通气

如前所述，80% 的 ARDS 患者需要机械通气治疗[1]。ARDS 患者机械通气的总体目标有两个：①限制肺膨胀期施加在肺部远端气道的牵张力；②在肺通气过程中防止肺部远端气道的塌陷。

（一）呼吸机相关肺损伤

在过去的 25 年里，重症医学最重要的发现之一就是机械通气作为肺部损伤的一个来源，尤其是在 ARDS 的患者中。如下所述，这种损伤和肺部远端气道的过度牵张有关。

1. 不均匀性　尽管床旁胸部 X 线显示出 ARDS 患者肺部浸润的明显不均匀性，但 CT 图片上显示 ARDS 肺部浸润局限于重力依赖肺区域[7]。这在 CT 图 17-2 上表现出来，主要在后肺区域（就是仰卧位置的相关肺部重力依赖区域）中的实变表现，胸前未累及的肺部正常，并且是接收呼吸机通气量的区域。

2. 容积伤　由于功能性肺容积显著减少，机械通气产生的正常潮气量（10 ～ 15 ml/kg）导致肺泡过度扩张以及肺泡毛细血管界面张力引起的断裂[8]。这种容积相关的肺损伤称为容积伤。

(1) 容积伤导致炎性细胞和蛋白质样物质浸润肺部，产生一种被称作呼吸机相关肺损伤的临床症状，其表现与 ARDS 惊人地相似 [8, 9]。

3. 肺萎陷伤　ARDS 患者肺扩张性降低导致终末小气道塌陷。当这种情况发生时，机械通气可导致小气道循环性开启和关闭，这一过程可能是肺损伤原因之一 [10]。这种类型的肺损伤称为肺萎陷伤 [9]，其可能的原因是塌陷的小气道开放产生高速剪切力，并损伤气道上皮。

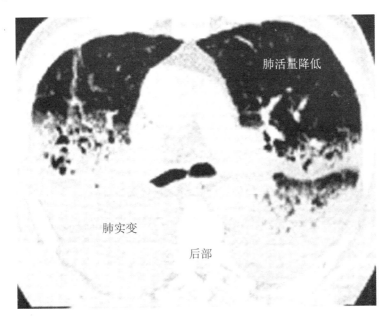
肺活量降低

肺实变

后部

▲ 图 17-2　ARDS 患者 CT 影像显示肺的后部发生实变
胸腔前部 1/3 的肺未被病变累及，功能正常（引自参考文献 [7]）

（二）肺保护性机械通气

肺保护性通气采用低潮气量（6 ml/kg）降低容积伤的风险，并采用呼气末正压（PEEP）减少肺萎陷伤的风险 [11]。

1. 策略　一个肺保护性通气策略已经由 ARDS 临床网络（该网络由政府机构创建，用于评估 ARDS 潜在治疗方案）开发出来，该策略见表 17-3。请注意，本策略中的潮气量（6 ml/kg）基于预测体重，这是与正常肺容积相关的体重。

表 17-3　ARDS 患者保护性通气策略

第一步	①评估患者理想体重（PBW） 　男性：PBW=50+[2.3×（身高 -60）] 　女性：PBW=45.5+[2.3×（身高 -60）] ②设置初始潮气量 8 ml/kg ③ PEEP 5 cmH$_2$O ④选择维持 SpO$_2$ 在 88% ～ 95% 的最低吸入氧浓度 ⑤每 2 h 将潮气量减少 1 ml/kg, 直到 V$_T$ 6 ml/kg
第二步	①当 V$_T$ 为 6 ml/kg 时，测量平台压 ②如果平台压 > 30 cmH$_2$O，减少 V$_T$ 1 ml/kg 直到平台压 < 30 cmH$_2$O 或 V$_T$=4 ml/kg
第三步	①对呼吸性酸中毒的患者监测血气分析 ②如果 pH=7.15 ～ 7.30，增加呼吸频率直到 pH > 7.3 或呼吸频率 =35/min ③如果 pH < 7.15，增加呼吸频率至 35/min，如果 pH 仍 < 7.15，增加 V$_T$ 1 ml/kg 直到 pH > 7.15
目标	V$_T$=6 ml/kg，平台压≤ 30 cmH$_2$O，SpO$_2$=88% ～ 95%，pH= 7.30 ～ 7.45

引自 ARDS 临床网络开发的策略，可登录 www.ardsnet.org 查阅

2. "平台"压　肺保护性通气的目标之一是吸气末"平台压"≤ 30 cmH$_2$O，这个压力是通过在吸气末阻塞呼气获得的（来保持肺的潮气量），呼气阻断后，气道压力下降到一个固定（平台）水平，同时，由于没有气流，这个压力相当于肺膨胀时肺泡中的压力。

(1) 因此平台压反映了由肺膨胀正压所产生的肺泡压力。平台压 > 30 cmH$_2$O 能够引起肺泡破裂（以及呼吸机相关肺损伤）。

(2) 图 19-2 生动地描绘了平台压。

3. 呼气末正压（PEEP，详见第 19 章）　肺保护性通气策略中采用至少 5 cmH$_2$O 的呼气末正压（PEEP），以防止呼气末小气道塌陷。目的是预防小气道周期性的开启和关闭（例如肺萎陷伤）。

(1) PEEP 水平通常维持在 5 ～ 7.5 cmH$_2$O，除非出现氧合问题（见下）。常规使用的高 PEEP 水平并不改善 ARDS 的预后[12]。

(2) 对于那些需要吸入有潜在氧中毒风险的氧气浓度（FiO$_2$ > 60%）的低氧血症患者，PEEP 值的渐进式增加能够改善肺泡氧合并将吸入氧浓度降低至较低（非毒性）水平。

(3) 增加 PEEP 将增加吸气末平台压（肺泡压），当平台压达到 30 cmH$_2$O 时，PEEP 达到"最大安全水平"。

4. 允许性高碳酸血症　小潮气量通气的潜在后果之一是通过肺清除的 CO$_2$ 减少，这会导致高碳酸血症和呼吸性酸中毒。只要没有损害的证据，低容量通气是被允许的，称为允许性高碳酸血症[13]。

允许性高碳酸血症耐受极限限值还不清楚，但一些允许性高碳酸血症的临床研究表明 PCO$_2$ 在 60 ～ 70 mmHg 之间，动脉血 pH 在 7.2 ～ 7.25 之间对大多数患者是安全的[14]。

5. 对生存的影响　虽然没有一致性的观察结果[16]，但肺保护性通气策略已经被证实能够提高 ARDS 患者的生存率[15]。检测这种通气方法成功或失败的主要因素是能否将吸气末平台（肺泡）压保持在 30 cmH$_2$O 以下。

三、其他方法

以下方法能够影响 ARDS 患者的预后。

（一）液体管理

1. 临床研究表明，避免 ARDS 患者体液正平衡，可以减少机械通气时间[17]，并提高生存率[18]。

2. 表 17-4 列出了由 ARDS 临床网络开发的一个简单的液体管理策略[19]。该策略使用中心静脉压作为血管容量的反映（这是不正确的，如图 7-1 所示），但它对平衡 ARDS 患者液体出入量是有效的[19]。

表 17-4　液体管理策略

中心静脉压 （mmHg）	尿　量	
	＜ 5ml/（kg·h）	≥ 5ml/（kg·h）
＞ 8	强利尿+	利尿
4 ～ 8	液体复苏	利尿
＞ 4	液体复苏	不干预
呋塞米给药	以 20 mg 静脉推注开始，或者通过静脉输注 3 mg/h，或者上次已知的有效剂量。如果需要，后续剂量加倍，直到达到目标。最大剂量为 160 mg（静推）或 24 mg/h（输注）	

+. 当尿量排出减少与肾损害相关时（血清肌酐＞ 3mg/dl），停用呋塞米（引自参考文献 [9]）

（二）皮质类固醇激素治疗

激素治疗被应用于中 - 重度 ARDS 的早期治疗和难治性 ARDS 的治疗[20]。虽然 ARDS 患者的激素治疗没有一致性的生存获益结果，但有其他潜在性益处，其中包括缩短机械通气时间、改善气体交换、缩短 ICU 住院时间[20]。

1. 中 - 重度 ARDS ARDS 患者 PEEP 在 10 cmH₂O 时 $PaO_2/FiO_2 < 200$ mmHg，推荐下列激素应用方案作为早期治疗[20]。

(1) 甲泼尼龙：首剂按 1 mg/kg（理想体重）负荷剂量静脉注射超过 30 min，然后按 1 mg/(kg·d) 连续 14 d，以后 2 周逐渐减少剂量。

(2) 没有证据表明这个激素治疗方案会增加感染风险[20]。

2. 难治性 ARDS ARDS 起病 7 ～ 14 d 是纤维增生期，最终导致不可逆的肺纤维化[21]。大剂量类固醇激素治疗能够阻止肺纤维化进展。ARDS 起病 7 d 后病情进展没有得到控制，推荐使用一下激素治疗方案[20]：

(1) 甲泼尼龙：首剂按 2 mg/kg（理想体重）负荷剂量静脉注射超过 30 min，然后按 2 mg/(kg·d) 连续 14 d，以后按 1 mg/(kg·d) 连用 7 d，以后逐渐减少剂量，直至拔管 2 周后停止治疗。

(2) 没有证据表明这个激素治疗方案会增加感染风险[20]。

（三）俯卧位通气

俯卧位（一般每天 12 ～ 18 h）对严重或难治性低氧血症具有优势。

1. 这种治疗方式可以改善动脉氧合（通过增加胸前、通气好的肺区域的血流），并降低呼吸机相关肺损伤的风险（因为肺膨胀的更加均匀）[22]。

2. 对于严重低氧血症（PEEP ≥ 5 cmH₂O 时 $PaO_2/FiO_2 < 100$ mmHg）的患者早期（48 h 内）开始俯卧位治疗有助于提高

生存率 [23]。长时间（每天 ≥ 16 h）"俯卧位"也会有生存获益 [23]。

3. 不稳定的脊柱骨折是俯卧位的绝对禁忌证 [24]。相对禁忌证包括骨盆骨折、近期面部外伤或面部手术、颅内高压、血流动力学不稳定以及大量咯血 [24]。

4. 俯卧位最常见的并发症是压疮和气管阻塞 [23]。

（四）无效治疗

ARDS 无效治疗措施有很多，其中包括气管内表面活性剂（成人）、吸入一氧化氮、静脉输注 N- 乙酰半胱氨酸、布洛芬、输注前列腺素 E、心房钠尿肽、单克隆抗内毒素抗体、嗜中性粒细胞弹性蛋白酶抑制药和免疫调节喂养配方等 [25]。

四、难治性低氧血症

有 10% ～ 15% 的 ARDS 患者会发展成严重低氧血症，常规氧疗和机械通气难以纠正 [26]。这种情况直接危及生命，下面的"救援疗法"可以立刻改善动脉氧合。

（一）增加 PEEP

增加 PEEP 水平至超过肺保护性通气策略的 PEEP 水平可以使塌陷的肺泡再膨胀（肺泡复张），从而改善动脉氧合。

1. 使用小潮气量通气（6 ml/kg 预测体重），PEEP 可以增加 3 ～ 5 cmH$_2$O 直至吸气末平台压达到 30 cmH$_2$O（呼吸机相关肺损伤的最高阈值）[27]。这个方法可以促进肺泡复张以及改善动脉氧合，并降低呼吸机相关肺损伤的风险。

2. 增加 PEEP 的缺点是影响静脉回流以及减少心输出量。如果 PEEP 增加时血压开始下降，需要大量输液来保证心室充盈。

（二）气道压力释放通气

1. 气道压力释放通气（APRV）包括在相对较高的气道压力下长时间的自主呼吸（来打开塌陷的肺泡），穿插短时间的快速肺回缩（来促进 CO_2 清除）[28]。

2. 由于 APRV 涉及自主呼吸，所以使用高水平持续气道正压（CPAP）来代替 PEEP。

3. APRV 超过 24 h 后逐渐改善动脉氧合[28]，但并没有生存获益[25]。

4. 这个模式的通气方式详见第 20 章。

（三）高频震荡通气

1. 高频振荡通气（HFOV）运用快速压力振荡（300/ min）提供小潮气量（1 ～ 2 ml/kg）。小潮气量降低容积伤的风险，快速压力振荡产生的平均气道压预防小气道塌陷，降低肺萎陷伤的风险[29]。

2. 像 APRV 一样，HFOV 也改善动脉氧合，但没有文献证据表明有生存获益[25]。

3. HFOV 详见第 20 章。

（四）体外膜氧合

1. 体外膜氧合（ECMO）是一种将静脉血泵至膜肺氧合后并送回到静脉系统的呼吸支持模式（静脉 ECMO）。膜肺氧合器充当机械通气的辅助装置（而不是替代装置），并且在较低的气道压力下实现肺的通气，以降低呼吸机相关肺损伤的风险[30]。

2. ECMO 近年来迅速流行起来，但随机研究表明 ECMO 的生存获益还没有定论[31]。

（杨冰心，译　姜　艳，校）

参考文献

[1] Bellani G, Laffey JG, Pham T, et al. Epidemiology, patterns of care, and mortality for patients with acute respiratory distress syndrome in intensive care units in 50 countries. JAMA 2016; 315:788–800.

[2] Abraham E. Neutrophils and acute lung injury. Crit Care Med 2003; 31(Suppl):S195–S199.

[3] The ARDS Definition Task Force. Acute respiratory distress syndrome. The Berlin definition. JAMA 2012; 307:2526–2533.

[4] Rubenfeld GD, Caldwell E, Granton J, et al. Interobserver variability in applying a radiographic definition for ARDS. Chest 1999; 116:1347–1353.

[5] de Hemptinne Q, Remmelink M, Brimioulle S, et al. ARDS: a clinicopathological confrontation. Chest 2009; 135:944–949.

[6] Bernard GR, Artigas A, Brigham KL, et al. The American–European Consensus Conference on ARDS: definitions, mechanisms, relevant outcomes, and clinical trial coordination. Am Rev Respir Crit Care Med 1994; 149:818–824.

[7] Rouby J-J, Puybasset L, Nieszkowska A, Lu Q. Acute respiratory distress syndrome: Lessons from computed tomography of the whole lung. Crit Care Med 2003; 31(Suppl):S285–S295.

[8] Dreyfuss D, Saumon G. Ventilator-induced lung injury: lessons from experimental studies. Am J Respir Crit Care Med 1998; 157:294–323.

[9] Gattinoni L, Protti A, Caironi P, Carlesso E. Ventilator-induced lung injury: the anatomical and physiological framework. Crit Care Med 2010; 38(Suppl):S539–S548.

[10] Muscedere JG, Mullen JBM, Gan K, et al. Tidal ventilation at low airway pressures can augment lung injury. Am J Respir Crit Care Med 1994; 149:1327–1334.

[11] Brower RG, Rubenfeld GD. Lung-protective ventilation strategies in acute lung injury. Crit Care Med 2003; 31(Suppl):S312–S316.

[12] Santa Cruz R, Rojas J, Nervi R, et al. High versus low positive end-expiratory pressure (PEEP) levels for mechanically ventilated adult patients

with acute lung injury and acute respiratory distress syndrome. Cochrane Database Syst Rev 2013: CD009098.

[13] BidaniA, Tzouanakis AE, Cardenas VJ, Zwischenberger JB. Permissive hypercapnia in acute respiratory failure. JAMA 1994; 272:957–962.

[14] Hickling KG, Walsh J, Henderson S, et al. Low mortality rate in adult respiratory distress syndrome using low-volume, pressurelimited ventilation with permissive hypercapnia: A prospective study. Crit Care Med 1994; 22:1568–1578.

[15] The Acute Respiratory Distress Syndrome Network. Ventilation with lower tidal volumes as compared with traditional tidal volumes for acute lung injury and the acute respiratory distress syndrome. New Engl J Med 2000; 342:1301–1308.

[16] Fan E, Needham DM, Stewart TE. Ventilator management of acute lung injury and acute respiratory distress syndrome. JAMA 2005; 294:2889–2896.

[17] The Acute Respiratory Distress Syndrome Network. Comparison of two fluid management strategies in acute lung injury. N Engl J Med 2006; 354:2564–2575.

[18] Murphy CV, Schramm GE, Doherty JA, et al. The importance of fluid management in acute lung injury secondary to septic shock. Chest 2009; 136:102–109.

[19] Grissom CK, Hirshberg EL, Dickerson JB, et al. Fluid management with a simplified conservative protocol for the acute respiratory distress syndrome. Crit Care Med 2015; 43:288–295.

[20] Marik PE, Meduri GU, Rocco PRM, Annane D. Glucocorticoid treatment in acute lung injury and acute respiratory distress syndrome. Crit Care Clin 2011; 27:589–607.

[21] Meduri GU, Chinn A. Fibrinoproliferation in late adult respiratory distress syndrome. Chest 1994; 105(Suppl):127S–129S.

[22] Guerin C, Baboi L, Richard JC. Mechanisms of the effects of prone positioning in acute respiratory distress syndrome. Intensive Care Med 2014; 40:1634–1642.

[23] Bloomfield R, Noble DW, Sudlow A. Prone position for acute respiratory failure in adults. Cochrane Database Syst Rev 2015; 11:CD008095.

[24] Berin T, Grasso S, Moerer O, et al. The standard of care of patients with ARDS: ventilatory settings and rescue therapies for refractory hypoxemia. Intensive Care Med 2016; 42:699–711.

[25] Tonelli AR, Zein J, Adams J, Ioannidis JPA. Effects of interventions on survival in acute respiratory distress syndrome: an umbrella review of 159 published randomized trials and 29 meta-analyses. Intensive Care Med 2014; 40:769–787.

[26] Pipeling MR, Fan E. Therapies for refractory hypoxemia in acute respiratory

distress syndrome. JAMA 2010; 304:2521–2527.

[27] Mercat A, Richard J-C, Vielle B, et al. Positive end-expiratory pressure setting in adults with acute lung injury and acute respiratory distress syndrome. JAMA 2008; 299:646–655.

[28] Kallet RH. Patient-ventilator interaction during acute lung injury, and the role of spontaneous breathing: Part 2: airway pressure release ventilation. Respir Care 2011; 56:190–206.

[29] Facchin F, Fan E. Airway pressure release ventilation and highfrequency oscillatory ventilation: potential strategies to treat severe hypoxemia and prevent ventilator-induced lung injury. Respir Care 2015; 60:1509–1521.

[30] Ventetuolo CE, Muratore CS. Extracorporeal life support in critically ill adults. Am Rev Respir Crit Care Med 2014; 190:497–508.

[31] Tramm R, Ilic D, Davies AR, et al. Extracorporeal membrane oxygenation for critically ill adults. Cochrane Database Syst Rev 2015; 1:CD010381.

第 18 章
ICU 中的哮喘和慢性阻塞性肺病

Asthma and COPD in the ICU

本章介绍哮喘和慢性阻塞性肺病（chronic obstructive pulmonary disease，COPD）急性加重的管理，包括无创和有创辅助通气的使用。本章中的建议取自一些临床实践指南以及相关综述[1-3]。

一、急性哮喘发作

图 18-1 中的流程图显示了全国哮喘教育计划对成人哮喘急性发作初始处理的建议[1]。该方案采用气道阻塞的客观数值（FEV_1 和呼气峰值流速）来确定疾病严重程度，但这些指标在急性患者中很难获取，因此疾病严重程度的临床评估被用于指导管理[2,3]。急性哮喘的用药及给药方案见表 18-1。

（一）短效 β_2 受体兴奋药

短效 β_2 受体激动药是哮喘急性加重首选的支气管扩张药，由雾化吸入给药，比静脉注射给药更有效且副作用少[4]。支气管扩张作用通常在 2～3 min 内显效，在 30 min 达到峰值，作用持续 2～5 h[5]。

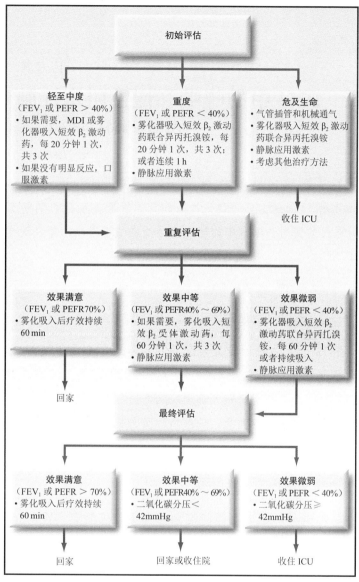

▲ 图 18-1　国家哮喘教育项目推荐的哮喘急性加重期处理流程图 [1]

FEV₁. 第 1 秒用力呼气量；PEFR . 呼气峰流速

表 18-1　哮喘急性发作吸入性支气管扩张药给药方案

药物制剂	给药方案
沙丁胺醇	**雾化器**：2.5 ～ 5 mg/20 min×3 次；或 10 ～ 15 mg 持续给药 1 h，其后必要时每 1 ～ 4 小时 2.5 ～ 10 mg **定量吸入器**：4 ～ 8 喷（90 μg/ 喷）每 20 分钟～ 4 h，其后如有需要每 1 ～ 4 小时 4 ～ 8 喷。使用一个储气罐来进行吸入
左旋沙丁胺醇	**雾化器**：与沙丁胺醇间歇给药方案一样，但剂量为沙丁胺醇的一半；持续性吸入并没有被评估 **定量吸入器**：与沙丁胺醇相同的给药方案（45 μg/ 喷）
异丙托溴铵	**雾化器**：0.5 mg/20 min×3 次（可以加入沙丁胺醇或左旋沙丁胺醇雾化溶液），其后按需使用 **定量吸入器**：根据需要每 20 分钟 8 喷（18 μg/ 喷），持续 3 h。使用一个储气罐进行吸入
异丙托溴铵联合沙丁胺醇	**雾化器**：3 ml（0.5 mg 异丙托溴铵 +2.5 mg 沙丁胺醇）每 20 分钟给药，共 3 次，后按需使用 **定量吸入器**：根据需要每 20 分钟 8 喷（18 μg 异丙托溴铵 +90 μg 沙丁胺醇 / 喷），持续 3 h，使用储气罐

引自参考文献 [1]

1. 沙丁胺醇是哮喘急性发作应用最广泛的短效 β_2 受体激动药，它是两种同分异构体的外消旋混合物，只有其中一个发挥作用。左旋沙丁胺醇是沙丁胺醇的活性异构体，是比沙丁胺醇更有效的支气管扩张药。然而，临床研究表明左旋沙丁胺醇在急性哮喘治疗中没有优势[6]。

2. 表 18-1 显示了沙丁胺醇的给药方案。治疗通常始于 20 min 间隔的一系列 3 次连续气雾剂治疗，并且在中 - 重度气流阻塞治疗中，雾化器要优先于 MDIs[1]。

3. 沙丁胺醇也可作为连续气雾剂给药，使用大容量雾化器，第 1 小时剂量为 10 ～ 15 mg[1]。这种方法很流行，并且比用于严重气流阻塞的间歇气雾剂治疗更有效[7]。

4. 当急性发作开始好转时，在住院期间，沙丁胺醇每隔 4 ～ 6 h 通过间歇气雾剂治疗给药。

5. 高剂量 β_2 受体激动药气雾剂治疗的副作用包括心动过速、轻微震颤、高血糖和电解质低下（即低钾血症、低镁血症以及低磷血症）[8, 9]。沙丁胺醇也可能会增加哮喘急性发作期间血清乳酸水平[10]。

（二）抗胆碱能气雾剂

1. 抗胆碱能药对急性哮喘患者只有临界效益，仅在中 – 重度气流阻塞的患者治疗的最初 3 ～ 4 h 联合短效 β_2 受体激动药治疗使用[1, 11]。

2. 异丙托溴铵是美国批准的唯一用于急性哮喘的抗胆碱能制剂，其是阿托品的衍生物，可阻断气道内毒蕈碱受体。

3. 异丙托溴铵雾化剂给药方案见表 18-1。可将异丙托溴铵与沙丁胺醇混合用于雾化器治疗，沙丁胺醇和异丙托溴铵的预混制剂商业上可用于雾化器和定量吸入器（表 18-1）。

4. 异丙托溴铵的全身吸收剂量少，抗胆碱能副作用小（包括心动过速、口干、视物模糊、尿潴留等）。

5. 在最初治疗的几小时后，异丙托溴铵没有被证实有益处，并且异丙托溴铵不应用于哮喘的日常维持治疗[1]。

（三）气雾剂不耐受

对于偶尔不耐受支气管扩张气雾剂的患者（通常是因为过度咳嗽），考虑以下治疗方案之一[1]：

1. 肾上腺素，每 20 分钟皮下注射 0.3 ～ 0.5 mg，共 3 次。

2. 特布他林，每 20 分钟皮下注射 0.25 mg，共 3 次。

3. 在最初的支气管扩张药反应之后，患者更有可能耐受气雾剂治疗。

（四）皮质类固醇

糖皮质激素的系统治疗可以增加急性发作缓解率以及降低复发率[12]，虽然并非所有研究都显示糖皮质激素在急性哮喘治疗中可以获益[13, 14]。

1. 相关研究　急性哮喘的激素治疗中有以下几点值得一提。

(1) 口服和静脉应用激素疗效无差别[12, 15]。

(2) 激素的疗效往往要到治疗开始 12 h 后才显现[19]，所以激素治疗不影响急诊哮喘患者的病程。

(3) 急性哮喘治疗中激素没有明显的量效关系（即没有证据表明激素剂量越大，效果越好）[15]。

(4) 激素使用 10 d 可以突然停药，而无须逐渐减量[12, 16]。

2. 建议　表 18-2 总结了急性哮喘系统性激素治疗的建议[1]。当哮喘急性期开始恢复时，可以联合吸入性皮质类固醇，且至少持续用药几周来防止急性哮喘再次发作[3]。

（五）其他注意事项

可以在支气管扩张药治疗中增加以下措施，特别是对支气管扩张药反应不理想 1 h 后。

1. 镁　静脉注射镁具有轻微的支气管扩张作用（作为"自然钙通道阻滞药"），硫酸镁以 2 g 剂量静脉注射持续 15 ～ 30 min 已显示能够改善最初支气管扩张药治疗不理想患者的肺功能，以及减少他们的住院率 [17]。

表 18-2　激素治疗的建议

哮喘急性加重 ᵃ	
建议	不满意的支气管扩张药反应 1 h 后
常规	首选口服用药
剂量	每日 40～80 mg，分 1～2 次给药，使用泼尼松（口服）或甲强龙（静脉注射）
持续时间	在症状或体征缓解前持续用药。如果持续时间＜10 d，无须中断用药
COPD 急性加重 ᵇ	
建议	收住入院
常规	首选口服给药
剂量	每天 30～40 mg，分 1～2 次给药，使用泼尼松（口服）或甲强龙（静脉注射）
持续时间	持续用药 7～10 d。无须中断用药

a. 摘自参考文献 [1]；b. 摘自参考文献 [19]

2. 抗感染药物　哮喘急性加重常由病毒上呼吸道感染引起，但除非有可治疗感染的证据，否则不建议使用抗感染治疗 [1,3]。

3. 动脉血气分析　对于经过 1 h 积极的支气管扩张药治疗后几乎没有临床改善的患者，建议进行动脉血气分析。在急性哮喘中，正常 PCO_2 是呼吸衰竭的证据（因为哮喘患者分钟通气量很高，这会使 PCO_2 降低），并且高碳酸血症是需要进行通气辅助的标志。

（六）无创通气

1. 对于经过积极的支气管扩张药治疗后存在高碳酸血症的患者，无创通气（NIV）能够帮助其纠正高碳酸血症以避免气管插管和机械通气[18]。

2. 无创通气详见第 20 章。

二、COPD 急性加重

COPD 急性加重的定义是患者呼吸困难、咳嗽、咳痰的基线变化超过了平日的正常变化[23]。大多数病情加重是由肺部感染引起（通常是呼吸道感染），大约 30% 的患者无明显诱因[19]。

（一）支气管扩张药治疗

1. COPD 急性加重的支气管扩张药治疗与急性哮喘的气雾剂相同，但是给药方案不同（表 18-3），并且期望值也不同（与哮喘不同，COPD 本身的特征就是支气管扩张药反应差，所以支气管扩张药治疗对 COPD 预后影响很小）。

2. 当短效 β_2 激动药疗效不佳时（通常发生在 COPD 患者）推荐联用异丙托溴铵，尽管至少 3 项临床研究并不支持这一做法[20]。

（二）皮质类固醇

推荐所有 COPD 急性加重的住院患者使用短期的激素治疗，具体给药方案见表 18-2[19]。激素治疗在 COPD 急性加重中的作用有限，仅有 1/10 的患者应用糖皮质激素治疗时获得满意疗效[20]。

表 18-3　COPD 急性加重吸入性支气管扩张药治疗

药　物	给药方案
沙丁胺醇	**雾化器**：每 4～6 小时 2.5～5 mg **定量吸入器**：每 4～6 小时 2～8 喷（90 µg/ 喷）
左旋沙丁胺醇	**雾化器**：每 4～6 小时 1.25～2.5 mg **定量吸入器**：每 4～6 小时 2～8 喷（45 µg/ 喷）
异丙托溴铵	**雾化器**：每 4～6 小时 0.5 mg **定量吸入器**：每 4～6 小时 2～8 喷（18 µg/ 喷）
异丙托溴铵联合沙丁胺醇	**雾化器**：每 4～6 小时 3 ml（0.5 mg 异丙托溴铵 +3 mg 沙丁胺醇） **定量吸入器**：每 4～6 小时 2～8 喷（18 µg 异丙托溴铵 +90 µg 沙丁胺醇 / 喷）

引自参考文献 [19]

（三）抗感染治疗

COPD 急性加重的呼吸道感染大约有一半是由于细菌性病原体感染所致[2]。

1. **适应证**　临床实践指南建议在满足下列条件中的之一时使用抗细菌治疗[19]。

(1) 痰量增加或脓痰。

(2) 需无创通气或机械通气。

2. **抗生素**　革兰阴性需氧杆菌和肺炎链球菌是 COPD 住院患者痰培养最常见的细菌[21]，且铜绿假单胞菌在呼吸机依赖患者中尤为突出[22]。左氧氟沙星能够为无创通气患者提供广谱覆盖，头孢吡肟或哌拉西林他唑巴坦适用于机械通气患者。抗生素治疗疗程通常为 5～7 d。

（四）氧疗

1. 对于慢性高碳酸血症的严重 COPD 患者，高浓度吸氧可促使动脉 PCO_2 进一步升高[23]。这并不是因为呼吸驱动力的下降，可能是因为血红蛋白的 CO_2 卸载。

2. 这种情况的最佳方法是使用最低 FiO_2（吸入氧浓度）来维持脉搏氧饱和度（SpO_2）在 88%～90%。

3. 开始氧疗后密切监测精神状态，因为意识水平的下降很有可能是进行性高碳酸血症的标志（CO_2 麻醉），此时需要立即行气管插管及机械通气。

（五）无创通气

1. 无创通气（NIV）使 75% 的伴有高碳酸血症呼吸衰竭的 COPD 急性加重患者成功地避免了气管插管（见表 20-1）[24]。

2. 无创通气详见第 20 章。

三、机械通气

不到 5% 的急性哮喘住院患者需要进行机械通气[25]，但是超过 50% COPD 急性加重患者需要进行机械通气[26]。以下是这些患者中关于正压通气的一些主要考虑事项。

（一）动态肺过度膨胀

1. 健康个体自主呼吸时吸入气体在呼气结束前完全被呼出，肺泡的呼气末压力和大气压相等（零位）。如图 18-2 所示的下方压力 - 容积环。

2. 在重度气道阻塞的哮喘或 COPD 患者中，呼气相延长，且在下次吸气前，气体未完全呼出。这导致肺过度膨胀（称为动态肺过度膨胀），肺泡陷闭气体形成呼气末正压（PEEP），称为内源性 PEEP[27]。如图 18-2 所示的上方压力 - 容积环。

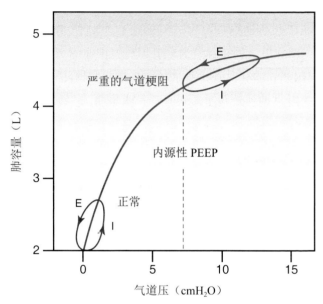

▲ 图 18-2 压力 - 容积曲线展示了动态肺过度膨胀效应

滞后环展示了在一次吸气和呼气时压力和容积的变化。I. 吸气；E. 呼气

3. 需要注意的是，由于内源性 PEEP 的存在，呼吸肌必须产生较高的跨肺压来使肺膨胀（一方面由于要克服内源性 PEEP，另一方面因为吸气发生在压力 - 容积曲线的平坦部分）。这导致呼吸做功增加。

（二）正压通气

动态肺过度膨胀导致的呼吸压力 - 容积曲线偏移意味着正压

机械通气在肺膨胀时将产生更高的胸腔内压。此外机械通气可以增加内源性 PEEP（例如提供肺未完全呼出的膨胀体积），这会产生更高的胸腔内压[28]。

由于动态肺过度膨胀而产生的高气道压可以产生以下不良后果。

1. 肺泡吸气末压力的增高会导致肺泡 - 毛细血管交界处压力性破损，从而产生呼吸机相关肺损伤（见第 17 章）。

2. 肺泡压力增高也会导致肺泡破裂，漏出的气体进入肺的薄壁组织或胸腔（称为气压伤）。

3. 胸腔内压的增加会使右心室后负荷增加，减少右心室充盈程度，从而降低心输出量。

（三）监测

1. 动态肺过度膨胀　动态肺过度膨胀可以通过机械通气的呼气波形来进行监测。详见图 18-3。上方的正常流量波形显示了在下次肺膨胀前呼出气流停止；下方的流量波形显示了当下次肺膨胀时呼出气流仍在持续。呼气末呼出气流的出现是肺过度膨胀的证据。

2. 内源性 PEEP　当流量波形提示肺动态膨胀时，其严重程度可通过检测内源性 PEEP 水平进行评估。由于在呼气末压力沿着气道下降，所以内源性 PEEP 在近端气道压力（呼吸机测得的压力）中表现不明显。然而内源性 PEEP 可以通过在呼气末阻塞呼气管来显示。这会沿着气道产生静态的空气柱，并且近端气道压力等于呼气末肺泡的压力（即内源性 PEEP）。详见图 18-4。内源性 PEEP 的水平反映了机械通气期间气道阻塞的严重程度。

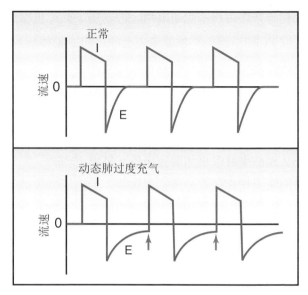

▲ 图 18-3 机械通气的流量波形

下方的流量波形显示了在呼气末呼气流量并没有归零（箭），这提示动态肺过度膨胀的存在。I. 吸气；E. 呼气

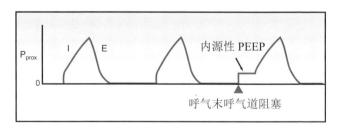

▲ 图 18-4 内源性 PEEP

机械通气期间的近端气道压力（P_{prox}），呼气末呼气道阻塞所显示出来的内源性 PEEP。I. 吸气；E. 呼气

（四）通气策略

下列方法有助于限制机械通气期间的动态肺过度膨胀和内源性 PEEP。

1. 采用表 17-3 所描述的肺保护通气策略，应用小潮气量（6 ml/kg 预设体重）。

2. 使用以下措施使呼气时间延长至最大

(1) 避免呼吸频率过快（如果需要则使用镇静药，或者完全需要则使用肌松药）。

(2) 肺膨胀时间不超过呼吸周期的 1/3（即吸∶呼比为 1∶2 或更高）。

（张　赛，译　山　峰，校）

参考文献

[1] National Asthma Education and Prevention Program Expert Panel Report 3: Guidelines for the diagnosis and management of asthma. Full Report 2007. NIH Publication No. 07-4051; August, 2007. (Available at www.nhlbi.nih.gov/guidelines/asthma)

[2] Suau SJ, DeBlieux PMC. Management of acute exacerbation of asthma and chronic obstructive pulmonary disease in the emergency department. Emerg Med Clin N Am 2016; 34:15–37.

[3] Lazarus SC. Emergency treatment of asthma. N Engl J Med 2010; 363: 755–764.

[4] Salmeron S, Brochard L. Mal H, et al. Nebulized versus intravenous albuterol in hypercapnic acute asthma. Am J Respir Crit Care Med 1994; 149:1466–1470.

[5] Dutta EJ, Li JTC. β-agonists. Med Clin N Am 2002; 86:991–1008.

[6] Jat KR, Khairwa A. Levalbuterol versus albuterol for acute asthma: A systematic review and meta-analysis. Pulm Pharmacol Ther 2013; 26:239–248.

[7] Peters SG. Continuous bronchodilator therapy. Chest 2007; 131:286–289.

[8] Truwit JD. Toxic effect of bronchodilators. Crit Care Clin 1991; 7:639–657.

[9] Bodenhamer J, Bergstrom R, Brown D, et al. Frequently nebulized beta-agonists for asthma: effects on serum electrolytes. Ann Emerg Med 1992; 21:1337–1342.

[10] Lewis LM, Ferguson I, House SL, et al. Albuterol administration is commonly associated with increases in serum lactate in patients with asthma

treated for acute exacerbation of asthma. Chest 2014; 145:53–59.

[11] Rodrigo G, Rodrigo C. The role of anticholinergics in acute asthma treatment. An evidence-based evaluation. Chest 2002; 121:1977–1987.

[12] Krishnan JA, Davis SQ, Naureckas ET, et al. An umbrella review: corticosteroid therapy for adults with acute asthma. Am J Med 2009; 122:977–991.

[13] Stein LM, Cole RP. Early administration of corticosteroids in emergency room treatment of asthma. Ann Intern Med 1990; 112:822–827.

[14] Morrell F, Orriols R, de Gracia J, et al. Controlled trial of intravenous corticosteroids in severe acute asthma. Thorax 1992; 47:588–591.

[15] Rodrigo G, Rodrigo C. Corticosteroids in the emergency department therapy of acute adult asthma. An evidence-based evaluation. Chest 1999; 116:285–295.

[16] Cydulka RK, Emerman CL. A pilot study of steroid therapy after emergency department treatment of acute asthma: Is a taper needed? J Emerg Med 1998; 16:15–19.

[17] Kew KM, Kirtchik L, Mitchell CI. Intravenous magnesium sulfate for treating adults with acute asthma in the emergency department. Cochrane Database Syst Rev 2014; 5:CD010909.

[18] Murase K, Tomii K, Chin K, et al. The use of non-invasive ventilation for life-threatening asthma attacks. Respirology 2010; 15:714–720.

[19] Rabe KF, Hurd S, Anzueto A, et al. Global strategy for the diagnosis, management, and prevention of chronic obstructive pulmonary disease. The GOLD executive summary. Am J Respir Crit Care Med 2007; 176:532–555.

[20] Walters JAE, Gibson PG, Wood-Baker R, et al. Systemic corticosteroids for acute exacerbations of chronic obstructive pulmonary disease. Cochrane Database of Systematic Reviews, 2009; 1:CD001288.

[21] Stolz D, Christ-Crain M, Bingisser R, et al. Antibiotic treatment of exacerbations of COPD. A randomized-controlled trial comparing procalcitonin-guidance with standard therapy.

[22] Murphy TF. *Pseudomonas aeruginosa* in adults with chronic obstructive pulmonary disease. Curr Opin Pulm Med 2009; 15:138–142.

[23] Aubier M, Murciano D, Fournier M, et al. Central respiratory drive in acute respiratory failure of patients with chronic obstructive pulmonary disease. Am Rev Respir Dis 1980; 122:191–199.

[24] Boldrini R, Fasano L, Nava S. Noninvasive mechanical ventilation. Curr Opin Crit Care 2012; 18:48–53.

[25] Leatherman J. Mechanical ventilation for severe asthma. Chest 2015; 147:1671–1680.

[26] Soo Hoo GW, Hakimian N, Santiago SM. Hypercapnic respiratory failure in COPD patients response to therapy. Chest 2000; 117:169–177.

[27] Blanch L, Bernabe F, Lucangelo U. Measurement of air trapping,

intrinsic positive end-expiratory pressure, and dynamic hyperinflation in mechanically ventilated patients. Respir Care 2005; 50:110–123.

[28] Pepe P, Marini JJ. Occult positive end-expiratory pressure in mechanically ventilated patients with airflow obstruction. The auto-PEEP effect. Am Rev Respir Dis 1982; 126:166–170.

第八部分
机械通气
Mechanical Ventilation

第 19 章
传统机械通气
Conventional Mechanical Ventilation

自引进正压通气的 50 多年来，我们发现正压通气的方法有 174 种[1]，然而唯一可以改善临床预后的方法是使用低于传统通气支持强度的小潮气量进行肺保护通气[2]（见后文），这意味着正压通气的参数设置比我们想象的要复杂，而且和小潮气量肺保护通气策略一样有时"越少越好"[3]。

本章主要介绍了六种基本的正压通气方法（容量控制，压力控制，压力支持，辅助控制，间歇性指令通气和呼气末正压通气）。这六种方法足以为大多数患者提供通气支持。

一、肺部通气方法

（一）容量控制与压力控制

根据肺部充气的方法，分为两种基本的机械通气模式，具体如图 19-1 所示。

1. 容量控制通气（volume control ventilation, VCV）　在该通气模式下，预先选择充气体积（潮气量），并以恒定的流速使肺充气，直至达到预设容量水平。通过调节吸气流速，使肺充气时间不超过呼吸循环的 1/3（即 I：E 比为 1：2）。

2. 压力控制通气（pressure control ventilation, PCV）　在该通气模式下，预先选择充气压力，并在肺充气开始时使用高流速以快速达到所需的充气压力。在肺充气期间流速逐渐降低，并且通过调节吸气时间以允许在吸气结束时流速降至零。

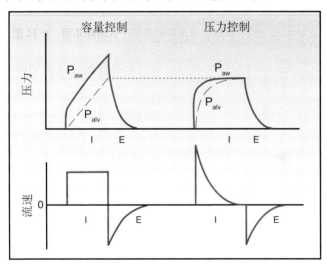

▲ 图 19-1　肺部充气方法

在容量控制和压力控制通气模式下，单次呼吸机呼吸期间，设置同等的潮气量时气道压力、流速的变化趋势。气道压力（P_{aw}）用实线表示；肺泡压力（P_{alv}）用虚线表示。I. 吸气；E. 呼气

（二）气道压力

需要注意的是在图 19-1 中，容量控制下吸气末气道压力（P_{aw}）更高，但吸气末肺泡峰压（P_{alv}）在两种通气模式下相同，

具体如下。

1. 容量控制通气　在该模式下，每次肺膨胀充气末期压力即为气道峰压（P_{peak}），用于克服肺本身气道阻力和肺部及胸壁的弹性阻力。如图 19-2 所示，可以通过短暂地吸气保持来分离这两个组分。

(1) 在吸气屏气时（一般持续 1 s），峰值压力下降到稳定的平台压力。峰值压力和平台压力的差值代表克服气道阻力所需的压力（$P_{peak}-P_{plateau} = P_{res}$），而平台压力是克服肺和胸壁的弹性回缩力的压力（$P_{plateau} = P_{el}$）。

(2) 由于在吸气末屏气时没有气流，平台压力等于吸气末的肺泡峰压（$P_{plateau} = P_{alv}$）。

2. 压力控制通气　该模式下，吸气末无气流，吸气末气道压力等于吸气末肺泡峰压（吸气末 $P_{aw} = P_{alv}$）。

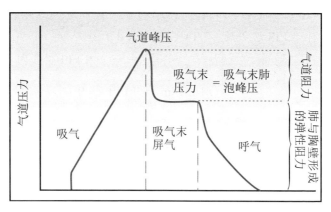

▲ 图 19-2　容量控制通气模式下伴有短暂吸气末暂停的气道压力曲线

（三）肺泡压力

吸气末肺泡压力代表如下。

1. 如图 19-2 中所示吸气末肺泡压力即代表平台压力，是肺和胸壁形成的弹性阻力；因此，可用于计算特定潮气量（V_T）下胸腔（肺和胸壁）的顺应性（C）。

$$C = V_T / P_{alv}（ml/cmH_2O）\qquad（公式 19-1）$$

(1) 正常的胸腔顺应性约为 50 ml/cmH$_2$O。

(2) 在弥漫性浸润性肺部疾病的情况下，如急性呼吸窘迫综合征时（详见第 17 章），肺顺应性显著下降，例如降至 < 20 ml/cmH$_2$O。由此可见监测胸腔顺应性可反映疾病的临床发展过程。

2. 吸气末肺泡压力反映了膨胀体积对肺泡壁施加的压力。当吸气末肺泡压力增加至 > 30 cmH$_2$O 会引发肺泡－毛细血管界面出现应力性撕裂的风险，导致呼吸机相关性肺损伤（见第 17 章）[2,4]。过度膨胀导致的肺泡损伤又称为容积损伤。

3. 吸气末肺泡压力也反映了明显的肺泡破裂，出现空气逸出进入肺实质或胸膜间隙的倾向（即气压伤）。

（四）首选哪种通气方法

任何一种肺膨胀方法都是有效的，但是值得一提的是以下几点。

1. 尽管肺的机械性能发生了变化，但容量控制通气能够保持恒定的肺泡通气水平，这是它的一个优点。而对于压力控制通气，如果气道阻力增加（例如分泌物增多）或肺顺应性降低（例如肺不张或浸润性肺病恶化），则肺泡通气将减少。

2. 容量控制通气的另一优点是能够使用肺保护性通气方案（具体见后文）。

3. 压力控制通气的一个主要优点是患者舒适度较高，它可以促进患者与呼吸机的同步呼吸并减少呼吸做功 [5]。这归因于压力控制通气期间使用的初始高流速（其更可能与呼吸衰竭患者的高流量需求相匹配）和流速递减模式（其促进远端气体空间更均匀的通气）。容量控制通气可以使用流速递减模式，并且已经证明可以提高患者的舒适度 [6]。

4. 压力控制通气的另一个明显的优势是较低的峰值气道压力。然而，如图 19-1 所示，在压力控制通气与容量控制通气时在相同的潮气量下吸气末肺泡压力相同，所以压力控制通气的低峰气道压力不会降低肺泡过度膨胀和肺损伤的风险，除非压力控制通气下降低潮气量。

二、辅助控制通气

辅助控制通气（assist-control ventilation, ACV）允许患者自主触发呼吸机呼吸，但如果无法触发，呼吸机将以预定频率给气。在 ACV 期间呼吸机辅助呼吸可以是容量控制或压力控制。

（一）触发

如图 19-3（上图）所显示的 ACV 期间患者触发呼吸与时间触发呼吸的两个例子。

1. 图形左侧显示呼吸周期开始于气道负压，表示患者有自发的吸气做功。这是一种患者触发的呼吸机呼吸模式。图形右侧的呼吸周期不是由气道负压触发，表明患者没有自发的吸气做功。这是一个时间触发的呼吸机呼吸，以预定的频率给气。

2. 患者触发

(1) 负压：传统的触发信号是负性气道压力（通常为 2 ～

3 cmH$_2$O），它打开呼吸机中的压力敏感阀。

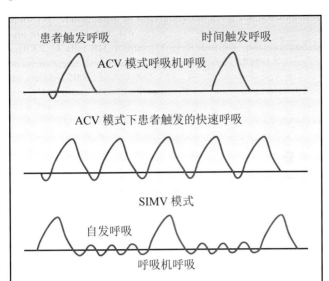

▲ 图 19-3　辅助控制通气（ACV）和同步间歇指令通气（SIMV）的气道压力模式

（2）吸气流速：使用吸气流速作为触发器所需的患者做功比负压触发更少 [7]。由于这个原因，流速已经取代压力作为标准触发信号。对于每个品牌的呼吸机，触发呼吸机呼吸所需的流速不同（1～10 L/min）。而系统漏气产生的误触发是流速触发的主要问题 [7]。

（二）快速呼吸

1. 当每次呼吸都是患者触发时，如图 19-3（中间图）所示的快速呼吸可能产生如下两个不良后果。

（1）严重的呼吸性碱中毒（pH > 7.56）。

（2）呼气时肺泡排空不完全，导致动态过度通气（见第 18 章）。

2. 当不可控的快速呼吸产生上述不利影响时，合适的通气模式是间歇指令通气，如下所述。

三、间歇指令通气

（一）方法

1. 间歇指令通气（intermittent mandatory ventilation, IMV）允许患者在呼吸机呼吸之间自发呼吸。这是通过将自主呼吸回路与呼吸机回路并联，并且当呼吸机呼吸未工作时，使用单向阀打开自主呼吸回路来实现的。

2. IMV 的通气模式如图 19-3（下图）所示。注意，呼吸机呼吸与患者的自发呼吸是同步的，这称为同步 IMV（SIMV）。

3. IMV 期间呼吸机呼吸可以是容量控制或压力控制。呼吸机呼吸频率可从 10/min 开始，然后根据呼吸性碱中毒的严重程度和（或）存在动态过度充气进行调整（图 19-3）。

（二）不良反应

1. 呼吸功　在 IMV 的自发呼吸期间呼吸功将增加，可以通过压力支持通气来减少呼吸功 [8]。

2. 心输出量　正压通气可减少左心室功能不全患者的左心室后负荷并增加心输出量 [9]。IMV 可能具有相反的效果，在自主呼吸期间它会增加左心室功能不全患者的左心室后负荷并降低心输出量 [10]。

四、压力支持通气

压力支持通气（pressure support ventilation, PSV）是压力增强的自主呼吸。PSV 与压力控制通气（PCV）的不同之处在于患者终止 PSV 中的肺充气，而呼吸机终止 PCV 中的肺充气。

（一）压力支持呼吸

PSV 模式下肺充气期间气道压力和吸气流速的变化如图 19-4 所示。PSV 模式下监测患者的吸气流速，当流速下降到峰值水平的 25% 时，吸气终止。这允许患者决定肺充气的持续时间，以及由此产生的潮气量[11]。

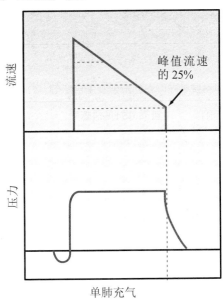

▲ 图 19-4　通过压力支持通气在单肺充气期间气道压力和吸气流速的变化
当流速降至峰值流速的 25% 时，肺充气终止，这允许患者确定肺充气的持续时间和由此产生的潮气量

（二）临床应用

1. 在撤机的自主呼吸实验时，可以使用低水平的 PSV（5 ～ 10 cmH$_2$O），以克服人工呼吸道和呼吸机管道中的流动阻力。在这种情况下，PSV 的目标是在不增加潮气量的情况下减少呼吸功[12]。

2. 较高水平的 PSV（15 ～ 30 cmH$_2$O）可以用来增加潮气量，并且可以作为无创机械通气时一种通气方式来提供充分的呼吸支持[13]。

五、呼气末正压通气

（一）肺泡塌陷

1. 机械通气期间，在肺的重力依赖区[14]，呼气末期存在远端气泡塌陷的倾向，并且这种倾向在患有阻塞性气道疾病（如 COPD）和肺通气下降的浸润性疾病（如急性呼吸窘迫综合征）的患者中被放大。这有如下两种不利的后果。

(1) 持续塌陷的肺泡会影响气体交换。

(2) 在每个呼吸循环中反复关闭和开放的远端肺泡可产生剪切力，破坏气道上皮[15]。这种形式的肺损伤称为剪切力损伤（肺萎陷伤）[16]。

2. 为了防止呼气末期肺泡萎陷，在机械通气期间常规使用呼气末正压（PEEP）（通常为 5 cmH$_2$O），特别是在使用低容量通气时（见后文）。这种压力是由呼吸机回路呼气支路中的减压阀产生的，它允许呼气持续进行直到达到预定的压力，然后保持该压力（PEEP）直到下一次吸气。

（二）气道压力

PEEP 对气道压力的影响如图 19-5 所示。注意，PEEP 的增加会增加呼气末肺泡压力和平均气道压力。

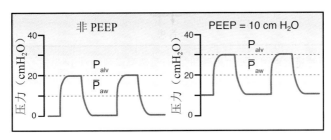

▲ 图 19-5　压力控制通气过程中的气道压力波形显示呼气末正压（PEEP）对呼气末肺泡压（P_{alv}）和平均气道压（P_{aw}）的影响

1. 肺泡压力的增加决定了 PEEP 对肺泡通气以及动脉氧合的影响，也决定了呼吸机引起肺损伤和气压伤的风险。

2. 平均气道压力的增加决定了 PEEP 降低心输出量的风险（见后文）。

（三）肺泡复张

在急性呼吸窘迫综合征（ARDS）等弥漫性浸润性肺疾病中，PEEP 增加到高于预防肺泡塌陷的水平，可有效地打开塌陷的肺泡（肺泡复张）以改善动脉氧合。

1. 增加 PEEP 水平的应用通常只适用于吸入的氧气浓度处于潜在毒性水平（＞ 60%）的情况。

2. 如果增加 PEEP 用于改善动脉氧合，吸气末肺泡压力不应超过 $30\,cmH_2O$，以降低呼吸机所致肺损伤的风险[17]。

（四）血流动力学效应

1. PEEP 可通过多种机制降低心输出量，包括静脉回流受损、右心室后负荷增加和心室舒张受限[18, 19]。血容量不足会加重这些影响，适量补液可减轻这种影响[18]。

2. PEEP 引起的心输出量减少可以抵消 PEEP 改善动脉氧合的益处，如图 19-6 所示[20]。

3. 由于 PEEP 有降低心输出量的风险，当使用高于通常水平的 PEEP（例如，> 10 cmH$_2$O）时，心输出量的监测是必需的。在这方面，中心静脉氧饱和度（如果 PEEP 引起的心输出量减少则中心静脉氧饱和度会相应减少）证明是有用的（具体见第 6 章）。

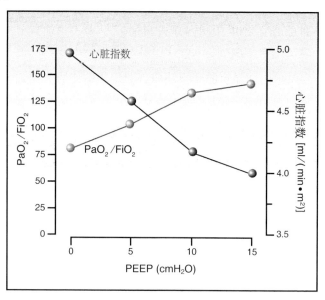

▲ 图 19-6　PEEP 的血流动力学效应

呼气末正压（PEEP）对动脉氧合（PaO$_2$ / FiO$_2$）和心脏指数的相反影响（引自参考文献 [20]）

六、肺保护性通气

当为急性呼吸衰竭患者启动机械通气时，请考虑使用表
19-1 中的肺保护通气方案。本方案旨在降低急性呼吸窘迫综合
征（ARDS）患者呼吸机所致肺损伤的风险（具体见第 17 章），
并已证明对这些患者的存活有益处[2]。同时，它也改善了非
ARDS 患者的预后[21]。

表 19-1　肺保护性通气策略

① **第一阶段**
　　a. 计算患者理想预测体重（PBW）：
　　　　男性：PBW=50+[2.3×（英寸身高 -60）]
　　　　女性：PBW=45.5+[2.3×（英寸身高 -60）]
　　b. 选用容量控制通气，设置初始潮气量为 8 ml/kg（PBW）
　　c. 设置 PEEP 为 5 cmH₂O
　　d. 选择维持血氧饱和度 88% ～ 95% 最低的 FiO_2
　　e. 每 2 小时降低潮气量 1 ml/kg，直至达到 6 ml/kg（PBW）

② **第二阶段**
　　a. 当 V_T = 6 ml/kg 时测量吸气末平台压力（Ppl）。
　　b. 如果平台压 > 30 cmH₂O，则下降潮气量 1 ml/kg，直至平台压下降
　　　　< 30 cmH₂O 或 V_T = 4 ml/kg

③ **第三阶段**
　　a. 监测动脉血气中呼吸性酸中毒的情况。
　　b. 如 pH 介于 7.15 ～ 7.30，增加呼吸频率，直至 pH > 7.30 或呼吸
　　　　频率达到 35/min。
　　c. 如 pH < 7.15，增加呼吸频率至 35/min；如 pH 未获改善，逐次增
　　　　加潮气量 1 ml/kg 直至 pH > 7.15

④ **最佳目标**
　　V_T = 6 ml/kg, Ppl ≤ 30 cmH₂O, SpO_2 = 88% ～ 95%, pH=7.30 ～ 7.45

以上方案采自 ARDS 临床协作网，网站 www.ardsnet.org

设计特点

肺保护性通气采用容量控制通气，旨在实现以下目的。

1. 通过采用相对低的潮气量（6 ml/kg 的预测体重，而不是标准的 10 ～ 12 ml/kg 的理想体重），并通过保持吸气末期肺泡压力 ≤ 30 cmH$_2$O 来降低因过度膨胀（容积伤）导致的肺泡破裂的风险。

2. 减少低水平 PEEP（5 cmH$_2$O）导致的远端肺泡反复开闭引起的萎陷伤，从而预防肺不张性损伤。

（姚　波，张翠娟，译　孙运波，校）

参考文献

[1] Cairo JM, Pilbean SP. Mosby's Respiratory Care Equipment. 8th ed. St. Louis: Mosby Elsevier; 2010.

[2] The Acute Respiratory Distress Syndrome Network. Ventilation with lower tidal volumes as compared with traditional tidal volumes for acute lung injury and the acute respiratory distress syndrome. N Engl J Med 2000; 342(18): 1301–1308.

[3] Mireles-Cabodevila E, Hatipoglu U, Chatburn RL. A rational framework for selecting modes of ventilation. Respir Care 2013; 58:348–366.

[4] Petrucci N, Iacovelli W. Ventilation with lower tidal volumes versus traditional tidal volumes for acute lung injury and acute respiratory distress syndrome. Cochrane Database Syst Rev 2004; (2):CD003844.

[5] Kallet RH, Campbell AR, Alonzo JA, et al. The effects of pressure control versus volume control on patient work of breathing in acute lung injury and acute respiratory distress syndrome. Respir Care 2000; 45:1085–1096.

[6] Yang SC, Yang SP. Effects of inspiratory flow waveforms on lung mechanics, gas exchange, and respiratory metabolism in COPD patients during mechanical ventilation. Chest 2002; 122:2096–2104.

[7] Laureen H, Pearl R. Flow triggering, pressure triggering, and autotriggering during mechanical ventilation. Crit Care Med 2000; 28:579–581.

[8] Shelledy DC, Rau JL, Thomas-Goodfellow L. A comparison of the effects of assist-control, SIMV, and SIMV with pressure-support on ventilation,

oxygen consumption, and ventilatory equivalent. Heart Lung 1995; 24:67–75.

[9] Singh I, Pinsky MR. Heart-lung interactions. In Papadakos PJ, Lachmann B, eds. Mechanical ventilation: clinical applications and pathophysiology. Philadelphia: Saunders Elsevier, 2008:173–184.

[10] Mathru M, et al. Hemodynamic responses to changes in ventilatory patterns in patients with normal and poor left ventricular reserve. Crit Care Med 1982; 10:423–426.

[11] Hess DR. Ventilator waveforms and the physiology of pressure support ventilation. Respir Care 2005; 50:166–186.

[12] Jubran A, Grant BJ, Duffner LA, et al. Effect of pressure support vs unassisted breathing through a tracheostomy collar on weaning duration in patients requiring prolonged mechanical ventilation: a randomized trial. JAMA 2013; 309:671–677.

[13] Caples SM, Gay PC. Noninvasive positive pressure ventilation in the intensive care unit: a concise review. Crit Care Med 2005; 33:2651–2658.

[14] Harris RS. Pressure-volume curves of the respiratory system. Respir Care 2005; 50:78–99.

[15] Muscedere JG, Mullen JBM, Gan K, Slutsky AS. Tidal ventilation at low airway pressures can augment lung injury. Am J Respir Crit Care Med 1994; 149:1327–1334.

[16] Gattinoni L, Protti A, Caironi P, Carlesso E. Ventilator-induced lung injury: the anatomical and physiological framework. Crit Care Med 2010; 38(Suppl):S539–S548.

[17] Mercat A, Richard J-C, Vielle B, et al. Positive end-expiratory pressure setting in adults with acute lung injury and acute respiratory distress syndrome. JAMA 2008; 299:646–655.

[18] Fougeres E, Teboul J-T, Richard C, et al. Hemodynamic impact of a positive end-expiratory pressure setting in acute respiratory distress syndrome: Importance of the volume status. Crit Care Med 2010; 38:802–807.

[19] Takata M, Robotham JL. Ventricular external constraint by the lung and pericardium during positive end-expiratory pressure. Am Rev Respir Dis 1991; 43:872–875.

[20] Gainnier M, Michelet P, Thirion X, et al. Prone position and positive end-expiratory pressure in acute respiratory distress syndrome. Crit Care Med 2003; 31:2719–2726.

[21] Serpa Neto A, Cardoso SO, Manetta JA, et al. Association between the use of lung-protective ventilation with lower tidal volumes and clinical outcomes among patients without acute respiratory distress syndrome: a meta-analysis. JAMA 2012; 308:1651–1659.

第 20 章
通气替代模式
Alternative Modes of Ventilation

本章介绍了传统机械通气不能满足患者需要或者无须使用时，通气支持的其他替代方法。包括通气救援模式（高频振荡通气和气道压力释放通气）和非侵入性无创通气模式（持续气道正压通气、双水平气道正压通气和压力支持通气）。

一、通气救援模式

只有 10%～15% 的急性呼吸窘迫综合征（ARDS）患者对氧疗和传统通气模式（conventional mechanical ventilation，CMV）无反应，存在难治性低氧血症[1]。下面的这些通气模式可以使此类患者获益。

（一）高频振荡通气

高频振荡通气（high frequency oscillation，HFOV）应用高频率、低容量振荡气体，如图 20-1 所示。这种振荡气体产生高平均气道压，通过开放闭陷肺泡（肺泡复张）改善气体交换，并阻止进一步肺泡塌陷。小潮气量（一般 1～2 ml/kg）可以减少肺泡过度膨胀引起肺泡损伤（容积伤）的风险[2]。

1. 呼吸机的设置　HFOV 需特殊呼吸机设备（Sensormedics

公司 Viasys Healthcare 3100B 型，美国加州 Yorba Linda 市），可进行如下设置：①振荡频率和幅度；②平均气道压；③偏流速（等同于吸气流速）；④吸气时间（等同于偏流时间）。

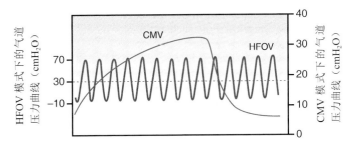

▲图 20-1　高频振荡通气（HFOV）时气道压的变化
叠加的曲线为传统机械通气（CMV）的肺充气过程，点状线为平均气道压（引自参考文献 [3]）

(1) 振荡频率范围为 4 ～ 7 Hz（每秒振荡一次称为 1 Hz，即每分钟振荡 60 次），通过动脉血 pH（反映机体 CO_2 负荷）确定频率的高低。振幅与频率呈现负相关，低振荡频率时振幅高，产生的潮气量也高，可排出更多 CO_2。

(2) 初始振动幅度设定为 70 ～ 90 cmH_2O。

(3) 气道压的设定一般稍高于传统呼吸模式下的呼气末肺泡压力（见第 19 章，图 19-1 和图 19-2）[3]。

(4) 偏流速通常设定为 40 L / min。

2. 优势　在比较 HFOV 和 CMV 的临床研究中，HFOV 增加 PaO_2/FiO_2 16% ～ 24% [2]。然而 HFOV 并不能降低病死率 [3, 4]。

3. 劣势

(1) 需要特殊型号的呼吸机以及受过专门训练的操作人员。

(2) 由于高平均气道压的存在，HFOV 过程中心输出量通常是下降的。

（二）气道压力释放通气

气 道 压 力 释 放 通 气（airway pressure release ventilation，APRV）是持续气道正压（continuous positive airway pressure，CPAP）模式的改良类型，其需要在高水平的 CPAP 进行长时间的自主呼吸，期间间断存在短暂的压力释放至大气压压力水平。这在图 20-2（中间图）中进行了说明。高 CPAP 水平通过打开塌陷的肺泡（肺泡复张）而改善氧合，而且设置压力释放间期有利于 CO_2 的排出[5]。动脉氧合作用在 24 h 后逐渐改善。

1. 呼吸机的设置　许多现代呼吸机都具备 APRV 功能，启动 APRV 后需设定各种参数，诸如高低气道压力、不同气道压力所持续的时间。建议设置如下[3]。

(1) 高气道压力应等于 CMV 期间的吸气末肺泡压力（见第 19 章，图 19-1 和图 19-2）。

(2) 低气道压力设定为零。

(3) 在高气道压力下使用的时间通常是总循环时间的 85% ～ 90%，高压水平的推荐时间为 4 ～ 6 s，低压水平的推荐时间为 0.6 ～ 0.8 s。

2. 优势

(1) APRV 可以实现几乎完全塌陷肺泡的复张，比 HFOV 模式或高水平 PEEP 模式更容易实现[5]。应用 APRV 期间动脉氧合一般是在 24 h 后逐渐改善的[6]。

(2) 尽管使用了高气道压力，APRV 仍可增加心输出量[5]，这是由于 APRV 可以实现明显的肺泡复张，同时也会使血管重新开放并增加肺血流量。

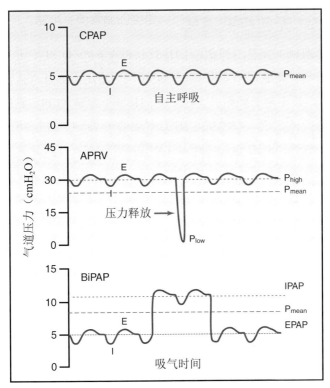

▲ 图 20-2 压力调节自主通气的相关模式

CPAP. 持续气道正压；APRV. 气道压力释放通气；BiPAP. 双水平气道正压；IPAP. 吸气相气道正压；EPAP. 呼气相气道正压；P_{mean}. 平均气道压；I. 吸气；E. 呼气

3. 劣势

(1) APRV 只在具备自主呼吸能力的患者身上才有获益。

(2) 严重哮喘和 COPD 是 APRV 的相对禁忌证，因为这类患者在压力释放阶段无法迅速排空肺泡[3]。

二、无创机械通气

无创通气（noninvasive ventilation，NIV）指的是采用紧密贴合的面罩而非气管内插管实现的压力增强的自主呼吸模式。

（一）无创通气模式

无创通气有 3 种通气模式：①持续气道正压（CPAP）；②双水平气道正压通气（BiPAP）；③压力支持通气（PSV）。

1. 持续气道正压　持续气道正压为呼气末气道压力为正压的自主呼吸模式，见图 20-2。CPAP 简单易用，仅需要氧源和带减压阀的面罩（又被称为 CPAP 面罩）。

(1) CPAP 的主要原理在于增加肺的功能残气量，即呼气末肺容积。CPAP 不增加潮气量，这就限制了该模式在急性呼吸衰竭中的应用。

(2) CPAP 通常设定为 5 ～ 10 cmH₂O。

2. 双水平气道正压通气　双水平气道正压通气就是在两个压力水平之间转换的 CPAP，这在图 20-2（下图）中有描述。其高压水平称为吸气相气道正压（IPAP），低压水平称为呼气相气道正压（EPAP）。

(1) BiPAP 产生比 CPAP 更高的平均气道压，这有助于肺泡复张，BiPAP 不直接增加潮气量，但肺泡复张会增加肺的顺应性（肺扩张性），这可以产生更高的潮气量。

(2) 设置：BiPAP 需要专门的呼吸机，可以使用以下设置开启：IPAP=10 cmH₂O，EPAP ＝ 5 cmH₂O，吸气时间（IPAP 时间）＝ 3 s。

进一步的调整由患者的血气变化、舒适度等来指导。气道峰

压一般不超过 $20\,cmH_2O$，若气道压过高，患者难以耐受且通过面罩周围的漏气会增加。

3. **压力支持通气**　压力支持通气的描述见第 19 章。

(1) PSV 可以增加潮气量，通常与 CPAP 联用以增加功能残气量，因此两种模式联合是无创机械通气最常用的方法（仅少数情况例外，下述）。

(2) 设置：PSV 通常的初始设置为 $10\,cmH_2O$ 的吸气压力，$5\,cmH_2O$ 的 CPAP 水平，进一步的调整由患者的血气变化、舒适度等来指导。一般气道峰压不超过 $20\,cmH_2O$，压力过高同样导致患者不耐受和增加面罩周围的漏气。

（二）患者选择

患者选择是无创通气（NIV）成败的最重要的决定因素之一 [7, 8]。

1. 第一步是确定哪些患者需要呼吸支持，当患者存在持续性或者进行性呼吸窘迫、严重的低氧血症（$PaO_2/FiO_2 < 200$）、严重或进行性的高碳酸血症。

2. 第二步是确定哪些患者适合行 NIV。虽然 NIV 可以更有效地治疗急性呼吸衰竭的某些病因，但只有满足以下所有条件的急性呼吸衰竭的患者才最适用于 NIV。

(1) 非致命性的急性呼吸衰竭。

(2) 无致命性的循环功能障碍（例如循环休克）。

(3) 患者能合作或容易被唤醒。

(4) 患者没有难以控制的咳嗽或大量分泌物。

(5) 患者没有会导致不能适用面罩的面部创伤。

(6) 患者没有反复的呕吐或者呕血。

(7) 患者没有难以控制的癫痫。

3. 呼吸衰竭的进展可能限制 NIV 的应用 [7, 8]，因此应尽早对合适的患者启用 NIV。

（三）成功率

如表 20-1 所示，NIV 降低各种原因导致的急性呼吸衰竭行气管插管的概率。

表 20-1　无创通气的成功率

原　因	成功率（%）
心源性肺水肿	90
COPD 急性加重期	76
社区获得性肺炎	50
急性呼吸窘迫综合征	40

引自参考文献 [9, 10]

1. COPD 急性加重期　通常来说应用 NIV 治疗最能获益的是 COPD 急性加重期高碳酸血症的呼吸衰竭患者 [9]。因此将 NIV 作为 COPD 急性加重的一线治疗方法 [7, 8]，最常选择的模式是 PSV 联合 CPAP。

2. 低氧性呼吸衰竭　除心源性肺水肿外，NIV 对防止其他可以引起低氧性呼吸衰竭的疾病导致气管插管方面并不十分有效（例如急性呼吸窘迫综合征）[10]。

(1) 心源性水肿：NIV 可以防止绝大多数心源性肺水肿患者气管插管 [11, 12]，通常经验是应用 CPAP 模式（10 cmH₂O），BiPAP 有同样的治疗效果 [13]。其获益可能与心脏功能的改善有关，因为 NIV 可能是通过产生胸内正压以减少左室后负荷，从而增加收缩性心力衰竭患者的心输出量 [13, 14]。

(2) ARDS：NIV 对 ARDS 患者的治疗效果有限，对由肺外因素导致的 ARDS 更有效 [10]。ARDS 患者使用 NIV 时最好 PSV 模式和 CPAP 模式联合，应避免单独使用 CPAP 模式 [8]。

（四）监测

1. NIV 成功与否应在启用 NIV 后尽早（1 h）确定 [10, 15]。

2. 在启用 NIV 1 h 后若未能显著改善气体交换则证明该呼吸支持方式失败，这也应作为立即进行气管插管和机械通气的指征。

3. 在应用 NIV 期间未能及时识别进行性的呼吸衰竭将导致呼吸骤停和增加气管插管危险。

（五）不良事件

NIV 导致的主要不良事件包括胃扩张，鼻梁上的压力性溃疡（来自紧身面罩）和院内获得性肺炎。

1. 胃胀气　在 NIV 治疗期间，吸入气体导致胃胀气是常见问题，但如果气道开放压力小于 30 cmH$_2$O 的话这个现象并不常见 [16]。所以在 NIV 期间，并不总是需要使用鼻胃管进行胃减压，但如果出现腹胀，则可以保留鼻胃管 [17]。

2. 院内获得性肺炎　正压通气可以减弱气道中黏膜纤毛的清除能力从而易患医院内肺炎。在一项比较 NIV 与气管插管机械通气的研究中，NIV 应用期间院内获得性肺炎的发生率为 8% ~ 10%，但气管插管患者的发生率更高（19% ~ 22%）[18, 19]。

（姚　波，译　孙运波，校）

参考文献

[1] Pipeling MR, Fan E. Therapies for refractory hypoxemia in acute respiratory distress syndrome. JAMA 2010; 304:2521–2527.

[2] Ali S, Ferguson ND. High-frequency oscillatory ventilation in ALI/ARDS. Crit Care Clin 2011; 27:487–499.

[3] Stawicki SP, Goyal M, Sarini B. High-frequency oscillatory ventilation (HFOV) and airway pressure release ventilation (APRV): a practical guide. J Intensive Care Med 2009; 24:215–229.

[4] Sud S, Sud M, Freiedrich JO, et al. High-frequency oscillatory ventilation versus conventional ventilation for acute respiratory distress syndrome. Cochrane Database Syst Rev 2016; 4:CD004085.

[5] Muang AA, Kaplan LJ. Airway pressure release ventilation in acute respiratory distress syndrome. Crit Care Clin 2011; 27:501–509.

[6] Sydow M, Burchardi H, Ephraim E, et al. Long-term effects of two different ventilatory modes on oxygenation in acute lung injury. Comparison of airway pressure release ventilation and volume-controlled inverse ratio ventilation. Crit Care Med 1994; 149:1550–1556.

[7] Hill NS, Brennan J, Garpestad E, Nava S. Noninvasive ventilation in acute respiratory failure. Crit Care Med 2007; 35:2402–2407.

[8] Keenan SP, Sinuff T, Burns KEA, et al, as the Canadian Critical Care Trials Group/Canadian Critical Care Society Noninvasive Ventilation Guidelines Group. Clinical practice guidelines for the use of noninvasive positive-pressure ventilation and noninvasive continuous positive airway pressure in the acute care setting. Canad Med Assoc J 2011; 183:E195–E214.

[9] Ram FSF, Picot J, Lightowler J, Wedzicha JA. Non-invasive positive pressure ventilation for treatment of respiratory failure due to exacerbations of COPD. Cochrane Database Syst Rev 2009; July 8:CD004104

[10] Antonelli M, Conti G, Moro ML, et al. Predictors of failure of noninvasive positive pressure ventilation in patients with acute hypoxemic respiratory failure: a multi-center study. Intensive Care Med 2001; 27:1718–1728.

[11] Masip J, Roque M, Sanchez B, et al. Noninvasive ventilation in cardiogenic pulmonary edema: systematic review and metaanalysis. JAMA 2005; 294:3124–3130.

[12] Vital FM, Saconato H, Ladeira MT, et al. Non-invasive positive pressure ventilation (CPAP or bilevel NPPV) for cardiogenic pulmonary edema. Cochrane Database Syst Rev 2008; July 16:CD005351.

[13] Acosta B, DiBenedetto R, Rahimi A, et al. Hemodynamic effects of noninvasive bilevel positive airway pressure on patients with chronic congestive heart failure with systolic dysfunction. Chest 2000; 118:1004–1009.

[14] Singh I, Pinsky MR. Heart-lung interactions. In Papadakos PJ, Lachmann B, eds. Mechanical ventilation: clinical applications and pathophysiology. Philadelphia: Saunders Elsevier, 2008:173–184.

[15] Anton A, Guell R, Gomez J, et al. Predicting the result of noninvasive ventilation in severe acute exacerbations of patients with chronic airflow limitation. Chest 2000; 117:828–833.

[16] Wenans CS. The pharyngoesophageal closure mechanism: a manometric study. Gastroenterology 1972; 63:769–777.

[17] Meduri GU, Fox RC, Abou-Shala N, et al. Noninvasive mechanical ventilation via face mask in patients with acute respiratory failure who refused endotracheal intubation. Crit Care Med 1994; 22:1584–1590.

[18] Girou E, Schotgen F, Delclaux C, et al. Association of noninvasive ventilation with nosocomial infections and survival in critically ill patients. JAMA 2000; 284:2361–2367.

[19] Carlucci A, Richard J-C, Wysocki M, et al. Noninvasive versus conventional mechanical ventilation: an epidemiological study. Am J Respir Crit Care Med 2001; 163:874–880.

第 21 章
呼吸机依赖
The Ventilator-Dependent Patient

　　本章主要介绍呼吸机依赖患者的日常护理和关注要点，重点是人工气道如气管插管和气管切开套管的管理、正压通气的并发症的处理。其中关于机械通气的感染并发症在第 16 章进行描述。

一、人工气道

（一）气管插管

　　气管导管长度为 25 ～ 35 cm，内径（直径）为 5 ～ 10 mm（如标示"7"的气管套管内径为 7 mm），成年人合适的气管导管内径一般为 8 mm[1]。

　　1. 声门下引流导管　口腔分泌物的吸入在呼吸机相关性肺炎（VAP）发病机制中起到突出的作用，这使得能够排出积聚在充气套囊上方的口腔分泌物的特殊设计的气管导管应运而生（详见第 16 章，图 16-1）。这种导管可以降低呼吸机相关肺炎的发生率[2]，应考虑应用于可能需要插管超过 48 h 的通气支持的患者。

　　2. 导管位置　插管后必须评估导管位置，图 21-1 显示适当的导管位置。当头部处于中立位置时，气管导管的下端应在隆突上方 3 ～ 5 cm 处，或居于隆突和声带的中间位置（如床旁胸片隆突显示不清，一般其位于 4、5 胸椎水平）。

气管导管可向远端移位并进入右主支气管，为了降低这种并发症的风险，需要将经口气管插管远端至门齿距离保持在女性不超过 21 cm，男性不超过 23 cm[3]。

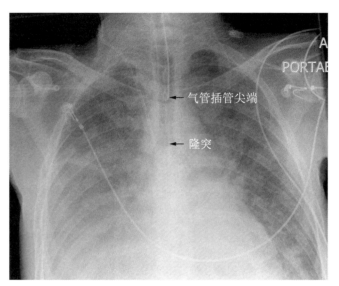

▲ 图 21-1　床旁胸片显示气管插管的位置合理，插管下端位于胸廓入口和隆凸之间的中间位置

3. 喉部损伤　气管插管经常导致喉部的损伤，是持续插管患者行气管切开术的原因之一。喉部损伤包括：溃疡、肉芽肿、声带麻痹和喉头水肿。

(1) 插管时间超过 24 h 的患者有 3/4 有喉部损伤[4]，但大多数病例没有临床意义，并且不会导致永久性损伤[5]。

(2) 13% 的病例拔管后发生喉部水肿引起气道阻塞[4]。（对这一问题的管理将在第 22 章讲述）

（二）气管切开

气管切开术是需要长时间机械通气（＞ 1 ～ 2 周）的患者的首选。气管切开术的优点包括：增加患者舒适度，方便气道管理，降低呼吸阻力，降低喉部损伤的风险。

1. 气管切开的时机　实施气管切开的最佳时机一直存在争论，最近一项比较早期气管切开（插管后 1 周）和晚期气管切开（插管 2 周后）的研究结果表明：早期气管切开能降低镇静需求，并促进早期活动 [6]，但早期气管切开未能降低呼吸机相关性肺炎的发病率，也未能降低其病死率 [6, 7]。

基于肺炎和病死率的数据，推荐气管切开在气管插管 2 周后进行 [8]。如果数周内拔管的概率很小，为改善患者舒适程度，在插管 7 d 后选择气管切开也是合理的。

2. 并发症

(1) 与开放手术的气管切开术相比，经皮气管切开术能够减少失血量和局部感染的风险 [9]。

(2) 联合外科和经皮切开技术死亡率更是小于 1%，早期并发症（即出血和感染）发生率小于 5% [9, 10]。

(3) 气管狭窄是气管切开术后比较严重的迟发并发症，通常发生在气管切开导管拔除后 6 个月内。大部分气管狭窄发生在气管切开部位，气孔关闭后气管逐渐变窄。根据报道不同气管狭窄的发生率从 0 到 15% 不等，大部分狭窄病例无症状。外科手术和经皮切开技术所导致气管狭窄的风险相似。

（三）气囊管理

人工气道配备有可充气囊（称为套囊），用于密封气管并防

止气体在肺部充气期间通过喉部逸出。图 21-2 所示即为带充气套囊的气管切开导管。注意套囊的细长设计，这种增大套囊容积的设计可分散压力，保持在相对低的压力下封闭气管。

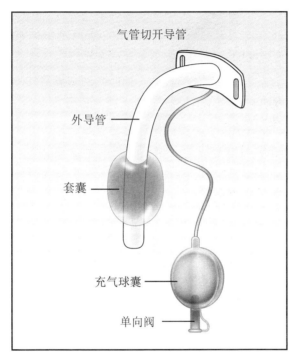

▲ 图 21-2　带可充气套囊的气管切开套管

1. **套囊压力过高**　套囊连接一个带单向阀门的充气球囊，注射器通过充气球囊注入套囊空气（球囊充气使得套囊也充气）。

(1) 注射器通过充气球囊注入套囊空气直至套囊周围不再发生漏气。

(2) 通过连接充气球囊压力计可测定套囊压力，因气管壁的毛细血管灌注压为 25 mmHg，所以套囊压力一般不应超过

25 mmHg[11]。（套囊压力 > 25 mmHg 会压迫气管壁的毛细血管，造成气管黏膜缺血性损伤）。

2. 套囊漏气　套囊漏气时，可通过肺充气时听到气体反流至声门产生响声来检测到。泄漏量是设定潮气量与呼出潮气量之间的差值。漏气很少由套囊漏气所致[12]，多数是由套囊和气管壁之间的不规则间隙造成，或者是充气球囊阀门漏气造成。

3. 对于套囊漏气的故障排除　如能听到套囊漏气，应暂时将患者脱离呼吸机，使用呼吸囊手动充气。将呼气末 PCO₂ 保持在基线水平，然后按以下步骤操作检查套囊漏气。

(1) 如果充气球囊变瘪，那么问题出在套囊破裂，或是充气球囊的单向阀出了问题。给充气球囊充气并保持注射器连接在阀门上。如果充气球囊在连接注射器的情况下放气，则问题是套囊破裂，应立即更换气管切开套管；如果充气球囊保持充气并且漏气现象消失，则问题是充气球囊的单向阀故障，通过夹闭充气球囊和套囊之间的导管可以快速解决这个问题，直到更换气管套管。

(2) 如果在发生套囊漏气期间球囊是充盈的，则导管可能已脱出，如果漏气涉及气管插管位置问题，则将套囊放气并向前推送 1 cm 再重新充气。如果仍然存在漏气，则需重新放置更大尺寸的气管插管，如果漏气涉及气管切开套管，则需换用更大或更长的套管。

二、气道管理

（一）吸痰

人工气道内表面覆盖一层含有病原微生物的生物被膜，频繁通过导管吸痰可使生物被膜移位从而使病原微生物移植入肺[13]。因此气管内吸引不再被推荐为常规的做法，除非已经产生气道分泌物[14]。

（二）生理盐水注入的误区

经常用生理盐水注入气管以促进分泌物的清除，但不建议作为常规方法[14]，原因有两个：①生理盐水不会液化或降低呼吸道分泌物的黏度（下文解释）；②生理盐水注射会使定植在气管导管内壁的病原微生物进入肺内[15]。

呼吸道分泌物的黏性　呼吸道分泌物在气道黏膜表面形成一层覆盖物，该覆盖物有亲水（水溶）层和疏水（非水溶）层。亲水层面向内，并保持黏膜表面湿润。面向外的疏水层由黏蛋白链的网状物组成，其捕获气道中的颗粒和碎片，黏蛋白链和捕获的碎片共同决定了呼吸分泌物的黏弹性。

由于形成呼吸道分泌物黏性的这一层是疏水层，因此盐水不会降低呼吸道分泌物的黏度（在呼吸道分泌物中加入生理盐水就像把水倒在油脂上一样）。

（三）化痰疗法

1. 呼吸道分泌物中的黏蛋白链通过二硫键保持在一起，二硫键可以被 N- 乙酰半胱氨酸（NAC）[16]破坏。N- 乙酰半胱氨酸（NAC）为富含巯基的三肽，是对乙酰氨基酚过量的解毒剂，其亦能分解痰液黏蛋白中的二硫键而具有黏蛋白分解效应。

2. 该药物可溶解成溶液（10% 或 20% 浓度）以气溶胶形式雾化吸入或直接注入气道中（表 21-1）。雾化 NAC 可能具有刺激性，并可引起咳嗽和支气管痉挛（尤其是合并哮喘时）。将

NAC 直接灌注到气管导管中是优选给药方式。

3. NAC 滴注不应持续超过 48 h，因为药物溶液是高渗的，并且继续使用会引起支气管炎症。

表 21-1　应用 NAC 化痰治疗

雾化治疗	• 10% NAC 溶液 • 2.5 ml NAC 溶液加入生理盐水 2.5 ml 中行气溶胶雾化	**注意**：该疗法能引起支气管痉挛，不推荐用于哮喘患者
气管内注入	• 应用 20% NAC 溶液 • 2 ml NAC 溶液加入 2 ml 生理盐水，气管内注入 2 ml 混合物	**注意**：过量能导致支气管炎症

三、肺泡破裂

呼吸机引起肺损伤的一种表现是肺泡破裂，空气进入肺实质或胸膜腔。这种形式的伤害被称为气压伤，它是容积伤（即肺泡过度膨胀）的表现。

（一）临床表现

从肺泡溢出的气体会导致以下情况。

1. 气体沿组织蔓延可产生肺间质气肿；气体进入纵隔产生纵隔气肿。

2. 纵隔气体进入颈部产生皮下气肿，进入膈肌下方形成气腹。

3. 如破口位于脏层胸膜，气体进入胸膜腔形成气胸。

4. 以上情况可单独或合并存在。[17, 18]

（二）气胸

据报道，5％～15％的呼吸机依赖患者存在气胸的影像学证据[21, 22]（在第 17 章中描述的肺保护性通气可能会降低气胸发生率）。

1. 临床表现 气胸临床表现可无症状，或症状轻微，且不具有特异性。最特征性临床表现为颈部和上胸部的皮下气肿，是肺泡破裂的特异征象。由呼吸机管路传导的声音常被错认为气道呼吸音，机械通气患者由呼吸音判断多不可靠。

2. 影像学检查 仰卧位时通过 X 线片检查胸膜内气体比较困难，这是由于患者仰卧位时胸膜内气体不会聚集在肺尖部位[19]。图 21-3 说明该例患者气胸并未通过胸部 X 线片发现，CT 扫描则发现左侧存在气胸。胸腔内气体通常积聚在半侧胸廓的最上部，仰卧位时，该区域位于肺前方与肺组织重合[19]。

3. 胸腔闭式引流 由腋中线第 4、5 肋间隙插入导管可排出胸膜腔内气体，因仰卧位时气体积聚位置，导管应放置在前上方。图 21-4 所示为三腔引流系统模式图[20]。

(1) 收集瓶：第一瓶收集胸膜腔内的液体，气体由此进入第二瓶。因该瓶的入口和液面不直接接触，引流出的胸腔积液不会造成胸膜腔负压。

(2) 水封瓶：第二瓶是单向阀门，进气管位于水面之下，气体只能由胸膜腔引出而不会反流。并由此产生一胸膜腔压力，压力值等于浸入水面下导管的深度。胸腔内正压可防止空气进入胸膜腔，水封瓶由此而来，一般水封瓶压力为 2 cmH$_2$O。

检测空气泄漏：从胸膜腔排出的空气通过第二个瓶子中的水并产生气泡。因此，水封瓶中产生气泡是肺组织向胸腔漏气的证据。

(3) 吸引瓶：第三瓶用于设置胸膜腔的最大吸气负压，插入水面下的空气管中水柱的高度为最大吸气负压。负压吸引作用使管内水柱下移，当超过水柱高度，空气将被吸入瓶内，所以瓶内负压不会大于空气管中水柱高度。通常吸引瓶内添加水面高度为20 cm。缓慢增加负压吸引直至水中出现水泡，说明空气进入瓶内，这时的压力为最大吸气负压。

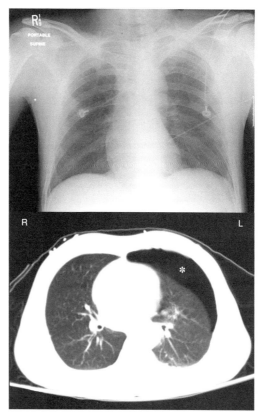

▲ 图 21-3　一位胸部钝挫伤年轻男性患者的床旁胸片和胸部 CT 成像
左前肺气胸（*），床旁胸片未清晰显示（图片由 Dr. Kenneth Sutin 提供）

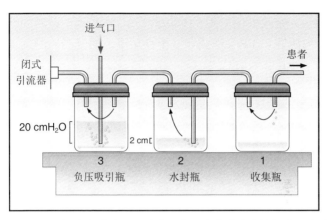

▲ 图 21-4　标准胸膜腔引流系统用来引流胸膜腔内的气体和液体

4. 胸腔闭式引流的弊端　以下所述情况进行胸腔闭式引流是有害无益的。

(1) 肺可在不使用引流的情况下复张。

(2) 胸膜腔持续负压能加大跨肺压，即增大肺泡和胸膜腔的压力差，使得气体从支气管胸膜瘘处漏出量增加。

(3) 虽然使用闭式引流负压吸引排出空气，但当胸膜腔为正压且超过水封瓶压力时，胸腔内气体会不断溢出。

四、内源性呼气末正压

不完全呼气的肺泡中残留气体可产生呼气末正压（PEEP），称为内源性 PEEP[21]，已在第 18 章中讲述。

（一）需要关注内源性 PEEP 的原因

1. 在机械通气期间，内源性 PEEP 在严重哮喘和 COPD 患者中很普遍[22, 23]，并且在急性呼吸窘迫综合征（ARDS）患者中也

很常见 [24]。

2. 内源性 PEEP 会造成一些不良后果，而且当监测气道压时，内源性 PEEP 并不明显。

（二）内源性 PEEP 的不利影响

内源性 PEEP 可能对机体产生以下不利影响 [21]。

1. 因增加胸腔内压而减少心输出量。

2. 增加呼吸功（详见第 18 章）。

3. 因吸气末肺泡压力增加引起呼吸机相关的容积伤和肺泡损伤风险增加。

4. 内源性 PEEP 可以传导至上腔静脉，进而导致中心静脉压升高，容易被误解为右心舒张压升高。

5. 吸气末肺泡末压增加可被误解读为肺和胸壁顺应性下降（详见第 19 章），计算胸腔顺应性（C）时，在任何给定的潮气量（V_T）下，应从吸气末肺泡压力（P_{alv}）减掉总 PEEP 水平（外源性 + 内源性 PEEP）。

$$C = V_T/(P_{alv} - PEEP)(ml/cmH_2O) \qquad （公式 21-1）$$

（三）检测

内源性 PEEP 易于检测，但难以量化。

通过检测呼吸末气流波形证实内源性 PEEP 存在（图 18-3）。

如果在呼气流波形上明显存在 PEEP，则可以用呼气末阻断法测量内源性 PEEP 的水平（图 18-4）。但是，其准确性依赖于需恰在呼气末实现屏气，但在患者自主呼吸情况下难以做到准确的时间估算，因此只在患者不能触发呼吸机情况下实现呼气末屏气。

（四）预防

预防或限制动态过度充气和内源性 PEEP 都旨在促进呼气期间的肺泡充分排空。这些操作在第 18 章中描述。

（五）增加外源性 PEEP 来降低内源性 PEEP

1. 施加外源性 PEEP 通过呼气末小气道开放能减少肺过度充气（即内源性 PEEP）。

2. 外源性 PEEP 的水平应足够对抗导致小气道塌陷的压力（关闭压）但不应超过内源性 PEEP 水平（呼出气流应不受影响）[25]。

3. 外源性 PPEP 的影响可采用呼气末气流来检测。即，如外源性 PEEP 减低甚至消除呼气末气流，说明其降低了内源性 PEEP 的水平。

4. 尽管最终 PEEP 仍存在（外源性 PEEP 取代内源性 PEEP），但外源性 PEEP 有助于降低由于小气道反复开闭造成的肺萎陷伤（见第 17 章）。

（周欣蓓，译 单 亮，校）

参考文献

[1] Gray AW. Endotracheal tubes. Crit Care Clin 2003; 24:379–387.

[2] Muscedere J, Rewa O, Mckechnie K, et al. Subglottic secretion drainage for the prevention of ventilator-associated pneumonia: a systematic review and meta-analysis. Crit Care Med 2011; 39:1985–1991.

[3] Owen RL, Cheney FW. Endotracheal intubation: a preventable complication. Anesthesiology 1987; 67:255–257.

[4] Tadie JM, Behm E, Lecuyer L, et al. Post-intubation laryngeal injuries and extubation failure: a fiberoptic endoscopic study. Intensive Care Med 2010;

36:991–998.

[5] Colice GL. Resolution of laryngeal injury following translaryngeal intubation. Am Rev Respir Dis 1992; 145:361–364.

[6] Trouillet JL, Luyt CE, Guiguet M, et al. Early percutaneous tracheotomy versus prolonged intubation of mechanically ventilated patients after cardiac surgery: A randomized trial. Ann Intern Med 2011; 154:373–383.

[7] Terragni PP, Antonelli M, Fumagalli R, et al. Early vs late tracheotomy for prevention of pneumonia in mechanically ventilated adult ICU patients. JAMA 2010; 303:1483–1489.

[8] Freeman BD, Morris PE. Tracheostomy practice in adults with acute respiratory failure. Crit Care Med 2012; 40:2890–2896.

[9] Freeman BD, Isabella K, Lin N, Buchman TG. A meta-analysis of prospective trials comparing percutaneous and surgical tracheostomy in critically ill patients. Chest 2000; 118:1412–1418.

[10] Tracheotomy: application and timing. Clin Chest Med 2003; 24:389–398.

[11] Heffner JE, Hess D. Tracheostomy management in the chronically ventilated patient. Clin Chest Med 2001; 22:5; 10:561–568.

[12] Kearl RA, Hooper RG. Massive airway leaks: an analysis of the role of endotracheal tubes. Crit Care Med 1993; 21:518–521.

[13] Adair CC, Gorman SP, Feron BM, et al. Implications of endotracheal tube biofilm for ventilator-associated pneumonia. Intensive Care Med 1999; 25:1072–1076.

[14] AARC Clinical Practice Guideline. Endotracheal suctioning of mechanically ventilated patients with artificial airways 2010. Respir Care 2010; 55:758–764.

[15] Hagler DA, Traver GA. Endotracheal saline and suction catheters: sources of lower airways contamination. Am J Crit Care 1994; 3:444–447.

[16] Holdiness MR. Clinical pharmacokinetics of N-acetylcysteine. Clin Pharmacokinet 1991; 20:123–134.

[17] Gammon RB, Shin MS, Buchalter SE. Pulmonary barotrauma in mechanical ventilation. Chest 1992; 102:568–572.

[18] Marcy TW. Barotrauma: detection, recognition, and management. Chest 1993; 104:578–584.

[19] Tocino IM, Miller MH, Fairfax WR. Distribution of pneumothorax in the supine and semirecumbent critically ill adult. Am J Radiol 1985; 144:901–905.

[20] Kam AC, O'Brien M, Kam PCA. Pleural drainage systems. Anesthesia 1993; 48:154–161.

[21] Marini JJ. Dynamic hyperinflation and auto-positive end expiratory pressure. Am J Respir Crit Care Med 2011; 184:756–762.

[22] Blanch L, Bernabe F, Lucangelo U. Measurement of air trapping,

intrinsic positive end-expiratory pressure, and dynamic hyperinflation in mechanically ventilated patients. Respir Care 2005; 50:110–123.

[23] Shapiro JM. Management of respiratory failure in status asthmaticus. Am J Respir Med 2002; 1:409–416.

[24] Hough CL, Kallet RH, Ranieri M, et al. Intrinsic positive endexpiratory pressure in Acute Respiratory Distress Syndrome (ARDS) Network subjects. Crit Care Med 2005; 33:527–532.

[25] Tobin MJ, Lodato RF. PEEP, auto-PEEP, and waterfalls. Chest 1989; 96:449–451

第 22 章
机械通气的撤离
Discontinuing Mechanical Ventilation

本章介绍了机械通气的撤机过程及遇到的各种困难脱机情况[1-4]。

一、评估准备

对于呼吸机依赖患者的管理，需每日评估指标变化以决定患者是否还需要呼吸机支持。需要评估的指标见表 22-1。

（一）撤机参数

1. 满足表 22-1 所述标准，可以尝试短暂撤离呼吸机（1 ~ 2 min），获得如表 22-2 所示参数，可用于预测撤机能否成功。

2. 由于表 22-1 所示参数的预测价值不高，单独一项参数很难对某一患者撤机成败做出预测。因此，目前认为撤机参数并非必须，当患者满足表 22-1 所示标准时，即可开始自主呼吸试验（SBTs）。

表 22-1　自主呼吸试验核对表

呼吸标准
- √ 吸入氧浓度 ≤ 50% 且 PEEP ≤ 8 cmH₂O 条件下，氧合指数 > 150 ～ 200 mmHg
- √ 二氧化碳分压正常或处基线水平
- √ 患者能触发吸气

心血管标准
- √ 无心肌缺血证据
- √ 心率 ≤ 140/min
- √ 不用或用少量升压药物条件下血压稳定

神志状态稳定
- √ 患者处清醒状态，格拉斯哥评分 ≥ 13 分

并发症得到纠正
- √ 无发热
- √ 无明显电解质紊乱

引自参考文献 [1, 2]

表 22-2　预测自主呼吸试验成功的参数标准

参　数	预测撤机成功阈值	预测比的范围 §
潮气量（V_T）	4 ～ 6 ml/kg	0.7 ～ 3.8
呼吸频率（RR）	30 ～ 38 bpm	1.0 ～ 3.8
RR/ V_T 比值	60 ～ 105 bpm/L	0.8 ～ 4.7
最大吸气负压（PI_{max}）	−30 ～ −15 cmH₂O	0 ～ 3.2

§ . 预测比是指参数预测成功的可能性除以预测失败的可能性；bpm. 每分钟次数（引自参考文献 [2]）

二、自主呼吸试验

既往撤机的传统方法强调渐进性降低呼吸支持力度，通常持

续数小时到数天时间，对不再需要呼吸辅助的患者可能造成不必要的撤机延迟，例如夜间暂停撤机，既往认为患者可以借此"休息"，实际上这延迟了撤机过程。SBTs 脱离呼吸机支持，凭此可以迅速判断患者自主呼吸能力。实施 SBTs 的两种方法见下文。

（一）应用呼吸机环路

SBTs 常通过呼吸机环路呼吸进行。

1. 该方法的优势是可监测潮气量和呼吸频率，浅快呼吸（RR/V_T 比值）通常预示 SBTs 失败[5]。

2. 缺陷是通过呼吸机管路呼吸存在阻力，且呼吸功会增加。

3. 低水平压力支持，如 $5\,cmH_2O$，可用来克服呼吸机管路的呼吸阻力，同时不增加潮气量（见第 19 章，关于压力支持通气的描述）。

（二）中断呼吸机支持

另一种 SBTs 为直接中断呼吸机支持。

1. 该方法使用如图 22-1 所示连接的简单环路。氧气以较高流速（通常高于患者吸气流速）输送至患者。

2. 环路中高氧气流速可达到 3 个目的：①增加通气需求以提高患者舒适度；②有利于氧气吸入，避免吸入呼气管路中的低氧浓度气体；③利于二氧化碳的排出并阻止二氧化碳再吸入。

3. 因该装置呈 T 形，这种 SBT 模式称作 T 形管脱机试验。

4. T 形管最大的缺陷为不能监测潮气量和呼吸频率。

（三）哪种撤机方法更好

目前没有充分临床证据支持哪种 SBTs 更具优势[3]。然而 T

形管脱机试验更受支持，因其更接近于拔管后的呼吸状态[6]。

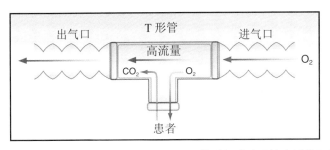

▲ 图 22-1　撤机 SBTs 的呼吸环路设计（T 形管脱机试验因管路形状而得名）

（四）成功 vs 失败

大部分患者（约 80%）坚持 SBTs 2h 以上预示能永久脱离呼吸机[1, 2]。以下征象提示 SBTs 失败：①呼吸窘迫体征，如焦虑、呼吸增快和辅助呼吸肌参与呼吸；②呼吸肌无力的体征，如吸气时胸腹壁的矛盾运动；③进行性低氧血症和高二氧化碳血症。

（五）呼吸频率过快

SBTs 过程中呼吸频率过快可能是由于焦虑导致，并不一定是呼吸衰竭[7]。鉴别以上两点非常重要，因为有可能只需治疗焦虑而不需要终止 SBTs。

1. 潮气量　监测潮气量有助于鉴别是由于焦虑所致还是呼吸衰竭所致，例如，焦虑通常导致过度通气，呼吸频率增加和潮气量增加或不变；呼吸衰竭通常表现为浅快呼吸，呼吸频率增加而潮气量下降[5]。因此，SBTs 时呼吸频数增加而无潮气量下降表明焦虑所致，而并非呼吸衰竭所致。

2. 阿片类药物的应用　如果呼吸急促为焦虑所致，应考虑使用抗焦虑药物，而不是终止 SBTs。可优选阿片类药物，其能有效地抑制焦虑症状[8]。既往阿片类药物在 COPD 患者中慎用，但实际该类药物能安全应用于严重和终末期 COPD 患者，有效缓解呼吸困难症状[8]。

三、自主呼吸试验失败

除肺部疾病之外，造成自主呼吸试验失败的主要因素如下。

（一）急性心功能不全

1. SBTs 时可发生心功能不全[9]，造成肺淤血、膈肌收缩力量下降导致撤机失败[10]。撤机失败病例中 40% 存在急性心功能不全[11]。

2. 撤机过程中发生急性心功能不全的可能原因包括：①胸腔负压增加左室后负荷[9]；②急促的呼吸可导致肺脏过度充气和增加内源性 PEEP，进而减少静脉回流并限制心室舒张；③静息性心肌缺血[12]。

3. 监测：除心脏超声外，以下方法用于 SBTs 失败患者的心功能监测。

(1) 中心静脉血氧饱和度：监测混合静脉血氧饱和度（S_vO_2）来反映 SBTs 过程中心输出量变化[13]；中心静脉血氧饱和度（$S_{cv}O_2$）为合适的 S_vO_2 替代指标，且数据更易获得（S_vO_2 和 $S_{cv}O_2$ 的描述见第 6 章）。

(2) B 型脑利尿钠肽（BNP）：研究发现 SBTs 过程中心功能

不全发生时血清 BNP 水平明显升高[11]，并且高水平 BNP 与自主呼吸试验的失败相关[14]。因此 BNP 的动态监测可用于监测 SBTs 失败患者心功能（急性心功能不全 BNP 水平的更多介绍详见第 8 章）。

4. 心功能不全时的处理：撤机导致的心功能不全药物治疗包括可应用呋塞米（依据血浆 BNP 水平），静脉注射硝酸甘油（收缩压高时），磷酸二酯酶抑制药（依诺昔酮）[9]。大多数情况下，这些治疗方法增加撤机的机会[9]。

（二）呼吸肌无力

通常认为呼吸肌无力是造成困难脱机最主要的原因，但其究竟在困难脱机患者中起多大作用仍不清楚。

1. 可能原因　造成呼吸肌无力的潜在原因有机械通气（尤其神经肌肉麻痹），电解质缺乏（低镁、低磷），长期激素治疗以及危重病相关神经肌肉疾病。危重病相关神经肌病是炎症相关的多发神经病和（或）肌病，主要见于重症脓毒症和多器官衰竭，患者撤机困难时应考虑到存在该状态的可能性[15]（详见第 41 章）。

2. 监测　ICU 评价呼吸肌力量的标准方法为测定最大吸气压力（PI_{max}），PI_{max} 为在密闭管路中由最大吸气努力形成的负压[16, 17]。

(1) PI_{max} 的正常值变化很大，据报道成年男性和女性的平均值分别为 $-120 cmH_2O$ 和 $-84 cmH_2O$[17]。

(2) PI_{max} 下降至 $-30 cmH_2O$ 时，急性 CO_2 潴留，自主呼吸受威胁（表 22-2）。

四、拔管

一旦患者不再需要呼吸机支持，应考虑拔除人工气道。本部分主要讨论气管插管的拔除（拔管），以及拔管后喉头水肿的问题。

（一）气道保护

1. 拔管前需检查吞咽和咳嗽反射的力量以明确患者清除吸入分泌物及食物残渣的能力。评价咳嗽力量可在距离气管插管末端 1～2 cm 处放置一页白纸，如患者咳嗽能使得白纸变湿润，认为咳嗽力量充分[18]。

2. 咳嗽反射和吞咽反射力量减弱甚至消失并不一定影响拔管，但一定需提防误吸风险高的患者。

（二）拔管后喉头水肿

约有 10% 的患者拔管后出现呼吸功能不全需要再插管[19]。由喉头水肿导致的上气道阻塞是再插管的主要原因，据报道发生率为 1.5%～26.3%[19]。与喉头水肿相关的因素有困难插管、延迟插管、气管导管直径和脱管。

1. **套囊漏气试验**　拔管前行套囊漏气试验以评估拔管后喉头水肿的风险。

(1) 行套囊漏气试验可测定套囊放气后吸入气体由喉部逃逸的气体流量（比较吸气潮气量和呼气潮气量）。漏气量越小，拔管后喉头水肿的风险越高。

(2) 套囊漏气试验的一个问题在于缺乏发生拔管后喉头水肿高风险的漏气量的截断值；个体研究中漏气量截断值为 90～140 ml[19]。

(3) 套囊漏气试验的另一个问题是多项研究中其阳性预测值小于 15%[19]，这表明套囊漏气试验不能提示是否存在拔管后喉头水肿的风险。

(4) 鉴于以上问题，可不行套囊漏气试验。

2. 类固醇预处理　至少四项临床研究提示拔管前 12 ~ 24 h 经静脉途径应用皮质类固醇能降低拔管后喉头水肿的发生率[19]。下面列出了研究中两种有效的类固醇方案。

(1) 甲泼尼松龙：拔管前 12 h 开始，每 4 小时 20 mg 静脉推注（共 4 次）[20]。

(2) 地塞米松：拔管前 24 h 开始，每 6 小时 5 mg 静脉推注（共 4 次）[21]。

3. 拔管后临床监测　当气道狭窄超过 50% 时，喉水肿时会产生"嘈杂呼吸"（叫作喘鸣）[19]。喘鸣在吸气时更加明显，因吸气时胸腔内负压传递至喉部，导致气道进一步狭窄。大部分病例（80%）喘鸣症状出现在拔管后 30 min 内[18]。

4. 喉头水肿的处理　如果拔管后出现喘鸣，同时伴有呼吸功能不全，需立即再插管。

(1) 如果无呼吸功能不全，可采用以下措施：吸入肾上腺素气溶胶（1% 肾上腺素 2.5 ml）可收缩血管而减轻喉头水肿，用于治疗拔管后喘鸣[18]；然而其在成人中的效果尚未经证实。

(2) 类固醇：推荐拔管后应用类固醇[19]，尽管目前尚无证据支持。前面提到的预防性类固醇方案（如地塞米松，拔管前 24 h 开始，每 6 小时 5 mg 静脉推注）也推荐用于缓解喉水肿[19]。

5. 无创通气　无创通气（第 20 章）不能降低拔管后呼吸衰竭患者的再插管率[22]，所以不建议应用[19]。

（单　亮，译　荆亚军，校）

参考文献

[1] MacIntyre NR, Cook DJ, Ely EW Jr, et al. Evidence-based guidelines for weaning and discontinuing ventilatory support: a collective task force facilitated by the American College of Chest Physicians, the American Association for Respiratory Care, and the American College of Critical Care Medicine. Chest 2001; 120(Suppl):375S–395S.

[2] MacIntyre NR. Evidence-based assessments in the ventilator discontinuation process. Respir Care 2012; 57:1611–1618.

[3] McConville JF, Kress JP. Weaning patients from the ventilator. New Engl J Med 2012; 367:2233–2239.

[4] Thille AW, Cortes-Puch I, Esteban A. Weaning from the ventilator and extubation in ICU. Curr Opin Crit Care 2013; 19:57–64.

[5] Kreiger BP, Isber J, Breitenbucher A, et al. Serial measurements of the rapid-shallow breathing index as a predictor of weaning outcome in elderly medical patients. Chest 1997; 112:1029–1034.

[6] Perren A, Brochard L. Managing the apparent and hidden difficulties in weaning from mechanical ventilation. Intensive Care Med 2013; 39:1885–1895.

[7] Bouley GH, Froman R, Shah H. The experience of dyspnea during weaning. Heart Lung 1992; 21:471–476.

[8] Raghavan N, Webb K, Amornputtlsathaporn N, O'Donnell DE. Recent advances in pharmacotherapy for dyspnea in COPD. Curr Opin Pharmacol 2011; 11:204–210.

[9] Teboul J-L. Weaning-induced cardiac dysfunction: where are we today. Intensive Care Med 2014; 40:1069–1079.

[10] Nishimura Y, Maeda H, Tanaka K, et al. Respiratory muscle strength and hemodynamics in heart failure. Chest 1994; 105:355–359.

[11] Grasso S, Leone A, De Michele M, et al. Use of N-terminal probrain natriuretic peptide to detect acute cardiac dysfunction during weaning failure in difficult-to-wean patients with chronic obstructive pulmonary disease. Crit Care Med 2007; 35:96–105.

[12] Srivastava S, Chatila W, Amoateng-Adjepong Y, et al. Myocardial ischemia and weaning failure in patients with coronary artery disease: an update. Crit Care Med 1999; 27:2109–2112.

[13] Jubran A, Mathru M, Dries D, Tobin MJ. Continuous recordings of mixed venous oxygen saturation during weaning from mechanical ventilation and the ramifications thereof. Am Rev Respir Crit Care Med 1998; 158:1763–1769.

[14] Zapata L, Vera P, Roglan A, et al. β-type natriuretic peptides for prediction and diagnosis of weaning failure from cardiac origin. Intensive Care Med

2011; 37:477–485.

[15] Hudson LD, Lee CM. Neuromuscular sequelae of critical illness. N Engl J Med 2003;348:745–747.

[16] Mier-Jedrzejowicz A, Brophy C, Moxham J, Geen M. Assessment of diaphragm weakness. Am Rev Respir Dis 1988; 137:877–883.

[17] Bruschi C, Cerveri I, Zoia MC, et al. Reference values for maximum respiratory mouth pressures: A population-based study. Am Rev Respir Dis 1992; 146:790–793.

[18] Khamiees M, Raju P, DeGirolamo A, et al. Predictors of extubation outcome in patients who have successfully completed a spontaneous breathing trial. Chest 2001; 120:1262–1270.

[19] Pluijms W, van Mook W, Wittekamp B, Bergmans D. Postextubation laryngeal edema and stridor resulting in respiratory failure in critically ill adult patients: updated review. Crit Care 2015; 19:295.

[20] François B, Bellisant E, Gissot V, et al, for the Association des Réanimateurs du Centre-Quest (ARCO). 12-h pretreatment with methylprednisolone versus placebo for prevention of postextubation laryngeal oedema: a randomized double-blind trial. Lancet 2007; 369:1083–1089.

[21] Lee CH, Peng MJ, Wu CL. Dexamethasone to prevent postextubation airway obstruction in adults: a prospective, randomized, double-blind, placebo-controlled study. Crit Care 2007; 11:R72.

[22] Hess D. The role of noninvasive ventilation in the ventilator discontinuation process. Respir Care 2012; 57:1619–1625.

第九部分
酸碱失调
Acid–Base Disorders

第 23 章
酸碱分析
Acid-Base Analysis

这一章介绍了如何使用血 pH、PCO_2 和碳酸氢根离子的浓度来鉴别酸碱平衡紊乱。其中包括：①鉴别原发性、继发性、混合型酸碱平衡紊乱的一些简单原则；②确定原发性酸碱平衡紊乱的预期酸碱改变的公式；③"阴离子间隙"的描述以及怎样使用它。

一、酸碱平衡

根据酸碱生理学的传统概念，细胞外液中的氢离子（H^+）浓度由二氧化碳分压（PCO_2）和碳酸氢根浓度（HCO_3^-）之间的平衡决定[1]：

$$[H^+] = k \times (PCO_2/HCO_3^-) \qquad （公式 23-1）$$

（k 是一个比例常数）。这意味着所有的酸碱平衡紊乱由两种变量决定：PCO_2 和 HCO_3^-。详见表 23-1。

（一）酸碱平衡紊乱的类型

1. 由于 PCO_2 改变直接导致 $[H^+]$ 改变时，称之为呼吸性酸碱平衡紊乱。根据公式 23-1，PCO_2 升高引起 $[H^+]$ 升高并产生呼吸性酸中毒；PCO_2 降低引起 $[H^+]$ 降低并产生呼吸性碱中毒。

2. 由于 HCO_3^- 改变直接导致 $[H^+]$ 改变时，称之为代谢性酸碱平衡紊乱。公式 23-1 显示 HCO_3^- 增加引起 $[H^+]$ 下降并产生代谢性碱中毒；HCO_3^- 减少引起 $[H^+]$ 升高并产生代谢性酸中毒。

3. 酸碱平衡紊乱可以是原发性的（主要紊乱），也可以是继发性的（额外紊乱）。

（二）代偿反应

1. 代偿反应是为了削弱原发性酸-碱平衡紊乱带来的 $[H^+]$ 浓度的改变。这是通过继发性变量与原发性变量变化方向一致来完成的（例如，原发性 PCO_2 的增加伴随着代偿性 HCO_3^- 浓度的增加），如表 23-1 所示。

表 23-1　酸碱平衡紊乱及代偿反应

$\Delta [H^+] = \Delta PCO_2 / \Delta HCO_3^-$		
酸碱平衡紊乱	原发性改变	代偿性反应
呼吸性酸中毒	↑ PCO_2	↑ HCO_3^-
呼吸性碱中毒	↓ PCO_2	↓ HCO_3^-
代谢性酸中毒	↓ HCO_3^-	↓ PCO_2
代谢性碱中毒	↑ HCO_3^-	↑ PCO_2

2. 代偿反应不能完全纠正因原发性酸 – 碱平衡紊乱而导致的 [H⁺] 浓度的改变 [2]。

3. 代偿反应的具体特点在随后叙述。代偿反应的方程见表 23-2。

表 23-2 原发性酸碱平衡紊乱预期反应公式

原发紊乱	代偿反应公式
代谢性酸中毒	$\triangle PaCO_2 = 1.2 \times \triangle HCO_3^-$ 预期 $PaCO_2 = 40 - [1.2 \times (24 - HCO_3^-)]$
代谢性碱中毒	$\triangle PaCO_2 = 0.7 \times \triangle HCO_3^-$ 预期 $PaCO_2 = 40 + [0.7 \times (HCO_3^- - 24)]$
急性呼吸性酸中毒	$\triangle HCO_3^- = 0.1 \times \triangle PaCO_2$ 预期 $HCO_3^- = 24 + [0.1 \times (PaCO_2 - 40)]$
急性呼吸性碱中毒	$\triangle HCO_3^- = 0.2 \times \triangle PaCO_2$ 预期 $HCO_3^- = 24 - [0.2 \times (40 - PaCO_2)]$
慢性呼吸性酸中毒	$\triangle HCO_3^- = 0.4 \times \triangle PaCO_2$ 预期 $HCO_3^- = 24 + [0.4 \times (PaCO_2 - 40)]$
慢性呼吸性碱中毒	$\triangle HCO_3^- = 0.4 \times \triangle PaCO_2$ 预期 $HCO_3^- = 24 - [0.4 \times (40 - PaCO_2)]$

引自参考文献 [2]

（三）原发性代谢性酸 – 碱紊乱的反应

代谢性酸 – 碱紊乱的反应包括分钟通气量的改变，而这一变化是由在颈动脉分叉处的颈动脉体外周化学感受器介导的。

1. 对代谢性酸中毒的反应　代谢性酸中毒的代偿反应是分钟通气量的增加（包括潮气量和呼吸频率），随之导致动脉

PCO_2（$PaCO_2$）的下降。这一改变在 $30 \sim 120min$ 发生，可持续 $12 \sim 24\,h$ 来完成 [2]。这一效应的大小可由以下公式得出 [2]：

$$\Delta PaCO_2 = 1.2 \times \Delta HCO_3^- \qquad （公式 23\text{-}2）$$

将 $PaCO_2$ 正常值 $40\,mmHg$ 及 HCO_3^- 正常值 $24\,mEq/L$ 代入上述公式，此公式可写成如下形式：

$$预期\ PaCO_2 = 40 - [1.2 \times （24 - HCO_3^-）] \qquad （公式 23\text{-}3）$$

例如：对于血浆 HCO_3^- 浓度为 $14\,mEq/L$ 的代谢性酸中毒，ΔHCO_3^- 是 24-14=10 mmol/L，$\Delta PaCO_2$ 是 $1.2 \times 10 = 12\,mmHg$，预期 $PaCO_2$ 是 $40 - 12 = 28\,mmHg$。如果测得的 $PaCO_2$ 大于 $28\,mmHg$，说明存在继发性呼吸性酸中毒。如果测得的 $PaCO_2$ 小于 $28\,mmHg$，说明存在继发性呼吸性碱中毒。

2. 代谢性碱中毒的反应　代谢性碱中毒的代偿反应是分钟通气量的下降，从而导致 $PaCO_2$ 的上升。这一反应与代谢性酸中毒的代偿反应相比并不明显（因为外周化学感受器在正常情况下并不活跃，因此它们更容易被刺激而不是被抑制）。这一反应的大小可由以下公式得出 [2]：

$$\Delta PaCO_2 = 0.7 \times \Delta HCO_3^- \qquad （公式 23\text{-}4）$$

将 $PaCO_2$ 正常值 $40\,mmHg$ 及 HCO_3^- 正常值 $24\,mEq/L$ 代入上述公式，此公式可写成如下形式：

$$预期\ PaCO_2 = 40 + [0.7 \times （HCO_3^- - 24）] \qquad （公式 23\text{-}5）$$

例如：对于血浆 HCO_3 浓度为 $40\,mEq/L$ 的代谢性碱中毒，ΔHCO_3^- 是 $40 - 24 = 16\,mmol/L$，$\Delta PaCO_2$ 是 $0.7 \times 16 = 11\,mmHg$，预期 $PaCO_2$ 即为 $40 + 11 = 51\,mmHg$。

（四）原发性呼吸性酸 - 碱紊乱的反应

对 $PaCO_2$ 改变的代偿反应发生在肾脏，通过调整肾近曲小管 HCO_3^- 的重吸收使得血浆 HCO_3^- 产生合适的变化（与 $PaCO_2$ 改变方向一致）。肾脏的这种反应相对较慢，需要 $2 \sim 3\,d$ 的时间来完成。因此，呼吸性酸 - 碱平衡紊乱有急性与慢性之分。

1. 急性呼吸性酸碱平衡紊乱　$PaCO_2$ 的急性改变并不伴随血浆 HCO_3^- 的较大改变，以下公式可以看出 [2]。

(1) 对于急性呼吸性酸中毒：

$$\Delta HCO_3^- = 0.1 \times \Delta PaCO_2 \qquad （公式 23-6）$$

(2) 对于急性呼吸性碱中毒：

$$\Delta HCO_3^- = 0.2 \times \Delta PaCO_2 \qquad （公式 23-7）$$

2. 慢性呼吸性酸碱平衡紊乱　肾脏对于慢性 $PaCO_2$ 升高的反应是增加近曲小管对 HCO_3^- 的重吸收，从而可以提高血浆的 HCO_3^- 浓度。对于慢性 $PaCO_2$ 降低的反应是减少近曲小管对 HCO_3^- 的重吸收，从而可以降低血浆 HCO_3^- 浓度。这种变化的大小在慢性呼吸性酸中毒和慢性呼吸性碱中毒是一样的，所以可以使用同一个公式来表示这两种情况的预期变化。

$$\Delta HCO_3^- = 0.4 \times \Delta PaCO_2 \qquad （公式 23-8）$$

将 $PaCO_2$ 正常值 $40\,mmHg$ 及 HCO_3^- 正常值 $24\,mEq/L$ 代入上述公式，此公式可写成如下形式：

(1) 对于慢性呼吸性酸中毒：

预期 $HCO_3^- = 24 + [0.4 \times （PaCO_2 - 40）]$ 　（公式 23-9）

(2) 对于慢性呼吸性碱中毒：

预期 $HCO_3^- = 24 - [0.4 \times (40 - PaCO_2)]$　　（公式 23-10）

二、酸碱平衡紊乱逐步分析法

接下来的内容是应用之前所叙述的 $[H^+]$、PCO_2 及 HCO_3^- 之间关系来进行酸碱平衡紊乱分析的结构性、规则性的方法[4, 5]。这些变量的正常值范围如下。

$$pH = 7.36 \sim 7.44$$

$$PCO_2 = 36 \sim 44 \text{ mmHg}$$

$$HCO_3^- = 22 \sim 26 \text{mEq/L}$$

（一）步骤 1：识别原发性和混合性酸碱平衡紊乱

分析的第一步着手于 $PaCO_2$ 和 pH 来识别原发性和混合性酸碱平衡紊乱。

1. 如果 $PaCO_2$ 和 pH 都不正常，比较一下方向性变化。

(1) 如果 $PaCO_2$ 和 pH 变化方向一致，那么存在原发性代谢性酸碱平衡紊乱（使用 pH 来判断是代谢性酸中毒还是代谢性碱中毒）。

(2) 如果 $PaCO_2$ 和 pH 变化方向相反，那么存在原发性呼吸性酸碱平衡紊乱。

(3) 例如：一个病例动脉血 pH=7.23，$PaCO_2$ =23 mmHg。$PaCO_2$ 和 pH 均降低（表明为原发性代谢性酸 - 碱平衡紊乱），pH 降低（表明为酸中毒），所以诊断为原发性代谢性酸中毒。

2. 如果只有一个变量（$PaCO_2$ 或 pH）异常，那么存在混合性代谢性和呼吸性酸碱平衡紊乱（同等强度）。

(1) 如果 $PaCO_2$ 异常，那么 $PaCO_2$ 改变的方向说明了呼吸性酸 - 碱平衡紊乱的类型，然后再识别与之相反的代谢性酸碱平衡紊乱的类型。

(2) 如果 pH 异常，那么 pH 改变的方向说明了代谢性酸 - 碱平衡紊乱的类型（例如：低 pH 提示代谢性酸中毒），然后再识别与之相反的呼吸性酸碱平衡紊乱类型。

(3) 例如：一个病例动脉血 pH=7.38，$PaCO_2$=55 mmHg。仅一个变量（$PaCO_2$）异常，所以存在混合型代谢性和呼吸性酸 - 碱平衡紊乱。$PaCO_2$ 升高提示呼吸性酸中毒，所以一定存在代谢性碱中毒。因此，这种情况称作混合性呼吸性酸中毒合并代谢性碱中毒。因为 pH 正常，两种疾病同等严重。

（二）步骤 2：确定继发性紊乱

如果步骤 1 明确了是原发性酸碱平衡紊乱（而不是混合型酸碱平衡紊乱），下一步是使用表 23-2 中的公式方程来计算预期酸碱变化。然后将计算出的预期变化值与实际变化进行比较，两者之间的差异用以确定继发性酸碱平衡紊乱问题。这个过程通过下面的例子来描述。

例如：一个病例动脉血气分析示：$PaCO_2$=23 mmHg，pH=7.32，HCO_3=16 mEq/L。

(1) 这提示原发性代谢性酸中毒，因为 pH 和 $PaCO_2$ 都是下降的。

(2) 使用公式 23-2 中的方程来计算代偿反应中的预期 $PaCO_2$ 值。预期 $PaCO_2$ 是 40 − [1.2×（24–16）] = 30.4 mmHg。

(3) 然后比较预期 $PaCO_2$ 值与实际测得值。实际测得的

$PaCO_2$（23 mmHg）比预期 $PaCO_2$（30.4 mmHg）值小，提示存在继发性呼吸性碱中毒。

(4) 因此，这个病例是一个原发性代谢性酸中毒继发呼吸性碱中毒。

三、阴离子间隙

阴离子间隙是对细胞外液相对大量未测量离子的估算，如下所示能够用来进行代谢性酸中毒的分析[6, 7]。

（一）推导

为了达到电化学平衡，细胞外液中带负电荷阴离子的浓度与带正电荷阳离子的浓度相等。这一电化学平衡可以用血浆中的主要阴离子和阳离子（钠离子、氯离子、碳酸氢根离子）以及未测量阳离子（UC）和未测量阴离子（UA）来表达，公式如下。

$$Na^+ + UC = Cl^- + HCO_3^- + UA \qquad （公式 23-11）$$

重排等式的各项参数可得：

$$Na^+ - (Cl^- + HCO_3^-) = UA - UC \qquad （公式 23-12）$$

1. 未测量阴离子与未测量阳离子之间的差值（UA-UC）就是阴离子间隙（AG），所以公式 23-12 可以被改写成：

$$AG = Na^+ - (Cl^- + HCO_3^-)（mEq/L） \qquad （公式 23-13）$$

这样，阴离子间隙就是包含常规监测电解质的非常简单的计算。

2. 参考范围：AG 的原先参考范围是（12 ± 4）mEq/L

（8 ～ 16 mEq/L）[7]，但是最新的电解质自动检测使参考范围下降至（7 ± 4）mEq/L（3 ～ 11 mmol/L）[8]。然而这个变化并没有被国际所认可。

（二）阴离子间隙的使用

在代谢性酸中毒中，AG 增高提示细胞外液中强酸（易解离）增加；而 AG 正常提示代谢性酸中毒是因为碳酸氢盐的丢失。根据 AG 是否增高，代谢性酸中毒可以被分为两种情况（表23-3）。

表 23-3　根据阴离子间隙分类的代谢性酸中毒原因

高阴离子间隙	正常阴离子间隙
乳酸酸中毒	腹泻
酮症酸中毒	等张盐水输注
肾衰竭终末期	肾功能不全早期
甲醇摄入	肾小管性酸中毒
乙二醇摄入	乙酰唑胺
水杨酸盐中毒	输尿管回肠吻合术

1. 高 AG 型代谢性酸中毒　AG 增高型代谢性酸中毒常见的原因是乳酸性酸中毒、酮症酸中毒以及终末期肾衰竭（肾脏远曲小管 H^+ 分泌功能障碍）。其他值得注意的原因包括有毒物质如甲醇（产生甲酸）、乙二醇（产生草酸）及水杨酸盐（产生水杨酸）等的吸收[9]。

2. 正常 AG 型代谢性酸中毒　AG 正常型代谢性酸中毒常

见的原因是腹泻（尤其是分泌性腹泻）、等渗性盐水输注（见第 10 章）及早期肾衰竭（肾脏近曲小管碳酸氢根重吸收障碍）。HCO_3^- 的丢失可以通过 Cl^- 代偿来维持电中性。因此，"高氯性代谢性酸中毒"用来表示这一类 AG 正常型代谢性酸中毒（在 AG 增高型代谢性酸中毒中，来源于游离酸解离的阴离子来平衡 HCO_3^- 的丢失，因此不存在相关的高氯酸血症）。

（三）可靠性

阴离子间隙反应强酸的可靠性并不一致，一些报道表明存在乳酸性酸中毒以及酮症酸中毒患者的阴离子间隙是正常的[10, 11]（见参考文献 [21] 的第 24 章）。

1. 校正因素　有两个校正因素限制了 AG 的敏感性。

(1) 其中一个因素是：相比于更低的、更新的 AG 参考范围，持续使用原先的、高的 AG 参考范围会大大降低 AG 检测乳酸性酸中毒的敏感性[12]。

(2) 另一个因素是：低蛋白血症降低 AG 的能力[13]，这会在接下来的内容进行描述。

2. 白蛋白的影响　表 23-4 显示了阴离子间隙的未测定阴离子和未测定阳离子的正常构成。值得注意的是白蛋白是未测定阴离子的主要构成，是阴离子间隙的主要决定物。

(1) 白蛋白是一种弱酸，1 g/dl 血浆白蛋白会对 AG 贡献 3 mEq/L（正常 pH 下）[3]。

(2) 低白蛋白血症会降低 AG，这可能干扰或阻止由强酸积聚引起的代谢性酸中毒的 AG 升高现象。考虑到 90% 的 ICU 患者存在低白蛋白血症[13]，白蛋白对 AG 的影响就不能被忽略。

(3) 被低白蛋白水平影响的 AG 可以用以下公式来计算校正

阴离子间隙（AGc）：

$$AGc = AG + [2.5 \times (4.5 - 血浆白蛋白水平 g/dl)]$$

（公式 23-14）

（4.5 代表正常的血浆白蛋白浓度）。校正 AG 表明了对重症患者诊断水平的提高[14]。

表 23-4　阴离子间隙的决定因素

未测定阴离子	未测定阳离子
白蛋白（15 mEq/L） 有机酸（5 mEq/L） 磷酸盐（2 mEq/L） 硫酸盐（1 mEq/L）	钙（5 mEq/L） 钾（4.5 mEq/L） 镁（1.5 mEq/L）
总未测定阴离子：（23 mEq/L）	总未测定阳离子：（11 mEq/L）
阴离子间隙 = 未测定阴离子 − 未测定阳离子 =12 mEq/L	

（赵婉君，译　山　峰，校）

参考文献

[1] Adrogue HJ, Gennari J, Gala JH, Madias NE. Assessing acid-base disorders. Kidney Int 2009; 76:1239–1247.

[2] Adrogue HJ, Madias NE. Secondary responses to altered acidbase status: The rules of engagement. J Am Soc Nephrol 2010; 21:920–923.

[3] Kellum JA. Disorders of acid-base balance. Crit Care Med 2007; 35:2630–2636.

[4] Whittier WL, Rutecki GW. Primer on clinical acid-base problem solving. Dis Mon 2004; 50:117–162.

[5] Fencl V, Leith DE. Stewart's quantitative acid-base chemistry: applications in biology and medicine. Respir Physiol 1993; 91:1–16.

[6] Narins RG, Emmett M. Simple and mixed acid-base disorders: a practical approach. Medicine 1980; 59:161–187.

[7] Emmet M, Narins RG. Clinical use of the anion gap. Medicine 1977; 56:38–54.

[8] Winter SD, Pearson JR, Gabow PA, et al. The fall of the serum anion gap. Arch Intern Med 1990;150:311–313.

[9] Judge BS. Metabolic acidosis: differentiating the causes in the poisoned patient. Med Clin N Am 2005; 89:1107–1124.

[10] Iberti TS, Liebowitz AB, Papadakos PJ, et al. Low sensitivity of the anion gap as a screen to detect hyperlactatemia in critically ill patients. Crit Care Med 1990; 18:275–277.

[11] Schwartz-Goldstein B, Malik AR, Sarwar A, Brandtsetter RD. Lactic acidosis associated with a normal anion gap. Heart Lung 1996; 25:79–80.

[12] Adams BD, Bonzani TA, Hunter CJ. The anion gap does not accurately screen for lactic acidosis in emergency department patients. Emerg Med J 2006; 23:179–182.

[13] Figge J, Jabor A, Kazda A, Fencl V. Anion gap and hypoalbuminemia. Crit Care Med 1998; 26:1807–1810.

[14] Mallat J, Barrailler S, Lemyze M, et al. Use of sodium chloride difference and corrected anion gap as surrogates of Stewart variables in critically ill patients. PLoS ONE 2013; 8:e56635.

第 24 章
有机酸中毒
Organic Acidoses

本章主要介绍了两种临床疾病，即涉及通过中间代谢产生过量的有机（碳基）酸的乳酸酸中毒和酮症酸中毒，它们可以是正常环境中的适应性过程，但在 ICU 环境中却是病理过程。

一、乳酸酸中毒

乳酸酸中毒可能是所有代谢性酸中毒中最值得关注的，但关注的重点并不是酸中毒本身，而是导致酸中毒的病症。

（一）相关疾病

（注：乳酸酸中毒的相关问题通常与乳酸水平有关，而不是与酸中毒有关，因此术语高乳酸血症可与乳酸酸中毒互换使用。）引起高乳酸血症的几种病因见表 24-1。这些病因中最常见的是脓毒症和临床休克综合征（如低血容量性、心源性和脓毒性休克）。

1. 临床休克综合征　高乳酸血症在临床休克综合征中非常常见（因为它是诊断所必需的），并且这些休克综合征的预后和乳酸水平的高低以及乳酸恢复到正常水平的时间（即乳酸清除率）相关，相关性如第 6 章中图 6-2 所示。

表 24-1　ICU 中高乳酸血症的病因

炎症	脓毒症
休克综合征	低血容量性、心源性、脓毒性
药物	抗反转录病毒药、β_2 受体激动药、肾上腺素、利奈唑胺、二甲双胍、硝普钠、异丙酚、水杨酸
毒素	一氧化碳、氰化物、丙二醇
营养	硫胺素缺乏
其他	严重的碱中毒、暴发性肝衰竭、癫痫发作

2. 脓毒症　血清乳酸水平在脓毒症和休克综合征中具有同样的诊断性和预后性意义。脓毒症中的乳酸酸中毒并不是组织氧合不足的结果（详见第 6 章），这对传统上强调促进乳酸酸中毒患者的组织氧合作用具有重要的意义。

3. 硫胺素缺乏　硫胺素缺乏是一个易被忽视的引起血乳酸水平升高的原因之一。硫胺素是丙酮酸脱氢酶（将丙酮酸转换为乙酰辅酶 A 并限制丙酮酸转换为乙酸的酶）的辅因子，所以硫胺素缺乏能够导致严重的乳酸酸中毒 [2]（详见第 36 章）。

4. 药物　如表 24-1 所示，多种药物能够引起高乳酸血症，其中大多数药物导致高乳酸血症的机制是氧化代谢障碍，但肾上腺素和高剂量 β_2 受体激动药是通过增加丙酮酸来引起高乳酸血症的 [1]。

二甲双胍：二甲双胍是一种口服降糖药，在治疗剂量范围内即可产生乳酸酸中毒，主要发生在肾功能不全的患者 [3]，但具体发病机制尚不清楚。二甲双胍引起的乳酸酸中毒可能很严重，如果不治疗，死亡率可超过 45%[3, 4]，而且血浆二甲双胍水平不能常规监测，其诊断主要是依靠排除其他可能导致乳酸酸中毒的原因。二甲双胍所致乳酸酸中毒的首选治疗方案是血液透析[3,4]。

5. 丙二醇 用丙二醇作溶剂的静脉药物有劳拉西泮、地西泮、艾司洛尔、硝酸甘油和苯妥英钠。丙二醇主要在肝脏内代谢，主要代谢产物是乳酸和丙酮酸[5]。

(1) 据报道，19%～66%的患者接受大剂量静脉注射劳拉西泮治疗超过48 h可出现丙二醇中毒症状（例如烦躁、昏迷、癫痫、低血压和乳酸酸中毒）[5,6]。

(2) 丙二醇中毒目前诊断尚不明确：血液中丙二醇的含量可以检测，但是患者可接受的剂量范围尚未明确。

(3) 应该避免长时间的静脉应用劳拉西泮（实际上应该避免任何苯二氮䓬类药物的长时间静脉输注，因为该药物可在大脑中蓄积产生过度的、长时间的镇静）。

6. 其他值得注意的原因

(1) 癫痫大发作可以明显增高血清乳酸水平，但这是一个高代谢效应，癫痫发作消退后乳酸水平可以很快恢复正常[7]。

(2) 70%的乳酸是在肝脏中清除的，在急性、暴发性肝衰竭中高乳酸血症很常见[1]，但是在慢性肝衰竭中高乳酸血症并不常见，除非是存在能够增加乳酸产生的并发症（如脓毒症）[1]。

（二）诊断注意事项

1. 血清乳酸水平易检测，故在乳酸酸中毒的筛选试验中像阴离子间隙的测定是不需要的，并且不可靠（详见第23章）。

2. 乳酸水平能够在静脉或动脉血中检测出来，且具有相同的水平[1]。

3. 血清乳酸的实验室正常值范围为1.0～2.2 mmol/L[1]，其中2.0 mmol/L是一个常用的正常上限截点。但是血清乳酸水平必须超过 4.0 mmol/L 后才显示出与死亡率增加的相关性[8]，所以临床上对于显著高乳酸血症将 4 mmol/L 作为截点更合适。

（三）碱治疗

碱治疗旨在纠正酸中毒，但在乳酸酸中毒的患者治疗管理中并不起主要作用。下面是乳酸酸中毒碱治疗相关策略的简明要点。

1. 碳酸氢盐治疗经验　临床研究表明输注碳酸氢盐治疗没有血流动力学及生存获益[9-11]，而且碳酸氢盐的输注还会产生一些不良反应（详见表 24-2），包括升高动脉 PCO_2 和矛盾性降低细胞内 pH，这是由于产生的 CO_2 转移进入细胞内所致[9, 12]。

表 24-2　碳酸氢盐缓冲液

7.5%NaHCO$_3$	不良反应
钠：0.9 mEq/ml	↑升高动脉 PCO_2
碳酸氢根：0.9 mEq/ml	↓降低细胞内 pH
PCO_2：> 200 mmHg	↓降低钙离子浓度
pH：8.0	↑升高血清乳酸
渗透压：1461 mOsm/kg	

引自参考文献 [9-12]

2. 目前建议　由于缺乏获益及存在相关风险，所以并不建议碳酸氢盐用于乳酸酸中毒的治疗中[9, 13]。此外，碳酸氢盐治疗已经从心脏骤停的 ACLS 指南中移除[14]。但是，当患者患有严重酸中毒（pH < 7.0）时，碳酸氢盐仍被作为推荐用于治疗[15]。

目前使用碳酸氢盐主要是为了在病情迅速恶化的患者中恢复抗利尿激素的反应性。

3. 替代方案　碳酸氢盐的常用液体是 7.5% 的碳酸氢钠，表 24-2 显示了这种液体的成分，其中需要注意的是高渗透压（这要求通过大静脉进行输注）和极高的 PCO_2（这解释了为什么动脉 PCO_2 的增加与碳酸氢盐输注有关）。

(1) 碳酸氢盐的用量取决于用下列公式计算的缺失的 HCO_3^-[15, 16]。

$$缺失的\ HCO_3^- = 0.6 \times 体重（kg）\times（15 - 血浆\ HCO_3^-）$$

（公式 24-1）

体重是指理想体重，15 mmol/L 是理想的血浆 HCO_3^- 浓度。（如果一个成年人的理想体重是 70 kg，血浆 HCO_3^- 是 10 mmol/L，那么缺失的 $HCO_3^- - 0.6 \times 70 \times（15\quad 10）- 210$ mmol/L）

(2) 可以以每小时 1 mmol/kg 的速度来代表 HCO_3^- 的亏损丢失[11]。输注碳酸氢盐时应该监测 $PaCO_2$，增加的 $PaCO_2$ 应通过调整呼吸机参数增加分钟通气量进行纠正。

(3) 如果输注后几小时仍没有血流动力学或临床症状的改善，应该终止碳酸氢盐的输注。

二、糖尿病酮症酸中毒

当葡萄糖向细胞的转移受损时，脂肪组织释放游离脂肪酸，在肝脏中代谢成可作为氧化燃料的酮体，包括丙酮、乙酰乙酸乙酯（AcAc）、β- 羟丁酸（β-OHB）。

（一）酮酸

AcAc 和 β-OHB 是强酮酸，当血浆含量超过 3 mmol/L 时能够产生代谢性酸中毒[17]，其中 β-OHB 是主要的酮酸（图 24-1），大约是 AcAc 的 3 倍，但丙酮不是酮酸，而是引起酮症酸中毒患者呼吸的特征性"水果"味。

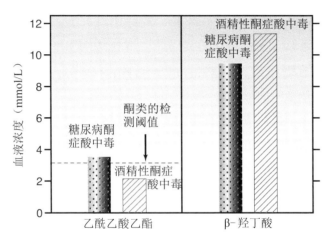

▲ 图 24-1　糖尿病酮症酸中毒（DKA）和酒精性酮症酸中毒（AKA）血液中乙酰乙酸乙酯和 β- 羟丁酸的浓度。虚线代表了硝普盐反应阳性阈值

1. 硝普盐反应　硝普盐反应是一种通过比色方法检测血液和尿液中酮体的方法，检测时可选择酮体检查片（Acetest）或试剂条（如 Ketostix、Labstix、Multistix）。

硝普盐反应有一个重要的缺点，即其只检测丙酮和 AcAc，并不检测血中的主要酮酸 β-OHB[17]，在图 24-1 描述了这种限制。而且值得注意的是，在酒精性酮症酸中毒时，血中酮酸的总浓度为 13 mmol/L，但是由于 AcAc 水平低于检测阈值 3 mmol/L，所以酮酸不会被检测到。

2. β- 羟丁酸检测　便携式"酮体计"可对患者的指端血液内的 β- 羟丁酸含量进行测定，10 s 即可获得可靠的结果[18]，且美国糖尿病协会认为这种方法是检测酮症酸中毒的首选方法[19]。

（二）临床特点

1. 根据美国糖尿病协会的标准，糖尿病酮症酸中毒（DKA）具有以下特点[19]。

(1) 血糖＞ 250 mg/dl。

(2) 血浆 HCO_3^- ＜ 18 mmol/L 和血浆 pH ≤ 7.3。

(3) 阴离子间隙增加。

(4) 血液或尿液有酮体存在的证据。

2. 美国糖尿病协会诊断标准以外的特殊情况如下。

(1) 大约 20% 的糖尿病酮症酸中毒患者血糖＜ 250 mg/dl。

(2) DKA 患者的阴离子间隙可以是正常的[21]，经肾脏排出酮体时，往往伴随肾小管中氯重吸收增加，由此引发的高氯血症限制了阴离子间隙的升高（详见第 23 章）。

3. DKA 其他重要的临床特征如下。

(1) DKA 患者白细胞升高并不是感染的可靠诊断指标，因为酮血症可以引起白细胞增多[19]，而幼稚中性粒细胞（环形）的升高可以作为 DKA 患者感染的一个可靠指标[22]。

(2) 据报道有 27% 的 DKA 患者在无明显急性冠脉事件的情况下可以出现肌钙蛋白 I 水平升高[23]。

(3) 高淀粉酶血症在 DKA 中很常见，但是这种淀粉酶是胰腺外淀粉酶[19]。

(4) DKA 患者普遍存在脱水情况，但这不能反映在血浆钠离子浓度上，因为高糖血症会使细胞内液中的水进入到血浆中，造成血清钠浓度呈稀释性下降，掩盖了自由水的丢失（脱水）。

(5) 高糖血症对血清钠浓度稀释性下降的效应是每增高 100 mg/dl 的血糖浓度使血清钠下降 1.6 ～ 2.4 mmol/L[24, 25]。

（三）DKA 患者的管理

DKA 患者的管理治疗是基于美国糖尿病协会的指南[19]。

1. 静脉补液　表 24-3 显示了 DKA 患者静脉补液治疗策略，以下是策略中的一些重点。

表 24-3　糖尿病酮症酸中毒的静脉补液策略

①使用等渗（0.9%）盐水以每小时 15 ～ 20 ml/kg 速度开始
②当血压稳定时，输注速度减至每小时 4 ～ 14 ml/kg 并使用 0.45% 盐水（如果校正血清 Na^+ 被纠正至正常或增高）或 0.9% 盐水（如果校正血清 Na^+ 低于正常）
③当血糖降至 250 mg/dl 时，使用 5% 葡萄糖加入 0.45% 盐溶液以 150 ～ 250 ml/h 速度输注
④在前 24 h 内补充容量不足（50 ～ 100 ml/kg）

引自美国糖尿病协会指南[19]

(1) DKA 患者液体缺失平均为 50 ～ 100 ml/kg，液体治疗用等渗（0.9%）盐水 15 ～ 20 ml/（kg•h）（或 1 ～ 1.5 L/h）速度开始，直到患者血流动力学稳定。

(2) 值得注意的是：当患者血流动力学稳定后，根据表 24-3 中"校正"血清钠浓度来选择合适的静脉液体。该校正是指先前描述的高糖血症对血清钠浓度的稀释性效应，即每增高 100 mg/dl 的血糖浓度使血清钠下降 1.6 ～ 2.4 mmol/L。

(3) 例如：使用 2 mmol/L 作为校正数值，如果血清钠浓度是 140 mmol/L，血糖是 600 mg/dl，那么稀释性效应就是 2×5=10 mmol/L，所以校正钠浓度是 140+10=150 mmol/L。

(4) 同样值得注意的是表 24-3 中当血糖降至 250 mg/dl 时，将 5% 葡萄糖加入到静脉液体中，这降低了患者开始进食前的低血糖风险。

2. 胰岛素　表 24-4 显示了 DKA 的胰岛素治疗策略，以下是策略一些重点部分。

表 24-4　糖尿病酮症酸中毒的胰岛素治疗策略

①如果血清 K^+ 超过 3.3 mEq/L，开始胰岛素治疗
②静脉给予普通胰岛素单次剂量 0.15 ～ 1 U/kg（如果已排除低血钾），后续剂量为 0.1 U/（kg·h）静脉泵入
③每小时查 1 次血糖，如果 1 h 内血糖下降小于 50 mg/dl，则剂量加倍至 0.2 U/（kg·h）
④此后，调整输注速度，使血糖每小时下降 50 ～ 75 mg/dl
⑤当血糖降至 250 mg/dl，胰岛素输注的速度应降至 0.05 ～ 0.1 U/（kg·h），静脉液体中还可以加入葡萄糖
⑥使血糖保持在 150 ～ 200 mg/dl
⑦当 DKA 已经缓解，患者可耐受经口补液，就可以使用入院前治疗方案开始皮下注射胰岛素。对于胰岛素依赖的患者，开始剂量为 0.5 ～ 0.8 U/（kg·d），分次使用
⑧第一次皮下注射胰岛素数小时后继续注射

引自美国糖尿病协会指南[19]

(1) 需要注意的是当患者存在低血钾（DKA 首次出现时不常见）时，不应使用胰岛素。

(2) 应静脉给予普通胰岛素，以 0.15 U/kg 为起始剂量，然后持续给予 0.1 U/（kg·h）。

(3) 胰岛素输注应持续到酮症酸中毒恢复（详见下文）和可以经口摄入营养时，而后开始皮下注射胰岛素治疗，详见表 24-4。

(4) 在 ICU 中，不建议将血糖降至正常，因为有发生低血糖的风险，目标是将血糖控制在 150 ～ 200 mg/dl[26]。

3. 钾

(1) 钾的消耗在 DKA 患者比较普遍，平均缺失量为 3 ～ 5 mmol/kg[20]，但当发生 DKA 时，74% 的患者血清钾离子往往正常，22% 的患者甚至升高[20]。

(2) 胰岛素治疗可通过跨细胞转运，使血清钾离子浓度骤降，所以钾的补充治疗应尽早开始，并且应该每 1 ～ 2 小时监测血清钾水平直其水平稳定。表 24-5 表述了静脉补钾对于维持血钾正常是有效的[19]。

表 24-5　糖尿病酮症酸中毒的钾治疗

初始血清钾离子浓度	建　议
< 3.3 mEq/L	输注胰岛素的同时补钾 40 mEq/h，直至血钾 > 3.3 mEq/L
3.3 ～ 4.9 mEq/L	每升静脉液体加入 20 ～ 30 mEq 钾，保持血钾 4 ～ 5 mEq/L
≥ 5 mEq/L	每 2 小时查一次血钾

引自美国糖尿病协会指南[19]

4. 磷　磷的情况和钾很相似（即磷的消耗也很常见，但血清水平很少降低，且胰岛素输注期间血清水平是下降的），但是和钾有一个不同就是没有文献表明常规补充磷酸盐在 DKA 患者中有益处，且在磷水平 < 1 mg/dl 之前是不建议补充磷的[19, 26]。

5. 碱治疗　DKA 患者中的碳酸氢盐补充治疗和先前提到的乳酸酸中毒相似，即：即使酸中毒是严重的（pH 6.9 ～ 7.1），也没有文献报道碳酸氢盐治疗在 DKA 中有获益[27]，且在 pH 低于 7.0 之前是不推荐的[19]。

（四）酸碱监测

1. DKA 缓解的定义是血糖 < 200 mg/dl，血浆 HCO_3^- ≥ 18 mmol/L，血浆 pH > 7.3[19]。

2. 当使用等渗（0.9%）盐水来作为首选复苏液体时，HCO_3^- 和 pH 是不可靠的；因为等渗盐水中的高氯浓度会产生高氯性代谢性酸中毒（见第 10 章），从而抵消用来缓解酮症酸中毒的血清 HCO_3 代偿性的增高。

3. 阴离子间隙是监测 DKA 缓解的一个更可靠指标。

三、酒精性酮症酸中毒

酒精性酮症酸中毒（AKA）是一种慢性酒精依赖患者中散发的酸碱紊乱[17, 28]。

（一）临床特点

常在严重酗酒后 1 ～ 3 d 内出现临床表现。

1. 常见的临床表现包括腹痛、呕吐、脱水和多种电解质紊乱（例如低钾血症、低镁血症、低血糖和低磷血症）。

2. 多电解质紊乱可能解释了为什么 10% 的 AKA 患者会出现意想不到的心跳骤停[17]。

（二）诊断

1. AKA 的诊断是比较困难的，因为检测酮体的硝普盐反应在 AKA 中可以是阴性的，详见图 24-1。

2. 图 24-1 也显示了 β- 羟丁酸（β-OHB）在 AKA 中具有更

高的浓度（比 DKA 中的浓度高），所以血 β- 羟丁酸水平的检测是 AKA 酮体检测的一个敏感方法。

（三）管理

1. 对 AKA 患者的管理治疗非常简单；即通常所有的患者都需要静脉输注糖盐水。糖的输注减慢了肝酮体的产生，且补液加快了肾酮体的清除。

2. 建议补充维生素 B_1，因为糖的输注可以消耗维生素 B_1 的储备。

3. 酮症酸中毒通常在 24 h 内纠正。

（荆亚军，译　孙运波，校）

参考文献

[1] Kraut JA, Madias NE. Lactic acidosis. N Engl J Med 2014; 371:2309–2319.

[2] Campbell CH. The severe lactic acidosis of thiamine deficiency: acute, pernicious or fulminating beriberi. Lancet 1984; 1:446–449.

[3] Seidowsky A, Nseir S, Houdret N, Fourrier F. Metformin-associated lactic acidosis: a prognostic and therapeutic study. Crit Care Med 2009; 37:2191–2196.

[4] Perrone J, Phillips C, Gaieski D. Occult metformin toxicity in three patients with profound lactic acidosis. J Emerg Med 2011; 40:271–275.

[5] Wilson KC, Reardon C, Theodore AC, Farber HW. Propylene glycol toxicity: a severe iatrogenic illness in ICU patients receiving IV benzodiazepines. Chest 2005; 128:1674–1681.

[6] Arroglia A, Shehab N, McCarthy K, Gonzales JP. Relationship of continuous infusion lorazepam to serum propylene glycol con-centration in critically ill adults. Crit Care Med 2004; 32:1709–1714.

[7] Orringer CE, Eusace JC, Wunsch CD, Gardner LB. Natural history of lactic acidosis after grand-mal seizures. A model for the study of anion-gap acidoses not associated with hyperkalemia. N Engl J Med 1977; 297:796–

781.

[8] Okorie ON, Dellinger P. Lactate: biomarker and potential therapeutic target. Crit Care Clin 2011; 27:299–326.

[9] Forsythe SM, Schmidt GA. Sodium bicarbonate for the treatment of lactic acidosis. Chest 2000; 117:260–267.

[10] Cooper DJ, Walley KR, Wiggs RR, et al. Bicarbonate does not improve hemodynamics in critically ill patients who have lactic acidosis: a prospective, controlled clinical study. Ann Intern Med 1990; 112:492–498.

[11] Mathieu D, Neviere R, Billard V, et al. Effects of bicarbonate therapy on hemodynamics and tissue oxygenation in patients with lactic acidosis: A prospective, controlled clinical study. Crit Care Med 1991; 19:1352–1356.

[12] Kimmoun A, Novy E, Auchet T, et al. Hemodynamic consequences of severe lactic acidosis in shock states: from bench to bedside. Crit Care 2015; 19:175.

[13] Dellinger RP, Levy MM, Rhodes A, et al. Surviving Sepsis Campaign: International guidelines for management of severe sepsis and septic shock, 2012. Intensive Care Med 2013; 39:165–228.

[14] Link MS, Berkow LC, Kudenchuk PJ, et al. Part 7: Adult advanced cardiovascular life support: 2015 American Heart Association Guidelines Update for Cardiopulmonary Resuscitation and Emergency Cardiovascular Care. Circulation. 2015; 132(Suppl 2):S444–S464.

[15] Sabatini S, Kurtzman NA. Bicarbonate therapy in severe metabolic acidosis J Am Soc Nephrol 2009; 20:692–695.

[16] Rose BD, Post TW. Clinical physiology of acid-base and electrolyte disorders. 5th ed. New York: McGraw-Hill, 2001:630–632.

[17] Cartwright MM, Hajja W, Al-Khatib S, et al. Toxigenic and metabolic causes of ketosis and ketoacidotic syndromes. Crit Care Clin 2012; 601–631.

[18] Plüdderman A, Hemeghan C, Price C, et al. Point-of-care blood test for ketones in patients with diabetes: primary care diagnostic technology update. Br J Clin Pract 2011; 61:530–531.

[19] American Diabetes Association. Hyperglycemic crisis in diabetes. Diabetes Care 2004; 27(Suppl):S94–S102.

[20] Charfen MA, Fernandez-Frackelton M. Diabetic ketoacidosis. Emerg Med Clin N Am 2005; 23:609–628.

[21] Gamblin GT, Ashburn RW, Kemp DG, Beuttel SC. Diabetic ketoacidosis presenting with a normal anion gap. Am J Med 1986; 80:758–760.

[22] Slovis CM, Mork VG, Slovis RJ, Brain RP. Diabetic ketoacidosis and infection: leukocyte count and differential as early predictors of serious infection. Am J Emerg Med 1987; 5:1–5.

[23] AlMallah M, Zuberi O, Arida M, Kim HE. Positive troponin in diabetic ketoacidosis without evident acute coronary syndrome predicts adverse cardiac events. Clin Cardiol 2008; 31:67–71.

[24] Rose BD, Post TW. Hyperosmolal states: hyperglycemia. In: Clinical physiology of acid-base and electrolyte disorders. 5th ed. New York, NY: McGraw-Hill, 2001; 794–821.

[25] Moran SM, Jamison RL. The variable hyponatremic response to hyperglycemia. West J Med 1985; 142:49–53.

[26] Westerberg DP. Diabetic ketoacidosis: evaluation and treatment. Am Fam Physician 2013; 87:337–346.

[27] Morris LR, Murphy MB, Kitabchi AE. Bicarbonate therapy in severe diabetic ketoacidosis. Ann Intern Med 1986; 105:836–840.

[28] McGuire LC, Cruickshank AM, Munro PT. Alcoholic ketoacidosis. Emerg Med J 2006; 23:417–420.

第 25 章
代谢性碱中毒
Metabolic Alkalosis

人们通常比较关注代谢性酸中毒，其实住院患者中最常见的酸碱代谢紊乱是代谢性碱中毒[1-3]。主要归结于三个因素：①诱因常见（例如利尿治疗）；②导致碱中毒因素持续存在（氯离子丢失）；③未能及时识别和纠正造成碱中毒的诱因。

一、病因及机制

代谢性碱中毒是指排除高二氧化碳血症代偿反应的细胞外液（血浆）中碳酸氢盐（HCO_3^-）浓度升高。血浆中 HCO_3^- 正常范围是 $22 \sim 26\,mEq/L$。

（一）发病机制

1. 代谢性碱中毒的常见病因[3]。

(1) 呕吐或胃减压引起胃液丢失。

(2) 远端肾小管氢离子（H^+）分泌增加（例如：应用利尿药或盐皮质激素分泌过多）。

(3) 低钾血症导致 H^+ 向细胞外转移。

(4) 低浓度或不含 HCO_3^- 的体液丢失（浓缩性碱中毒）。

2. 肾脏增加 HCO_3^- 排泄是对代碱的正常代偿反应，氯离子丢失和低钾可以抵消这种代偿反应，同时有助于维持代谢性碱中毒。

(1) 氯离子丢失可增加 HCO_3^- 重吸收和抑制远端肾小管的 HCO_3^- 分泌，导致 HCO_3^- 肾潴留，其原理均是由于肾小管腔内氯离子浓度降低。氯离子在肾脏中的丢失被认为是造成持续代谢性碱中毒的主要原因 [3, 4]。

(2) 低钾血症对代碱的作用与氯消耗相同（尽管机制不同）。

（二）病因

表 25-1 是引起和（或）维持代谢性碱中毒的常见病因及所涉及的机制。

表 25-1　ICU 中代谢性碱中毒的潜在病因

病　因	机　制
体液丢失	氯离子丢失
胃液丢失	H^+、Cl^-、K^+ 和体液丢失
利尿药 *	H^+、Cl^-、K^+ 和体液丢失
低钾血症	H^+ 细胞内移；H^+ 尿排泄增加；HCO_3^- 肾重吸收增加
氯离子丢失	HCO_3^- 肾重吸收增加
代偿性碱中毒	$PaCO_2$ 低于正常
大量输血	输入枸橼酸盐（代谢为 HCO_3^-）

* 噻嗪类和襻利尿药（如呋塞米）

1. 体液丢失　低浓度或不含 HCO_3^- 的体液丢失是代谢性碱中毒常见原因，假定机制简单归结为血浆中 HCO_3^- 浓缩效应，因而被称为浓缩性碱中毒。其实罪魁祸首是氯离子丢失，因为只提高细胞外液容量而不补充氯离子并不能纠正碱中毒[4]。

2. **胃液丢失** 胃液富含 H^+（50～100 mEq/L）、Cl^-（120～160 mEq/L）和较低浓度的 K^+（10～15 mEq/L）[5]。因此胃液丢失（如胃减压）可从多个方面引起代谢性碱中毒（即 H^+、Cl^-、K^+ 和体液丢失）。

3. **利尿药** 噻嗪类利尿药和呋塞米等襻利尿药通过促进氯离子、钾离子和体液丢失诱发代谢性碱中毒[1-3]。尿氯排泄伴随着尿钠排泄，必须补充才能纠正碱中毒。

4. **低钾血症** 低钾血症可引起代谢性碱中毒（通过 H^+ 的跨细胞转移），并造成碱中毒持续无法纠正（通过减少 HCO_3^- 肾排泄）[1-3]。

5. **氯离子丢失** 如前所述，导致碱中毒原理是 HCO_3^- 肾潴留。

6. **代偿性碱中毒** 慢性二氧化碳潴留可引起血浆 HCO_3^- 升高（增加肾脏 HCO_3^- 重吸收）。当慢性 CO_2 潴留患者接受机械通气治疗，过度通气可导致动脉 PCO_2 急剧下降。此时血浆 HCO_3^- 仍然维持高水平，造成类似代谢性碱中毒。由于同时存在氯离子丢失，碱中毒往往持续无法改善[3]。

7. **大量输血** 每个单位的成品红细胞（PRBC）含有约 17 mEq 的枸橼酸盐（用作抗凝剂），枸橼酸盐在代谢时会产生 HCO_3^-，输注超过 8 单位的 PRBC 就会造成代谢性碱中毒[3]。

8. **其他因素** 导致代谢性碱中毒的其他因素包括盐皮质激素分泌过多（原发性醛固酮增多症），高钙血症和乳碱综合征（长期摄入含碳酸钙的抗酸剂引起高钙血症）和滥用泻药。

二、临床表现

代谢性碱中毒的不良反应很少。

（一）通气不足

1. 代谢性碱中毒会造成呼吸抑制并继发动脉血 PCO_2 升高。但这一作用并不强烈（比不上代谢性酸中毒引起的呼吸兴奋）[6]。呼吸代偿反应的换算公式如下[7]：

$$\Delta PaCO_2 = 0.7 \times \Delta HCO_3^- \quad\quad （公式 25-1）$$

2. 按照正常 $PaCO_2$ 值 40 mm Hg，正常血浆 HCO_3^- 值 24 mEq/L，$PaCO_2$ 预计值计算公式：

$$预计 PaCO_2 = 40 + [0.7 \times （血浆 HCO_3^- - 24）]$$

$$（公式 25-2）$$

3. 示例：一个代谢性碱中毒，血浆 HCO_3^- 为 40 mEq/L 的患者，ΔHCO_3^- 为 40 - 24 = 16 mEq/L，$\Delta PaCO_2$ 为 0.7×16 = 11.2 mmHg，预期的 $PaCO_2$ 为 40 + 11.2 = 51.2 mmHg。这个例子表明，只有当血浆 HCO_3^- 显著增加时（达到 40 mEq/L）才会造成明显高二氧化碳血症（即 $PaCO_2 > 50$ mmHg）。

（二）氧合血红蛋白解离曲线

碱中毒时氧合血红蛋白解离曲线左移（波尔效应），使氧不易从血红蛋白解离释放进入组织。

如果毛细血管的氧摄取值稳定，氧合血红蛋白解离曲线的左移会使静脉血氧分压下降，这提示组织氧分压下降[8]。然而，并没有证据表明这种效果会导致组织缺氧。

三、评估

代谢性碱中毒的可能病因通常显而易见。在少量原因不明的病例中，如下所述，尿氯浓度监测会有一定帮助。

（一）尿氯

根据尿氯浓度可将代谢性碱中毒分为氯敏感性和氯抵抗性代谢性碱中毒，表 25-2 总结了两种类型诊断要点。

表 25-2　代谢性碱中毒分类

类　别	标　准	病　因
氯敏感性	尿氯 < 15 mEq/L	体液丢失 胃减压 襻利尿药 低钾血症 氯丢失
氯抵抗性	尿氯 > 25 mEq/L	原发性醛固酮增多症

1. 氯敏感性代谢性碱中毒　氯敏感性代谢性碱中毒特点为低尿氯（< 15 mEq/L），提示氯耗竭。

(1) 该类别包括 ICU 代谢性碱中毒的所有常见原因。

(2) 在使用排氯利尿药进行治疗期间，尿中氯化物含量可能会异常增高。

2. 氯抵抗性代谢性碱中毒　氯抵抗性代谢性碱中毒特点为尿氯浓度升高（> 25 mEq/L）。

(1) 大部分的氯抵抗性代谢性碱中毒病因为原发性醛固酮增

多症。

(2) 氯敏感性代谢性碱中毒常伴随血容量不足，然而氯抵抗性代谢性碱中毒常伴随血容量过多。

四、治疗

（一）输注氯化钠

输注氯化钠有助于纠正氯敏感性代谢性碱中毒。

1. 如前所述，除非低氯被纠正，否则单纯扩容不能纠正代谢性碱中毒，因此需要使用等张盐溶液治疗，所需液体量可以通过评估氯离子缺乏量计算[2, 9]：

$$Cl^- \text{ 缺乏量（mEq）} = 0.2 \times wt（kg）\times（100 - \text{血浆}[Cl^-]）$$

（公式 25-3）

（wt 是净体重，单位是 kg，100 是标准的血浆氯离子浓度）。那么所需要的等张盐溶液（以升为单位）就可如下估算：

$$\text{等张盐溶液的体积（L）} = Cl^- \text{ 缺乏量}/154 \quad （公式 25-4）$$

（154 是等张盐溶液中的氯离子浓度，单位是 mEq/L）。这一方法总结见表 25-3。如果患者血流动力学稳定，在每小时体液丢失量基础上，以 125～150 ml/h 速率补液即可。

2. 示例：一个体重 70 kg 成人，因长期呕吐导致代谢性碱中毒，血氯浓度是 80 mEq/L。这种情况下氯缺乏量即 0.2×70×（100-80）=280 mEq（血浆氯离子浓度正常值为 100 mEq/L），纠正低氯所需要的等张盐溶液的量是 280/154=1.8 L。

表 25-3　代谢性碱中毒盐水输注公式

第一步：计算氯缺乏量	Cl⁻ 缺乏量（mEq）=0.2×wt（kg）×（100-血浆 [Cl⁻]）
第二步：计算盐水补充量	等张盐溶液的体积（L）=Cl⁻ 缺乏量 /154

引自参考文献 [2, 9]

（二）水肿

以下措施可用于治疗水肿患者的代谢性碱中毒。

1. 纠正低钾血症　如果存在低钾血症，可以按照第 28 章的方法进行补钾。

2. 乙酰唑胺　乙酰唑胺（Diamox）非常适合治疗水肿患者的代谢性碱中毒，因为它可以在纠正碱中毒的同时利尿。

(1) 乙酰唑胺通过抑制碳酸酐酶（参与 HCO_3^- 重吸收的酶）增加尿 HCO_3^- 排泄。

(2) 碳酸氢根分泌增多伴随着钠离子分泌增多，所以乙酰唑胺具有利尿和纠正代谢性碱中毒的双重作用。

(3) 推荐剂量是 5 ～ 10 mg/kg 静脉注射（或口服），其最大效应平均在用药 15 h 后 [10]。

（三）盐酸

极少数情况下代谢性碱中毒需要静脉输注盐酸（HCl）治疗：①严重的代谢性碱中毒（pH > 7.6）；②当使用其他治疗无法纠正代碱时；③代碱造成严重损害时。

1. 给予盐酸的量氢离子缺失量公式计算 [2, 9]：

$$氢离子缺失（mEq）=0.5×wt（kg）×（血浆 [HCO_3^-]-30）$$
$$（公式 25-5）$$

（wt 是净体重，单位是 kg，30 是理想的血浆 $[HCO_3^-]$ 浓度）

2. 首选静脉内使用的 HCl 溶液是 0.1 mol/L HCl，其每公升包含 100 mEq H^+。用于补充 H^+ 所需 0.1 mol/L HCl（以升计）的量计算如下：

$$体积（L）= H^+ 缺失量 / 100 \qquad （公式 25-6）$$

这一方法总结见表 25-4。

表 25-4　输注氯化氢

第一步：计算氢离子缺失	H^+ 缺失（mEq）=0.5×wt（kg）×（血浆 $[HCO_3^-]$-30）
第二步：计算输注液体量	0.1 mol/L HCl 输注量 = H^+ 缺失 /100
第三步：最大速度	=0.2 mEq/（kg·h）

引自参考文献 [2, 9]

3. 因盐酸有腐蚀性，所以应经过中心静脉输注[11]，同时要求输注的速度不超过 0.2 mEq/（kg·h）[9]。

4. 示例：一个净体重 70 kg 的成年人，发生严重难治性碱中毒，导致血浆 $[HCO_3^-]$ 高达 50 mEq/L，动脉血 pH 为 7.61。那么氢离子的缺失量是 0.5×70×（50-30）=700 mEq。相应的 0.1 mol/L HCl 体积为 700/100=7 L，最大的输注速度为（0.2×70）/100=0.14 L/h（140 ml/h）。

5. 不必完全纠正丢失的 H^+，当血浆 pH 降至 7.6 以下时可以停止 HCl 治疗。

（方　巍，译　孙运波，校）

参考文献

［1］Laski ME, Sabitini S. Metabolic alkalosis, bedside and bench. Semin Nephrol 2006; 26:404–421.

［2］Khanna A, Kurtzman NA. Metabolic alkalosis. Respir Care 2001; 46:354–365.

［3］Rose BD, Post TW. Metabolic alkalosis. In: Clinical Physiology of Acid-Base and Electrolyte Disorders. 5th ed. New York: McGraw-Hill, 2001:551–577.

［4］Luke RG, Galla JH. It is chloride depletion alkalosis, not contraction alkalosis. J Am Soc Nephrol 2012; 23:204–207.

［5］Gennari FJ, Weise WJ. Acid-base disturbances in gastrointestinal disease. Clin J Am Soc Nephrol 2008; 3:1861–1868.

［6］Javaheri S, Kazemi H. Metabolic alkalosis and hypoventilation in humans. Am Rev Respir Dis 1987; 136:1011–1016.

［7］Adrogue HJ, Madias NE. Secondary responses to altered acid-base status: The rules of engagement. J Am Soc Nephrol 2010; 21:920–923.

［8］Nunn JF. Nunn's Applied Respiratory Physiology. 4th ed. Oxford: Butterworth-Heinemann Ltd, 1993:275–276.

［9］Androgue HJ, Madias N. Management of life-threatening acidbase disorders. Part 2. N Engl J Med 1998; 338:107–111.

［10］Marik PE, Kussman BD, Lipman J, Kraus P. Acetazolamide in the treatment of metabolic alkalosis in critically ill patients. Heart Lung 1991; 20:455–458.

［11］Buchanan IB, Campbell BT, Peck MD, Cairns BA. Chest wall necrosis and death secondary to hydrochloric acid infusion for metabolic alkalosis. South Med J 2005; 98:822.

第十部分
肾脏疾病和电解质失衡
Renal & Electrolyte Disorders

第 26 章
急性肾损伤
Acute Kidney Injury

多达 70% 的 ICU 患者有不同程度的急性肾功能障碍，其中 5% 的患者需要肾脏替代治疗[1]。危重患者发生的急性肾功能障碍被称作急性肾损伤，本章主要讲述了与该疾病相关的诊断和治疗标准。

一、诊断注意事项

急性肾损伤（AKI）定义为突发（48 h 以内）肾功能下降，具有重大临床意义（即可产生不良后果）[2]。

（一）诊断标准

AKIN 提出以下诊断 AKI 的标准[2]。

1. 血清肌酐 48 h 以内升高 ≥ 0.3 mg/dl。

2. 血清肌酐 48 h 内增加 ≥ 50%。

3. 超过 6 h 尿量持续少于 0.5 ml/kg（少尿）。

4. 基于体重的尿量计算建议应用理想体重。

（二）病因

常见的 AKI 诱发因素见表 26-1[1]。根据 AKI 损伤部位不同将其分为：肾前性、肾性、肾后性。

表 26-1　急性肾损伤的常见原因

常见原因	其他原因
脓毒症	外伤
大手术	横纹肌溶解症
低血容量	腹腔综合征
低心排量	心肺分流
肾毒性药物	肝肾综合征

引自参考文献 [1]

1. 肾前性肾损伤　肾前性肾损伤是肾外因素引起肾血流量降低（例如血容量不足），导致 AKI 的发生。纠正这些因素后肾功能能否得到改善，取决于肾血流量受损的严重程度和持续时间。

2. 肾性肾损伤　引起 AKI 的主要肾脏疾病是急性肾小管坏死（ATN）和急性间质性肾炎（AIN）。

(1) 超过 50% 的 AKI 是由 ATN 引起[4]，并且是由肾小管内上皮细胞损伤导致。常见的诱因包括感染性休克、创伤、重大手术、放射性造影剂、肾毒性药物和横纹肌溶解。

(2) AIN 是涉及肾实质的炎性损伤，将在本章进一步介绍。

3. 肾后性梗阻　肾后性梗阻仅占 AKI 病例的 10%[4]。阻塞部位包括远端肾集合管的一部分（肾乳头坏死）、输尿管（腹膜后肿物导致管腔外梗阻）或尿道（狭窄或前列腺肿大）。除非为孤立肾，否则肾结石引起的梗阻不会发展为 AKI。

（三）诊断评估

首先可以使用床旁超声来评估肾脏是否存在肾后性梗阻（积水）。倘若不存在梗阻，表 26-2 可帮助区分肾前性及肾实质性疾病，但仅限于少尿的情况下。

表 26-2 少尿的尿量诊断指标评估

诊断指标	肾前性功能障碍	肾性功能障碍
尿钠	< 20 mEq/L	> 40 mEq/L
尿钠排泄分数	< 1%	> 2%
尿素氮排泄分数	< 35%	> 50%
尿渗透压	> 500 mOsm/kg	300 ～ 400 mOsm/kg
U/P 渗透压	> 1.5	1 ～ 1.3

1. 尿钠

(1) 在肾前性疾病（例如血容量不足）中，会伴有肾小管钠重吸收增加，导致尿钠浓度偏低（< 20 mEq/L）。

(2) ATN 肾小管功能障碍可减少钠的重吸收，导致尿钠浓度过高（> 40 mEq/L）。

(3) 注意：如果持续使用利尿药治疗，或患者合并慢性肾脏疾病，其尿中必然伴有尿钠丢失，肾前性 AKI 也可以出现较高的尿钠[5]。

2. 滤过钠排泄分数　滤过钠排泄分数（FENa）是在尿中排泄的滤过钠的百分率，并且相当于滤过钠（Na）清除率除以滤过肌酐（Cr）清除率，如下式：

$$FENa(\%)=\frac{U/P[Na]}{U/P[Cr]} \qquad （公式 26-1 ）$$

（U/P 是指尿钠及尿肌酐与血清钠及血肌酐浓度比值）。

(1) 在肾前性疾病中，FENa ＜ 1%，反映有钠潴留。

(2) 在像 ATN 这样的肾脏疾病中，FENa 通常＞ 2%，表明有病理性尿钠丢失[6]。

(3) 注意：如随机查尿钠，应用利尿药治疗及合并慢性肾功能不全，也会出现 FENa 异常升高（＞ 1%）[6]。另外脓毒症[7]、造影剂[8]、肌红蛋白尿或血红蛋白所致肾衰竭[9]，FENa 会异常减低（＜ 1%）。

3. 尿素氮排泄分数　尿素氮排泄分数（FEU）概念与 FENa 相似，但不受利尿药的影响[10]，这是 FEU 的主要优势。FEU 是尿素氮清除率与肌酐清除率比值，如下式：

$$FEU(\%)=\frac{U/P[Urea]}{U/P[Cr]} \qquad （公式 26-2 ）$$

（U/P 是尿中尿素氮和肌酐与血浆中尿素氮和肌酐比值）。

肾前性疾病如低血容量，FEU 降低（＜ 35%），而在肾性疾病如 ATN、FEU 升高（＞ 50%）。

4. 当不确定时怎么办　有时我们可能很难区分导致 AKI 的病因是肾前性还是肾性，尤其是当肾前性因素和肾性因素同时存在时（例如，在创伤中，低血容量和横纹肌溶解均可导致 AKI）。补液实验对于两者鉴别有重要意义（见下一章内容）。

二、早期治疗

以下是对 AKI 患者特别是合并少尿时早期治疗的建议。

（一）应该做什么

1. 正如刚才提到的，我们很难排除少尿性 AKI 中的肾前性因素，当不确定时应进行补液实验（参阅第 7 章）。

2. 如果补液后效果仍不明确，或者没有改善症状，则按以下步骤操作。

(1) 尽量减少液体输入。

(2) 停止使用具有潜在肾毒性的药物，见表 26-3。

(3) 调整利尿药用量。

表 26-3　导致急性肾损伤的常见药物

机　　制	药　　物
肾内血流动力学	**主要因素**：NSAIDs **其他因素**：ACEI、ARB、环孢素、他克莫司
肾小管损伤	**主要因素**：氨基糖苷类药物 **其他因素**：两性霉素 B、顺铂
间质性肾炎	**主要因素**：抗生素（青霉素、万古霉素等） **其他因素**：抗惊厥药物（苯妥英钠等）、质子泵抑制药

引自参考文献 [11]

（二）不应该做什么

1. 不要给予呋塞米纠正尿量[3]。静脉使用呋塞米并不能改善 AKI 患者的肾功能，也不能将少尿性肾衰转化为非少尿性肾衰[1, 3, 12]。在肾功能恢复期，呋塞米可以用来增加尿量[13]，并且当出现液体超负荷时可以维持体内液体平衡。

2. 不要使用小剂量多巴胺来增加 AKI 患者的肾血流量 [3, 14, 15]。小剂量多巴胺并不能改善 AKI 患者的肾功能 [14, 15]，反而可能会产生有害影响（如内脏血流量减少，抑制 T 淋巴细胞功能）[15]。

三、其他疾病

（一）造影剂相关性肾病

造影剂可以通过多种途径引起肾损伤：直接损伤肾小管，导致肾血管收缩，生成有毒氧代谢产物 [16]。造影剂肾病（CIN）的发生率为 8%～9% [17]。研究发现 CIN 多于使用造影剂后 72 h 内出现。大多数患者不需肾脏替代治疗即可在 2 周内恢复 [24]。

1. 诱因　糖尿病、脱水、肾功能障碍（男性血清肌酐＞1.3 mg/dl，女性＞1.0 mg/dl）和使用肾毒性药物 [3] 会增加患 CIN 的风险。

2. 预防

(1) 水化：水化治疗是预防高危患者造影剂肾病的最有效方法。推荐使用造影前 3～12 h 静脉给予等渗盐水 100～150 ml/h，持续使用至造影后 6～24 h [18]。急诊情况下，可在造影前静脉输注 300～500 ml 等渗盐水。

(2) N- 乙酰半胱氨酸：N- 乙酰半胱氨酸是还原型谷胱甘肽的前体，可以作为造影剂肾病的保护剂 [1]。16 项研究分析表明，大剂量 N- 乙酰半胱氨酸（超过 1200 mg/d）可以使造影剂肾病降低 50% [19]。N- 乙酰半胱氨酸 1200 mg 口服，一天 2 次，造影前夜间开始服用，连用 48 h。急症情况下，可在造影前开始用药 1200 mg。

（二）急性间质性肾炎（AIN）

1. AIN 是炎性反应所致肾间质病变，表现为急性肾衰竭。通常没有少尿[20]。

2. 大多数 AIN 是由药物过敏性反应引起，也有感染所致（通常是病毒或非典型病原体）。常见的药物见表 26-3[11]。其中抗生素是最常见药物，尤其是青霉素。

3. 药物引起的 AIN 通常（但不总是）伴有过敏反应的症状，例如发热、皮疹及嗜酸性粒细胞增多。

4. 肾功能损伤通常出现第一次用药后数周，但也可以在第二次用药后几天内出现。无菌性脓尿及嗜酸性粒细胞增多是其最常见的表现。肾活检可以确诊 AIN，但并不应常规做。

5. AIN 可在致病因素消失后自行恢复，但是痊愈需要数月。

（三）肌红蛋白尿肾功能障碍

弥漫性肌肉损伤（横纹肌溶解）的患者有 1/3 进展为急性肾衰竭[21, 22]。致病因子为肌肉损伤产生的肌红蛋白，可引起肾小管上皮细胞损伤。

1. 诊断　横纹肌溶解中大量肌细胞损伤导致血液中肌酸激酶（CK）水平明显升高（CK 水平达到 20 000～30 000 U/L 并不少见）。然而，在这种情况下可能很难诊断 AKI，因为受损的肌细胞释放肌酸，使血清肌酸酐水平升高，而且横纹肌溶解时会伴有血容量不足引起的少尿[23]。这时鉴别要点是尿液中是否存在肌红蛋白。

2. 尿肌红蛋白　邻甲苯胺试纸反应可以检测尿中肌红蛋白，过去也常用来做尿隐血试验。如果测试阳性，应离心尿液，上层液体经微孔滤膜过滤，去除血红蛋白后再次检测。持续阳性反应说明尿中含有肌红蛋白。还有其他方法，即检测尿沉渣中有无红细胞，例如尿沉渣中没有红细胞，试纸测试阳性，说明有肌红蛋白尿。

尿中出现肌红蛋白并不能诊断为 AKI，但尿中肌红蛋白阴性可以用来排除肌红蛋白造成的肾损伤[22]。

3. 治疗　积极补液增加肾血流是防止和降低肌红蛋白尿肾损伤的最有效办法。碱化尿液可以减少肾损伤，但临床实施困难。肌红蛋白尿肾损伤患者大约有 30% 需进行透析治疗[22]。

（四）腹腔间隔室综合征

腹腔内压升高（IAP）会降低肾灌注压和肾小球有效滤过压从而损伤肾功能[24]。因此，少尿是腹腔内高压症（IAH）的首要症状之一[24]。如果 IAH 引起器官功能障碍，被称为腹腔间隔室综合征（ACS）。

1. 诱因　ACS 大多伴有腹部创伤，但是以下因素也可以引起 IAP 升高并导致 ACS，具体包括：胃胀气、肠梗阻、肝大、腹膜出血、正压通气、直立体位及肥胖[25]。重症患者合并存在上述多种因素是患者发生 IAH 的原因[26]。

大量液体复苏：大量液体复苏易引起腹腔脏器（尤其是肠道）的水肿，导致 IAP 升高。有报道 ICU 患者 24 h 液体量正平衡大于 5 L，85% 患者会发生 ICH，其中 25% 可以诊断为 ACS[27]。

2. 腹内压测量　IAP 通过测量排空膀胱内压获得（膀胱法）。使用专业的膀胱内导尿管（巴德医疗、Covington、GA）。患者取仰卧位，腋中线为传感器零点，测量时不能有腹肌收缩，在呼气末测量 IAP（单位 mmHg）[24]。

3. 诊断标准

(1) 仰卧位的正常 IAP 为 5 ～ 7 mmHg。

(2) IAH 定义为持续 IAP ≥ 12 mmHg[24]。

(3) ACS 定义为 IAP > 20 mmHg 合并急性器官功能障碍[24]。

4. 治疗

(1) 降低 IAP 常用措施包括镇静（减少腹肌收缩），床头抬高不超过 20°[28]，避免液体正平衡。

(2) 降低 IAP 的其他措施为病因治疗，包括胃、小肠、结肠减压，腹腔积液引流或者外科治疗（如腹腔损伤或肠梗阻）。

(3) 腹腔灌注压：腹腔灌注压（APP）是腹腔器官和肾脏之间的压力梯度，相当于平均动脉压（MAP）和腹腔压力（IAP）之差。

$$APP = MAP - IAP \qquad （公式 26-3）$$

维持 APP 大于 60 mmHg 可以提高患者生存率，因此这是治疗目标之一。

四、肾脏替代治疗

肾脏替代疗法（RRT）是指使用人工的方法清除血液中的物质。目前可用的方式包括血液透析，血液滤过，血液透析滤过，高通量透析和血浆滤过。这里介绍前两种也是最常使用的方法，具体原理见图 26-1。

（一）适应证

1. RRT 常见的适应证如下。

(1) 液体超负荷。

(2) 危及生命的高钾血症或代谢性酸中毒。

(3) 尿毒症表现（如脑病）。

(4) 清除毒素（如乙二醇）。

2. 另外，RRT 治疗急性肾衰竭时的最佳干预时机尚不明确[29]。

（二）血液透析

血液透析通过弥散作用清除血中溶质，弥散作用驱动力是半透膜两侧溶液中溶质的浓度差。为了维持膜两侧浓度差，血液及透析液在半透膜两侧反向流动（图 26-1），这就是所谓的逆流交换。

1. *方法*　为了进行紧急血液透析，需要将大口径双腔导管经皮插入颈内静脉或股静脉，并推进到上腔静脉或下腔静脉（关于血液透析导管的尺寸和流量特征，请参阅附录 3）。静脉血液被血泵通过导管的一端抽出，以 200～300 ml/min 的速度通过透析膜由导管[29]的另一端输送回体内。

2. *优点*　血液透析的主要优点是可以快速清除小分子溶质，仅几小时就可以清除一天产生的含氮废物。

3. *缺点*　血液透析要求血流速 200～300 ml/min，这可能会导致低血压，有研究发现患者在接受血液透析治疗时大约有 1/3 发生低血压。

（三）血液滤过

血液滤过通过对流作用清除溶质，通过半透膜两侧静水压差清除含有溶质的水分。水通过半透膜时携带溶质通过，这种清除

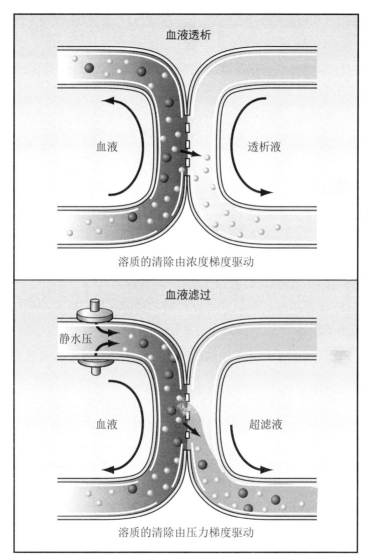

▲ 图 26-1　血液透析和血液滤过溶质清除机制

较小的黄色颗粒是小分子溶质（如尿素），它可以同时被两种机制清除，而较大的红色颗粒代表更大的分子（如毒素），可以被血液滤过清除，但不能被血液透析清除（彩图见书末）

溶质的方式称溶剂拖拽[30]。

1. 流体 vs 溶质清除

(1) 血液滤过可以清除大量的水分（每小时可达 3 L），但溶质清除效率低于血液透析。因此，需要持续进行才能保证溶质的清除效果。

(2) 由于溶质是跟水分一起被清除，所以除非通过静脉输注液体来补充丢失的超滤液，否则单靠血液滤过并不能降低血浆中的溶质浓度。

2. 方法　目前常用的方法是连续静脉 – 静脉血液滤过（CVVH），与血液透析回路设计类似（即使用大口径双腔导管插入腔静脉，用泵驱动血液通过滤器）。

3. 优点　血液滤过有两个优点

(1) 比起血液透析，它可以缓慢的清除水分，有利于维持血流动力学平稳。

(2) 可以清除大分子的物质，去除像乙二醇这样的毒素更为有效。

4. 缺点　血液滤过的缺点包括溶质清除效率低，需要输入液体来降低血液中的溶质浓度。因此，在肾脏替代作用方面它不如血液透析有效，如果想快速纠正危及生命的高钾血症或代谢性酸中毒，并不推荐使用血液滤过。

（张天屹，译　孙运波，校）

参考文献

[1] Dennen P, Douglas IS, Anderson R. Acute kidney injury in the intensive care unit: an update and primer for the intensivist. Crit Care Med 2010; 38:261–275.

[2] Mehta RL, Kellum JA, Shaw SV, et al. Acute Kidney Injury Network: Report of an initiative to improve outcomes in acute kidney injury. Crit Care 2007; 11:R31.

[3] Fliser D, Laville M, Covic A, et al. A European Renal Best Practice (ERBP) Position Statement on Kidney Disease Improving Global Outcomes (KDIGO) clinical practice guidelines on acute kidney injury. Nephrol Dial Transplant 2012, 27:4263–4272.

[4] Abernathy VE, Lieberthal W. Acute renal failure in the critically ill patient. Crit Care Clin 2002; 18:203–222.

[5] Subramanian S, Ziedalski TM. Oliguria, volume overload, Na^+ balance, and diuretics. Crit Care Clin 2005; 21:291–303.

[6] Steiner RW. Interpreting the fractional excretion of sodium. Am J Med 1984; 77:699–702.

[7] Vaz AJ. Low fractional excretion of urine sodium in acute renal failure due to sepsis. Arch Intern Med 1983; 143:738–739.

[8] Fang LST, Sirota RA, Ebert TH, Lichtenstein NS. Low fractional excretion of sodium with contrast media-induced acute renal failure. Arch Intern Med 1980; 140:531–533.

[9] Corwin HL, Schreiber MJ, Fang LST. Low fractional excretion of sodium. Occurrence with hemoglobinuric- and myoglobinuricinduced acute renal failure. Arch Intern Med 1984; 144:981–982.

[10] Gottfried J, Wiesen J, Raina R, Nally JV Jr. Finding the cause of acute kidney injury: which index of fractional excretion is better? Clev Clin J Med 2012; 79:121–126.

[11] Bentley ML, Corwin HL, Dasta J. Drug-induced acute kidney injury in the critically ill adult: Recognition and prevention strategies. Crit Care Med 2010; 38(Suppl):S169–S174.

[12] Venkataram R, Kellum JA. The role of diuretic agents in the management of acute renal failure. Contrib Nephrol 2001; 132:158–170.

[13] van der Voort PH, Boerma EC, Koopmans M, et al. Furosemide does not improve renal recovery after hemofiltration for acute renal failure in critically ill patients. A double blind randomized controlled trial. Crit Care Med 2009; 37:533–538.

[14] Kellum JA, Decker JM. Use of dopamine in acute renal failure: a meta-analysis. Crit Care Med 2001; 29:1526–1531.

[15] Holmes CL, Walley KR. Bad medicine. Low-dose dopamine in the ICU.

Chest 2003; 123:1266–1275.

[16] Pierson PB, Hansell P, Lias P. Pathophysiology of contrast medium-induced nephropathy. Kidney Int 2005; 68:14–22.

[17] Ehrmann S, Badin J, Savath L, et al. Acute kidney injury in the critically ill: Is iodinated contrast medium really harmful? Crit Care Med 2013; 41:1017–1025.

[18] McCullough PA, Soman S. Acute kidney injury with iodinated contrast. Crit Care Med 2008; 36(Suppl):S204–S211.

[19] Triverdi H, Daram S, Szabo A, et al. High-dose N-acetylcysteine for the prevention of contrast-induced nephropathy. Am J Med 2009; 122:874. e9–15.

[20] Ten RM, Torres VE, Millner DS, et al. Acute interstitial nephritis. Mayo Clin Proc 1988; 3:921–930.

[21] Beetham R. Biochemical investigation of suspected rhabdomyolysis. Ann Clin Biochem 2000; 37:581–587.

[22] Sharp LS, Rozycki GS, Feliciano DV. Rhabdomyolysis and secondary renal failure in critically ill surgical patients. Am J Surg 2004; 188:801–806.

[23] Visweswaran P, Guntupalli J. Rhabdomyolysis. Crit Care Clin 1999; 15:415–428.

[24] Malbrain MLNG, Cheatham ML, Kirkpatrick A, et al. Results from the International Conference of Experts on Intra-abdominal Hypertension and Abdominal Compartment Syndrome. I. Definitions. Intensive Care Med 2006; 32:1722–1723.

[25] Al-Mufarrej F, Abell LM, Chawla LS. Understanding intraabdominal hypertension: from bench to bedside. J Intensive Care Med 2012; 27:145–160.

[26] Malbrain ML, Chiumello D, Pelosi P, et al. Prevalence of intraabdominal hypertension in critically ill patients: A multicenter epidemiological study. Intensive Care Med 2004; 30:822–829.

[27] Daugherty EL, Hongyan L, Taichman D, et al. Abdominal compartment syndrome is common in medical ICU patients receiving large-volume resuscitation. J Intensive Care Med 2007; 22:294–299.

[28] Cheatham ML, Malbrain MLNG, Kirkpatrick A, et al. Results from the International Conference of Experts on Intra-abdominal Hypertension and Abdominal Compartment Syndrome. II. Recommendations. Intensive Care Med 2007; 33:951–962.

[29] Pannu N, Klarenbach S, Wiebe N, et al. Renal replacement therapy in patients with acute renal failure. A systematic review. JAMA 2008; 299:793–805.

[30] O'Reilly P, Tolwani A. Renal replacement therapy III. IHD, CRRT, SLED. Crit Care Clin 2005; 21:367–378.

第 27 章
渗透性失衡
Osmotic Disorders

约 40% 的 ICU 患者存在细胞内液和细胞外液之间的渗透性失衡[1]。这种失衡表现为血浆钠离子浓度的改变（高钠血症或低钠血症），但其对机体真正的影响是细胞体积变化，这种影响在中枢神经系统中最明显。这一章提供了一个简单方法：通过细胞外容量这一单一变量来衡量渗透性失衡。

一、渗透活性

溶液中溶质的浓度可以用渗透活性来表示，渗透活性是溶液中溶质颗粒数量的反映。测量单位是渗透压摩尔（Osm），每 1 摩尔物质含阿伏伽德罗常量（约 6.02×10^{23}）个不可再解离微粒[2]。一个液体空间中的渗透活性决定其含水量。

（一）相对渗透活性

1. 当两个溶质分布不均匀的液体空间被半透膜隔开（不能自由透过溶质）时，水就会从较低渗透活性的一侧移动到较高渗透活性一侧中去。

2. 液体空间渗透活性的差异称为有效渗透活性，是驱动水分在不同间隙中运动的动力，这种动力也被称为渗透压。

3. 高渗透活性的液体被称为高渗性，低渗透活性的液体被称为低渗性。

如果两个液体空间分别是细胞内液和细胞外液，则：①当细胞外液是高渗性的，水分子将移出细胞内；②当细胞外液是低渗性的，水分子将移入细胞内。

（二）渗透活性单位

渗透活性与溶液中水容量或溶液总体积有关 [3, 4]。

1. 每升溶液内的渗透活性称为容量渗透摩尔浓度（osmolarity），用毫渗透摩尔每升表示（mOsm/L）。

2. 每升水内的渗透活性称为重量渗透摩尔浓度（osmolality），用毫渗透摩尔每千克水表示（mOsm/kg H_2O，mOsm/kg）。

3. 血浆的主要成分是水（95%），因此血浆的渗透活性应该用重量渗诱摩尔浓度（mOsm/kg H_2O）表示。然而，细胞外液的容量渗透摩尔浓度和重量渗透摩尔浓度差别不大，两个单位经常被换用，均可用来作为渗透压的单位 [4]。

（三）血浆渗透压

血浆渗透压也可以被测量或计算。

1. 血浆渗透压的测量　测量血浆渗透压使用的方法是凝固点降低法（freezing point depression）。每升水中加入 1 mol 溶质可使水的结冰点下降 1.86℃。因此，可以使用水溶液的冰点（相对于纯水）来确定溶液的渗透活性，这是用于测量血浆渗透压的"金标准"。

2. 血浆渗透压的计算　血浆渗透压可以用血浆中的主要溶质（钠、氯、葡萄糖和尿素）的浓度来计算 [3]。例如：

血浆渗透压 =2×[Na]+ 葡萄糖 /18+BUN/2.8　（公式 27-1）

(1) 血浆渗透压是 mOsm/kg H_2O［或 mOsm/kg］中的血浆渗透压。

(2) 这里钠离子单位是 mEq/L，钠离子乘以 2 是将氯离子的渗透压包含在内。

(3) 葡萄糖和尿素氮的单位是 mg/dl。

(4) 常数 18 和 2.8 是葡萄糖和尿素氮的分子量除以 10（以 mOsm/kg 表示它们的浓度）。

(5) 示例：正常血浆中钠离子浓度是 140mEq/L，葡萄糖 90mg/dl，尿素氮 14 mg/dl，血浆的渗透压是（2×140）+90/18+14/2.8= 290 mOsm/kg H_2O。

3. 有效血浆渗透压　尿素容易透过细胞膜，因此，血浆中尿素氮升高不会增加血浆的相对渗透活性（氮质血症是高渗性的，而不是高张性的）。所以有效血浆渗透压不包括尿素氮。

有效血浆渗透压 =2×[Na]+ 葡萄糖 /18　（公式 27-2）

(1) 示例：正常血浆中钠浓度是 140 mEq/L，葡萄糖 90 mg/dl，有效血浆的渗透压就是（2×140）+90/18+=285 mOsm/kg H_2O。

(2) 血浆中钠占细胞外液有效渗透压的 98%（280/285 mOsm/kg H_2O）。因此细胞外液中钠离子的浓度决定了体内水分子在细胞内液和细胞外液中的分布。

（四）渗透间隙

1. 细胞外液中除了钠、葡萄糖和尿素氮外还有其他溶质，因此，血浆重量渗透摩尔浓度的测量值会高于计算值。这种渗透间隙（即测量和计算的差值）通常≤ 10 mOsm/kg H_2O。[3, 5]

2. 毒素和药物也会扩大渗透间隙，由此可以利用渗透间隙来评估摄入毒素的量[6]。

二、高钠血症

正常血浆钠离子浓度是 135 ～ 145 mEq/L，高钠血症是指血浆钠离子高于 145 mEq/L。

（一）细胞外液容量

以下 3 种原因可以造成高钠血症[7]。

1. 钠和水均丢失，且水丢失大于钠丢失（低张液体丢失），导致细胞外体积（ECV）降低。

2. 仅失水（自由水丢失），导致 ECV 不变。

3. 钠和水均摄入，钠摄入多于水（高张液体摄入），导致 ECV 增加。

不同病因的高钠血症细胞外液容量也不相同。因此，细胞外液容量评估有利于鉴别高钠血症病因（方法见图 27-1，细胞外液容量评估见第 7 章）。

（二）高钠性脑病

高钠血症（即高张性）引起的临床后果包括胰岛素抵抗，心功能不全和脑病[1]，后者是最严重的。

1. 高钠性脑病在血钠快速升高时最容易发生[8]。可能的机制包括神经细胞脱水[8]、渗透性脱髓鞘[9]。

2. 临床症状包括从易激惹、昏睡到昏迷，并可能出现全身或者局部癫痫症状[1]。

3. 高钠性脑病的出现提示预后不良，死亡率高达 50%[9]。

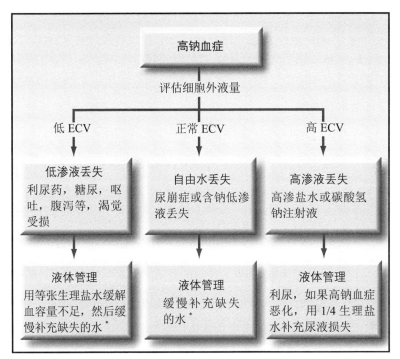

▲ 图 27-1　基于细胞外液量（ECV）治疗高钠血症的流程图

*. 血钠下降不应超过每小时 0.5 mEq/L

三、低容量性高钠血症

细胞外液容量减低的高钠血症是低渗液体（即钠浓度 < 135 mEq/L）丢失的结果。低渗性液体丢失的常见原因包括：①使用利尿药；②糖尿病引起的高渗性利尿；③呕吐和腹泻；④发热疾病中大量汗液丢失；⑤没有钠或水补充的正常液体丢失（例如老年人，虚弱的患者）。

治疗主要针对低渗液体丢失引起的两个问题：①钠的丢失导致细胞外液减少；②水分丢失超过钠的丢失导致血浆渗透压升高。

1. 补钠　钠丢失的直接结果是血浆容量的减少、心输出量降低及影响组织灌注。因此，低容量性高钠血症第一步的治疗是用等张盐水补充钠。

2. 补水　当低血容量纠正后，下一步要考虑自由水的补充。自由水补充量计算是建立在总体水（TBW）和血浆钠浓度（PNa）的乘积恒定的这一假设[7]基础上。

当前（TBW×PNa）= 正常（TBW×PNa）　　（公式 27-3）

将血钠的正常值定为 140 mEq/L，可以将公示换算为：

当前 TBW= 正常 TBW×（140/ 当前 PNa）　　（公式 27-4）

(1) 正常男性休内水分含量占体重的 60%，而女性则为 50% 左右，但对于高钠血症患者正常体内水分计算时应减少 10%[10]。

(2) 对于高血糖患者，计算血钠应该将高血糖的稀释作用考虑进去，血糖每升高 100 mg/dl，血钠值减低约 2 mEq/L（见后述）。

(3) 现存体内总水分计算出来后，缺失水量计算如下：

自由水缺失量（L）= 正常 TBW– 当前 TBW　　（公式 27-5）

(4) 一个 70 kg 成年男性血钠为 160 mEq/L，正常机体含水量应为 0.6×70=42 L，现存体内水量为 42×（140/160）=36.8 L，机体缺水量则为 42-36.8=5.2 L。

(5) 机体缺水可以用 0.45% 氯化钠的溶液来补充以纠正钠的丢失。补液量的计算公式如下[11]：

0.45%NaCl 的补液量 = 自由水缺失量 ×（140/77）

（公式 27-6）

其中 140 是正常血浆 Na 浓度，77 是 0.45％ NaCl 中 Na 浓度。

3. 血钠改变速度　神经细胞在高渗性细胞外液的作用下变得皱缩，为了应对这种情况，脑细胞能够分泌一些自发性渗透物质，使神经细胞内渗透压升高，皱缩的细胞可以在几个小时内恢复正常体积。此时，积极补充水分可能使细胞膨胀，进而出现脑水肿。

为避免脑水肿的风险，补充水分时应使血钠每小时下降不超过 0.5 mEq/L[1, 7, 8]。

四、血容量正常的高钠血症

细胞外液量正常的高钠血症是失水不失钠的结果。这种情况在 ICU 较多见[1]，多发生在失钠被纠正，水分没有及时纠正的情况。下面就是典型脱水性高钠血症的例子。

（一）尿崩症

尿崩症是一种肾脏浓缩功能紊乱性疾病，患者排出的尿液中溶质极少[12]，几乎是单纯的水分，尿崩症和脑垂体后叶分泌抗利尿激素异常有关。

1. 中枢性尿崩症　是垂体后叶分泌抗利尿激素减少造成的[13]。通常的原因包括颅脑外伤、缺氧性脑病、脑膜炎和脑死亡。疾病初期表现为多尿，测量 24 h 尿量即可明确诊断。

2. 肾性尿崩症　是由于抗利尿激素靶向器官不敏感造成的[14]。

常见原因是两性霉素、氨基糖苷类抗生素、放射性对比剂、多巴胺、锂及低钾血症等因素导致肾功能损伤或者急性肾衰的多尿恢复期。肾性尿崩症患者的浓缩功能损害没有中枢性尿崩症患者严重。

3. 诊断　尿崩症的特点是高血浆渗透压合并低渗压尿。

(1) 中枢性尿崩症患者的尿渗透压多低于 200 mOsm/L，肾性尿崩患者的尿渗透压在 200 ～ 500 mOsm/L[15]。

(2) 尿崩症可以通过限制液体摄入后观察尿的反应来协助诊断。完全限制液体几小时后尿液渗透压升高不超过 30 mOsm/L 可以诊断尿崩症。

(3) 尿崩症诊断明确后，可以给患者静推抗利尿激素 5 mg 来区别尿崩症的类型。中枢性尿崩症在应用抗利尿激素后很快可以使尿渗透压升高 50%，而肾性尿崩症尿液渗透压却不会有变化。

4. 治疗　尿崩症的液体丢失几乎都是水分，因此，可以按照公式 27-4 及公式 27-6 来补充水分，注意补液时血钠纠正的速度不超过 0.5 mEq/L。

抗利尿激素：在中枢性尿崩症中，使用抗利尿激素可以终止水分持续丢失。常用的剂量是每 4 ～ 6 小时皮下注射 2 ～ 5 U[16]。在这个过程中需要密切监测血钠，防止尿崩控制后出现的水中毒和低钠血症。

（二）高血容量性高钠血症

高血容量性高钠血症不多见，常见诱因有输注碳酸氢钠纠正代谢性酸中毒或输注高渗盐溶液纠正颅内高压。过多摄入食盐（常见于有精神障碍的女性）也会导致高血容量性高钠血症[17]。

治疗　肾功能正常的患者可以经肾快速排出过多的钠和水分。当肾排钠功能受损时，可以通过利尿药（如呋塞米）来促进肾排钠。但呋塞米利尿时，尿钠浓度低于血钠浓度，因此利尿药反而会加重高钠血症，可以通过输注低张液来补充尿液水分的丢失。

五、高渗性高血糖

严重的高血糖对血浆渗透压有很大影响，例如血糖 600 mg/dl 将使血浆渗透压增加 600/18=40 mOsm/kg H_2O。

（一）非酮症性高血糖

非酮症性高血糖（NKH）的特点是血糖很高但酮体不高，常常发生在 2 型糖尿病，应激情况下（如感染、创伤）病情加重，血糖水平常常高于 600 mg/dl，甚至高于 1000 mg/dl。尿中葡萄糖升高导致高渗性利尿引起血容量减少，高血糖和尿液水分丢失会显著增加血浆渗透压，其病死率在 5% ～ 20%，高于糖尿病酮症酸中毒的 1% ～ 5%[18]。

1. 临床表现　NKH 的临床表现包括[18]如下。

(1) 严重的高血糖（血糖水平通常超过 600 mg/dl）。

(2) 没有或少量酮体。

(3) 低血容量表现。

(4) 神经系统症状：当血浆渗透压超过 320 mOsm/kg 时开始影响患者的精神状态，当血浆渗透压高于 340 mOsm/kg 时患者会出现昏迷[18]。可出现全身和局灶性癫痫发作，以及不自主运动，如舞蹈病和偏盲症[19]。

2. 高血糖和血钠　高血糖使水分进入血管内引起稀释性低钠。血糖每增加 100 mg/dl，血钠水平降低 1.6 ～ 2.4 mEq/L（平均 2 mEq/L）[20, 21]。

例如：使用校正因子 2 mEq/L/100 mg/dl。如果测得的血钠为 140 mEq/L，血糖为 800 mg/dl，则校正血钠为 140 +（7×2）= 154 mEq/L。

3. 液体管理　非酮症高血糖会出现容量不足，在 1h 内快速输注 1 ～ 2 L 等张液体是必需的，然后可以根据血容量不足的表现和校正后血钠浓度确定输液量。

4. 胰岛素治疗

(1) 胰岛素会使体内葡萄糖和水分进入细胞内，加重低血容量。因此，应该在患者血容量恢复后再开始使用胰岛素更为安全，因为患有 NKH 的患者通常会有一些内源性胰岛素，并且补液会纠正血浆高渗状态从而改善胰岛素抵抗。

(2) 当血容量不足被纠正后，可以使用第 24 章表 24-4 中概述的糖尿病酮症酸中毒治疗方案来进行治疗，胰岛素治疗以 0.1 U/（kg·h）起始。随着高渗状态的改善，胰岛素需求量会减少，所以应每小时监测血糖水平。

六、低钠血症

有报道 40% ～ 50% 的 ICU 患者[22, 23]，特别是神经外科手术后的患者会出现低钠血症（＜ 135 mEq/L）[27]。

（一）假性低钠血症

1. 血钠测量的传统方法是采用火焰光度法测量血浆中水相和非水相的钠离子含量。然而只有水相的钠离子对渗透压有影响。由于血浆的大部分（95%）是水分，因此测量值和实际水相钠离子浓度的差别可以忽略不计。

2. 严重的高脂血症和高蛋白血症会增加血浆中非水相成分，相对于实际水相钠离子含量，测量值会显著偏低。这种情形被称为假性低钠血症，不过只有在血脂浓度高于 1500 mg/dl 或者蛋白浓度高于 12 ～ 15 g/dl[24] 的特殊情况下才会出现。

3. 如果怀疑存在这种情况，临床实验室可以使用离子特异性电极来测量水相钠离子浓度。或者通过测量血浆渗透压来区分假性低钠血症（渗透压正常）与"真正的"低钠血症（低渗透压）。

（二）低渗性低钠血症

低渗性低钠血症是指细胞外液中水分相对于钠离子过多，多数病例是由于抗利尿激素分泌失调导致的。

1. 非渗透性抗利尿激素分泌　细胞外液渗透压增加会刺激垂体后叶分泌抗利尿激素（ADH），促进远端肾小管水分重吸收纠正高渗状态。

(1) 除了渗透压因素，血压下降刺激压力感受器或生理应激（垂体前叶也同样可以促进释放 ACTH）等均能促进抗利尿激素分泌。

(2) 血钠小于 135 mEq/L 时抗利尿激素分泌受抑制[1]。然而当非渗透压因素被激活时，即使存在低钠血症，仍会促进 ADH 释放，水分重吸收进一步加重低钠血症。

（3）非渗透压因素或不正常的利尿激素分泌是低钠血症持续甚至加重的一个重要因素 [25]。

2. 低钠脑病 低渗性低钠血症继发的脑水肿、颅内压增高甚至脑疝会威胁患者生命 [25, 26]。其临床表现从头痛、恶心呕吐到抽搐昏迷，甚至会发展至脑死亡。急性（＜ 48 h）低钠血症出现严重脑病的可能性更大 [25, 26]。

3. 细胞外液量 低钠血症和高钠血症类似，细胞外液量可以增多、减少或者正常，根据细胞外液量不同，处理方法也不同（图 27-2）。

（三）低容量性低钠血症

低血容量性低钠血症是由于血钠丢失和水潴留。住院患者出现水潴留通常是因为非渗透性因素促进抗利尿激素分泌 [25] 合并过量水分摄入。

1. 病因 低血容量性低钠血症的主要病因见表 27-1。噻嗪类利尿药是临床上低血容量性低钠血症常见诱因，可能与该药物影响肾脏稀释功能有关。

表 27-1 低钠血症的诱发因素

细胞外液量低 *	细胞外液量正常	细胞外液量多
经肾丢钠	抗利尿激素相关	肝硬化
利尿药	SADH	心力衰竭
脑耗盐	应激	肾衰竭
原发性肾上腺功能减退	甲状腺功能减退	
钠在肾外丢失	抗利尿激素不相关	
消化液丢失	原发性烦渴症	

*. 液体丢失伴水分摄入导致低钠血症

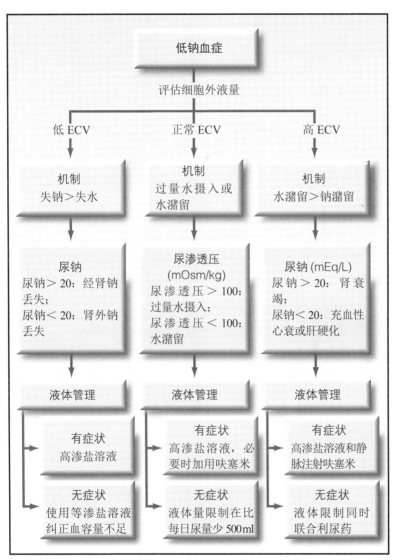

▲ 图 27-2　基于细胞外液量的低钠血症诊治流程

(1) 原发性肾上腺皮质功能减退症：原发性肾上腺皮质功能减退症会出现盐皮质激素不足，引起钠离子在肾脏大量丢失。相反，继发性肾上腺功能减退主要出现糖皮质激素不足，不会导致钠离子丢失。

(2) 脑耗盐综合征：脑耗盐是脑外伤、蛛网膜下腔出血和神经外科术后常见的症状 [23]，肾钠丢失的原因还不清楚 [23]。

2. **诊断注意事项** 钠丢失的原因往往容易明确。如果有困难，检测尿钠有助于鉴别肾性丢失还是肾外丢失。高尿钠（＞ 20 mEq/L）提示肾性因素，低尿钠（＜ 20 mEq/L）提示肾外因素。

（四）正常容量性低钠血症

1. **病因** 造成正常血容量低钠血症的主要原因包括如下几种。

(1) 住院患者常见生理应激因素导致的非渗透性抗利尿激素分泌 [25]。

(2) 抗利尿激素分泌失调综合征（SIADH）是非渗透性 ADH 分泌的病因之一，与多种恶性肿瘤，感染和药物有关 [25]。

(3) 水摄入过多（原发性或精神性烦渴）。

2. **诊断注意事项** 非渗透性 ADH 分泌患者的尿渗透压高于 $100 \, mOsm/kg \, H_2O$，而单纯水分摄入过多的尿渗透压低于 $100 \, mOsm/kg \, H_2O$ [25]。

（五）高容量性低钠血症

1. 高容量性高钠血症是钠水潴留的结果，多见于心功能衰竭、肝功能衰竭和肾衰竭患者。

2. 肾衰患者的尿钠多高于 20 mEq/L，而心衰、肝衰患者通常情况下是尿钠偏低（小于 20 mEq/L），除非使用利尿药才出现高尿钠。

（六）液体管理

低钠血症的治疗方案选择取决于细胞外液量和是否存在神经系统症状。有临床症状的低钠血症，需要快速提升血钠水平（使用高渗盐溶液），但补钠过快也有危害。如下所述。

1. **渗透性脱髓鞘**　血钠纠正速度过快（即在 24 h 内增加超过 10 ～ 12 mEq/L）会导致渗透性脱髓鞘综合征（也称为脑桥中央髓鞘溶解症），患者出现构音困难、四肢轻瘫和意识丧失 [23, 25]。相比急性（48 h 内）患者，慢性低钠血症患者出现这些并发症的概率更大。推荐以下方法预防渗透性脱髓鞘病变。

(1) 对于慢性低钠血症患者，每小时血钠纠正不超过 0.5 mEq/L［10 ～ 12 mEq/（L·24 h）］。当血钠超过 120 mEq/L 应停止快速补钠 [25]。

(2) 对于急性低钠血症患者，第一到两个小时内血钠可以纠正 4 ～ 6 mEq/L[23]，但快速补钠也不宜使血钠超过 120 mEq/L。

2. **高渗盐溶液输注速度**　高渗盐水（3% NaCl）的输注速度可以用患者体重（以 kg 计）乘以血钠目标升高速率来计算 [25]。

(1) 示例：一个 70 kg 患者预期血钠升高速率为 0.5 mEq/（L·h），其高渗（3%）钠溶液输注速度为 70×0.5=35 ml/h。输注过程中应该监测血钠浓度以确定何时达到目标值（120 mEq/L）。

(2) 方法：根据细胞外液量进行液体管理的基本方法如下（见图 27-2）。

①低细胞外液量：对于有临床症状的患者，早期采用快速输注高渗盐溶液（3%NaCl）的方法。对于无症状患者，可以输注等渗液直到低血容量得到纠正。

②正常细胞外液量：对于有临床症状患者，同上早期快速输

注高渗盐溶液。如果担心液体负荷过重，可以静脉应用呋塞米 20 ～ 40 mg[25]。对于无症状患者，应限制液体入量每天负平衡 500 ml 左右[25]。如果限制液体入量无效或患者不能耐受，可以尝试下面的药物治疗。

③高细胞外液量：对于高容量性低钠血症，没有固定的方案。高渗盐溶液可以用于症状严重的患者，但要和呋塞米利尿药联合治疗[25]。对于无症状的患者，限制液体入量联合呋塞米是标准疗法。

（七）药物治疗

以下药物主要用于治疗 SIADH 引起的慢性低钠血症，特别是当限制液体治疗无效或不能耐受时。

1. 去甲金霉素　去甲金霉素是一种四环素衍生物，能够阻断 ADH 在肾小管的作用。该药通过口服给药，每天 600 ～ 1200 mg 分次服用[25]，几天后药效达到峰值，有一定个体差异。去甲金霉素有肾毒性，建议同时监测肾功能。

2. 血管加压素拮抗药　有两种药物（考尼伐坦和托伐普坦）可以阻断精氨酸加压素（等同抗利尿激素 ADH）受体。

(1) 考尼伐坦（Conivaptan）：考尼伐坦能够阻断抗利尿激素对肾脏及其他部位的作用。该药通过静脉给药，负荷剂量是 20 mg，再给予每天 40 mg 的维持量，连续 4 d[28]。可使血钠升高 6 ～ 7 mEq/L[28]。

(2) 托伐普坦（Tolvaptan）：托伐普坦选择性阻断肾脏的抗利尿激素受体，该药通过口服给药，起始剂量为每天 15 mg，需要时可以增加到每天 60 mg 的最大剂量。4 d 内达到药效峰值，可以使血钠增高 6 ～ 7 mEq/L[27]。

（3）普坦类（Vaptan）药物对 ICU 患者中急性低钠血症的治疗效果有限。

（李翠萍，译　方　巍，校）

参考文献

[1] Pokaharel M, Block CA. Dysnatremia in the ICU. Curr Opin Crit Care 2011; 17:581–593.

[2] Rose BD, Post TW. The total body water and the plasma sodium concentration. In: Clinical physiology of acid-base and electrolyte disorders. 5 th ed. New York, NY: McGraw-Hill, 2001; 241–257.

[3] Gennari FJ. Current concepts. Serum osmolality. Uses and limitations. N Engl J Med 1984; 310:102–105.

[4] Erstad BL. Osmolality and osmolarity: narrowing the terminology gap. Pharmacother 2003; 23:1085–1086.

[5] Turchin A, Seifter JL, Seely EW. Clinical problem-solving. Mind the gap. N Engl J Med 2003; 349:1465–1469.

[6] Purssell RA, Lynd LD, Koga Y. The use of the osmole gap as a screening test for the presence of exogenous substances. Toxicol Rev 2004; 23:189–202.

[7] Adrogue HJ, Madias NE. Hypernatremia. N Engl J Med 2000; 342:1493–1499.

[8] Arieff AI, Ayus JC. Strategies for diagnosing and managing hypernatremic encephalopathy. J Crit Illness 1996; 11:720–727.

[9] Naik KR, Saroja AO. Seasonal postpartum hypernatremic encephalopathy with osmotic extrapontine myelinolysis and rhabdomyolysis. J Neurol Sci 2010; 291:5–11.

[10] Rose BD, Post TW. Hyperosmolal states: hypernatremia. In: Clinical physiology of acid-base and electrolyte disorders. 5 th ed. New York, NY: McGraw-Hill, 2001; 746–792.

[11] Marino PL, Krasner J, O'Moore P. Fluid and electrolyte expert, Philadelphia, PA: WB Saunders, 1987.

[12] Makaryus AN, McFarlane SI. Diabetes insipidus: diagnosis and treatment of a complex disease. Cleve Clin J Med 2006; 73:65–71.

[13] Ghirardello S, Malattia C, Scagnelli P, et al. Current perspective on the pathogenesis of central diabetes insipidus. J Pediatr Endocrinol Metab 2005;

18:631–645.

[14] Garofeanu CG, Weir M, Rosas-Arellano MP, et al. Causes of reversible nephrogenic diabetes insipidus: a systematic review. Am J Kidney Dis 2005; 45:626–637.

[15] Geheb MA. Clinical approach to the hyperosmolar patient. Crit Care Clin 1987; 3: 797–815.

[16] Blevins LS, Jr., Wand GS. Diabetes insipidus. Crit Care Med 1992; 20:69–79.

[17] Ofran Y, Lavi D, Opher D, et al. Fatal voluntary salt intake resulting in the highest ever documented sodium plasma level in adults (255 mmol/L): a disorder linked to female gender and psychiatric disorders. J Intern Med 2004; 256:525–528.

[18] Chaithongdi N, Subauste JS, Koch CA, Geraci SA. Diagnosis and management of hyperglycemic emergencies. Hormones 2011; 10:250–260.

[19] Awasthi D, Tiwari AK, Upadhyaya A, et al. Ketotic hyperglycemia with movement disorder. J Emerg Trauma Shock 2012; 5:90–91.

[20] Moran SM, Jamison RL. The variable hyponatremic response to hyperglycemia. West J Med 1985; 142:49–53.

[21] Hiller TA, Abbott RD, Barrett EJ. Hyponatremia: evaluating the correction factor for hyperglycemia. Am J Med 1999; 106:399–403.

[22] Hoorn EJ, Lindemans J, Zietse R. Development of severe hyponatremia in hospitalized patients: treatment-related risk factors and inadequate management. Nephrol Dial Transplant 2006; 21:70–76.

[23] Upadhyay UM, Gormley WB. Etiology and management of hyponatremia in neurosurgical patients. J Intensive Care Med 2012; 27:139–144.

[24] Weisberg LS. Pseudohyponatremia: A reappraisal. Am J Med 1989; 86:315–318.

[25] Verbalis JG, Goldsmith SR, Greenberg A, et al. Hyponatremia treatment guidelines 2007: Expert panel recommendations. Am J Med 2007; 120(Suppl): S1–S21.

[26] Arieff AI, Ayus JC. Pathogenesis of hyponatremic encephalopathy. Current concepts. Chest 1993; 103:607–610.

[27] Lehrich RW, Greenberg A. Hyponatremia and the use of vasopressin receptor antagonists in critically ill patients. J Intensive Care Med 2012; 27:207–218.

[28] Zeltser D, Rosansky S, van Rensburg H, et al. Assessment of efficacy and safety of intravenous conivaptan in euvolemic and hypervolemic hyponatremia. Am J Nephrol 2007; 27:447–457.

第 28 章
钾
Potassium

　　监测血浆钾（K^+）水平作为体内钾总量的指标，就好比用冰山一角来评估整个冰山的大小，因为仅有不到人体总钾量 1% 的 K^+ 分布于血浆中[1]。这一章关于血钾异常的原因和结果均基于这个理念之上[1-3]。

一、基础知识

（一）钾的分布

　　1. 细胞内的高钾状态是细胞膜上钠 – 钾（Na^+-K^+）交换泵的作用，它在把钠离子转运到细胞外的同时把钾离子转运到细胞内[1]。

　　2. 健康成人中体内总 K^+ 含量大约是 50 mEq/kg，只有 2% 位于细胞外液中[1]。由于血浆约占细胞外液的 20%，因此血浆 K^+ 的含量仅为体内总 K^+ 含量的 0.4%。

　　例如：一个 70 kg 的成年人，体内总钾应该为 3500 mEq，只有 70 mEq K^+ 位于细胞外液中，极少的（14 mEq）K^+ 在血浆中。

（二）血清钾

1. 体内总钾量与血浆钾的曲线关系详见图 28-1[4]。由此可见，在 K+ 缺乏的区域存在一个平台期。

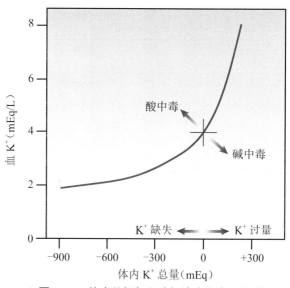

▲ 图 28-1　体内总钾与血清钾浓度的变化关系
（引自参考文献 [4]）

2. 一个中等体型且血浆钾含量正常的成年人，机体钾总量缺失 200 ~ 400 mEq 会导致血浆钾下降 1 mEq/L，而机体钾总量过量 100 ~ 200 mEq 即可导致血浆钾上升 1 mEq/L[5]。因此，引起同样血清钾含量的变化，机体总钾量的变化在低钾血症时是高钾血症时的 2 倍。

（三）钾的排泄

1. 只有一小部分钾通过粪便（5 ~ 10 mEq/d）和汗液（0 ~

10mEq/d）排出，而绝大部分钾通过尿液排出（40 ～ 120mEq/d）取决于钾的摄入量[1]。

2. 肾脏分泌：大部分滤过的钾在近端小管重吸收，然后通过远端小管和集合管分泌到尿液中[1]。

(1) 尿液中丢失钾主要是远端肾小球泌钾功能的体现，这种分泌功能主要受血浆钾浓度和醛固酮水平（刺激钾分泌而促进钠潴留）调节。

(2) 肾脏功能正常时，足以排出体内多余的钾，以避免钾负荷增加导致的血浆钾持续升高[1]。

二、低钾血症

低钾血症（血清钾 < 3.5 mEq/L）是 K^+ 向细胞内转移或机体总钾水平降低（K^+ 耗竭）所导致的[6]。

（一）细胞内转移

以下情况可引起 K^+ 向细胞内转移从而导致低钾血症。

1. 吸入治疗量的 β_2 激动药类的支气管扩张药（例如沙丁胺醇）可引起血浆 K^+（0.5 mEq/L）轻微下降[7]。该机制在于刺激了骨骼肌细胞膜上的 β_2 受体。当 β_2 受体激动药和胰岛素[7]或利尿药[8]联合使用时，其对血浆钾浓度的影响会扩大。

2. 碱中毒可通过细胞膜上的 H^+-K^+ 交换泵促进 K^+ 置换 H^+ 向细胞内转移。然而碱中毒对血浆钾的影响多变且很难预测[9]。

3. 低体温可以导致血浆钾一过性下降，在复温后会改善[10]。

4. 胰岛素通过葡萄糖转运体促使 K^+ 向细胞内转移，该作用

可持续 1 ～ 2 h[7]。

（二）钾丢失

钾可以经肾脏或消化道丢失。

1. 肾脏钾丢失

(1) 利尿药（噻嗪类和襻利尿药）可通过两种机制促进 K^+ 在远端肾小管分泌：①增加远端肾小管钠重吸收；②增强醛固酮分泌（由于容量下降）[6]。

(2) 众所周知镁缺乏可增加尿 K^+ 的丢失，但确切机制尚不明[6]。约 40% 的低钾血症患者同时伴有低镁血症[6]，且被认为是危重症患者 K^+ 缺失加剧的重要因素[11]。

(3) 胃内容物大量丢失常造成低钾血症[11]。尽管胃液中钾浓度很低（10 ～ 15 mEq/L），其导致的容量丢失和碱中毒会促进尿中 K^+ 丢失增多[12]。

(4) 两性霉素 B 能够促进远端肾小管分泌 K^+，因而半数以上使用这种抗真菌药物治疗的患者都伴发低钾血症[6]。

2. 胃肠道钾丢失 肾外钾丢失的主要原因是分泌性腹泻，其中含钾浓度 15 ～ 40 mEq/L[12]。严重的分泌性腹泻患者每日大便量可达到 10 L，导致丢失钾量达 400 mEq[12]。

3. 诊断性评估 如果 K^+ 丢失的途径不明确，可根据尿钾和尿氯的浓度做出推断，如图 28-2 所示。

（三）临床表现

严重低钾血症（< 2.5 mEq）可导致全身肌肉无力[3, 6]，但多数低钾患者没有明显症状。

1. 心电图异常是低钾血症的主要临床表现，50% 患者可出现心电图异常[13]，表现为出现 U 波（波幅可大于 1 mm），T 波低平或倒置以及 Q-T 间期延长。

2. 与普遍的看法相反，低钾血症本身并不会导致严重心律失常[3, 13]，但是低钾血症可以增加其他因素引发心律失常的风险（如心肌缺血）。

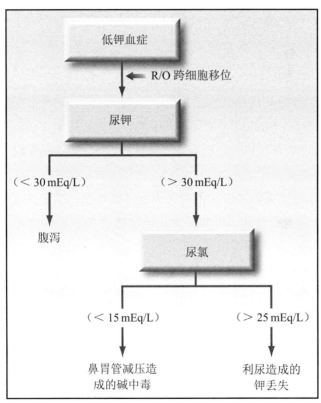

▲ 图 28-2　低钾血症的评价方法

（四）低钾血症的治疗

大多数持续性低钾血症都是 K^+ 丢失的结果，可根据以下方案进行补钾治疗。

1. 补钾液的选择　常用的补钾液是氯化钾（KCl），其可以浓缩成钾浓度为 10、20、30、40 mEq/ml 的溶液，属于极度高渗液（2 mEq/ml 的 KCl 溶液渗透压为 4000 mOsm/kgH$_2$O），需要稀释后使用[14]。也可以用磷酸钾溶液（每毫升液体含有 4.5 mEq 钾和 3 mmol 磷酸根离子）。此方案常用于糖尿病酮症酸中毒患者的补钾治疗（因为酮症酸中毒时机体通常也缺磷）。

2. 补钾速度　静脉补钾的标准方法是将 20 mEq 钾溶解到 100 ml 等渗盐水中，输注时间大于 1 h[15]。

(1) 静脉补钾标准速度为 20 mEq/h[15]，但对于严重低钾血症（血钾低于 1.5 mEq/L）或比较棘手的心律失常病例，40 mEq/h 的补钾速度也是可以的，更有甚者补钾速度达 100 mEq/h 时仍可以保证临床安全[16]。

(2) 由于高渗 KCl 溶液对外周血管刺激性，应优先选用大的中心静脉进行输注。但如果输注速度超过 20 mEq/h 则不宜选用上腔静脉，因为可能由此导致右心室血钾浓度急剧升高导致心脏停搏（虽然目前证据尚不充足）。

3. 效果评价　刚开始补钾时，血钾升高较慢，如图 28-1 中曲线平台部分所示。如果经补钾治疗后，低钾血症仍难以纠正，应考虑存在低镁，因为低镁患者只有在纠正低镁血症后，才能通过补钾来有效治疗顽固的低钾血症[17]。

三、高钾血症

虽然低钾血症临床危害不大，但高钾血症（血钾 > 5.5 mEq/L）却可以危及生命。

（一）假性高钾血症

1. 是指体外样本测得血钾高，而实际体内血钾并不高，已有报道显示有 20% 的血液样本中存在这样的高钾血症[18]。

2. 造成假性高钾血症的原因包括[19]如下几种。

(1) 采集血液样品时造成创伤性溶血（最常见的原因）。

(2) 握拳时（肌肉释放钾离子）或止血带结扎。

(3) 严重白细胞增多症（> 50 000/mm³）患者的白细胞或重度血小板增多症（> 100 万 /mm³）患者的血小板中可释放大量 K^+。

(4) 血栓形成时释放 K^+（血清 K^+ >血浆 K^+）。

3. 如果患者突然无征兆地出现高钾血症，应怀疑是原因(1)、（2）或（4）所致，并且应采用特殊预防措施（例如，血液采集过程中用最小力度抽吸）重新取样复查。

（二）钾离子向细胞外转移

高钾血症可能是 K^+ 在以下条件下向细胞外释放（跨细胞转移）的结果。

1. 肿瘤溶解综合征　是指某些肿瘤（如急性白血病、非霍奇金淋巴瘤）在应用细胞毒性药物治疗后 7 d 内出现的一种急性的、危及生命的并发症。主要特征是高钾血症、高磷血症、低钙血症和高尿酸血症，通常伴有急性肾损伤[20]。高钾血症是导致死亡的主要原因。

2. 药物　表 28-1 列出了促进细胞内 K^+ 外移的药物。

(1) 洋地黄能抑制细胞膜上钠 - 钾交换泵，只有在急性洋地黄中毒时才导致高钾血症[21]。

(2) 琥珀酰胆碱（去极化神经肌肉接头阻断药）也能抑制细胞膜上的钠 - 钾泵（去极化作用）从而导致血清钾轻微升高（< 1 mEq/L），在大多数情况仅持续 5 ～ 10 min [22]。当琥珀酰胆碱用于恶性高热，骨骼肌肌病或一些骨骼肌去神经支配损伤（如脊髓损伤）的患者治疗时可引起致命性高钾血症。

表 28-1　导致高钾血症的药物

促进跨细胞膜转运	肾脏排钾功能受损
β 受体阻滞药	ACEI
洋地黄类药物	血管紧张素受体阻滞药 保钾利尿药
琥珀酰胆碱类药物	NSAIDs 肝素 复方磺胺甲噁唑

3. 酸中毒　传统观念认为酸中毒可以引起 K^+ 从细胞内释放引起高钾血症，但该机制受到质疑，因为有机酸中毒（如乳酸酸中毒和酮症酸中毒）不会引起高钾血症 [9]。

（三）肾排钾障碍

1. 由肾脏排钾障碍导致高钾血症通常是由于肾衰竭或使用抑制肾素 - 血管紧张素 - 醛固酮系统的药物（表 28-1）导致的 [22, 23]。

2. 肾上腺皮质功能不全会引起肾排钾减少，但此类高钾血症仅见于慢性肾上腺皮质功能不全。

3. 大量输血：血制品贮存 18 d（平均储存时间）后，红细胞内的钾离子持续从细胞内转移到细胞外，导致一个单位红细胞

第 28 章 钾

K[+] 负荷量为 2 ～ 3 mEq[24]。这个量是相当大的，因为正常成人血浆中平均钾含量只有 14 ～ 15 mEq（见上文）。

(1) 通常情况下，由输血进入体内的钾会被肾脏清除，但当全身血流再分配时（如大量失血），肾脏排钾存在障碍，钾离子就会在体内不断蓄积。

(2) 一项研究显示在输注 7 U 红细胞后会出现高钾血症[25]。

（四）心电图异常

1. 高钾血症的主要风险是减慢心脏传导。

2. 图 28-3 展示了进行性高钾血症的心电图变化。高钾血症最早的表现是高尖（帐篷形）T 波，在胸前导联 V_2, V_3 上最明显。随着血钾升高，P 波开始变低平，PR 间期延长，然后 P 波消失，QRS 波群宽大畸形。最后出现室颤或心脏停搏。

3. 引起心电图改变的血钾高因人而异，通常当血钾浓度为 6 ～ 7 mEq/L 时[26]，心电图就开始出现改变。

（五）严重高钾血症的治疗

严重高钾血症指血钾 > 6.5 mEq/L 或伴有心电图改变[26]。

1. 目标　高钾血症的治疗目标有以下 3 个：①对抗高钾的心脏毒性作用；②促使钾向细胞内转移；③清除体内多余的钾。针对以上目标的治疗措施请见下文和表 28-2 所述。

2. 拮抗钾的心脏毒性　钙能增加心肌细胞膜电位差，从而对抗高钾导致的去极化作用。对于血清 K[+] > 6.5 mEq/L（伴随或不伴随心电图变化）和任何伴有心电图改变的高钾血症，建议使用钙离子来拮抗钾的心脏毒性[26]。洋地黄中毒引起的高钾血症禁用钙剂。

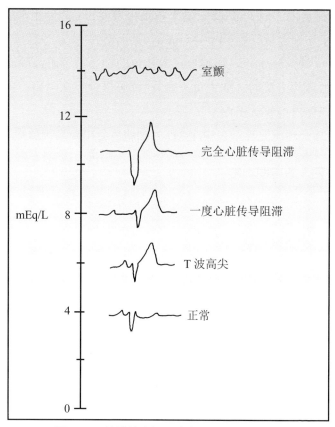

▲ 图 28-3　持续性高钾血症患者心电图异常表现

（1）葡萄糖酸钙：补钙首选葡萄糖酸钙，给药方案如表 28-2 所示。但这种作用持续时间较短（20 ～ 30 min），所以应同时采取其他措施促进钾入细胞。

（2）氯化钙：对于出现血流动力学不稳定的高钾血症，应优先选用氯化钙，10 ml 浓度为 10% 氯化钙中含钙量是同等剂量葡萄糖酸钙的 3 倍（见第 30 章，表 30-3），其含有的高浓度钙离子具有增加心输出量和保持外周血管张力的优势。

表 28-2 严重高钾血症的处理

目 标	治疗方案
对抗 K^+ 作用	① 10% 葡萄糖酸钙 10 ml 静脉注射 > 3 min,如果需要,5 min 后可重复 ②血流动力学不稳定患者应用 10% 氯化钙 ③效果持续 30 ~ 60 min ④对洋地黄中毒者不要应用 10% 钙制剂
促进 K^+ 入细胞	①普通胰岛素 10 U+50% 葡萄糖 50 ml 静脉推注 ②高峰效应在 30 ~ 60 min ③不要使用碳酸氢盐
促进钾排泄	①聚磺苯乙烯钠(降钾树脂):口服,30 g 入 20% 山梨醇(50 ml);经直肠,50 g 入 20% 山梨醇(200 ml) ②起效慢,2 h 起效,6 h 达高峰

3. 钾的胞内转移 促进钾离子入细胞内的首选方法是应用胰岛素联合葡萄糖。

(1) 胰岛素加葡萄糖:胰岛素可通过激活骨骼肌细胞膜上的钠 - 钾泵促使钾离子向细胞内转移[27]。表 28-2 中胰岛素联合葡萄糖的方案可使血钾降低至少 0.6 mEq/L[26]。对高血糖的患者可单用胰岛素不用葡萄糖[26]。胰岛素降钾作用维持时间也不长(30 ~ 60 min),因此还应同时开始排钾治疗。

(2) β_2 受体激动药:吸入治疗剂量的 β_2 激动药[7] 会导致血浆 K^+ 的小幅下降(< 0.5 mEq/L),需吸入更大(4 倍)治疗剂量时才会导致血清钾显著降低(0.5 ~ 1 mEq/L)[26],但副作用也较大(如引起心动过速)。因此不建议 β_2 受体激动药应用于降钾治疗(至少不能作为唯一手段)。

(3) 碳酸氢盐:不用碳酸氢盐治疗高钾血症的原因有:①短期输注碳酸氢盐(将近 4 h)不会对血清钾水平产生影响[26];

②碳酸氢盐在体内与钙离子形成复合物，减弱了钙离子对抗高钾血症心脏毒性的作用。

4. 排钾治疗

(1) 阳离子交换树脂：聚磺苯乙烯（降钾树脂）是一种阳离子交换树脂，可使钾通过肠道黏膜排出（每克树脂大约能吸附 0.65 mEq K^+）。可以口服（首选）也可以保留灌肠，具体使用方法见表 28-2。聚苯乙烯树脂通常与山梨醇联用以避免产生便秘，需至少 6 h 以上才能达到最大治疗效果[26]，因此应尽快开始治疗。曾有几例聚苯乙烯树脂导致肠坏死的报道[28]。

(2) 血液透析：清除钾最有效的方法是血液透析，透析 1 h 后血清钾可下降 1 mEq/L，3 h 后可下降 2 mEq/L[26]。

（姜　艳，译　李翠萍，校）

参考文献

[1] Rose BD, Post TW. Potassium homeostasis. In: Clinical physiology of acid-base and electrolyte disorders. 5th ed. New York, NY: McGraw-Hill, 2001; 372–402.

[2] Alfonzo AVM, Isles C, Geddes C, Deighan C. Potassium disorders— clinical spectrum and emergency management. Resusc 2006; 70:10–25.

[3] Schaefer TJ, Wolford RW. Disorders of potassium. Emerg Med Clin North Am 2005; 23:723–747.

[4] Brown RS. Extrarenal potassium homeostasis. Kidney Int 1986; 30:116–127.

[5] Sterns RH, Cox M, Feig PU, et al. Internal potassium balance and the control of the plasma potassium concentration. Medicine 1981; 60:339–354.

[6] Rose BD, Post TW. Hypokalemia. In: Clinical Physiology of Acid-Base and Electrolyte Disorders. 5th ed. New York, NY: McGraw-Hill, 2001:836–887.

[7] Allon M, Copkney C. Albuterol and insulin for treatment of hyperkalemia in hemodialysis patients. Kidney Int 1990; 38:869–872.

[8] Lipworth BJ, McDevitt DG, Struthers AD. Prior treatment with diuretic augments the hypokalemic and electrocardiographic effects of inhaled

albuterol. Am J Med 1989; 86:653–657.

[9] Adrogue HJ, Madias NE. Changes in plasma potassium concentration during acute acid-base disturbances. Am J Med 1981; 71:456–467.

[10] Bernard SA, Buist M. Induced hypothermia in critical care medicine: a review. Crit Care Med 2003; 31:2041–2051.

[11] Salem M, Munoz R, Chernow B. Hypomagnesemia in critical illness. A common and clinically important problem. Crit Care Clin 1991; 7:225–252.

[12] Gennari FJ, Weise WJ. Acid-base disturbances in gastrointestinal disease. Clin J Am Soc Nephrol 2008; 3:1861–1868.

[13] Flakeb G, Villarread D, Chapman D. Is hypokalemia a cause of ventricular arrhythmias? J Crit Illness 1986; 1:66–74.

[14] Trissel LA. Handbook on Injectable Drugs. 13th ed. Bethesda, MD: Amer Soc Health System Pharmcists, 2005; 1230.

[15] Kruse JA, Carlson RW. Rapid correction of hypokalemia using concentrated intravenous potassium chloride infusions. Arch Intern Med 1990;150:613–617.

[16] Kim GH, Han JS. Therapeutic approach to hypokalemia. Nephron 2002;92 Suppl 1:28–32.

[17] Whang R, Flink EB, Dyckner T, et al. Magnesium depletion as a cause of refractory potassium repletion. Arch Intern Med 1985;145:1686–1689.

[18] Rimmer JM, Horn JF, Gennari FJ. Hyperkalemia as a complication of drug therapy. Arch Intern Med 1987;147:867–869.

[19] Wiederkehr MR, Moe OW. Factitious hyperkalemia. Am J Kidney Dis 2000; 36:1049–1053.

[20] Howard SC, Jones DP, Pui C-H. The tumor lysis syndrome. N Engl J Med 2012; 364:1844–1854.

[21] Krisanda TJ. Digitalis toxicity. Postgrad Med 1992; 91:273–284.

[22] Ponce SP, Jennings AE, Madias N, Harington JT. Drug-induced hyperkalemia. Medicine 1985; 64:357–370.

[23] Perazella MA. Drug-induced hyperkalemia: old culprits and new offenders. Am J Med 2000; 109:307–314.

[24] Vraets A, Lin Y, Callum JL. Transfusion-associated hyperkalemia. Transfus Med Rev 2011; 25:184–196.

[25] Aboudara MC, Hurst FP, Abbott KC, et al. Hyperkalemia after packed red blood cell transfusion in trauma patients. J Trauma 2008; 64:S86–S91.

[26] Weisberg L. Management of severe hyperkalemia. Crit Care Med 2008; 36:3246–3251.

[27] Clausen T, Everts ME. Regulation of the Na, K-pump in skeletal muscle. Kidney Int 1989; 35:1–13.

[28] Harel Z, Harel S, Shah PS, et al. Gastrointestinal adverse events with sodium polystyrene sulfonate (Kayexalate) use: a systematic review. Am J Med 2013; 126:264.e9–264.e24.

第 29 章
镁

Magnesium

镁是细胞内含量第二丰富的阳离子，并且是参与机体能源利用的重要元素。但是血浆中镁的含量只是"冰山一角"，也就是说，人体中血浆镁的含量很少（约 0.3%）[1-3]。因此血浆镁的含量不能代表体内镁的总含量。

一、镁的基本知识

（一）分布

1. 中等体型成人体内大约含有 24 g 镁（1 mol 或 2000 mEq），其中约一半稍多的镁分布于骨骼，而不到 1% 的镁分布于血浆[2]。

2. 血浆镁的含量不能反映体内镁的总含量。例如，在全身镁缺乏的情况下，血浆镁含量可以是正常的[2-3]。

（二）血清镁

1. 临床上更常检测血清镁，而不是血浆镁，因为血浆采血管中的抗凝剂可能被枸橼酸或其他一些能够结合镁的阴离子污染[2]。

2. 美国成人血清镁离子的正常值范围见表 29-1[4]。

表 29-1　镁参考范围

体　液	传统单位	国际标准单位
血清镁		
总镁	1.7 ～ 2.4 mg/dl 1.4 ～ 2.0 mEq/L	0.7 ～ 1.0 mmol/L
离子镁	0.8 ～ 1.1 mEq/L	0.4 ～ 0.6 mmol/L
尿镁	5 ～ 15 mEq/24 h	2.5 ～ 7.5 mmol/24 h

引自参考文献 [4]。转换：mEq/L=[（mg/dl×10）/24]×2；mEq/L=mmol/L×2

（三）镁离子

1. 血浆中有约 67% 的镁以有活性的离子形式存在，其余 33% 的镁与血浆蛋白结合，或者与磷酸盐或硫酸盐等二价阴离子螯合[2]。

2. 镁的标准检测方法包括总镁、离子镁及尿镁三种组分的测量。因此，当血清镁低于正常时，并不能区别到底是因为有活性的离子镁减少，还是低蛋白血症所致的结合镁减少。

3. 由于仅有极少量镁分布于血浆，离子镁和结合镁浓度的差别可能没有临床意义。

（四）尿镁

1. 尿镁正常范围见表 29-1。其含量取决于镁的摄入量。

2. 当镁摄入不足时，肾脏将保镁，尿镁排泄降至很低的水平。图 29-1 显示了这些特点。请注意，在无镁饮食一周后，血清镁仍可保留在正常水平，而尿镁浓度显著下降。这反映了尿镁在监测镁平衡方面的相关价值。

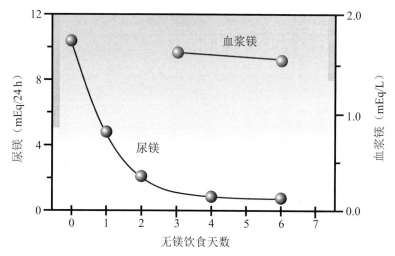

▲ 图 29-1　成人健康者无镁饮食时尿镁和血浆镁水平

纵轴实线代表各个变量的正常范围（引自 Shils ME.Medicine 1969；48：61–82.）

二、低镁血症

在 ICU 患者中多达 65% 的患者有低镁血症[1, 6]，实际低镁血症的发生率可能更高（因为缺镁患者血镁水平可以正常）[2, 3]。

（一）危险因素

常见镁不足的危险因素列于表 29-2。

1. 利尿药治疗　应用利尿药是低镁血症的主要原因。利尿药抑制钠的重吸收，也抑制镁的重吸收，因此尿镁的丢失常伴随于尿钠的丢失。

(1) 在使用襻利尿药（如呋塞米）时尿中镁离子显著增多。长期应用呋塞米的患者中有 50% 存在低镁血症[7]。

(2) 噻嗪类利尿药导致的低镁血症仅发生在老年患者中[8]。

(3) 保钾利尿药不会导致低镁血症 [9]。

表 29-2　缺镁的原因及其临床表现

危险因素	临床表现
药物治疗 　呋塞米（50%） 　氨基糖苷类（30%） 　两性霉素，喷他脒 　洋地黄（20%） 　顺铂，环孢素 **腹泻（分泌性）** **酗酒（慢性）** **糖尿病** **急性心肌梗死**	**电解质紊乱** 　低钾血症（40%） 　低磷血症（30%） 　低钠血症（27%） 　低钙血症（22%） **心源性表现** 　心律失常 　地高辛中毒 **中枢神经系统高兴奋性**

括号中数字代表低镁血症的发生率

2.抗生素治疗　能导致低镁血症的抗生素有氨基糖苷类、两性霉素和喷他脒 [10, 11]。氨基糖苷类阻止髓襻升支对镁的重吸收，据报道，应用氨基糖苷类抗生素的患者有 30% 出现低镁血症 [11]。

3.其他药物　长期应用质子泵抑制药可能与严重低镁血症有关 [12]。其他导致血镁低的药物包括洋地黄类、肾上腺素（促进镁向细胞内转移）以及化疗药顺铂和环孢素（促进镁离子通过肾脏排泄）[10, 13]。

4.酒精相关性疾病　因酗酒而收入院的患者中低镁血症发生率为 30%，因震颤性谵妄而收入院的患者中低镁血症的发生率为 85%[14]。在这些患者中，营养不良和慢性腹泻可能是镁缺乏的原因之一。

5.分泌性腹泻　下消化道分泌液中富含镁（10 ~ 14 mEq/L）[15]，分泌性腹泻可导致严重的镁缺乏。上消化道分泌液含镁量较少

（1 ～ 2 mEq/L），因此呕吐不是镁缺乏的危险因素。

6. 糖尿病　镁缺乏在胰岛素依赖的糖尿病患者中非常常见，可能是由于糖尿病引起的尿镁丢失所致[16]。在酮症酸中毒患者中，低镁血症发生率仅为 7%，但是在入院 12 h 后，低镁血症发生率升至 50%[17]，可能是胰岛素诱导镁离子向细胞内转移所致。

7. 急性心肌梗死　急性心肌梗死患者中低镁血症的发生率高达 80%[18]。具体机制尚不清楚，可能与过多使用儿茶酚胺导致镁向细胞内转移有关。

（二）临床表现

镁缺乏没有特异性的临床表现，但是以下临床表现常提示体内潜在镁缺乏。

1. 其他电解质异常　镁缺乏常伴有其他电解质的缺乏（表 29-2）[19]。

(1) 低钾血症：镁缺乏会促进肾脏对钾的排泄，镁缺乏病例中近一半存在低钾血症[19]。低钾血症伴随镁缺乏常导致补钾治疗困难，纠正低钾血症前需要补镁[20]。

(2) 低钙血症：镁缺乏常继发低钙血症，其原因如下：①镁缺乏使甲状旁腺激素释放减少；②靶器官对甲状旁腺激素反应减低[21, 22]。当镁缺乏得到纠正时，低钙血症也会纠正。

(3) 低磷血症：磷缺乏是镁缺乏的诱因，而不是镁缺乏的结果。其原因可能是增加肾脏镁的排泄[23]。

2. 心律失常

(1) 镁缺乏延长 Q-T 间期，并可引发尖端扭转型室速（见第 13 章）。

(2) 镁缺乏加重洋地黄类药物的心脏毒性（因为洋地黄类药物和镁缺乏都可以抑制钠钾泵）。静脉镁剂可以抑制洋地黄中毒性心律失常，即便血清镁离子浓度在正常范围 [24-25]。

3. 神经系统表现

(1) 镁缺乏的神经系统表现包括精神异常、癫痫大发作、震颤。

(2) 反应性中枢神经系统镁缺乏是一种以共济失调、口齿不清、代谢性酸中毒、流涎增多、弥漫性肌阵挛、癫痫大发作和进行性思维迟钝为特征的综合征 [26]。噪声或接触可诱发上述临床症状的发生，输注镁剂可改善上述症状。

（三）诊断

如前所述，血清镁水平并非镁缺乏的一个敏感指标，而尿中镁含量才是检测镁缺乏更为可靠的方法（图 29-1）。尿镁浓度能更敏感的反映镁储备（见下文）。

镁负荷试验　正常情况下，肾小管中镁离子重吸收速度很快，因此，如果机体镁储备是正常时，予以输注镁剂，那么大部分镁离子将会从尿排泄。但是，当镁储备不足时，镁将会在肾小管中被重吸收，而从尿中排泄的镁将更少。

(1) 镁负荷试验（表 29-3）用来检测尿液中的镁离子占静脉输注镁剂的比例 [27]。

(2) 当尿中镁离子含量不足输注镁量的 50% 时，常提示镁缺乏，如果尿中排泄的镁超过输注镁的 80% 时不太可能是镁缺乏。

(3) 只有当肾功能正常并且无促进镁离子排泄的因素时，该测试才是可靠的。

表 29-3　肾脏镁保留试验

适应证	①怀疑镁缺乏而血镁正常时 ②确定镁替代治疗的终点
禁忌证	肾衰竭或者存在肾性镁丢失
方　法	①加 24 mmol 镁（6 g 硫酸镁）至 250 ml 等渗盐水，输注时间超过 1 h ②从输注镁开始收集 24 h 尿液
结　果	① 24 h 内尿镁排泄＜ 12 mmol（24 mEq）（如少于输注镁的 50%）提示镁离子缺乏 ② 24 h 内尿镁排泄＞ 19 mmol（38 mEq）（如大于输注镁的 80%）提示镁离子含量正常或增多

引自参考文献 [27]

（四）镁制剂

1. 镁制剂有口服和静脉制剂两种，见表 29-4。口服制剂可用于每日维持治疗（常人 5 mg/kg）。但是，因为肠道吸收镁是不稳定的，建议通过静脉注射镁来治疗低镁血症。

表 29-4　口服和肠外镁剂

制　剂	镁元素
口服制剂	
氯化镁肠溶片	64 mg（5.3 mEq）
氧化镁片（400 mg）	241 mg（19.8 mEq）
氧化镁片（140 mg）	85 mg（6.9 mEq）
葡萄糖酸镁片（500 mg）	27 mg（2.3 mEq）
静脉制剂	
50% 硫酸镁 *	500 mg/dl（4 mEq/L）
12.5% 硫酸镁	120 mg/dl（1 mEq/L）

*. 应稀释至 20% 溶液供静脉使用

2. 标准静脉镁制剂是硫酸镁。每 1 克硫酸镁含 8 mEq（4 mmol）的镁元素。

3. 50% 硫酸镁溶液（500 mg/ml）的渗透压是 4000 mOsm/L，因此必须稀释至 10%（100 mg/ml）或 20%（200 mg/ml）溶液以供静脉使用。应使用生理盐水稀释硫酸镁。林格液不要用于稀释硫酸镁，因为林格液中的钙离子会与镁离子相拮抗。

（五）补镁治疗

建议肾功能正常的患者使用以下补镁方案[27]。

1. 轻度、无症状低镁血症

(1) 假定总镁缺乏量为 1 ～ 2 mEq/kg。

(2) 予以的镁剂大约 50% 经肾脏丢失，故需补充镁离子的总量约是镁离子缺乏量的两倍。

(3) 在第一个 24 h 给予 1 mEq/kg 镁离子，接下来的 3 ～ 5 d 补镁离子量：0.5 mEq/（kg·d）。

2. 中度低镁血症　适用于血镁 < 1 mEq/L，或低镁血症伴有其他电解质紊乱者。

(1) 6 g 硫酸镁（48 mEq 镁）加入到 250 ml 或 500 ml 等渗盐水中，输注时间超过 3 h。

(2) 然后将 5 g 硫酸镁（40 mEq 镁）加入到 250 ml 或 500 ml 等渗盐水中，输注时间超过 6 h。

(3) 此后 5 d，每 12 小时持续输注 5 g 硫酸镁。

3. 危及生命的低镁血症　适用于伴有严重心律失常（如尖端扭转性室速）或癫痫大发作。

(1) 2 ～ 5 min 内静脉推注 2 g 硫酸镁（16 mEq 镁）。

(2) 5 g 硫酸镁加入到 250 ml 或 500 ml 等渗盐水中并在 6 h 内完成输注。

(3) 此后 5 d，每 12 小时输注 5 g 硫酸镁（持续输注）。

4. 肾功能不全　肾功能不全补镁时，不要超过标准治疗方案剂量的 50%[28]，并且需要严密监测血镁浓度。

三、高镁血症

高镁血症（血清镁 > 2 mEq/L）在住院患者中的发生率为 5%[29]，几乎全部见于肾功能不全患者。

（一）病因

1. 溶血　红细胞内镁浓度大约是血浆镁浓度的 3 倍，每完全溶解 250 ml 红细胞大约可以使血清镁离子浓度增加 0.1 mmol/L[30]。

2. 肾功能不全　当肌酐清除率低于 30 ml/min 时，肾脏排镁功能将受损[31]。然而，高镁血症不是肾功能不全的显著特征，除非镁的摄入增加。

3. 其他因素　其他与高镁血症相关的疾病包括糖尿病酮症酸中毒（一过性），肾上腺功能不全，甲状旁腺功能亢进和锂中毒[30]。这些疾病仅导致轻度高镁血症。

（二）临床表现

1. 进行性高镁血症的临床表现见表 29-5[30]。

2. 高镁血症的严重后果与心血管系统的钙拮抗紧密相关。心脏传导延迟为主要影响，而心肌收缩力和血管张力则相对不受影响。

表 29-5　进行性高镁血症的临床表现

血清镁阈值	临床表现
＞ 4 mEq/L	腱反射减弱
＞ 5 mEq/L	一度房室传导阻滞
＞ 10 mEq/L	完全性心脏阻滞
＞ 13 mEq/L	心脏骤停

（三）处理

1. 血液透析是严重高镁血症的治疗方法之一。

2. 静脉给予葡萄糖酸钙（2～3 min 给予 1 g）可以拮抗高镁血症在心血管系统中的不良影响，但其效果非常短暂，应该尽快血液透析[32]。

3. 非重症高镁血症时，如果患者液体量不受限制且无明显肾功能障碍，那么积极补液联合呋塞米可以降低血清镁。

（张　鹏，译　孙运波，校）

参考文献

[1] Noronha JL, Matuschak GM. Magnesium in critical illness: metabolism, assessment, and treatment. Intensive Care Med 2002; 28:667–679.

[2] Elin RJ. Assessment of magnesium status. Clin Chem 1987; 33:1965–1970.

[3] Reinhart RA. Magnesium metabolism. A review with special reference to the relationship between intracellular content and serum levels. Arch Intern Med 1988; 148:2415–2420.

[4] Lowenstein FW, Stanton MF. Serum magnesium levels in the United States, 1971–1974. J Am Coll Nutr 1986; 5:399–414.

[5] Altura BT, Altura BM. A method for distinguishing ionized, complexed and protein-bound Mg in normal and diseased subjects. Scand J Clin Lab Invest

1994; 217:83–87.

[6] Tong GM, Rude RK. Magnesium deficiency in critical illness. J Intensive Care Med 2005;20:3–17.

[7] Dyckner T, Wester PO. Potassium/magnesium depletion in patients with cardiovascular disease. Am J Med 1987; 82:11–17.

[8] Hollifield JW. Thiazide treatment of systemic hypertension: effects on serum magnesium and ventricular ectopic activity. Am J Cardiol 1989; 63:22G–25G.

[9] Ryan MP. Diuretics and potassium/magnesium depletion. Directions for treatment. Am J Med 1987; 82:38–47.

[10] Atsmon J, Dolev E. Drug-induced hypomagnesaemia: scope and management. Drug Safety 2005; 28:763–788.

[11] Zaloga GP, Chernow B, Pock A, et al. Hypomagnesemia is a common complication of aminoglycoside therapy. Surg Gynecol Obstet 1984; 158:561–565.

[12] Hess MW, Hoenderop JG, Bindeis RJ, Drenth JP. Systematic review: hypomagnesemia induced by proton pump inhibition. Ailement Pharmacol Ther 2012; 36:405–413.

[13] Whang R, Oei TO, Watanabe A. Frequency of hypomagnesemia in hospitalized patients receiving digitalis. Arch Intern Med 1985; 145:655–656.

[14] Balesteri FJ. Magnesium metabolism in the critically ill. Crit Care Clin 1985; 5:217–226.

[15] Kassirer J, Hricik D, Cohen J. Repairing Body Fluids: Principles and Practice. 1st ed. Philadelphia, PA: WB Saunders, 1989; 118–129.

[16] Sjogren A, Floren CH, Nilsson A. Magnesium deficiency in IDDM related to level of glycosylated hemoglobin. Diabetes 1986; 35:459–463.

[17] Lau K. Magnesium metabolism: normal and abnormal. In: Arieff AI DeFronzo RA, eds. Fluids, electrolytes, and acid base disorders. New York, NY: Churchill Livingstone, 1985; 575–623.

[18] Abraham AS, Rosenmann D, Kramer M, et al. Magnesium in the prevention of lethal arrhythmias in acute myocardial infarction. Arch Intern Med 1987; 147:753–755.

[19] Whang R, Oei TO, Aikawa JK, et al. Predictors of clinical hypomagnesemia. Hypokalemia, hypophosphatemia, hyponatremia, and hypocalcemia. Arch Intern Med 1984; 144:1794–1796.

[20] Whang R, Flink EB, Dyckner T, et al. Magnesium depletion as a cause of refractory potassium repletion. Arch Intern Med 1985; 145:1686–1689.

[21] Anast CS, Winnacker JL, Forte LR, et al. Impaired release of parathyroid hormone in magnesium deficiency. J Clin Endocrinol Metab 1976; 42:707–717.

[22] Rude RK, Oldham SB, Singer FR. Functional hypoparathyroidism and

parathyroid hormone end-organ resistance in human magnesium deficiency. Clin Endocrinol 1976; 5:209–224.

[23] Dominguez JH, Gray RW, Lemann J, Jr. Dietary phosphate deprivation in women and men: effects on mineral and acid balances, parathyroid hormone and the metabolism of 25-OH-vitamin D. J Clin Endocrinol Metab 1976; 43:1056–1068.

[24] Cohen L, Kitzes R. Magnesium sulfate and digitalis-toxic arrhythmias. JAMA 1983; 249:2808–2810.

[25] French JH, Thomas RG, Siskind AP, et al. Magnesium therapy in massive digoxin intoxication. Ann Emerg Med 1984; 13:562–566.

[26] Langley WF, Mann D. Central nervous system magnesium deficiency. Arch Intern Med 1991; 151:593–596.

[27] Clague JE, Edwards RH, Jackson MJ. Intravenous magnesium loading in chronic fatigue syndrome. Lancet 1992; 340:124–125.

[28] Oster JR, Epstein M. Management of magnesium depletion. Am J Nephrol 1988; 8:349–354.

[29] Whang R, Ryder KW. Frequency of hypomagnesemia and hypermagnesemia. Requested vs routine. JAMA 1990; 263:3063–3064.

[30] Elin RJ. Magnesium metabolism in health and disease. Dis Mon 1988; 34:161–218.

[31] Van Hook JW. Hypermagnesemia. Crit Care Clin 1991; 7:215–223.

[32] Mordes JP, Wacker WE. Excess magnesium. Pharmacol Rev 1977; 29:273–300.

第 30 章
钙与磷
Calcium and Phosphorus

钙和磷是骨骼的重要组成成分，虽然它们在软组织中含量较少，但对维持细胞的主要功能方面却起着重要的作用。磷参与能量的存储和利用，而钙则参与凝血、神经肌肉传导及平滑肌的收缩。

一、血钙

钙离子是人体内含量最多的电解质（正常成人体内钙离子平均含量超过 0.5 kg），但其中 99% 的钙存在于骨骼内 [1-2]。

血浆钙

1. 大约一半的血钙为离子钙（有生物活性），另一半中大约有 80% 的钙离子与白蛋白结合，其余 20% 与磷酸根和硫酸根结合 [1]。

2. 总钙及离子钙的浓度如表 30-1 所示。

3. 低白蛋白血症可导致血浆中总钙浓度的下降，而不会影响离子钙浓度。为了校正低白蛋白血症患者血钙浓度，各式各样的校正因子被提出，但这些校正因子都是不可靠的 [3、4]，也是不必要的，因为低白蛋白血症不会影响离子钙。

4. 在绝大多数的临床检验中可以应用离子特异性电极测量血液、血浆或者血清中离子钙。

表 30-1 血钙和血磷的正常范围

血清电解质	传统单位（mg/dl）	转换系数 *	国际标准单位（mmol/L）
总钙	9.0 ～ 10.0	0.25	2.25 ～ 2.50
离子钙	4.6 ～ 5.0	0.25	1.15 ～ 1.25
磷	2.5 ～ 5.0	0.32	0.8 ～ 1.6

* 国际标准单位等于传统单位乘以转换系数，国际标准单位除以转换系数等于传统单位

二、低离子钙血症

低离子钙血症在 ICU 患者中非常常见（在一项研究中发生率为 88%）[5]，一些诱发因素会导致此症。

（一）病因

ICU 患者中与低离子钙血症相关的常见原因见于表 30-2。门诊患者低钙血症的主要原因是甲状旁腺功能减退，但对于 ICU 患者通常不考虑这种原因，除非患者最近有颈部手术病史。

表 30-2 ICU 中导致低离子钙血症的原因

碱性中毒 输血（15%）	脂肪栓塞 低镁（70%）
药物 氨基糖苷类（40%） 肝素（10%）	胰腺炎 肾功能不全（50%） 脓毒症（30%）

括号中数字显示的是在每种情况下低离子钙血症的发生率

1. 低镁通过抑制甲状旁腺素分泌和降低终末器官对于甲状旁腺激素的敏感性而导致低钙血症（参见第 29 章参考文献 [21, 22]）。低镁导致的低钙血症通过单纯补钙难以纠正，需要同时补镁治疗。

2. 在 ICU 中脓毒症通常可导致低钙血症 [6, 7]，但是具体机制尚不明确。

3. 碱中毒会促进钙离子与白蛋白的结合，从而减少血液中离子钙的浓度。

4. 相关文献指出，接受输血的患者中有 20% 合并低离子钙血症 [6]，而产生这种现象的原因是钙与库存血中的枸橼酸抗凝血物质相结合。

5. 许多药物可以结合钙从而降低离子钙浓度 [6]，包括氨基糖苷类、西咪替丁、肝素和茶碱等。

6. 肾衰竭常合并低离子钙血症，这是由于磷的潴留以及维生素 D 活化功能的受损所致。治疗的目的是降低血液中磷的水平。

肾衰竭导致的酸中毒使得白蛋白与钙的结合减少，因此在肾衰竭患者中总血清钙的降低并不意味着低离子钙血症。

7. 重症胰腺炎可以通过多种机制导致低钙血症，故胰腺炎合并低钙血症往往提示预后不良 [8]。

（二）临床表现

低钙血症的潜在不良后果是神经肌肉的兴奋性增加，心肌和血管平滑肌的收缩力下降。然而，大多数低离子钙血症的患者并未出现明显的不良后果 [5, 9]。

1. 神经肌肉传导　相关文献指出，低钙血症可以伴随着外围或喉部肌肉的强直、反射亢进、感觉异常和癫痫发作[10]。

Chvostek 征和 Trousseau 征通常认为是低血钙症的表现，但是 Chvostek 征是非特异性的（仅 25% 的正常成人为阳性），同时 Trousseau 征的灵敏度亦不高（至少 30% 的低钙血症患者为阴性）[11]。

2. 心血管　低钙血症导致心血管的并发症包括低血压、心输出量减少和心室异位起搏。然而这些并发症仅在一些血离子钙极度低下的病例中（< 0.65 mmol/L）才有报道[6]。

（三）补钙治疗

1. 低离子钙血症的治疗应该直指病因，而补钙治疗仅应用在少见的症状性低钙血症中。

2. 静脉注射钙的用法及推荐剂量如表 30-3 所示[6]。

(1) 需要注意的是，氯化钙的钙含量是葡萄糖酸钙的 3 倍。

(2) 通常优先选择葡萄糖酸钙，因为它具有较低的渗透性，并且在注射时刺激性较小。然而，这两种钙溶液都属于高渗溶液，最好都通过中心静脉给药。

表 30-3　静脉补钙治疗

溶 液	Ca 元素	单位体积	渗透性
10% 氯化钙	27 mg/ml	10 ml	2000 mOsm/L
10% 葡萄糖酸钙	9 mg/ml	10 ml	680 mOsm/L
对于有症状的低钙血症 ①给予 100 ml 等渗盐水加入 200 mg 钙，输注时间超过 10 min ②持续滴入，在 6 ~ 12 h 内给予钙 1 ~ 2 mg/（kg·h） ③在刚开始的几个小时内每小时监测离子钙水平			

3. 注意：静脉输注钙可能对患者造成危害。钙的输注可以导

致重要器官的血管收缩和局部缺血 [12]，而且细胞内钙超载可以导致致命的细胞损伤 [13]。由于这些危险因素的存在，补钙治疗的确不应轻易应用，除非在有证据表明低钙血症会导致严重的不良反应时。

三、高钙血症

在一项大型的调查研究中发现有 23% 的 ICU 患者至少发生过一次高离子钙血症 [5]。ICU 患者高钙血症的原因尚未得到充分证实，但对于 ICU 以外的患者，导致高钙血症的原因通常为甲状旁腺功能亢进和恶性肿瘤 [14-16]。

（一）临床表现

1. 高钙血症的临床表现无特异性，具体分类如下 [15]。

(1) 胃肠道：恶心、呕吐、便秘、肠梗阻和胰腺炎。

(2) 心血管：血容量减少、低血压、Q-T 间隔缩短。

(3) 肾：多尿症、肾钙化。

(4) 神经：意识模糊、情绪低落、意识昏迷。

2. 当血清总钙浓度超过 12 mg/dl（或者离子钙超过 3.0 mmol/L）时，这些临床表现变得非常明显，当血清总钙浓度超过 14 mg/dl（或者离子钙超过 3.5 mmol/L）时，这些临床表现几乎都会表现出来 [16]。

（二）治疗

治疗的指征为高血钙导致机体出现明显的不良反应，或者血清钙超过 14 mg/L（或者离子钙超过 3.5 mmol/L）。绝大多数严重的、有症状的高钙血症多和肿瘤相关，见表 30-4[1, 14-16] 所有对于高钙血症治疗总结如下。

表 30-4　严重高钙血症的管理

代表药物	给药方案和评论
等张盐水	**剂量**：200 ～ 500 ml/h，保持尿量 100 ～ 150 ml/h **注意**：可降低血钙，但不能完全纠正高钙血症
呋塞米	**剂量**：每 2 小时 40 ～ 80 mg 静脉输注，保持尿量 100 ～ 150 ml/h **注意**：促进尿中钙的排出，但也促进血容量不足（这适得其反），建议应用于容量过负荷的患者
降钙素	**剂量**：通过皮下或者肌内注射 4 U/（kg · 12 h） **注意**：由于疗效不佳而且耐药性强，不再受青睐
糖皮质激素	**剂量**：口服泼尼松（20 ～ 100 mg/d），或者静脉氢化可的松（200 ～ 400 mg/d），治疗 3 ～ 5 d **注意**：主要用于淋巴瘤和骨髓瘤。应用 4d 的效果不是太明显
二膦酸盐类	**剂量**：唑来膦酸（4 ～ 8 mg 静脉输注超过 15 min）或者氨羟二磷酸二钠（90 mg 静脉输注超过 2 h）。10 d 内可以重复使用 **注意**：一线用药，但是效果在 2 d 内不明显。唑来膦酸效果要优于氨羟二磷酸二钠，但是高剂量可以导致肾功能损害

引自参考文献 [1, 14-16]

1. 生理盐水输注　高血钙通常伴随高尿钙，导致渗透性利尿，从而引起血容量减少，并最终导致含钙尿液的排泄下降和血清钙的迅速升高。

(1) 治疗高钙血症的首要目标是通过补液来纠正低血容量和促进钙的经肾脏排泄。

(2) 由于钠的经尿排泄可以促进钙的经尿排泄，所以推荐静滴生理盐水（200 ～ 500 ml/h）来治疗高钙血症[15]。

(3) 治疗的目标是维持尿量在 100 ～ 150 ml/h[14-16]。

(4) 在 70% 的高血钙病例中，生理盐水的输注不能完全纠正高钙血症[14]。

2. 呋塞米　每 2 小时静脉注射 40 ～ 80 mg 的呋塞米可促进尿钙的排泄，但也会导致血容量不足（这得不偿失），所以只有在液体容量负荷过重的情况下才建议应用呋塞米[14, 16]。

3. 降钙素

(1) 降钙素是人体产生的激素，能抑制骨骼吸收，可以通过皮下或者肌内注射鲑降钙素 4 U/（kg·12 h）。

(2) 尽管降钙素反应非常迅速（2 h 内），但是效果并不明显（最大降钙效果为 0.5 mmol/L），并且耐药性强[14]。因此，降钙素在危重高血钙的治疗中已不再使用[14]。

4. 糖皮质激素　糖皮质激素可以增加钙的肾排泄、降低破骨细胞活性、减少淋巴瘤和骨髓瘤中肾脏外骨化三醇的生成[14]（糖皮质激素的用量见表 30-4）。但是，应用糖皮质激素在 4 d 内效果不明显，并且还可能导致肿瘤细胞溶解综合征[14]。

5. 二膦酸盐类

(1) 二膦酸盐类可以强有力抑制破骨细胞活性，被认为是治疗严重高钙血症的一线用药[14]。

(2) 有两种二膦酸盐类药物可供选择：唑来膦酸（15 min 内静脉注射 4 ～ 8 mg）和氨羟二磷酸二钠（2h 内静脉注射 90 mg）。唑来膦酸降钙效率相对要高，但是高剂量可以导致肾功能损害。

(3) 这两种药物都具有延迟作用（2 ～ 4 d），峰值效应在第4 ～ 7 天，效果持续时间为 1 ～ 4 周[14]。

6.透析　血液透析或者腹膜透析能很有效地清除肾衰竭患者体内的钙。

四、低磷血症

与钙不同，无机磷酸盐（PO_4）主要位于细胞内，它参与糖酵解和高能磷酸（ATP）的产生。表 30-1 中显示了血浆中无机磷酸盐的正常浓度[17]。相关文献指出，17% ~ 28% 的危重患者会出现低磷酸盐血症（血清 PO_4 < 2.5 mg/dl 或者 < 0.8 mmol/L）[18, 19]。它们中的大多数是由于 PO_4 向细胞内转移所致，其次是由于 PO_4 在肾脏中排泄的增加以及 PO_4 在胃肠道中吸收的减少。

（一）诱因

1.葡萄糖负荷过多　葡萄糖与 PO_4 同向转移到细胞内。在住院患者中，葡萄糖负荷过多导致低磷酸盐血症的现象是非常普遍的[18, 20, 21]，并且通常发生在营养不良或衰弱患者的再进食期间[21]。肠外营养对于血清 PO_4 的影响，如图 30-1 所示。

类似的情况在长期接受胰岛素治疗的患者或严重高血糖患者中也会出现，例如在糖尿病酮症酸中毒治疗期间发生的低磷血症（见第 24 章）。

2.呼吸性碱中毒　呼吸性碱中毒可以增加细胞内 pH，并加速糖酵解，而葡萄糖利用率增加的同时，会伴发葡萄糖和磷向细胞内转运的增多[22]。

3.β 受体激动药　激动 β 肾上腺素受体可以增加 PO_4 向细胞内移动，促使低磷血症的发生。这种效应在应用 β 受体支气管扩张药的患者中是非常明显的[23]。

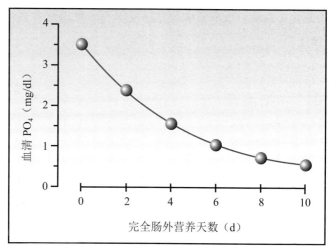

图 30-1 完全肠外营养对于血清磷水平累积影响

（数据引自参考文献 [20]）

4. 系统性炎症　血清 PO_4 与循环中炎症细胞因子水平呈负相关 [24]，可能是激活的中性粒细胞增加了 PO_4 利用率。

5. 磷酸盐结合剂　铝可以和无机磷酸盐形成不可溶性复合物，而含铝化合物例如硫糖铝可以阻碍磷酸盐在上消化道的吸收并导致低磷血症的发生 [25]。

（二）临床表现

低磷血症通常在临床上没有症状，例如在一项有关重症低磷血症（即血清 PO_4 < 1 mg/dl）患者的研究中发现没有患者表现出明显的损害 [26]。但是，下列不良反应会造成潜在危害。

1. 不良反应

(1) 低磷可以损害心肌收缩力，而低磷酸盐血症合并心功能衰竭的患者在补充了磷酸盐后，心功能得以改善 [27]。

(2) 严重低磷酸盐血症的患者常伴有溶血性贫血 [25]，这是由于 ATP 的限制利用从而导致红细胞的变形能力降低所致。

(3) 低磷常伴有 2, 3- 二磷酸甘油酸的低下，这可以使氧解离曲线左移，血红蛋白向组织释放氧的能力降低。

2. 肌肉无力　一篇文献报道，患有严重低磷血症的患者会伴有呼吸肌无力并且脱机困难[28]。然而，另外的研究并未证明呼吸肌无力与低磷血症相关[29]。

（三）补磷治疗

表 30-5　磷酸盐的替代治疗

溶　液	PO₄ 含量		其他含量
磷酸钠	93 mg（3 mmol）/ml		Na⁺ 4.0 mEq
磷酸钾	93 mg（3 mmol）/ml		K⁺ 4.3 mEq*
以体重计的 PO₄ 替代治疗			
血 PO₄（mg/dl）	40 ～ 60 kg	61 ～ 80 kg	81 ～ 120 kg
＜ 1	30 mmol	40 mmol	50 mmol
1 ～ 1.7	20 mmol	30 mmol	40 mmol
1.8 ～ 2.5	10 mmol	15 mmol	20 mmol

*. 如果血浆 K⁺ ≥ 4 mEq/L，则使用磷酸钠，如果血浆 K⁺ ＜ 4 mEq/L，则使用磷酸钾
（引自参考文献 [30]）

1. 推荐对于所有严重低磷酸盐血症（即血清 PO₄ ＜ 1.0 mg/dl 或者 0.3 mmol/L）和部分低磷血症患者（例如收缩性心力衰竭患者）应用磷酸盐替代疗法。表 30-5 给出磷酸盐溶液和给药方案[30]。

2. 磷的每天维持量为：口服给药 1200 mg，或静脉给药 800 mg[31]。

五、高磷血症

大多数高磷酸盐血症是因为肾功能不全阻碍 PO_4 的排泄或者是细胞破坏释放 PO_4 所致（例如横纹肌溶解或者肿瘤溶解综合征）。

（一）临床表现

高磷酸盐血症的临床表现包括：①形成不可溶的磷酸钙复合物（沉积在软组织上），②急性低钙血症伴抽搐[10]。但这些都不常发生在 ICU 患者中。

（二）治疗

1. 促进上消化道 PO_4 的结合，即使在没有任何口服磷酸盐（胃肠道透析）的情况下，也可以降低血清 PO_4 水平[32, 33]。

(1) 硫糖铝或者含铝抗酸剂都均有此作用。

(2) 对于低钙血症患者，醋酸钙片在降低血 PO_4 的同时可以提高血清钙。每粒醋酸钙药片（667 mg）包含 8.45 mEq 的钙，推荐的剂量是 2 片，每日 3 次。

2. 血液透析能增加 PO_4 清除率，但临床上很少应用。

（张　鹏，译　孙运波，校）

参考文献

[1] Bushinsky DA, Monk RD. Electrolyte quintet: Calcium. Lancet 1998; 352:306–311.

[2] Baker SB, Worthley LI. The essentials of calcium, magnesium and phosphate

metabolism: part I. Physiology. Crit Care Resusc 2002; 4:301–306.

[3] Slomp J, van der Voort PH, Gerritsen RT, et al. Albumin-adjusted calcium is not suitable for diagnosis of hyper- and hypocalcemia in the critically ill. Crit Care Med 2003; 31:1389–1393.

[4] Byrnes MC, Huynh K, Helmer SD, et al. A comparison of corrected serum calcium levels to ionized calcium levels among critically ill surgical patients. Am J Surg 2005; 189:310–314.

[5] Moritoki E, Kim I, Nichol A, et al. Ionized calcium concentration and outcome in critical illness. Crit Care Med 2011; 39:314–321.

[6] Zaloga GP. Hypocalcemia in critically ill patients. Crit Care Med 1992; 20:251–262.

[7] Burchard KW, Simms HH, Robinson A, et al. Hypocalcemia during sepsis. Relationship to resuscitation and hemodynamics. Arch Surg 1992; 127:265–272.

[8] Steinberg W, Tenner S. Acute pancreatitis. N Engl J Med 1994; 330:1198–1210.

[9] Aberegg SK. Ionized calcium in the ICU: should it be measured and corrected. Chest 2016; 149:846–855.

[10] Baker SB, Worthley LI. The essentials of calcium, magnesium and phosphate metabolism: part II. Disorders. Crit Care Resusc 2002; 4:307–315.

[11] Zaloga G. Divalent cations: calcium, magnesium, and phosphorus. In Chernow B, ed. The Pharmacologic approach to the critically ill patient. 3rd ed. Baltimore: Williams & Williams, 1994.

[12] Shapiro MJ, Mistry B. Calcium regulation and nonprotective properties of calcium in surgical ischemia. New Horiz 1996; 4:134–138.

[13] Trump BF, Berezesky IK. Calcium-mediated cell injury and cell death. Faseb J 1995; 9:219–228.

[14] McCurdy MT, Shanholtz CB. Oncologic emergencies. Crit Care Med 2012; 40:2212–2222.

[15] Stewart AF. Clinical practice. Hypercalcemia associated with cancer. N Engl J Med 2005; 352:373–379.

[16] Body JJ. Hypercalcemia of malignancy. Semin Nephrol 2004; 24:48–54.

[17] Geerse DA, Bindels AJ, Kuiper MA, et al. Treatment of hypophosphatemia in the intensive care unit: a review. Crit Care 2010; 14:R147.

[18] French C, Bellomo R. A rapid intravenous phosphate replacement protocol for critically ill patients. Critical Care Resusc 2004; 6:175–179.

[19] Fiaccadori E, Coffrini E, Fracchia C, et al. Hypophosphatemia and phosphorus depletion in respiratory and peripheral muscles of patients with respiratory failure due to COPD. Chest 1994; 105:1392–1398.

[20] Knochel JP. The pathophysiology and clinical characteristics of severe hypophosphatemia. Arch Intern Med 1977; 137:203–220.

[21] Marinella MA. Refeeding syndrome and hypophosphatemia. J Intensive

Care Med 2005; 20:155–159.

[22] Paleologos M, Stone E, Braude S. Persistent, progressive hypophosphataemia after voluntary hyperventilation. Clin Sci 2000; 98:619–625.

[23] Bodenhamer J, Bergstrom R, Brown D, et al. Frequently nebulized beta-agonists for asthma: effects on serum electrolytes. Ann Emerg Med 1992; 21:1337–1342.

[24] Barak V, Schwartz A, Kalickman I, et al. Prevalence of hypophosphatemia in sepsis and infection: the role of cytokines. Am J Med 1998; 104:40–47.

[25] Brown GR, Greenwood JK. Drug- and nutrition-induced hypophosphatemia: mechanisms and relevance in the critically ill. Ann Pharmacother 1994; 28:626–632.

[26] King AL, Sica DA, Miller G, et al. Severe hypophosphatemia in a general hospital population. South Med J 1987; 80:831–835.

[27] Davis SV, Olichwier KK, Chakko SC. Reversible depression of myocardial performance in hypophosphatemia. Am J Med Sci 1988; 295:183–187.

[28] Agusti AG, Torres A, Estopa R, et al. Hypophosphatemia as a cause of failed weaning: the importance of metabolic factors. Crit Care Med 1984; 12:142–143.

[29] Gravelyn TR, Brophy N, Siegert C, et al. Hypophosphatemiaassociated respiratory muscle weakness in a general inpatient population. Am J Med 1988; 84:870–876.

[30] Taylor BE, Huey WY, Buchman TG, et al. Treatment of hypophosphatemia using a protocol based on patient weight and serum phosphorus level in a surgical intensive care unit. J Am Coll Surg 2004; 198:198–204.

[31] Knochel JP. Phosphorous. In: Shils ME, et al., eds. Modern nutrition in health and disease. 10th ed. Philadelphia, PA: Lippincott, Williams & Wilkins, 2006; 211–222.

[32] Kraft MD, Btaiche IF, Sacks GS, et al. Treatment of electrolyte disorders in adult patients in the intensive care unit. Am J Health Syst Pharm 2005; 62:1663–1682.

[33] Lorenzo Sellares V, Torres Ramirez A. Management of hyperphosphataemia in dialysis patients: role of phosphate binders in the elderly. Drugs Aging 2004; 21:153–165.

第十一部分
腹部和骨盆疾病
The Abdomen & Pelvis

第 31 章
胰腺炎与肝衰竭
Pancreatitis and Liver Failure

本章描述的疾病（坏死性胰腺炎和肝衰竭）具有以下特点：①都会累及多个脏器功能的损伤；②感染源均来自于肠道菌群易位；③治疗方法多为对症和支持治疗；④都有很高的死亡率。

一、急性胰腺炎

（一）分类

急性胰腺炎临床上分为如下两种类型[1]。

1. 水肿性胰腺炎最为常见，表现为胰腺浸润性炎症，其他脏器功能不受影响。临床表现为自限性，通常是腹痛、恶心和呕吐。死亡率很低（< 2%）[2]；很少需要进入 ICU 治疗。

2. 坏死性胰腺炎占胰腺炎的 10% ~ 15%[1]，其特征是胰腺出现坏死灶，伴有全身炎症反应和一个或多个其他脏器功能的损伤（如肺、肾和循环系统）[3]，死亡率可以高达 40%[2]；通常需要进入 ICU 监护治疗。

（二）病因和诊断

1. 许多病因都可以引起胰腺炎，其中胆源性（40%）、酒精性（30%）和特发性（20%）[2, 4, 5] 这三种因素占到所有诱因的 90%（表 31-1）。

2. 急性胰腺炎的诊断标准如下 [1]。

(1) 血清胰酶（淀粉酶和脂肪酶）升高至正常上限的 3 倍以上。

(2) 增强 CT 扫描有胰腺炎的表现。

表 31-1　急性胰腺炎的原因

常见原因	其他原因
· 胆结石（40%） · 酒精性（30%） · 特发性（20%）	· 腹部外伤 · 血管炎 · 高脂血症 · 感染（HIV、巨细胞病毒、支原体、军团菌） · 药物（对乙酰氨基酚、奥美拉唑、喷他脒、甲硝唑、复方磺胺甲噁唑、呋塞米、丙戊酸）

引自参考文献 [2, 4, 5]

（三）胰酶

1. 淀粉酶　淀粉酶是一种能够将淀粉水解成多糖的酶。淀粉酶的主要来源是胰腺、唾液腺腺体和输卵管。

(1) 急性胰腺炎发病 6 ~ 12 h 后血淀粉酶水平开始升高，3 ~ 5 d 后降至正常。

(2) 血清淀粉酶水平上升到正常上限的 3 倍为急性胰腺炎的诊断指标之一 [6]，灵敏度高（> 90%），但特异性较低（< 70%）。

(3) 多种因素都可以升高血清淀粉酶的水平，这导致其特异性低（表 31-2）[7]。

(4) 注意：血清淀粉酶变化的参考范围目前尚不能确定，因为不同的临床实验室的检测结果是不同的。

2. 脂肪酶　脂肪酶是一种可以水解三酰甘油为甘油和游离脂肪酸的酶。脂肪酶主要来源于舌、胰腺、肝脏、肠道以及循环中的脂蛋白。

(1) 在急性胰腺炎中，血清脂肪酶水平开始上升要早于血清淀粉酶（4 ～ 8 h），并且在血中维持高浓度的时间也长于血清淀粉酶（8 ～ 14 d）。

(2) 和淀粉酶一样，也有很多因素可以使血清脂肪酶水平升高（表 31-2）。然而，与淀粉酶不同的是，胰腺外的因素很少可以使血脂肪酶升到急性胰腺炎那么高的水平[8]。

(3) 80% ～ 100% 急性胰腺炎的血清脂肪酶水平可以超过正常上限的 3 倍[6]，具有良好的敏感性和特异性。因此，在诊断急性胰腺炎方面，血清脂肪酶的特异性要强于血清淀粉酶。

(4) 推荐：血清脂肪酶可以单独作为胰腺炎的诊断指标，联合检测血清淀粉酶并不能增加诊断的准确性[6]。

表 31-2　血清淀粉酶和脂肪酶升高的原因

条　件	药物及其他*
胰腺炎	**淀粉酶**
胆囊炎	酒精中毒
肾衰竭	羟乙基淀粉
腮腺炎（淀粉酶）	H_2 受体拮抗药
消化道溃疡性疾病	甲氧氯普胺

（续　表）

条　件	药物及其他*
肠梗阻或坏死	阿片类药物
肝脏疾病	**脂肪酶**
异位妊娠破裂（淀粉酶）	脂质输注
糖尿病酮症酸中毒	甲泼尼松龙
	阿片类药物

*. 仅包括 ICU 患者常见原因。详情请参阅参考文献 [7]

（四）CT 扫描

增强 CT 扫描是最可靠的诊断方法，能区分胰腺炎的类型（水肿性与坏死性）以及局部并发症（如感染）。

1. 图 31-1 为水肿性胰腺炎的增强 CT 图像。胰腺整体肿胀增厚、边界模糊，这是胰腺水肿的特征性表现。

2. 图 31-2 为坏死性胰腺炎的增强 CT 图像。请注意，在胰腺的颈部和体部大片的区域未被强化，这提示胰腺坏死。发病后的第一周内，胰腺组织坏死程度可能无法在 CT 上充分表现出来 [1]。

3. 当无法使用静脉造影剂的时候，用 CT 来区分水肿性和坏死性胰腺炎就比较困难。

（五）胆道检查

在美国，因为胆道结石是急性胰腺炎的主要病因 [4]，故所有确诊为急性胰腺炎的患者都要进行胆囊和胆管的检查。增强 CT 扫描基本可以满足，但当 CT 不能确定，或者无法做 CT 的时候，推荐进行腹部超声检查。

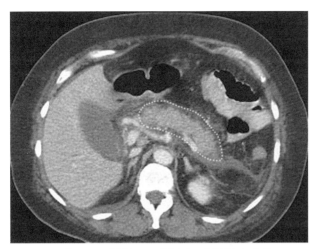

▲ 图 31-1 增强 CT 图像显示水肿性胰腺炎

胰腺（由虚线画出的）整体肿胀、增厚，模糊的边界是水肿形成的特征

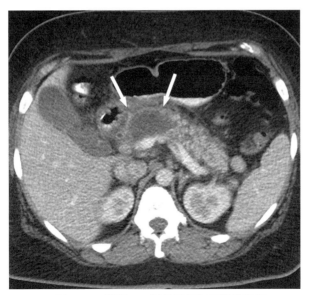

▲ 图 31-2 增强 CT 图像显示坏死性胰腺炎

未被强化的区域（箭）就是坏死的胰腺的颈部和体部[1]

二、重症胰腺炎

1. 重症胰腺炎的定义为急性胰腺炎（通常是坏死性）造成至少一个其他脏器或器官的持续性损伤（＞ 48 h）[1]。

2. 胰腺外其他脏器损伤的机制是渐进的全身炎症反应，最易涉及的脏器包括肺（ARDS）、肾脏（急性肾损伤）以及循环系统（低血压和休克）。

3. 重症胰腺炎患者应当收入 ICU 治疗，包括以下措施：①循环支持；②营养支持；③处理腹腔内并发症（如感染）。

（一）循环支持

循环支持包括容量复苏，在必要时给予血管活性药物。

1. 补液 重症胰腺炎由于毛细血管渗漏导致血管内大量液体丢失，而继发的低血容量可以加重胰腺坏死。因此，推荐在重症胰腺炎早期进行积极地液体复苏治疗[9]。对于容量复苏的典型治疗方案概述如下。

(1) 使用晶体液复苏，需要在 60 ～ 90 min 快速静滴 20 ml/kg（约 1.5 L）。

(2) 随后在 24 ～ 48 h 内维持 250 ml/h 的补液速度，保持平均动脉压 ≥ 65 mmHg，以及尿量 ≥ 0.5 ml/（kg·h）。

(3) 警告：积极地液体复苏并不能改善重症胰腺炎的预后[10]，反而可能因为加重组织水肿而造成其他损害，比如导致 ARDS 的加重（见第 17 章），并增加腹腔间隙综合征的风险。因此，在 24 ～ 48 h 的液体复苏完成后，补液速度应当根据设定的血压和尿量目标值来调整。

2. 血管活性药物　目前还没有正式的指南推荐在重症胰腺炎治疗中如何使用血管活性药物，但去甲肾上腺素（2 ～ 20 µg/min）是一个合适的选择。所有血管收缩药都可以减少内脏血流量而加重胰腺坏死，因此需特别注意输注速度的设定（并避免使用肾上腺素）。

（二）营养支持

1. 应当尽可能在早期（发病后 48 h 内）通过鼻饲给予患者胃肠内营养支持[11]。

2. 首选肠内营养主要是基于其对肠黏膜上皮的营养作用（见第 37 章）。与全肠外营养相比，对重症胰腺炎患者实施肠内营养，其感染率、多脏器衰竭发生率及死亡率均降低[12]。

3. 肠内营养时应当通过 X 线或内镜引导下留置空肠管。目前并不推荐使用鼻胃管进行肠内营养，尽管一项小型研究指出鼻胃管喂养不会对重症胰腺炎患者造成明显的损害[13]。

（三）胰腺感染

1. 约 1/3 的坏死性胰腺炎患者在胰腺坏死区域发生感染[14]。坏死性胰腺炎的感染通常在发病后 7 ～ 10 d 出现，主要病原菌为肠道来源的革兰阴性菌。

2. 以下任何一条符合，诊断即成立。

(1) 增强 CT 扫描可以发现在坏死区域存在气体。

(2) 在 CT 引导下细针穿刺留取细菌培养，结果阳性。

3. 单纯应用抗生素难以治疗胰腺感染，故首选的治疗方法是手术清除坏死组织[14]。

4. 预防性使用抗生素不会降低胰腺感染的发生率[15]；因此，

不建议在坏死性胰腺炎中预防性使用抗生素 [14]。

（四）腹腔间隙综合征

重症胰腺炎中有几个可以增加腹内压的因素，包括：胰周积液、大量腹水和肠壁水肿（大量输液可以加重）。有研究报道大约半数重症胰腺炎患者会发生腹腔间隙综合征（ACS）[16]。由于 ACS 可导致急性肾衰竭，因此任何合并急性肾衰竭的患者都应该测量腹腔压力（关于腹腔间隙综合征参见第 26 章）。

三、肝衰竭

（一）肝衰竭的类型

在 ICU 一般会有两种类型：①急性（爆发性）肝衰竭；②慢性肝衰竭急性发作。

1. **急性肝衰竭**　急性肝衰竭患者既往没有肝脏病史，发病罕见（每年发病率＜ 10%）。在美国，对乙酰氨基酚是急性肝衰的主要病因，约占 40%。（对乙酰氨基酚肝毒性参见第 46 章）。其他病因是病毒性肝炎、缺血性肝炎、其他药物（例如可卡因）以及中暑。还有约 20% 急性肝衰竭是特发性的 [17]。

2. **慢性肝衰竭急性发作**　此类患者大多数都合并慢性肝病（肝硬化），通常因感染或静脉曲张出血等诱发肝功能的急剧恶化而引发 [18]。

（二）临床表现

这两类肝衰竭具有一些共同特征（如感染风险增加，肾功能障碍，低白蛋白血症），但是两者仍存在一些差异。

1. 急性肝衰竭的特点 [17]

(1) 常与全身性炎症反应相关，易导致多器官功能衰竭。

(2) 肝性脑病为其主要特征，在肝衰竭发病后的 8 周内出现，会导致颅内压升高。

(3) 门静脉高压症以及显性出血并不常见。

(4) N- 乙酰半胱氨酸有可能改善症状（即使对于非对乙酰氨基酚导致的急性肝衰竭患者）[17]。

2. 慢性肝衰竭急性发作的特点

(1) 门静脉高压症及静脉曲张破裂出血更为常见。

(2) 腹水明显，且易并发自发性细菌性腹膜炎和肝肾综合征（见下文）。

（三）自发性细菌性腹膜炎

在慢性肝衰竭急性发作合并腹水的患者中，仅有 10% ～ 27% 可以通过腹水找到明确的感染源 [21]，这种情况被称为自发性细菌性腹膜炎（SBP），可能的发病机制是肠腔内细菌穿过肠黏膜上皮进入腹水造成菌群易位。致病菌中 75% 是需氧的革兰阴性杆菌，25% 是革兰阳性球菌（特别是链球菌属）[19]。

1. 50% 的 SBP 患者会出现发热、腹痛和反跳痛，但也有 1/3 没有特殊症状 [19]。

2. 诊断 SBP 依赖于诊断性腹腔穿刺。镜下中性粒细胞计数 ≥ 250 个 /mm^3 就提示可能有感染，提示需要开始经验性抗生素治疗。疑似 SBP 的首选抗生素是头孢噻肟（2 g，每 8 小时 1 次），或其他三代头孢抗生素 [19-21]。

3. 即便给予足量的抗生素进行治疗，自发性腹膜炎死亡率仍高达 30% ～ 40%[20]。可能是由于 30% 的自发性腹膜炎患者会继发肝肾综合征[21]（见下文）。

（四）肝肾综合征

肝肾综合征（HRS）是一种功能性肾衰竭（即肾脏本身没有病变），多发生于肝硬化和腹水患者中，合并自发性腹膜炎或脓毒症时尤为明显[22]。只有肝移植能降低 HRS 的死亡率[22,23]。

1. 发病机制　肝脏和肾脏的血流动力学改变导致 HRS 的发生。肝硬化可以引起内脏血管舒张，同时激活神经内分泌系统（肾素系统）使得肾脏的血管收缩[22]，因此心输出量细微的变化就可以明显影响肾小球滤过率。

2. 诊断　HRS 的诊断标准见表 31-3。它们包括对白蛋白治疗（容量复苏）无效的急性肾损伤（48h 内血肌酐升高 > 0.3 mg/dl），且没有其他导致急性肾损伤的因素（例如：休克或肾毒性药物）[22,24]。

表 31-3　肝肾综合征的临床治疗

诊断标准	处理方法
①合并腹水肝硬化 ②48 h 内血肌酐升高 > 0.3 mg/dl ③输注白蛋白 2 d [1 g/（kg·d）最多至 100 g/d]，且没使用利尿药治疗后，肾功能没有改善 ④没有其他导致急性肾损伤的因素（例如：休克或肾毒性药物）	**①特利加压素**：1 ～ 2 mg 静脉注射每 4 ～ 6 小时 1 次 **白蛋白**：第一天 1 g/kg（最大量 100 g），其后每天 20 ～ 40 g* ②评估肝移植可行性

*. 若血清白蛋白 > 4.5，则停止输注。引自参考文献 [22-24]

3. 治疗　HRS 的急性期处理包括应用内脏血管收缩药（特利加压素，血管加压素类似物）以及扩容药物（白蛋白），以期增加肾脏血流。用药剂量参见表 31-3。经治疗，超过 50%HRS

患者的肾功能会有所改善[22, 23]。然而，停药后 HRS 通常会复发，欲提高 HRS 的长期存活率还需肝移植治疗[23]。

四、肝性脑病

肝性脑病是肝衰竭的晚期并发症，其特点是：脑水肿和颅内压增高。目前研究证实血氨升高为肝性脑病发病的关键因素[25-28]。

（一）发病机制

肝衰竭时机体对于氨（NH_3）的转化能力下降或丧失，导致血氨水平不断升高，并最终导致 NH_3 在脑中的积聚。其被星形胶质细胞摄取，并用来把谷氨酸转化为谷氨酰胺：

$$谷氨酸盐 + NH_3 + ATP \rightarrow 谷氨酰胺 + ADP \qquad （公式 31-1）$$

大量合成的谷氨酰胺在细胞内积聚，造成细胞内渗透压升高而将水拉入细胞内，最终引起脑水肿[25]。

（二）临床表现

肝性脑病不同时期的主要特征见表 31-4[27]。

1. 肝性脑病最早的特异性症状是性格改变，认知功能改变和扑翼样震颤（伸腕阵挛性运动），定向障碍和精神抑郁是后期的主要特征。

2. 锥体外束损伤的表现（例如强直，帕金森震颤）在肝性脑病中很常见，且存在 Babinski 征阳性[27]。

3. 肝性脑病中局灶性神经功能缺损和癫痫发作并不常见[27]。

表 31-4 肝性脑病的阶段分级

阶　段	特　征
阶段 0	无脑病
阶段 1	注意力不集中
	兴奋或抑制
	可能出现扑翼样震颤
阶段 2	嗜睡或淡漠
	定向障碍
	通常出现扑翼样震颤
阶段 3	嗜睡但能唤醒
	严重的定向障碍
	扑翼样震颤消失
阶段 4	昏迷

引自 West Haven 标准，引自参考文献 [27]

（三）诊断和鉴别诊断

肝性脑病的临床特征缺乏特异性（包括扑翼样震颤，也可以发生在代谢性脑病及用药过量的患者），诊断肝性脑病通常首先排除其他会影响精神状态的因素。包括：药物超量、硬膜下血肿和韦尼克脑病（硫胺素缺乏症），神经影像学检查可以鉴别诊断。对肝性脑病诊断唯一有帮助的实验室检查就是血氨水平。

血氨　尽管 NH_3 在肝性脑病的发生中很重要，但监测血氨水平的意义不大。

1. 血氨升高主要可导致急性肝衰竭，血氨水平与肝性脑病的发生及其严重程度之间具有良好的相关性[26-28]。

2. 但在肝硬化患者中，血氨水平在确诊 HE 的发生和病情严重程度的判断上是不可靠的[27, 28]。一项研究的结果指出，超过 50% 的肝硬化患者血氨水平是正常的[28]。

（四）治疗

NH$_3$ 主要产生于下消化道，是蛋白质降解的产物，由含有产尿素酶的肠道微生物分解尿素产生。以下措施可以有效降低肠道内 NH$_3$ 的水平。

1. **乳果糖**　乳果糖是一种不能被吸收的双糖，由肠道微微生物将 NH$_3$ 转变为不易被肠道吸收的 NH$_4$，抑制产生尿素酶的革兰阴性杆菌的生长[27, 29]。酸性 pH 的杀菌作用参见图 3-1。乳果糖被认为是治疗 HE 的一线药物[27, 29]，推荐剂量见表 31-5。

表 31-5　肝性脑病的降血氨疗法

乳果糖	口服疗法	开始时每小时 20 ～ 30 g（30 ～ 45 ml），直至排便后，每 6 小时减少 20 g（30 ml）
	保留灌肠	将 200 g（300 ml）稀释至 700 ml 的自来水中。高位直肠灌肠后，嘱患者保持头低足高体位 1 h 每 4 ～ 6 小时可重复给药一次
新霉素		每 8 小时口服 1 ～ 2 g，持续 1 ～ 2 周
利福昔明		每 8 小时口服 400 mg，持续 10 ～ 21 d

引自参考文献 [27, 29]

2. **不吸收的抗生素**　不可吸收的抗生素用来清除肠道中产氨微生物。新霉素（氨基糖苷类抗生素）和利福昔明（利福平类抗生素）能达到这种效果。用药方法见表 31-5。

以下是可以采用的两个方案。

(1) 新霉素无法对肝性脑病起作用，且有耳毒性和肾毒性（尽管较小）等副作用；因此利福昔明成为肝性脑病的首选抗生素 [27, 29, 30]。

(2) 利福昔明作为乳果糖的辅助用药，不单独使用。

五、降低颅内压

1. 颅内压增高主要见于急性肝衰竭，并且往往提示预后不良 [17]。

2. 血氨水平升高≥ 150 μmol/L（≥ 255 μg/dl）将导致颅内压增高，故其可作为监测颅内压（ICP）的指标。以下任何一种方案均可用于降低 ICP [17]。

(1) 高渗生理盐水：使用 20 ml30% 的 NaCl 或 200 ml 3% NaCl，静脉泵入，保持血清钠含量低于 150 mEq/L。

(2) 甘露醇：使用浓度为 20% 的甘露醇，每千克体重给予 2 ml，保持血清渗透压低于 320 mOsm/kg H_2O。

六、营养支持

限制蛋白质的摄入虽然可以减少肠道产氨，但限制蛋白质的摄入并不能缓解肝性脑病，甚至会促进肌肉分解 [31]。目前推荐危重患者蛋白质摄入量为 1.2 ～ 1.5 g/（kg·d）。

七、预后

虽然肝移植是晚期肝衰竭的一种选择，但仅有 10% 的暴发性肝衰竭患者能够进行肝移植手术 [17]。其他治疗方法正在逐渐取代肝移植，其中最有可能的是大容量血浆置换，这种方法可以从血液中去除 NH_3 和其他毒素。初步研究表明，仅靠这种方法就可以提高肝衰竭患者生存率[32]。

（燕晓雯，译　单　亮，校）

参考文献

[1] Banks PA, Bollen TL, Dervenis C, et al. Classification of acute pancreatitis—2012: revision of the Atlanta classification and definitions by international consensus. Gut 2012; 62:102–111.

[2] Cavallini G, Frulloni L, Bassi C, et al. Prospective multicentre survey on acute pancreatitis in Italy (Proinf-AISP). Dig Liver Dis 2004; 36:205–211.

[3] Greer SE, Burchard KW. Acute pancreatitis and critical illness. A pancreatic tale of hypoperfusion and inflammation. Chest 2009; 136:1413–1419.

[4] Forsmark CE, Baille J. AGA Institute technical review on acute pancreatitis. Gastroenterol 2007; 132:2022–2044.

[5] Yang AL, Vadhavkar S, Singh G, Omary MB. Epidemiology of alcohol-related liver and pancreatic disease in the United States. Arch Intern Med 2008; 168:649–656.

[6] Yadav D, Agarwal N, Pitchumoni CS. A critical evaluation of laboratory tests in acute pancreatitis. Am J Gastroenterol 2002; 97:1309–1318.

[7] Gelrud D, Gress FG. Elevated serum amylase and lipase. UpToDate (accessed on July 26, 2016).

[8] Gumaste VV, Roditis N, Mehta D, Dave PB. Serum lipase levels in nonpancreatic abdominal pain versus acute pancreatitis. Am J Gastroenterol 1993; 88:2051–2055.

[9] Tenner S. Initial management of acute pancreatitis: critical issues in the first 72 hours. Am J Gastroenterol 2004; 99:2489–2494.

[10] Haydock MD, Mittal A, Wilms HR, et al. Fluid therapy in acute pancreatitis: anybody's guess. Ann Surg 2013; 257:182–188.

[11] Parrish CR, Krenitsky J, McClave SA. Pancreatitis. 2012 A.S.P.E.N. Nutrition Support Core Curriculum. Silver Spring, MD: American Society of Parenteral and Enteral Nutrition, 2012:472–490.

[12] Al-Omran M, AlBalawi ZH, Tashkandi MF, Al-Ansary LA. Enteral versus parenteral nutrition for acute pancreatitis. Cochrane Database Syst Rev 2010:CD002837.

[13] Eatock FC, Chong P, Menezes N, et al. A randomized study of early nasogastric versus nasojejunal feeding in severe acute pancreatitis. Am J Gastroenterol 2005; 100:432–439.

[14] Banks PA, Freeman ML, Practice Parameters Committee of the American College of Gastroenterology. Practice guidelines in acute pancreatitis. Am J Gastroenterol 2006; 101:2379–2400.

[15] Hart PA, Bechtold ML, Marshall JB, et al. Prophylactic antibiotics in necrotizing pancreatitis: a meta-analysis. South Med J 2008; 101:1126–1131.

[16] Al-Bahrani AZ, Abid GH, Holt A, et al. Clinical relevance of intra-abdominal hypertension in patients with severe acute pancreatitis. Pancreas 2008; 36:39–43.

[17] Bernal W, Wendon J. Acute liver failure. N Engl J Med 2013; 369:2525–2534.

[18] Olson JC, Kamath PS. Acute-on-chronic liver failure: concept, natural history, and prognosis. Curr Opin Crit Care 2011; 17:165–169.

[19] Gilbert JA, Kamath PS. Spontaneous bacterial peritonitis: an update. Mayo Clin Proc 1995; 70:365–370.

[20] Runyon BA. Management of adult patients with ascites caused by cirrhosis. Hepatology 1998; 27:264–272.

[21] Moore CM, van Thiel DH. Cirrhotic ascites review: pathophysiology, diagnosis, and management. World J Hepatol 2013; 5:251–263.

[22] Dalerno F, Gerbes A, Gines P, et al. Diagnosis, prevention and treatment of hepatorenal syndrome in cirrhosis. Gut 2007; 56:131–1318.

[23] Rajekar H, Chawla Y. Terlipressin in hepatorenal syndrome: evidence for present indications. J Gastroenterol Hepatol 2011; 26(Suppl):109–114.

[24] Wong F. The evolving concept of acute kidney injury in patients with cirrhosis. Nat Rev Gastroenterol Hepatol 2015; 12:711–719.

[25] Clay AS, Hainline BE. Hyperammonemia in the ICU. Chest 2007; 132:1368–1378.

[26] Ferenci P, Lockwood A, Mullen K, et al. Hepatic encephalopathy—definition, nomenclature, diagnosis and quantification: Final report of the Working Party at the 11th World Congress of Gastroenterology, Vienna, 1998. Hepatol 2002; 55:716–721.

[27] Vilstrup H, Amodio P, Bajaj J, et al. Hepatic encephalopathy in chronic liver disease: 2014 practice guideline by the American Association for the Study of Liver Diseases and the European Association for the Study of the Liver. Hepatology 2014; 60:715–735.

[28] Kundra A, Jain A, Banga A, et al. Evaluation of plasma ammonia levels in patients with acute liver failure and chronic liver disease and its correlation with the severity of hepatic encephalopathy and clinical features of raised intracranial pressure. Clin Biochem 2006; 38:696–699.

[29] Leise MD, Poterucha JJ, Kamath PS, Kim WR. Management of hepatic

encephalopathy in the hospital. Mayo Clin Proc 2014; 89:241–253.

[30] Lawrence KR, Klee JA. Rifaximin for the treatment of hepatic encephalopathy. Pharmacotherapy 2008; 28:1019–1032.

[31] Cordoba J, Lopez-Hellin J, Planas M, et al. Normal protein diet for episodic hepatic encephalopathy: results of a randomized trial. J Hepatol 2004; 41:38–43.

[32] Karvellas CJ, Subramanian RM. Current evidence for extracorporeal liver support systems in acute liver failure and acute-onchronic liver failure. Crit Care Clin 2016; 32:439–451.

第 32 章
腹腔感染
Abdominal Infections

本章讲述发生在 ICU 的各种腹腔感染，包括胆道感染（非结石性胆囊炎）、肠道感染（难辨梭状芽胞杆菌性肠炎）和腹腔感染（术后感染）。

一、非结石性胆囊炎

非结石性胆囊炎只占急性胆囊炎的不到 15%[1]，但它在重症人群中发病率高，且其死亡率高达 45%[1, 2]，与脓毒性休克不相上下。

（一）发病机制

1. 非结石性胆囊炎常见诱因包括手术术后，外伤，休克，长期禁食（4 周或更长）[1, 2]。

2. 全胃肠外营养（TPN）期间的肠道失用时间通常少于 4 周，因此 TPN 不应成为非结石性胆囊炎的危险因素[3]。

3. 该病可能的发病机制包括灌注不足、收缩减少引起的胆囊扩张和胆汁成分改变。

（二）临床表现

1. 大多数患者出现右上腹疼痛和压痛，但三分之一的非结石性胆囊炎患者可能不会出现上述症状[4]。

2. 其他常见症状包括：发热（100％）、胆红素升高（90％）、低血压（90％）和多脏器功能障碍（65％～80％）[1, 2]。

3. 90％的患者通过血培养可找到致病菌[4]，其中绝大部分为革兰阴性杆菌。

（三）诊断

1. 床边超声是首选诊断方法。

2. 超声征象：胆囊扩张（短轴切面直径＞40 mm），胆囊壁增厚（＞3 mm）和淤泥样胆汁（为胆汁中沉淀出的颗粒物）[5, 6]。这些征象如图 32-1 所示。淤泥样胆汁不具备特异性，也可见于没有胆囊炎的患者。

3. 专业超声人员的诊断准确率高达 95％[5]。如果超声不能确诊，可以选择同位素胆道扫描，但危重患者的确诊率可能较低[5]。

（四）治疗

1. 确诊后尽快开始经验性抗生素治疗，推荐使用哌拉西林/他唑巴坦或碳青霉烯类（例如美罗培南）[2]（有关用药方法，请参阅第 44 章）。

2. 病情稳定的患者（非 ICU）首选腹腔镜胆囊切除术。但对于病情危重的患者，经皮胆囊穿刺引流术是最佳选择[7]。

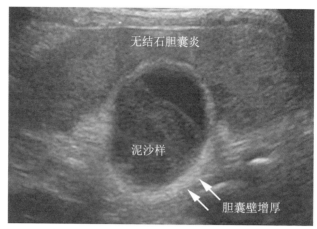

无结石胆囊炎

泥沙样

胆囊壁增厚

▲ 图 32-1　胆囊的短轴切面胆囊炎患者的胆囊

二、难辨梭状芽胞杆菌感染

　　在美国，院内感染最常见的病原体就是难辨梭状芽胞杆菌（CDI），它也是全球院内腹泻的主要原因[8]。CDI 的发病率在过去的十年内几乎翻了一倍[9]。

（一）发病机制

　　1. 难辨梭状芽胞杆菌是一种厌氧的革兰阳性梭状芽胞杆菌。它并不存在于正常人的肠道，但当菌群失调时（例如使用抗生素），它可以定植于肠道。

　　2. 难辨梭状芽胞杆菌通过粪 - 口的途径进行传播，在医院中通常通过医务人员的手传播，因此，应当严格使用一次性手套来降低传播概率[10]。

　　3. 难辨梭状芽胞杆菌侵袭性不强，但释放的细胞毒素能损害肠黏膜，引起肠壁大量炎性渗出和分泌性腹泻。随着炎症不断加重，黏膜表面可形成斑块样病变，被称为"伪膜"，这种疾病被称为伪膜性肠炎。

4. 虽然使用抗生素是难辨梭状芽胞杆菌感染最重要的因素，但是使用抑酸剂也是重要的危险因素，因为它促进了难辨梭状芽胞杆菌的粪 - 口传播（详见下文）。

5. 抑制胃酸：胃酸能有效防止致病微生物侵入上消化道（第3 章）。相关文献指出使用抑酸剂，特别是质子泵抑制药，能增加难辨梭状芽胞杆菌感染的风险[11-13]。事实上，近年来难辨梭状芽胞杆菌感染发生率和严重程度的增加与质子泵抑制药的广泛使用是同步的，因此，这很可能是质子泵抑制药不断升级和滥用导致的[14]。

（二）临床症状

难辨梭状芽胞杆菌感染（CDI）的临床特征见表 32-1。该表直接摘自最新的 CDI 临床实践指南[15]。其中以下几点值得注意：

1. 难辨梭状芽胞杆菌感染的腹泻特点是水样腹泻，伴有恶臭。

2. 最严重的并发症是中毒性巨结肠。临床特征包括突发性肠梗阻，明显腹胀和快速进展的休克。一旦发生需强制急诊手术，首选的手术方式是结肠次全切除术[8]。

表 32-1　梭状芽胞杆菌感染的临床表现（CDI）

轻中度 CDI 仅腹泻或伴有其他非典型症状（例如，低于 38.5℃的发热）
严重 CDI 腹泻加上血清白蛋白＜ 3 g/dl，以及下列其中一种： WBC ≥ 15 000/mm³ 或腹部压痛

（续　表）

伴有并发症的严重 CDI
腹泻加上下列任何一项：

- 收入 ICU
- WBC ≥ 35 000/mm³ 或＜ 2000/mm³
- 低血压
- 明显腹胀

- 体温高于 38.5℃
- 血乳酸＞ 2.2 mmol/L
- 精神状态改变
- 一个重要器官衰竭（如肺、肾）或肠梗阻

复发型 CDI
治愈后 8 周内复发

引自参考文献 [15] 中的临床实践指南

（三）诊断

因为无法鉴别是否为产毒菌株，只在粪便中培养出难辨梭状芽胞杆菌菌株不能确诊 CDI。诊断的金标准是分离出难辨梭状芽胞杆菌的细胞毒素或在粪便中检出难辨梭状芽胞杆菌。

1. 毒素测定　难辨梭状芽胞杆菌感染的诊断依赖于在粪便中检测出艰难梭菌毒素 A 和毒素 B（两种毒素必须同时阳性）。毒素测定对难辨梭状芽胞杆菌感染的诊断具有 75% ～ 95% 的灵敏度和 83% ～ 98% 的特异性 [15]。毒素测定的敏感度较弱 [15]，正在逐步被靶向基因检测所取代。

2. 靶向基因检测　这种新的检测方法是使用聚合酶链反应（PCR）技术来检测难辨梭状芽胞杆菌中产生毒素的基因。这种方法具备高度敏感性，是诊断难辨梭状芽胞杆菌感染的首选方法 [15]。

注：最近一项关于 PCR 检测的研究指出，该方法假阳性率颇高 [16]，因此弃用毒素检测手段可能为时过早。

3. 结肠镜检查　结肠镜并不是常规检查，但如果发现伪膜性结肠炎的存在，则基本可以明确 CDI 的诊断。

（四）抗生素治疗

表 32-2 列出了 CDI 推荐使用的抗生素方案，分别对应表 32-1 中不同的疾病严重程度分类。还有几条需要指出。

表 32-2　艰难梭菌的抗感染治疗

病　　情	治疗种类及药物方案
轻度 CDI	**首选**：甲硝唑，500 mg，口服，每 8 小时 1 次，持续 10 d
	替代：万古霉素，125 mg，口服，每 6 小时 1 次，持续 10 d
严重 CDI	**首选**：万古霉素，125 mg，口服，每 6 小时 1 次，持续 10 d
伴有并发症的严重 CDI	**首选**：万古霉素，500 mg，口服，或灌肠，每 6 小时 1 次，联合甲硝唑，500 mg，静脉注射，每 8 小时 1 次，持续 10 d
	针对肠梗阻：每 6 小时口服和经直肠给予万古霉素（每次 500 mg），另加甲硝唑（与上述相同）
复发的 CDI	**首次复发**：和首次发病的处理一样
	再次复发：万古霉素，125 mg 口服，每 6 小时 1 次，持续 10 ～ 14 d
	三次复发：微生物治疗联合万古霉素

引自参考文献 [15] 中的临床实践指南

1. 抗生素治疗有效的标志是，24 ～ 48 h 退热（如果存在），并且腹泻在 4 ～ 5 d 内治愈[17]。

2. 控制腹泻应限制或避免使用抗胃肠动力药，因为这样可能会加重胃肠道黏膜炎症[15]。

3. 虽然甲硝唑通常是轻度至中度 CDI 的首选抗生素，但以下情况应首选万古霉素[15]：

(1) 对甲硝唑不耐受或者过敏的患者。

(2) 孕期或哺乳期妇女。

(3) 应用甲硝唑 5 ～ 7 d 后效果不明显的患者。

4. 非达霉素（200 mg，口服，一天 2 次持续 10 d），在治疗 CDI 方面相当于万古霉素，且复发率较低[15]。它目前被推荐为轻中度 CDI 中甲硝唑的替代用药，但因为其价格昂贵，故其在目前的 CDI 指南中不推荐[15]。

5. 在严重 CDI 的治疗中，没有证据证明有其他药物可以替代万古霉素。若患者对万古霉素反应不佳，则可考虑以下两种替代方案[18]。

(1) 将万古霉素剂量增加至 500 mg，q6 h，口服。

(2) 改用非达霉素（200 mg，口服，一天 2 次持续 10 d）

6. 初次发作后，CDI 的复发率为 10%～20%，再次发作后复发率为 40%～65%[15]。复发是指在治疗结束后的 8 周内再次发生，可能是由于肠道菌群紊乱而不是耐药菌所致。这为下文提到的微生物治疗提供了理论基础。

（五）微生物治疗

微生物治疗用于复发的 CDI，包括有两种治疗方法：服用益生菌和粪便移植。

1. 益生菌　益生菌治疗是指非致病性微生物通过与肠黏膜上皮细胞的紧密结合来阻止难辨梭状芽胞杆菌的定植。益生菌的常见剂型为药丸或胶囊，其联合抗生素使用，持续时间为 3 ～ 4 周。偶有文献指出益生菌可以有效降低 CDI 的复发率，但是有关的 META 分析并没有发现有力的证据[19]。因此，目前不推荐使用益生菌[15]。

2. 粪便移植　将健康志愿者粪便提取液通过鼻胃管或灌肠的

途径给药，可以有效预防 90％的复发 CDI[15]。目前推荐对 CDI 复发 3 次以上的患者应用粪便移植疗法（表 32-2）。

粪便移植对于危及生命的 CDI 同样有效。（该方法很有前景，详情请见参考文献 [20]）。

三、手术后感染

手术后的腹腔感染位于腹膜腔内，多是来源于手术过程中腹膜污染、吻合口漏、隐匿的肠壁损伤。这些感染可表现为弥漫性腹膜炎或腹腔脓肿。

（一）腹膜炎

弥漫性腹膜炎多是由吻合口漏或肠壁隐匿性损伤所致，并不是术后感染的常见表现。

1. 临床表现　肠壁隐匿性损伤早期表现为非特异性的腹痛和 X 线发现膈下游离气体。（但要注意腹腔镜手术后常会发现膈下游离气体，这是因为用于人工气腹的二氧化碳可以在膈下残留数天才会吸收）。持续渗漏最终会引起腹膜刺激征（如反跳痛）和全身性炎症反应（发热、白细胞增多等），并很快发展到休克。

2. 治疗　发现弥漫性腹膜炎，需要立即进行手术探查。最初处理措施包括以下几点。

(1) 补液：腹膜炎往往伴随腹腔内大量体液丢失。若患者随后会发生脓毒症或需行全麻下手术探查，体液丢失将导致血流动力学不稳定。因此，补液是很有必要的。

(2) 抗生素：应尽快经验性给予能有效覆盖常见致病菌株的抗生素治疗（表 32-3）。推荐选用哌拉西林 / 他唑巴坦或碳青霉烯类（如亚胺培南 - 西司他丁）进行单一抗生素治疗[4]。（有关这些抗生素的推荐剂量，见第 44 章）。

(3) 念珠菌：目前推荐，针对所有的术后腹腔感染，均应覆盖念珠菌[21]，首选的抗真菌剂是棘白菌素类药物（例如卡泊芬净）[21]（关于这些药物的用药方法，详见第 44 章）。

表 32-3　复杂腹腔感染患者的致病细菌

细　菌	患者（%）
革兰阴性杆菌	
大肠埃希菌	71
肺炎克雷伯菌	14
铜绿假单胞菌	14
革兰阳性球菌	
链球菌属	38
肠球菌属	23
金黄色葡萄球菌属	4
厌氧菌	
脆弱拟杆菌	35
其他厌氧菌	55

引自参考文献 [4]

（二）腹腔脓肿

腹腔脓肿常导致脓毒症，但用常规的临床检查方法很难发现其来源。

1. 临床表现　通常都有发热[22]，60％的患者不会出现腹部压痛，明显腹部包块的发生率低于 10％[22, 23]。

2. CT 检查　CT 是诊断腹腔脓肿最可靠的方法，有 90％以上敏感性和特异性[23]。然而在术后 1 周内可能会出现误诊，因为残留在腹腔内的血液或冲洗液容易被误认为是脓肿[23]。典型的腹部脓肿 CT 表现如图 32-2。

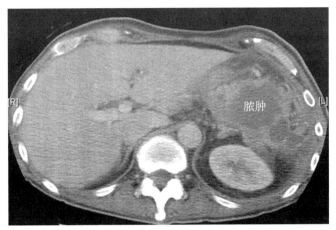

▲ **图 32-2　腹部 CT 扫描显示脾切除术后在左上腹形成的多房性脓肿**

3. 治疗　术后发现腹腔脓肿应立即引流。方法通常为 CT 引导下的经皮穿刺引流[22]。同时需要开始经验性的抗生素治疗，抗生素的选择原则与腹膜炎的治疗方案相同。

（燕晓雯，译　单　亮，校）

参考文献

[1] McChesney JA, Northrup PG, Bickston SJ. Acute acalculous cholecystitis associated with systemic sepsis and visceral arterial hypoperfusion. A case series and review of pathophysiology. Dig Dis Sci 2003; 48:1960–1967.

[2] Laurila J, Syrjälä H, Laurila PA, et al. Acute acalculous cholecystitis in critically ill patients. Acta Anesthesiol Scand 2004; 48:986–991.

[3] Messing B, Bories C, Kuntslinger C. Does parenteral nutrition induce gallbladder sludge formation and lithiasis? Gastroenterology 1983; 84:1012–

1019.

[4] Solomkin JS, Mazuski JE, Bradley JS, et al. Diagnosis and management of complicated intra-abdominal infection in adults and children: guidelines by the Surgical Infection Society and the Infectious Disease Society of America. Clin Infect Dis 2010; 50:133–164.

[5] Frankel HL, Kirkpatrick AW, Elbarbary M, et al. Guidelines for the appropriate use of bedside general and cardiac ultrasonography in the evaluation of critically ill patients—Part I: General ultrasonography. Crit Care Med 2015; 43:2479–2502.

[6] Puc MM, Tran HS, Wry PW, Ross SE. Ultrasound is not a useful screening tool for acalculous cholecystitis in critically ill trauma patients. Am Surg 2002; 68:65–69.

[7] Treinen C, Lomelin D, Krause C, et al. Acute acalculous cholecystitis in the critically ill: risk factors and surgical strategies. Langenbacks Arch Surg 2015; 400:421–427.

[8] Ofosu A. Clostridium difficile infection: a review of current and emerging therapies. Ann Gastroenterol 2016; 29:147–154.

[9] Reveles KR, Lee GC, Boyd NK, Frei CR. The rise in Clostridium difficile infection incidence among hospitalized adults in the United States: 2001–2010. Am J Infect Control 2014; 42:1028–1032.

[10] Johnson S, Gerding DN, Olson MM, et al. Prospective, controlled study of vinyl glove use to interrupt Clostridium difficile nosocomial transmission. Am J Med 1990; 88:137–140.

[11] Dial S, Alrasadi K, Manoukian C, et. al. Risk of Clostridium-difficile diarrhea among hospitalized patients prescribed proton pump inhibitors: cohort and case-control studies. Canad Med Assoc J 2004; 171:33–38.

[12] Dial S, Delaney JA, Barkun AN, Suissa S. Use of gastric acid-suppressing agents and the risk of community-acquired Clostridium difficile-associated disease. JAMA 2005; 294:2989–2995.

[13] Aseri M, Schroeder T, Kramer J, Kackula R. Gastric acid suppression by proton pump inhibitors as a risk factor for Clostridium difficile-associated diarrhea in hospitalized patients. Am J Gastroenterol 2008; 103:2308–2313.

[14] Cunningham R, Dial S. Is over-use of proton pump inhibitors fueling the current epidemic of Clostridium-difficile-associated diarrhea? J Hosp Infect 2008; 70:1–6.

[15] Surawicz CM, Brandt LJ, Binion DG, et al. Guidelines for diagnosis, treatment, and prevention of Clostridium difficile infections. Am J Gastroenterol 2013; 108:478–498.

[16] Polage CR, Gyorke CE, Kennedy MA, et al. Overdiagnosis of Clostridium difficile infection in the molecular test era. JAMA Intern Med 2015; 175:1792–1801.

[17] Bartlett JG. Antibiotic-associated diarrhea. N Engl J Med 2002; 346:334–

339.

[18] Ofosu A. Clostridium difficile infection: a review of current and emerging therapies. Ann Gastroenterol 2016; 29:147–154.

[19] Pillai A, Nelson RL. Probiotics for treatment of Clostridium difficile-associated colitis in adults. Cochrane Database Syst Rev 2008; 1:CD004611.

[20] Bakken JS, Borody T, Brandt LJ, et al. Fecal Microbiota Transplantation (FMT) Workgroup. Treating Clostridium difficile infection with fecal microbiota transplantation. Clin Gastroenterol Hepatol 2011; 9:1044–1049.

[21] Pappas PG, Kauffman CA, Andes DR, et al. Clinical practice guideline for the management of candidiasis: 2016 update by the Infectious Disease Society of America. Clin Infect Dis 2016; 62:e1–e50.

[22] Khurrum Baig M, Hua Zao R, Batista O, et al. Percutaneous postoperative intra-abdominal abscess drainage after elective colorectal surgery. Tech Coloproctol 2002; 6:159–164.

[23] Fry DE. Noninvasive imaging tests in the diagnosis and treatment of intra-abdominal abscesses in the postoperative patient. Surg Clin North Am 1994; 74:693–709.

第 33 章
尿路感染
Urinary Tract Infections

在美国，与导尿管相关的尿路感染占医院获得性感染的 40%，但这些感染多表现为无症状性菌尿，不需要治疗。本章主要讲述有症状的尿路感染。

一、细菌感染

（一）发病机制

1. 留置尿管患者中大量菌尿的发病率是每人每天 3% ～ 8%（＞ 10^5 cfu/ml）[1]，普遍认为是细菌沿尿管的表面逆行进入膀胱所致。

2. 细菌也可在尿管内层的表面形成生物膜[2]，并且这些生物膜可以作为微生物持续定植在膀胱内成为菌尿的来源。

3. 但发病机制应该不仅于此[3]，因为膀胱上皮细胞覆盖着非致病性微生物[4]，可以防止病原体附着，并且在健康人的膀胱内直接注入病原体并不会引起尿路感染[5]。

（二）微生物

1. 导管相关性菌尿中分离的病原体见表 33-1 [6]。

表 33-1　导管相关性菌尿的病原体

病原体	感染率（%）	
	医院	ICU
大肠埃希菌	21.4	22.3
肠球菌	15.5	15.8
白色念珠菌	14.5	15.3
其他念珠菌属	6.5	9.5
铜绿假单胞菌	10.0	13.3
肺炎杆菌	7.7	7.5
肠杆菌属	4.1	5.5
革兰阴性葡萄球菌	2.5	4.6
金黄色葡萄球菌	2.2	2.5
鲍氏不动杆菌	1.2	1.5

引自参考文献 [6]，其中一些百分比表示中位数

2. 导尿管相关性尿路感染的常见病原体是革兰阴性杆菌（主要是大肠埃希菌）、肠球菌和念珠菌属，葡萄球菌比较少见。

3. 短期（< 30 d）留置尿管相关性感染往往是单一病原菌感染，长期留置尿管（≥ 30 d）往往表现为多种细菌复合感染。

（三）预防

1. 发生导尿管相关性尿路感染的危险程度主要取决于尿管留置的时间 [1]，所以及时拔除尿管是最有效的预防措施。

2. 使用有抗菌涂层的尿管（即用银合金或呋喃西林）可以降低短期留置尿管（< 1 周）患者无症状菌尿的发生率 [7]，但对有

· 471 ·

症状尿路感染的预防作用并不明显[1]。

3. 不推荐使用下列措施预防尿路感染[1]：

(1) 对尿道口进行常规清洁，包括用消毒液、抗生素软膏或肥皂和水，因为这样反而会增加尿路感染的风险。

(2) 预防性使用抗生素。

（四）诊断

导管相关性尿路感染的诊断标准（CA-UTI）见表 33-2[8]

1. 尿液细菌培养 > 10^5cfu/ml 可以诊断菌尿。但其中超过 90% 属于无症状性菌尿[9]。

2. CA-UTI 的诊断标准包括大量菌尿和感染的征象（如新出现的发热），而不是尿路感染的常见症状如排尿困难、尿频等。

3. 尿液中检出白细胞（脓尿）不能作为区分无症状性菌尿和 CA-UTI 的依据，但如果阴性可以作为排除 CA-UTI 依据[1]。

表 33-2　导管相关性尿路感染诊断标准（CAUTI）

对于 CAUTI 的诊断，必须满足以下 3 个条件：
①尿液中微生物不超过 2 种，且其中 1 种菌落数 ≥ 10^5cfu/ml ②留置导尿管持续时间超过 2 d ③有下列情形之一 　　a. 发热（> 38℃或 > 100.4 ℉） 　　b. 耻骨上疼痛或压痛 　　c. 肋脊部疼痛或压痛

引自参考文献 [8]

（五）治疗

1. 不推荐无症状性菌尿患者使用抗生素预防性治疗，除非要经尿道做可能损伤黏膜的操作（如经尿道前列腺电切术）[10]。

2. 如果怀疑 CA-UTI 时推荐进行经验性抗生素治疗。首选的

抗生素是哌拉西林 / 他唑巴坦（见第 44 章）或碳青霉烯类药物（药物和剂量信息见表 44-3）[11]。

3. 如果尿液细菌培养确认为 CA-UTI，应当根据细菌培养和药敏结果及时调整抗生素，尿管留置时间超过 2 周应及时更换。

4. 如抗感染效果明显，则抗生素治疗持续 7 d，如起效较慢则延长抗感染疗程到 10~14 d。

二、念珠菌尿

在留置尿管患者尿液中检测出念珠菌往往属于定植菌，不过念珠菌尿也是播散性念珠病的标志（对于播散性念珠菌病，念珠菌尿是表现之一而不是来源）。

（一）微生物

1. 临床最常见的菌株是白色念珠菌（约 50%），其次是光滑假丝酵母菌（约 15%）[12]，后者对氟康唑往往耐药。

2. 对于念珠菌尿，仅菌落数对于区分肾源性还是播散性念珠菌病并无价值[12]。

（二）无症状念珠菌尿

1. 除非是中性粒细胞缺乏的患者，无症状念珠菌尿不需要治疗[13]。

(1) 当中性粒细胞缺乏的患者出现无症状念珠菌尿，推荐预防性使用卡泊芬净（见第 44 章）静脉注射[13]。

(2) 接受泌尿外科手术的患者应术前或在手术后口服氟康唑，每日 400 mg[13]。

2. 推荐尽可能拔除导尿管[13]。

3. 推荐采集尿液培养，对于高危患者（如免疫抑制），应该做血液细菌培养和肾脏影像学检查。

（三）有症状念珠菌尿

念珠菌尿合并发热、耻骨上压痛或肋脊角压痛等感染症状时需要做血培养和抗真菌治疗，此外要做肾脏的影像学检查（超声或 CT），寻找是否存在肾脓肿或尿路梗阻。以下针对抗真菌治疗的建议来自 2016 年关于治疗念珠菌病的指南[13]。

1. 膀胱炎

(1) 对氟康唑敏感者，可口服氟康唑，每日 200 mg，持续 2 周。

(2) 对于氟康唑治疗无效者，推荐口服氟胞嘧啶 25 mg/（kg·6 h）持续 7 ～ 10 d，对于肾功能不全者应调整剂量。

(3) 对于克柔念珠菌，每天给予两性霉素 B 0.3 ～ 0.6 mg/kg，最长 7 d。

2. 肾盂肾炎

(1) 对氟康唑敏感者，口服氟康唑，200 ～ 400 mg/d，持续 2 周。

(2) 对氟康唑耐药的光滑念珠菌，每天给予两性霉素 B 0.3 ～ 0.6 mg/kg，最长疗程可达 7 d；或者联合口服氟胞嘧啶，25 mg/（kg·d），每天 4 次。

(3) 对于克柔念珠菌，每天给予两性霉素 B 0.3 ～ 0.6 mg/kg，最长 7 d。

3. 氟康唑　因为氟康唑在尿液中浓度高，可用于治疗氟康唑敏感的念珠菌的感染。通常推荐肌酐清除率 ≥ 50 ml/min 的患者使用，因为肌酐清除率 < 50 ml/min 时会导致尿液中氟康唑浓度

低于有效治疗浓度 [14]。更多关于氟康唑信息，见第 44 章。

（宋庆娜，译　孙运波，校）

参考文献

[1] Hooton TM, Bradley SF, Cardenas DD, et al. Diagnosis, prevention, and treatment of catheter-associated urinary tract infections in adults: 2009 international clinical practice guidelines from the Infectious Disease Society of America. Clin Infect Dis 2010; 50:625–663.

[2] Ganderton L, Chawla J, Winters C, et al. Scanning electron microscopy of bacterial biofilms on indwelling bladder catheters. Eur J Clin Microbiol Infect Dis 1992; 11:789–796.

[3] Howard RJ. Host defense against infection—Part 1. Curr Probl Surg 1980;27:267–316.

[4] Sobel JD. Pathogenesis of urinary tract infections: host defenses. Infect Dis Clin North Am 1987; 1:751–772.

[5] Daifuku R, Stamm WE. Bacterial adherence to bladder uroepithelial cells in catheter-associated urinary tract infection. N Engl J Med 1986; 314:1208–1213.

[6] Shuman EK, Chenoweth CE. Recognition and prevention of healthcare-associated urinary tract infections in the intensive care unit. Crit Care Med 2010; 38(Suppl):S373–S379.

[7] Schumm K, Lam TB. Types of urethral catheters for management of short-term voiding problems in hospitalized adults. Cochrane Database Syst Rev 2008:CD004013.

[8] Centers for Disease Control and Prevention. Urinary tract infection (catheter-associated urinary tract infection [CAUTI] and non-catheter-associated urinary tract infection [UTI]) and other urinary system infection events. January 2016. Accessed August, 2016 at http://www.cdc.gov/nhsn/pdfs/pscmanual/7psccauticurrent.pdf

[9] Tambyah PA, Maki DG. Catheter-associated urinary tract infection is rarely symptomatic. Arch Intern Med 2000; 160:678–682.

[10] Nicolle LE, Bradley S, Colgan R, et al. Infectious Disease Society of America guidelines for the diagnosis and treatment of asymptomatic bacteriuria in adults. Clin Infect Dis 2005; 40:643–654.

[11] Gilbert DN, Moellering RC, Eliopoulis, et al, eds. The Sanford guide to antimicrobial therapy, 2009. 39th ed. Sperryville, VA: Antimicrobial

Therapy, Inc, 2009:31.

[12] Hollenbach E. To treat or not to treat—critically ill patients with candiduria. Mycoses 2008; 51(Suppl 2):12–24.

[13] Pappas PG, Kauffman CA, Andes DR, et al. Clinical practice guidelines for the management of candidiasis: 2016 update by the Infectious Disease Society of America. Clin Infect Dis 2016; 62:e1–50.

[14] Fisher JF, Sobel JD, Kauffman CA, Newman CA. Candida urinary tract infections—treatment. Clin Infect Dis 2011; 52(Suppl 6):S457–S466.

第十二部分
温度紊乱
Temperature Disorders

第 34 章
体温调节异常
Thermoregulatory Disorders

人体的体温调节系统使机体每天的温度波动维持在 ±0.6℃ 之间[1]。本章重点讲述这一系统功能紊乱时，如何引起致命的高体温或低体温。

一、中暑

（一）临床特征

中暑是一种因为环境温度过高（典型的热休克）或剧烈运动使体液消耗过多（劳力性热休克）所导致危及生命的疾病。临床包括如下特征[2-4]。

1. 体温＞40℃（104 ℉）。

2. 意识状态改变（如谵妄、昏迷）或癫痫发作。

3. 严重低血容量性低血压。

4. 多器官受累，包括横纹肌溶解症、急性肾损伤、急性肝衰竭和弥散性血管内凝血障碍（DIC）。

5. 典型症状为无汗征（不出汗），但不具有特异性。

（二）治疗

治疗包括容量复苏（用于补充丢失的液体，并降低由于横纹肌溶解引起肌红蛋白尿所导致肾损伤的风险）；采取措施将中心温度降至小于等于 38℃（100.4 °F）[4]。

1. 体表降温是最简单、最快捷的方法。该方法是将冰袋放在腹股沟和腋窝部位等大血管处，或者头部戴冰帽，床上垫冰毯。

2. 蒸发降温是体表降温最有效的方法 [3, 4]，也是户外采用的经典方法。在皮肤表面洒上凉水，然后扇风促进水分蒸发。水从皮肤蒸发带走机体的热量，称为汽化热（这是出汗降低体温的机制）。这种方法可使体温每分钟下降 0.31℃（0.56 °F）[3]。

3. 体表降温的主要缺点是可能诱发寒战，而寒战反而会升高体温。

4. 体内降温可以通过静脉输注低温液体（甚至室温的液体）等简易的方法来实施。而用冷水进行胃或膀胱灌洗通常较少采用，用冷水腹腔灌洗就更少运用了。

（三）横纹肌溶解

1. 骨骼肌破坏（横纹肌溶解）是高热综合征的一种常见并发症，包括中暑和药物引起的高热（下文介绍）。

2. 骨骼肌细胞破坏后释放肌酸激酶（CK）入血。虽然目前尚无横纹肌溶解的 CK 水平诊断标准，但在临床研究时通常以升高超过正常值 5 倍（大约 1000 U/L）作为标准。[5]

3. 骨骼肌破坏也释放肌红蛋白入血，肌红蛋白可损伤肾小管导致急性肾损伤 [5]。这已在第 26 章中介绍。

二、恶性高热（Malignant Hyperthermia，MH）

恶性高热是一种遗传性疾病，特点是在使用某些卤化吸入麻醉剂（例如异氟烷、异氟醚）或琥珀胆碱时，导致骨骼肌肌浆网中的钙离子释放过量。遗传流行病学发生率为 1∶2000（男性＞女性），在吸入麻醉中的发生率为 1/5000 ～ 1/100 000。[6]

（一）临床特征

MH 的临床表现见表 34-1[6]。

1. 最初表现为呼气末二氧化碳分压突然升高（由高代谢引起），随后（数分钟至数小时）出现全身肌肉痉挛和横纹肌溶解。

2. 由琥珀胆碱引起的 MH 常首先表现为牙关紧闭症。

3. MH 后期，肌肉痉挛产生的热量导致高热（通常＞ 40℃或 104 ℉）。

4. 自主神经紊乱可导致心律失常和低血压。

5. 不进行治疗的患者死亡率高达 70% ～ 80% [6]。

表 34-1 恶性高体温的临床特点

早 期	晚 期
咬肌痉挛	高热
肌肉僵硬	横纹肌溶解症
高碳酸血症	急性肾损伤
乳酸性酸中毒	低血压
心动过速	心律失常

引自参考文献 [6]

（二）治疗

一旦怀疑恶性高热，应立即停止吸入麻醉，并给予以下药物治疗。

1. 丹曲林 丹曲林是一种肌松药，阻断肌浆网的钙离子释放。早期使用可将 MH 死亡率降至 5%[6]。

(1) 给药方案为每次静脉推注 2 mg/kg，如有必要每 5 分钟重复给药 1 次，总量不超过 20 mg/kg[6]。有人建议给予维持治疗，剂量 1 mg/kg 静脉推注或 2 mg/kg 口服，每日 4 次，连续 3 d，以防止复发 [7]。

(2) 对晚期肝病患者不建议使用丹曲林（可能存在肝毒性），但这种限制仅针对需要长期使用该药物的患者。

(3) 丹曲林的副作用包括外渗引起的组织坏死、肌肉无力、头痛和呕吐，但是短期使用发生率低 [6]。

2. 其他措施

(1) 增加分钟通气量（通过调整呼吸机），使呼气末二氧化碳保持在正常水平。

(2) 容量复苏对于治疗低血压和降低肌红蛋白尿肾损伤风险非常重要，往往需要辅助联合升压药物。

(3) 血清监测指标包括乳酸、血钾、肌酐和肌酸激酶。

(4) 一旦肌肉痉挛缓解，就不再需要降温治疗。

（三）后续治疗

所有发生过 MH 的患者都应该在医疗记录里标记。同时检查其直系亲属是否存在 MH 易感基因 [6]。

三、神经阻滞药恶性综合征

神经阻滞药恶性综合征（Neuroleptic Malignant Syndrome，NMS）特点与恶性高热类似，均为药物引起的高热、肌肉强直、意识障碍和自主神经功能紊乱[8]。

（一）发病机制

1. NMS 典型机制是由于药物影响中枢多巴胺介导的突触传导。

2. 如表 34-2 所示，诱发因素包括使用多巴胺受体阻滞药（最常见）或是停用多巴胺受体激动药。

3. 在使用抗精神类药物患者中 NMS 的发生率为 0.2% ~1.9% [9]，最常见的药物是氟哌啶醇和奋乃静[8]。

4. 药物治疗的剂量或持续时间与 NMS 发生率无关[8]。

表 34-2　药物导致的恶性神经阻滞药

①多巴胺受体阻滞药	
抗精神病药物	丁酰苯类药物（氟哌啶醇） 吩噻嗪、氯氮平、奥氮平
止吐药	甲氧氯普胺、氟哌利多、丙氯拉嗪
中枢神经系统兴奋药	苯丙胺类、可卡因
其他	锂制剂、三环类抗抑郁药（过量时）
②多巴胺受体激动药	
多巴胺能药物	金刚烷胺、溴隐亭、左旋多巴

（二）临床特点

1. 大多数 NMS 在给药后的 24 ～ 72 h 出现症状，最迟不超过 2 周。起病往往呈渐进性，在数天内达到高峰。

2. 大约 80% 的患者首先表现为肌肉强直或是意识状态改变 [8]。注意需要将这种铅管样肌强直与震颤引起的齿轮样肌强直区别开来。

3. 虽然体温＞ 40℃（104 °F）是诊断标准之一，但可以延迟至肌强直发生 8 ～ 10 h 后才出现 [10]。

4. 自主神经功能紊乱可导致低血压和心律失常。

（三）实验室检查

1. NMS 的肌肉强直与抗精神病药物引起的肌张力反应异常往往难以区分。此时可应用血浆中 CK 水平来鉴别诊断，肌张力障碍患者 CK 仅轻度升高，而 NMS 患者 CK 升高可大于 1000 U/L [9]。

2. NMS 患者白细胞可升高达 40 000/μl，且幼稚中性粒细胞比例增加。有时候出现的发热、白细胞升高及意识障碍等临床表现容易被误诊为脓毒症。

（四）治疗

必须马上停用相关药物。后续治疗包括一般支持治疗（容量复苏、降温措施）和下列药物。

1. 丹曲林　出现严重肌肉强直的患者可静脉给予丹曲林（与在 MH 治疗中相同），最佳剂量尚不明确，但推荐方案如下。

(1) 给药方案：单次剂量 2 mg/kg 静脉推注，病情需要可数小时后重复给药，总剂量不超过 10 mg/kg。序贯口服，每日 50 ～ 200 mg，分 3 ～ 4 次服用。

(2) 溴隐亭：溴隐亭为多巴胺受体激动药，对治疗 NMS 十分有效，口服给药，每次 2.5 ～ 10 mg，每日 3 次 [11]。治疗后数小时肌肉僵直可不同程度缓解，但通常需数日才能恢复。溴隐亭的疗效并不优于丹曲林，但不包括在晚期肝病患者（因为肝毒性无法长期使用丹曲林）。

2. 治疗持续时间　NMS 的治疗在临床症状缓解后仍需持续 10 d，因为大多数神经阻滞药代谢缓慢。如果服用的是长效制剂，治疗甚至需延长到 2 ～ 3 周[8]。

四、5- 羟色胺综合征

中枢神经系统 5- 羟色胺受体的过分激活会导致一系列症状包括意识状态改变，自主神经功能亢进和神经肌肉异常，临床上称之为 5- 羟色胺综合征（SS）[12]。

（一）发病机制

5- 羟色胺是一种神经递质，参与睡眠－觉醒系统、情绪及体温调节。如表 34-3 所示[12, 13]，许多药物可增加 5- 羟色胺的神经释放从而导致 SS，往往是多种药物起效。

表 34-3　导致 5- 羟色胺综合征的药物

作用机制	药　物
增加 5- 羟色胺合成	左旋色氨酸
减少 5- 羟色胺分解	单胺氧化酶阻断药（包括利奈唑胺）、利托那韦
增加 5- 羟色胺释放	苯丙胺、亚甲二氧基甲基苯丙胺、可卡因、芬氟拉明
减少 5- 羟色胺重吸收	选择性 5- 羟色胺重吸收阻断药、三环类抗抑郁药、右美沙芬、哌替啶、芬太尼、曲马多
5- 羟色胺受体激动药	锂制剂、舒马曲坦、丁螺环酮、LSD

（二）临床特点

1. SS 常为突然起病（相对 NMS），一半以上的病例在摄入相关药物后 6 h 内即有明显表现[12]。

2. 临床表现包括意识状态改变（如昏睡、谵妄、昏迷），高热，自主神经功能亢进（如瞳孔散大、心动过速、高血压）和神经肌肉功能异常（如肌张力增高、深腱反射亢进、阵挛和肌肉僵直）。

3. 致命性 SS 特征性表现为：横纹肌溶解，肾衰竭，代谢性酸中毒和低血压[12]。

4. 轻症患者可无高热和肌肉强直。会出现肌张力高、腱反射亢进和阵挛等表现是 SS 与其他药物高热综合征的主要区别[12]。肌阵挛最容易在髌腱深反射中被诱发出来。

（三）治疗

首先需停用相关药物。

1. 应用苯二氮䓬类镇静药控制躁动是重要的治疗措施[8]。关于苯二氮䓬的剂量，请参阅第 43 章。

2. 赛庚啶是一种 5 羟色胺抑制药，可用于重症 SS 的治疗[14]。该药仅可口服，但也可碾碎后经鼻胃管给药。首剂为 12 mg，症状不缓解可每 2 小时追加 2 mg[14]，维持剂量为每 6 小时 8 mg。

3. 其他措施可能包括容量复苏纠正低血压，降低肌红蛋白尿对肾的损伤，针对持续性高热（≥ 40℃）的降温治疗。

4. 重症 SS 的治疗需要使用肌松药来缓解肌肉强直及超高热（大于 41℃），可选择非去极化肌松药（如维库溴铵）[12]。

5. 许多 SS 病例在初始治疗 24 h 内即可缓解，但如果是半衰期较长的药物引起，疗程相应延长。

五、低体温

体温低于 35℃（95 ℉）称之为低体温。可由低温环境暴露，代谢紊乱或医源性干预等造成。本部分重点介绍环境因素导致的低体温。

（一）诱发条件

环境因素引起的低体温最有可能发生在下列情况下[15]。

1. 冷水中长时间浸泡（热量在冷水中的流失速度远比在冷空气中快）或长时间暴露于寒风中（对流散热）。

2. 对寒冷的生理反应缺失（酒精导致寒冷反应性血管收缩功能不全）或保护性行为反应缺失（例如意识模糊或醉酒的人不会躲避寒冷）。

（二）临床特点

进行性低体温的临床特征如下表 34-4。

轻度低体温：体温（32 ～ 35℃或 90 ～ 95 ℉），患者通常出现意识模糊，对寒冷的代偿表现如频繁寒战、由血管收缩导致的皮肤冰冷、苍白，通常伴有心率增快。

中度低体温：体温（28 ～ 31.8℃或 82 ～ 89 ℉），意识进入嗜睡状态，可无寒战。心率、呼吸缓慢，双侧瞳孔对光反射消失。

重度低体温：体温（＜ 28℃或＜ 82 ℉），患者神志不清或昏迷，瞳孔散大固定（这种情况下并不意味着脑死亡）。此外还存在低血压、重度心动过缓，少尿和全身水肿。体温低于 25℃（77 ℉）时可出现呼吸和心跳停止。

表 34-4   进行性低体温临床特征

程 度	体 温	临床体征
轻度	32 ~ 35℃ 90 ~ 95 ℉	神志恍惚、皮肤冰冷苍白、寒战、心动过速
中度	28 ~ 31.9℃ 82 ~ 89.9 ℉	昏睡、寒战较轻或无寒战、心动过缓、呼吸缓慢
重度	< 28℃ < 82 ℉	昏迷或深度抑制、无寒战、水肿、瞳孔散大固定、心动过缓、低血压、少尿
致命性	< 25℃ < 77 ℉	呼吸停止、心搏停止

（三）心电图表现

1. 约 80% 的低体温患者心电图表现为 QRS-ST 结合处出现 J 波，称为奥斯本波（图 34-1），并非低体温患者的特异性表现，往往在合并高钙血症，蛛网膜下腔出血，脑损伤和心肌缺血时出现 [16]。尽管经常在低体温患者中出现，但并不能作为诊断标准之一。

2. 低体温时可发生多种心律失常，包括一度、二度、三度传导阻滞，窦房结及交界性心动过缓，室性节律，房性期前收缩，室性期前收缩，心房、心室纤颤 [16]。

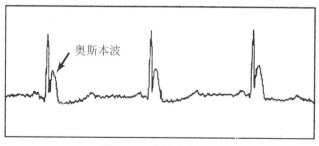

奥斯本波

▲ 图 34-1   高耸的奥斯本波

（四）实验室检查

1. 低体温常出现全身凝血障碍（INR 升高及部分凝血时间延长）[15]，但没有证据表明体温正常后形成的血栓是否会消失。

2. 动脉血气提示出现呼吸性酸中毒或是代谢性酸中毒（体温正常后可以改善）[15]。

3. 高钾血症，钾离子源于寒战时骨骼肌细胞释放或横纹肌溶解。

4. 血清肌酐水平升高，原因是横纹肌溶解，急性肾衰竭或寒冷性多尿（肾小管对抗利尿激素反应降低）。

（五）复温

1. 体外复温足以治疗多数患者，但体外复温时仍可发生体温再次降低（称之为体温后降效应），原因可能是外周血管中的寒冷血液解冻流进中心循环，使室颤风险增高。

2. 体内复温仅用于最严重的低体温患者。

(1) 对于气管插管的患者，最简单的方法为吸入 40 ～ 45℃（104 ～ 113 ℉）的热空气，可使中心体温每小时提高 2.5℃ [15]。

(2) 其他的方法包括用加热液体进行腹膜灌洗[15]、体外血液复温[19]和静脉输注加热的液体[20]，用加热液体洗胃效果不佳。

3. 中、重度低体温患者复温时常伴有低血压（复温性休克），往往是综合因素导致，包括低血容量（寒冷性多尿导致）、心肌抑制和血管扩张[17, 18]。

(1) 液体复苏可纠正休克，但输液常温（21℃或 70 ℉）液体会加重低体温，因此需加热后输注。

（2）约 50% 重度低体温患者需使用血管活性药物治疗，提示预后不良 [18]。

（王亚平，译　方　巍，校）

参考文献

[1] Guyton AC, Hall JE. Body temperature, temperature regulation, and fever. In: Medical Physiology, 10th ed. Philadelphia, WB Saunders, 2000: 822–833.

[2] Lugo-Amador NM, Rothenhaus T, Moyer P. Heat-related illness. Emerg Med Clin N Am 2004; 22:315–327.

[3] Hadad E, Rav-Acha M, Heled Y, et al. Heat stroke: a review of cooling methods. Sports Med 2004; 34:501–511.

[4] Glazer JL. Management of heat stroke and heat exhaustion. Am Fam Physician 2005; 71:2133–2142.

[5] Ward MM. Factors predictive of acute renal failure in rhabdomyolysis. Arch Intern Med 1988; 148:1553–1557.

[6] Schneiderbanger D, Johannsen S, Roewer N, Schuster F. Management of malignant hyperthermia: diagnosis and treatment. Ther Clin Risk Manag 2014; 10:355–362.

[7] McEvoy GK, ed. AHFS Drug Information, 2014. Bethesda, MD: American Society of Health-System Pharmacists, 2014:1439–1442.

[8] Bhanushali NJ, Tuite PJ. The evaluation and management of patients with neuroleptic malignant syndrome. Neurol Clin N Am 2004; 22:389–411.

[9] Khaldarov V. Benzodiazepines for treatment of neuroleptic malignant syndrome. Hosp Physician, 2003 (Sept): 51–55.

[10] Lev R, Clark RF. Neuroleptic malignant syndrome presenting without fever: case report and review of the literature. J Emerg Med 1996; 12:49–55.

[11] Guze BH, Baxter LR. Neuroleptic malignant syndrome. N Engl J Med 1985; 13:163–166.

[12] Boyer EH, Shannon M. The serotonin syndrome. N Engl J Med 2005; 352: 1112–1120.

[13] Demirkiran M, Jankivic J, Dean JM. Ecstacy intoxication: an overlap between serotonin syndrome and neuroleptic malignant syndrome. Clin Neuropharmacol 1996; 19:157–164.

[14] Graudins A, Stearman A, Chan B. Treatment of serotonin syndrome with

cyproheptadine. J Emerg Med 1998; 16:615–619.

[15] Hanania NA, Zimmerman NA. Accidental hypothermia. Crit Care Clin 1999; 15: 235–249.

[16] Aslam AF, Aslam AK, Vasavada BC, Khan IA. Hypothermia: evaluation, electrocardiographic manifestations, and management. Am J Med 2006; 119:297–301.

[17] Cornell HM. Hot topics in cold medicine: controversies in accidental hypothermia. Clin Ped Emerg Med 2001; 2:179–191.

[18] Vassal T, Bernoit-Gonin B, Carrat F, et al. Severe accidental hypothermia treated in an ICU. Chest 2001; 120:1998–2003.

[19] Ireland AJ, Pathi VL, Crawford R, et al. Back from the dead: Extracorporeal rewarming of severe accidental hypothermia victims in accidental emergency. J Accid Emerg Med 1997; 14:255–303.

[20] Handrigen MT, Wright RO, Becker BM, et al. Factors and methodology in achieving ideal delivery temperatures for intravenous and lavage fluid in hypothermia. Am J Emerg Med 1997; 15:350–359.

第 35 章
ICU 中的发热
Fever in the ICU

住院患者出现新的发热症状往往引起担忧。本章介绍了 ICU 患者出现新发热症状通常的诊疗思路[1]，包括可能的发热原因，经验性抗生素覆盖范围及退热疗法的获益与副作用。

一、发热

（一）ICU 中的发热

目前 ICU 患者发热指南[1] 有以下建议。

1. 发热是指体温≥ 38.3℃（101 ℉），而对于免疫功能低下，特别是中性粒细胞减少症的患者诊断标准可以降到 38.0℃（100.4 ℉）。

2. 最准确的中心体温测量方法是将装有温度探头的导管置入肺动脉、食管或膀胱，其次是测量直肠、口腔和鼓膜温度，不推荐选择腋下和颞动脉点。

3. 附注：通过配有温度探头的膀胱导管测体温对于留置尿管的患者（包括多数 ICU 住院患者）是最佳的方法。不但能提供准确的中心体温，而且连续性监测远优于间断测量。

（二）炎症反应 VS 感染

发热是炎性细胞因子（内源性致热源）作用于下丘脑体温调节中枢后产生的结果。任何触发全身性炎症反应的因素都能导致发热。

1. 发热是炎症反应的表现，而不是感染，大约50%发热的ICU患者并没有无明确感染征象[2,3]。

2. 发热的严重程度与感染的严重程度无关。高热可能只是非感染性发热的结果，例如药物热。而威胁生命的感染可以只有低热甚至不发热[1]。

3. 明确炎症和感染的区别非常重要，不仅仅为了能正确评估发热，更重要的是避免滥用抗生素来治疗发热。

二、非感染性发热的病因

ICU非感染性因素包括大手术、静脉血栓栓塞、输血和药物。

（一）早期术后发热

大手术术后第一天15%～40%的患者会发热，绝大多数没有明显感染[3-5]。这些发热通常24～48 h就会消退，更像是因为手术中组织损伤引起的炎症反应。

1. 肺不张　肺不张并不引起发热。有一种长期存在的错误观念，就是肺不张是术后早期发热的常见原因。导致这种错误观念的重要原因是术后发热患者很多都存在肺不张。如图35-1所示[5]，左边的柱形图显示接近90%的术后第一天发热患者影像学显示存在肺不张。然而根据右边的柱形图显示（摘自同一项研究），大多数（75%）肺不张患者并没有发热，这说明没有证据表明肺不张是发热的原因。

50 多年前一项通过结扎主支气管制作肺不张的动物模型试验显示肺不张并不会出现发热，表明两者缺乏因果联系[6]。

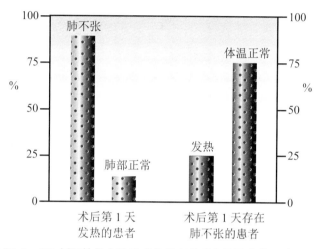

▲ 图 35-1　100 例开放性心脏手术的患者术后头几天发热和肺不张的关系
左侧图像显示大多数发热的患者有肺不张，但是右图显示大多数肺不张的患者无发热，数据引自参考文献 [5]

2. 恶性高热（MH）　恶性高热是少见的，术后立即出现高热的遗传性疾病。由使用卤化麻醉剂吸入麻醉诱发，以肌肉强直、高热（体温＞ 40℃或 104 ℉）、横纹肌溶解为主要表现。第 34 章二、描述了这种疾病。

（二）静脉血栓栓塞

如第 4 章一、中所述，有几类患者为静脉血栓的高危人群。大多数住院获得性深静脉血栓没有临床症状，但急性肺栓塞会产生持续 1 周的发热[7]。急性肺栓塞的诊断内容在第 4 章三、中。

（三）输血

每输注 200 次红细胞（表 11-3）或 14 次血小板（表 12-4）大约会出现 1 次非溶血、输血反应性发热，这种发热通常在输血期间或输血后 6 h 内出现。

（四）药物热

任何药物都可以引起发热（作为一种超敏反应），但有密切典型发热相关性的药物详见表 35-1。

1. 关于药物热的了解很少，超过 75% 的药物热并没有超敏反应的证据[8]。

2. 药物热发生时间可以从给药后几小时到超过 3 周[1]。

3. 发热作为唯一症状或伴随其他症状一起出现（如表 35-1[8]）所述。这些表现表明，药物热可以是一种严重危及生命的疾病。

4. 临床诊断药物热需排除其他原因所致的发热。如果怀疑应停用相关药物，体温会在 2 ～ 3 d 恢复正常，但也可以持续 7 d[9]。

表 35-1　ICU 药物相关发热

常见药物	不常见的药物	临床症状
两性霉素	甲氧氯普胺	寒战（53%）
头孢菌素	卡马西平	肌痛（25%）
青霉素	肼屈嗪	白细胞增多（22%）
普鲁卡因	利福平	嗜酸性细胞增多（22%）
奎尼丁	链激酶	皮疹（18%）
苯妥英钠	万古霉素	低血压（18%）

引自参考文献 [8]

（五）医源性发热

水床垫或湿化器的温度设置错误可引起发热[10]。纠正发现这些错误很简单，但是更应该重视避免发生这些低级错误。

三、院内感染

表 35-2 显示内科和外科 ICU 患者 ICU 的院感发生率[11]。肺炎（主要是呼吸机相关性肺炎）、尿路感染、血流感染（主要是导管相关性血流感染）和术区感染 4 种约占感染总数的四分之三，前三种在本书中都有专门章节阐述。

1. 呼吸机相关性肺炎见第 16 章。

2. 尿路感染见第 33 章。

3. 导管相关感染见第 2 章。

表 35-2　ICU 患者的院内感染

院内感染	总感染率（%）	
	内科患者	外科患者
肺炎	30	33
泌尿系统感染	30	18
血流感染	16	13
手术切口感染	—	14
其他	24	22

引自参考文献 [11]

以下是常见的其他院内感染。

（一）术区感染

1. 术区感染（SSI）通常发生在术后 5 ～ 7d，包括浅表（皮肤和皮下组织）或深部（延伸到筋膜、肌肉等）的感染；只有后者才会导致发热[12]。

2. 深部感染需要综合治疗包括引流、清创和抗生素。SSI的致病细菌各有不同；例如，表皮葡萄球菌感染常见于开放性心脏手术后[13]，而肠道手术后感染的致病菌是革兰阴性杆菌和厌氧菌[1]。

3. 术后几天就出现的坏死性切口感染常由梭菌属细菌及 β-溶血性链球菌引起[1]。特点是切口周围出现水肿、水疱，也可能伴有捻发音。可迅速蔓延到深部组织，导致横纹肌溶解和肌球蛋白相关肾衰竭。处理方法包括广泛组织清创和青霉素静脉输注。如果治疗不及时死亡率超过60%。

（二）鼻窦炎

对于ICU中留置鼻胃管或气管插管（阻塞鼻腔窦口引流）的患者，鼻窦炎是一种容易被忽视的发热原因。在一项针对气管插管（经口）患者不明原因发热的研究中，有42%细菌培养证明患有鼻窦炎[14]。

1. 诊断通过影像学（即所涉及的窦腔中不透明或有气液平面）的提示，然后获得抽取物细菌培养阳性确诊[14, 15]。

2. 尽管CT扫描是诊断鼻窦炎的首选方法，但是床旁便携X线摄像也可以满足要求[14]。如图35-2所示，枕颏位的X线片可以清楚地看到上颌窦，被称为沃特斯成像[16]。

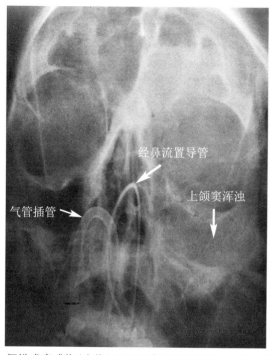

▲ 图 35-2　便携式窦成像（水像）显示经鼻留置导管（NG）和气管插管（ET）的患者在左上颌窦和额窦处浑浊

3. ICU 获得性鼻窦炎最常见的病原菌是革兰阴性杆菌（60%），其次革兰阳性球菌（30%）（特别是金黄色葡萄球菌、凝固酶阴性葡萄球菌）和酵母菌（主要是白色念珠菌）（5% ~ 10%）。

4. 经验性抗生素治疗应在鼻窦抽吸物的革兰染色涂片指导下进行。鼻窦炎的确诊必须以抽取物培养阳性为标准，因为大约 30% 影像学怀疑的患者最后证明只是无菌性炎症[15]。

（三）艰难梭状芽胞杆菌感染

当 ICU 发热患者合并新发腹泻时，应怀疑艰难梭状芽胞杆菌引起的肠炎。这种疾病的诊断和治疗见第 32 章。

（四）侵袭性念珠菌病

1. 约有 15％的 ICU 感染由念珠菌属引起[17]，高危因素包括留置中心静脉导管、腹部手术和近期广谱抗生素暴露[18]。

2. 侵袭性念珠菌病诊断困难，因为有 30％~80％的病例血培养显示阴性[18]。目前已经发展出更灵敏的检测方法（例如聚合酶链式反应），但尚需研究完善。

3. 具有高危因素的患者如果使用广谱抗生素 3 d 后仍持续发热，应怀疑念珠菌病。

（五）特殊患者感染

部分特殊患者的院内感染，例如：①腹部大手术后的腹腔脓肿（见第 32 章）；②神经外科手术后颅内感染；③换瓣术后或瓣膜损伤继发心内膜炎。

四、注意事项

（一）血培养

所有 ICU 相关的不明原因的发热都建议做血培养[1]。血培养的阳性率取决于留取的标本血量和静脉穿刺点的数量。

1. 抽取血培养时最佳采血量为一个穿刺点 20 ～ 30 ml[1]。标准操作是从一个静脉穿刺点抽取 20 ml 血，两个培养瓶中各注射 10 ml（一个需氧和一个厌氧）。如果取血量从 20 ml 加到 30 ml，那么培养阳性率可增长 10%[19]。

2. 在 24 h 内抽取 3 组血标本的培养阳性率＞ 90%[1]，心内膜炎患者抽取 2 组血标本，培养阳性率就可以达到 90%[20]（一个静脉穿刺部位代表一组血标本）。

（二）降钙素原

降钙素原（PCT）是危重患者脓毒症的标志物之一，PCT 水平对 ICU 发热患者诊断感染的预测价值见表 35-3[21]。PCT 水平高于正常值（＞ 0.5 ng/ml）具有与白细胞增多相等的预测价值（比 C 反应蛋白敏感）。当采取更高的阈值（1 ng/ml）时，PCT 预测感染的价值会大大提高。这些结果显示 PCT 在 ICU 发热患者经验性抗生素治疗的决策中发挥重要作用。

表 35-3　ICU 中发热患者的感染标志物（%）

标志物	PPV	NPV	PLR
白细胞＞ 12 000/mm³	76	62	2.7
CRP ＞ 100 mg/dl	62	54	1.4
PCT ＞ 0.5 ng/dl	75	68	2.6
PCT ＞ 1.0 ng/dl	90	72	8.1

CRP. C 反应蛋白；PCT. 降钙素原；PPV. 阳性预测比；NPV. 阴性预测比率；PLR. 阳性似然比

引自参考文献 [21]

（三）经验性抗生素治疗

除非有高度可疑的非感染因素，对所有 ICU 发热患者均建议经验性抗生素治疗。特别是针对中性粒细胞缺乏的患者（计数＜ 500），必须尽快进行抗感染治疗，延迟几小时就会对患者

预后造成不良影响 [22]。不过只要有可能就应该在使用抗生素前留取适当的标本培养。

1. 北美洲 ICU 感染最常见的病原体见表 35-4，经验性抗生素治疗抗菌谱应覆盖表中所有病原菌。

2. 如果怀疑病原菌有可能是耐甲氧西林金黄色葡萄球菌（MRSA），建议采用的经验性抗生素包括头孢吡肟、碳青霉烯（美罗培南或亚胺培南 - 西司他丁）或哌拉西林 / 他唑巴坦的一种联合万古霉素。

对于剂量推荐，碳青霉烯类见表 44-3，头孢吡肟见表 44-4，哌拉西林 / 他唑巴坦见、万古霉素均见第 44 章。

表 35-4 ICU 中常见的病原菌比例（%）

革兰阳性菌（55%）	革兰阴性菌（50%）
金黄色葡萄球菌（27%）	大肠埃希菌（14%）
MRSA（18%）	假单胞菌属（13%）
表皮葡萄球菌（9%）	克雷伯菌属（9%）

根据北美 607 个 ICU 护理单元数据汇总 [17]

3. 如果经验性抗感染治疗 3 d 后仍有持续发热，特别是对于前面阐述的具有侵袭性念珠菌感染高危因素的人群，应考虑联合抗真菌治疗。抗真菌药首选是棘白菌素（卡泊芬净、米卡芬净或阿尼芬净），因为具有更广的抗菌谱活性。推荐剂量见第 44 章。

五、降温治疗

人们常有发热恐惧症 [23]，应该摒弃这个认为发热是一种疾病的根本错误的观念了。事实上，发热是一种增强机体清除感染能力的正常适应性反应[24]。目前关于发热益处与害处的争论已超出了本书的范围，但以下信息值得关注。

（一）发热是宿主防御机制

1. 发热并不是体温调节异常的结果（见第 34 章），而是整体调节系统在一个更高的设定温度点上运行[25]。

2. 发热可提高机体免疫功能，产生更多的抗体和细胞因子，激活 T- 淋巴细胞，促进中性粒细胞和巨噬细胞的吞噬作用[26]。

3. 如图 35-3[27] 所示，体温升高可以抑制细菌繁殖和病毒复制。

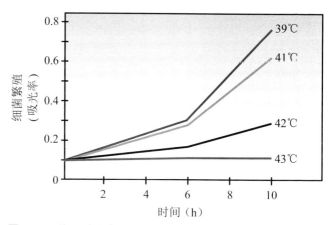

▲ 图 35-3　体温对感染巴斯德菌实验室动物血样中细菌繁殖的影响
图中温度的变化趋势和实验动物发热温度的变化趋势是一致的。数据引自参考文献 [34]

（二）发热是有害的吗

1. 假定发热的危害之一是心动过速，这对心脏病患者不利。

然而在脓毒症动物实验的研究中，心率增快更认为是脓毒症引起炎性反应的一部分，而不是发热的特异性作用。

2. 有证据表明，体温升高会加重心搏骤停（见第 15 章）和缺血性中风（见第 42 章）导致的缺血性脑损伤；但是并没有证据显示发热对非缺血性脑组织有损伤。

（三）退热药物

内源性致热原通过前列腺素 E 介导引起发热反应，药物通过调节前列腺素 E 合成而达到降温效果[28]。这些药物有阿司匹林、对乙酰氨基酚、非甾体类抗炎药，后两者在 ICU 较为常用。

1. 对乙酰氨基酚　尽管对乙酰氨基酚是美国导致急性肝衰竭的首要原因，它还是最常用的退热药物见第 46 章）。对于肝功能不全的患者应该禁忌使用。

(1) 给药方案：对乙酰氨基酚通常口服或纳肛每 4 ～ 6 小时一次，每次剂量 650 mg，每日最大剂量 4 g。现在有静脉制剂了，体重 ≥ 50 kg 的成年人推荐剂量为每 4 小时 650 mg，或每 6 小时 1 g，每天最大剂量 4 g[29]。

(2) 静脉用对乙酰氨基酚价格昂贵，效果也并不比口服的要更好[30]。

2. 非甾体类消炎药

(1) 布洛芬是一种普遍的非处方非甾体类药，脓毒症患者按照 10 mg/kg 的剂量，单次不超过 800 mg，每 6 小时静脉给药一次，持续 48 h[31]，疗效满意。

(2) 酮咯酸是另外一种静脉用非甾体类药，主要用于非阿片类止痛药，但单次剂量 0.5 mg/kg[32] 能够起到退热效果（见第 43 章）。为防止肾毒性和胃肠道出血的风险，此药物的使用不超过几天。

（四）体外降温

虽然发热反应是模拟对寒冷环境的生理反应，但体外降温已被有效用于脓毒症休克患者的短期（48 h）降温治疗[33]。体外降温（保持体温在 37℃ 或 98.6 ℉ 左右）可能比退热药物更有效，因为它可以提供持续的温度控制，并且避免了退热药物的不良反应。

（王亚平，译 方 巍，校）

参考文献

［1］O'Grady NP, Barie PS, Bartlett L, et al. Guidelines for the evaluation of new fever in critically ill adult patients: 2008 update from the American College of Critical Care Medicine and the Infectious Disease Society of America. Crit Care Med 2008; 36:1330–1349.

［2］Commichau C, Scarmeas N, Mayer SA. Risk factors for fever in the intensive care unit. Neurology 2003; 60:837–841.

［3］Peres Bota D, Lopes Ferriera F, Melot C, et al. Body temperature alterations in the critically ill. Intensive Care Med 2004; 30:811–816.

［4］Freischlag J, Busuttil RW. The value of postoperative fever evaluation. Surgery 1983; 94:358–363.

［5］Engoren M. Lack of association between atelectasis and fever. Chest 1995; 107:81–84.

［6］Shelds RT. Pathogenesis of postoperative pulmonary atelectasis: an experimental study. Arch Surg 1949; 48:489–503.

［7］Murray HW, Ellis GC, Blumenthal DS, et al. Fever and pulmonary thrombo-embolism. Am J Med 1979; 67:232–235.

［8］Mackowiak PA, LeMaistre CF. Drug fever: a critical appraisal of conventional concepts. Ann Intern Med 1987; 106:728–733.

［9］Cunha B. Drug fever: The importance of recognition. Postgrad Med 1986; 80:123–129.

[10] Gonzalez EB, Suarez L, Magee S. Nosocomial (water bed) fever. Arch Intern Med 1990; 150:687 (letter).

[11] Richards MJ, Edwards JR, Culver DH, Gaynes RP. The National Nosocomial Infections Surveillance System. Nosocomial infections in combined medical-surgical intensive care units in the United States. Infect Control Hosp Epidemiol 2000; 21:510–515.

[12] Horan TC, Andrus M, Dudeck MA. CDC/NHSN surveillance definition of healthcare-associated infection and criteria for specific types of infections in the acute care setting. Am J Infect Control 2008; 36:309–332.

[13] Gudbjartsson T, Jeppson A, Sjogren J, et al. Sternal wound infections following open heart surgery—a review. Scand Cardiovasc J 2016; May 20:1–8.

[14] van Zanten ARH, Dixon JM, Nipshagen MD, et al. Hospitalacquired sinusitis as a common cause of fever of unknown origin in orotracheally intubated critically ill patients. Crit Care 2005 9:R583–R590.

[15] Holzapfel L, Chevret S, Madinier G, et al. Influence of long-term oro- or nasotracheal intubation on nosocomial maxillary sinusitis and pneumonia: results of a prospective, randomized, clinical trial. Crit Care Med 1993; 21:1132–1138.

[16] Diagnosing sinusitis by x-ray: is a single Waters view adequate? J Gen Intern Med 1992; 7:481–485.

[17] Vincent J-L, Rello J, Marshall J, et al. International study of the prevalence and outcomes of infection in intensive care units. JAMA 2009; 302:2323–2329.

[18] Kullberg BJ, Arendrup MC. Invasive candidiasis. N Engl J Med 2015; 373:1445–1456.

[29] Patel R, Vetter EA, Harmsen WS, et al. Optimized pathogen detection with 30- compared to 20-milliliter blood culture draws. J Clin Microbiol 2011; 49:4047–4051.

[20] Cockerill FR, Wilson JW, Vetter EA, et al. Optimal testing parameters for blood cultures. Clin Infect Dis 2004; 38:1724–1730.

[21] Tsangaris I, Plachouras D, Kavatha D, et al. Diagnostic and prognostic value of procalcitonin among febrile critically ill patients with prolonged ICU stay. BMC Infect Dis 2009; 9:213.

[22] Freifeld AG, Bow EJ, Sepkowitz KA, et al. Clinical practice guidelines for the use of antimicrobial agents in neutropenic patients with cancer. 2010 update by the Infectious Diseases Society of America. Clin Infect Dis 2011; 52:e56–e93.

[23] Schmitt BD. Fever phobia: misconceptions of parents about fevers. Am J Dis Child 1980; 134:176–181.

[24] Kluger MJ, Kozak W, Conn CA, et al. The adaptive value of fever. Infect Dis Clin North Am 1996; 10:1–20.

[25] Saper CB, Breder CB. The neurologic basis of fever. N Engl J Med 1994; 330:1880–1886.

[26] van Oss CJ, Absolom DR, Moore LL, et al. Effect of temperature on the chemotaxis, phagocytic engulfment, digestion, and O_2 consumption of human polymorphonuclear leukocytes. J Reticuloendothel Soc 1980; 27:5610565.

[27] Small PM, Tauber MG, Hackbarth CJ, Sande MA. Influence of body temperature on bacterial growth rates in experimental pneumococcal meningitis in rabbits. Infect Immun 1986; 52:484–487.

[28] Plaisance KI, Mackowiak PA. Antipyretic therapy. Physiologic rationale, diagnostic implications, and clinical consequences. Arch Intern Med 2000; 160:449–456.

[29] OFIRMEV package insert, Cadence Pharmaceuticals, 2010.

[30] Peacock WF, Breitmeyer JB, Pan C, et al. A randomized study of the efficacy and safety of intravenous acetaminophen compared to oral acetaminophen for the treatment of fever. Acad Emerg Med 2011; 18:360–366.

[31] Bernard GR, Wheeler AP, Russell JA, et al. The effects of ibuprofen on the physiology and survival of patients with sepsis. N Engl J Med 1997; 336:912–918.

[32] Gerhardt RT, Gerharst DM. Intravenous ketorolac in the treatment of fever. Am J Emerg Med 2000; 18:500–501 (Letter).

[33] Schortgen F, Clabault K, Katashian S, et al. Fever control using external cooling in septic shock. Am J Respir Crit Care Med 2012; 185:1088–1095.

第十三部分
营养与代谢
Nutrition & Metabolism

第 36 章
营养需求
Nutritional Requirements

营养支持的基本目标是供给机体每日所必需的营养底物及能量。这一章将着重阐述如何评估危重患者的营养代谢需求[1]。

一、热量需求

（一）营养底物的有氧代谢

机体所必需的能量是由营养底物（葡萄糖、脂肪和蛋白质）有氧代谢所提供的，这一过程消耗氧气，产生二氧化碳、水和热量。每种营养物的有氧代谢情况见表 36-1。

营养底物完全氧化产生的热量称为热卡（kcal/g）。脂肪热卡最高（9.1 kcal/g），而葡萄糖热卡最低（3.7 kcal/g）。

任何时期，三种营养底物代谢总量决定了机体的氧消耗量（VO_2）、二氧化碳排放量（VCO_2）以及热卡生成量。24 h 产热量（每日耗能）决定了机体每天需要的营养底物总量。机体每日所需能量可以通过下面的方法进行测量或计算。

表 36-1 营养物的有氧代谢

营养物	氧消耗（L/g）	二氧化碳生成（L/g）	能量生成（kcal/g）*
葡萄糖	0.74	0.74	3.7
脂肪	2.00	1.40	9.1
蛋白质	0.96	0.78	4.0

*. 每种营养物的产能

（二）间接能量测定法

1. 原则　目前还不能测量患者代谢产生的热量，只能通过检测全身的耗氧量（VO_2）和二氧化碳释放量（VCO_2）来间接计算每日的能量消耗，计算公式见公式 36-1。间接能量测定法的原理是根据下列公式计算出机体静息能量代谢（REE），以 kcal/min 为单位 [2]：

$$REE（kcal/min）=（3.6 \times VO_2）+（1.1 \times VCO_2）-61$$

（公式 36-1）

2. 方法　间接能量测定法是根据能量守恒定律测定机体（通常是气管插管患者）吸入和呼出气体的氧气和二氧化碳浓度来算得出机体消耗的能量。测定患者静息状态下 15~30 min 所消耗的能量，算出每分钟的能量消耗值，再乘以 1440 换算成 24 h 能量消耗值即为机体每日所需能量值（kcal/24 h）[3]。

（三）间接能量测定法

并未在 ICU 普遍使用，其实每日的能量需求通常还是通过下述的办法进行估算。

（四）简便方法

1. 目前有超过 200 个复杂的公式可以用于评估机体每日所需能量 [1]，但是下面这一公式 [1,4] 最为简便且最接近测量值：

$$REE（kcal/d）=25×体重（kg）\qquad（公式 36-2）$$

2. 肥胖患者的体重建议调整后使用 [5]，但在目前营养支持指南不推荐这种调整方案 [1]。

（五）热量限制

1. 热量限制有几个潜在的优势，包括降低氧耗（减少对心输出量的需求），减少二氧化碳排出量（这对于依赖呼吸机的患者是有利的）和平稳控制血糖。

2. 至少有 6 个临床试验表明，当每日热量摄入减少约 50%（但保持蛋白质摄入量）时，没有明显的危害 [6]。

3. 表 36-2 总结了目前 ICU 的营养支持指南对肥胖患者热量限制的建议 [1]。

表 36-2　肥胖 ICU 患者的热量限制，高蛋白喂养方案

① 如果可以用间接能量测量法，可以测量 REE，提供 70% 的 REE ② 如果不能使用间接能量测量法，则使用患者的体重指数（BMI，kg/m^2），确定每日热量和蛋白质摄入量 ③ BMI 在 30 ～ 50 kg/m^2 之间的患者每日热卡摄入量 11 ～ 14 kcal/kg（实际体重）；BMI > 50 kg/m^2 的患者，每日热卡摄入量 22 ～ 25 kcal/kg（理想体重） ④ BMI 在 30 ～ 40 kg/m^2 之间的患者每天摄入的蛋白质为 2 g/kg（理想体重）；BMI > 40 kg/m^2 的患者每天摄入的蛋白质为 2.5 g/kg（理想体重）

引自参考文献 [1]（该文献属于临床实践指南）

二、基本需求

葡萄糖和脂肪产生的非蛋白质热卡用于提供机体每日能量需求，而机体的蛋白质摄入用于保持基本酶的功能和维持结构蛋白质。

（一）糖类

在标准营养支持中，糖类供能占非蛋白质热卡的 70%。机体的糖类储备有限（表 36-3），每日机体的糖类摄入用于保证维持中枢神经系统功能，因为中枢神经系统主要靠葡萄糖提供能量。

表 36-3　健康成年人自身营养底物储备

营养底物来源	总量（kg）	能量产生（kcal）
脂肪组织	15.0	141 000
肌肉蛋白	6.0	24 000
总糖原	0.09	900
		总计：165 900

数据引自 Cahill GF. Jr. N Eng J Med 1970；282：668-675.

（二）脂肪

脂肪供能占机体每日能量所需的 30%。营养支持中的脂肪在三种营养物中热卡最高（表 36-1），机体脂肪主要储备于脂肪组织，在健康成人中是最主要的内生营养底物来源（表 36-3）。

1. 亚油酸　营养支持中的脂肪主要是指甘油三酯，甘油三酯是由一个甘油分子连接三个脂肪酸分子组成。营养支持中必需脂肪酸主要为亚油酸，亚油酸是一种长链多不饱和脂肪酸。

(1) 临床上这种必需脂肪酸缺乏会导致一系列临床症状，如皮肤干燥病，心功能障碍以及感染发生率增加[7]。营养支持中摄取的脂肪酸有 0.5％ 为亚油酸即可满足机体需求。

(2) 在大多数营养支持中红花油是亚油酸的主要来源。

2. 丙泊酚 丙泊酚是一种静脉用麻醉药，主要用于 ICU 患者的短期镇静，其溶剂为 10％ 的脂肪，所提供的能量为 1.1 kcal/ml。因此，使用丙泊酚的患者在计算营养支持总能量时，要把丙泊酚所提供能量计算在内[1]。

（三）蛋白质

1. 蛋白质是愈合伤口，支持免疫功能和维持基本结构的最重要的营养底物[1]。

2. 正常人每日蛋白摄入量为 0.8 ～ 1 g/kg（实际体重），但在 ICU 患者中，每日的蛋白质摄入量为 1.2 ～ 2 g/kg[1]，以补偿危重患者的高分解代谢。

3. 用氮平衡（摄入量与排泄量差值）或血浆蛋白水平（如白蛋白、前白蛋白）来监测蛋白质摄入的充足性在重症患者中是不可靠的[1]。

三、维生素需求

14 种维生素是日常饮食的重要组成部分，健康成年人每日所需的这些维生素见表 36-4。目前还不确定危重患者每日所需维生素的摄入量（因为每个危重患者不同，个体差异性大）。危重患者可能会出现维生素缺乏症，下面将着重介绍 2 种维生素缺乏症。

表 36-4　膳食中维生素需要量

维生素	每日推荐摄入量	每日最大摄入量
维生素 A	900 μg	3000 μg
维生素 B_{12}	2 μg	5 μg
维生素 C	90 mg	2000 mg
维生素 D	15 μg	100 μg
维生素 E	15 mg	1000 mg
维生素 K	120 μg	ND
维生素 B_1	1 mg	ND
核黄素（维生素 B_2）	1 mg	ND
烟酸（维生素 B_3）	16 mg	35 mg
吡哆醇（维生素 B_6）	2 mg	100 mg
泛酸（维生素 B_1）	5 mg	ND
生物素	30 μg	ND
叶酸	400 μg	1000 μg
胆碱	500 mg	ND

医学协会食品与营养委员会推荐 51—70 岁成年男性摄入量。剂量四舍五入。ND. 未确定

（一）维生素 B_1 缺乏

维生素 B_1 在糖类的代谢中起重要作用，是丙酮酸脱氢酶的重要辅酶（焦磷酸维生素 B_1），它使丙酮酸进入线粒体，参与氧代谢从而产生高能 ATP 分子。维生素 B_1 的缺乏将导致机体细胞产能障碍，特别是依赖于葡萄糖供能的脑组织细胞。

1. 诱发因素 诸多因素会导致重症患者出现维生素 B_1 缺乏，包括酗酒、高代谢状态如创伤[8]，使用利尿药[9]使维生素 B_1 从尿液中排泄增加[9]、镁缺乏[10]。此外，维生素 B_1 能被静脉营养制剂中的亚硫酸盐（防腐剂主要成分）所分解[11]。

2. 临床表现 临床上维生素 B_1 缺乏可导致 4 种疾病[12]：心肌病（湿性脚气病）、韦尼克脑病、高乳酸血症以及外周神经系统病变（干性脚气病）。

3. 诊断

(1) 血浆维生素 B_1 水平参考范围为 5.3 ～ 7.9 μg/dl[13]。开始维生素 B_1 替代后，血浆维生素 B_1 水平可在 24 h 内纠正[13]。

(2) 最可靠的检测功能性维生素 B_1 水平的方法是机体红细胞转酮醇酶测定[14]，这一方法是通过增加维生素 B_1 焦磷酸盐（TPP）所产生的应答反应检测患者红细胞维生素 B_1 焦磷酸盐化酶（转酮醇酶）的活性。加入 TPP 后，机体红细胞维生素 B_1 焦磷酸盐化酶活性增加超过 25% 则提示患者存在功能性维生素 B_1 缺乏。

4. 治疗 建议成人每日最少摄入 1 mg 维生素 B_1[12]。症状性维生素 B_1 缺乏症的治疗方法是每天静脉注射或肌内注射 50 ～ 100 mg，连用 7 ～ 14 d，后改为每天口服 10 mg 维持剂量，直到病情缓解[12]。

（二）维生素 D 缺乏

1. 维生素 D 缺乏在一般成年人中占 50%[15]，在 ICU 患者中很常见，一项研究发现只有 5% 的患者维生素 D 在正常水平[16]。问题可能不是维生素 D 缺乏，而是诊断标准的问题。

2. 维生素 D 缺乏症的诊断基于 25- 羟基维生素 D（维生素 D 的代谢物）的血浆水平，低于 50 nmol/L（20 ng/ml）即为维生素 D 缺乏 [17]。几乎所有的患者都无症状。因此，ICU 患者的维生素 D 缺乏仅是低于健康成人的参考范围，但这种情况的临床意义尚不清楚。

3. 有证据表明维生素 D 缺乏与 ICU 患者感染风险增加有关 [18]，但风险比（1.4 ~ 1.5）不确定。

4. 不建议对 25(OH) 维生素 D 水平进行常规监测（检测费用昂贵），并且由于维生素 D 缺乏在 ICU 患者中无症状，因此没有确切的维生素 D 缺乏症标准诊断。

5. 25(OH) 维生素 D 的水平低下，单次肌内注射 150 000 U 胆钙化醇可以纠正 80% 患者的血浆 25(OH) 维生素 D 水平 [19]。

6. 建议小于 70 岁的成人每天摄入维生素 D 的量为 600 U，大于 70 岁为 800 U。

四、必需微量元素

微量元素在机体内含量很少，每克体重含量少于 50 μg[20]。机体必需的微量元素有 7 种（即和缺乏综合征相关的微量元素），详见表 36-5，表中详细列举了各微量元素的每日推荐摄入剂量和最大摄入剂量。和维生素一样，尚不清楚危重患者必需微量元素需求量，也许比正常人需求量更高。下列微量元素与细胞氧化损伤相关，需要引起人们高度重视。

（一）铁

正常成年人机体含铁量约为 4.5 g，但实际上都是血液中的非游离铁。绝大多数铁存在于血红蛋白中，剩余的则以铁蛋白的形式存在于组织中和以转铁蛋白的形式存在于血液中 [21, 22]。

表 36-5　必需微量元素的膳食许可量

微量元素	推荐每日摄入剂量	最大每日摄入剂量
铬	30 μg	ND
铜	900 μg	10 000 μg
碘	150 μg	1100 μg
铁	8 mg	45 mg
锰	2.3 mg	11 mg
硒	55 μg	200 μg
锌	11 mg	40 mg

医学协会食品与营养委员会推荐 51—70 岁的成年男性摄入量。经许可转载自 Food & Nutrition Information Center（http：//fnic.nal.usda.gov）Aug., 2016. ND. 不确定

　　铁和氧化损伤　氧代谢产生水（图 36-1），一系列单电子还原反应产生高活性的中间产物，即为超氧化物自由基，过氧化氢和羟基自由基（自由基是在其外轨道中具有不成对电子的原子或分子）。这些氧代谢物是强大的氧化剂，能够破坏细胞膜和核 DNA。如图 36-1 所示，目前认为羟基自由基是生物化学中最强活性的自由基，而铁（还原态）在羟基自由基的形成中至关重要。

　　(1) 游离铁是细胞氧化损伤的主要危险因素，特别是当血液中的转铁蛋白水平降低时（例如危重患者）。

　　(2) 根据铁的上述特性，不主张对血浆游离铁降低的危重患者额外补铁治疗，除非有证据显示机体总铁缺乏。

（二）硒

　　硒是一种机体内生抗氧化剂，主要用于谷胱甘肽过氧化酶

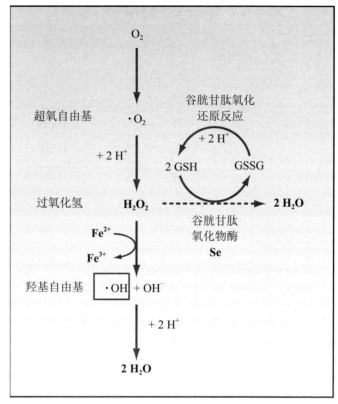

▲ 图 36-1　分子氧到水代谢过程，以及谷胱甘肽还原作用

带点的符号表示自由基。见文中详述。Fe^{2+}. 还原铁；Fe^{3+}. 氧化铁；Se. 硒；GSH. 还原型谷胱甘肽；GSSG. 氧化型谷胱甘肽（通过二硫键连接的二肽）

复合因子（见表 36-5）。健康成年人硒的每日推荐剂摄入量为 55 μg，但是在疾病的急性期，机体硒的利用增加[23]，因此危重患者硒每日需要量需增加。

1. 硒是一种抗氧化剂　图 36-1 显示，在还原型谷胱甘肽（GSH）和使用硒作为辅助因子的谷胱甘肽过氧化物酶作用下，过氧化氢可以直接还原为水。谷胱甘肽氧化还原反应是主要的细

胞内抗氧化系统，因此硒在促进内源性抗氧化保护方面具有重要作用。

2.硒在脓毒症中的作用　严重脓毒症患者可见血浆硒浓度水平降低，补充硒剂可降低死亡率[24]，对于脓毒症患者监测血浆硒浓度水平是合理的。正常血浆硒浓度为 $89 \sim 113\,\mu g/L$[25]，对于浓度降低者可静脉补充，最大日剂量为 $200\,\mu g$。

（姜 艳，译 方 巍，校）

参考文献

[1] Taylor BE, McClave SA, Martindale RG, et al. Guidelines for the provision and assessment of nutrition support therapy in the adult critically ill patient: Society of Critical Care Medicine (SCCM) and American Society for Parenteral and Enteral Nutrition (A.S.P.E.N.). Crit Care Med 2016; 44:390–438.

[2] Bursztein S, Saphar P, Singer P, et al. A mathematical analysis of indirect calorimetry measurements in acutely ill patients. Am J Clin Nutr 1989; 50:227–230.

[3] Lev S, Cohen J, Singer P. Indirect calorimetry measurements in the ventilated critically ill patient: facts and controversies—the heat is on. Crit Care Clin 2010; 26:e1–e9.

[4] Paauw JD, McCamish MA, Dean RE, et al. Assessment of caloric needs in stressed patients. J Am Coll Nutr 1984; 3:51–59.

[5] Krenitsky J. Adjusted body weight, pro: Evidence to support the use of adjusted body weight in calculating calorie requirements. Nutr Clin Pract 2005; 20:468–473.

[6] Marik PE, Hooper MH. Normocaloric versus hypocaloric feeding: a systematic review and meta-analysis. Intensive Care Med 2016; 42:316–323.

[7] Jones PJH, Kubow S. Lipids, Sterols, and Their Metabolites. In: Shils ME, et al., eds. Modern nutrition in health and disease. 10th ed. Philadelphia, PA: Lippincott Williams & Wilkins, 2006; 92–121.

[8] McConachie I, Haskew A. Thiamine status after major trauma. Intensive Care Med 1988; 14:628-631.

[9] Seligmann H, Halkin H, Rauchfleisch S, et al. Thiamine deficiency in patients with congestive heart failure receiving long-term furosemide

therapy: a pilot study. Am J Med 1991; 91:151–155.

[10] Dyckner T, Ek B, Nyhlin H, et al. Aggravation of thiamine deficiency by magnesium depletion. A case report. Acta Med Scand 1985; 218:129–131.

[11] Scheiner JM, Araujo MM, DeRitter E. Thiamine destruction by sodium bisulfite in infusion solutions. Am J Hosp Pharm 1981; 38:1911–1916.

[12] Butterworth RF. Thiamine. In: Shils ME, et al., eds. Modern nutrition in health and disease. 10th ed. Philadelphia, PA: Lippincott Williams & Wilkins, 2006; 426–433.

[13] Wallach J. Interpretation of diagnostic tests. 8th ed. Philadelphia: Lippincott Williams & Wilkins, 2007:580.

[14] Boni L, Kieckens L, Hendrikx A. An evaluation of a modified erythrocyte transketolase assay for assessing thiamine nutritional adequacy. J Nutr Sci Vitaminol (Tokyo) 1980; 26:507–514.

[15] Kennel KA, Drake MT, Hurley DL. Vitamin D deficiency in adults: when to test and how to treat. Mayo Clin Proc 2010; 85:752–758.

[16] Venkatram S, Chilimuri S, Adrish M, et al. Vitamin D deficiency is associated with mortality in the medical intensive care unit. Crit Care 2011; 15:R292.

[17] Holick MF, Binkley NC, Bischoff-Ferrari HA, et al. Endocrine Society: Evaluation, treatment, and prevention of vitamin D deficiency: An Endocrine Society clinical practice guideline. J Clin Endocrinol Metab 2011; 96:1911–1930.

[18] de Haan K, Groeneveld ABJ, de Geus HRH, et al. Vitamin D deficiency as a risk factor for infection, sepsis and mortality in the critically ill. systematic review and meta-analysis. Crit Care 2014; 18:660.

[19] Nair P, Venkatesh B, Lee P, et al. A randomized study if a single dose of intramuscular cholecalciferol in critically ill adults. Crit Care Med 2015; 43:2313–2320.

[20] Fleming CR. Trace element metabolism in adult patients requiring total parenteral nutrition. Am J Clin Nutr 1989; 49:573–579.

[21] Halliwell B, Gutteridge JM. Role of free radicals and catalytic metal ions in human disease: an overview. Methods Enzymol 1990;186:1–85.

[22] Herbert V, Shaw S, Jayatilleke E, et al. Most free-radical injury is iron-related: it is promoted by iron, hemin, holoferritin and vitamin C, and inhibited by desferoxamine and apoferritin. Stem Cells 1994; 12:289–303.

[23] Hawker FH, Stewart PM, Snitch PJ. Effects of acute illness on selenium homeostasis. Crit Care Medicine 1990; 18:442–446.

[24] Alhazzani W, Jacobi J, Sindi A, et al. The effect of selenium therapy on mortality in patients with sepsis syndrome. Crit Care Med 2013; 41:1555–1564.

[25] Geoghegan M, McAuley D, Eaton S, et al. Selenium in critical illness. Curr Opin Crit Care 2006; 12:136–141.

第 37 章
肠内营养
Enteral Tube Feeding

当患者无法经口进食时，营养支持首选的方法是通过鼻饲将配制好的液体营养制剂输注到胃或小肠中。本章主要阐述了肠内营养支持的基本原理，并展示了如何制定个体化肠内营养的方案。

一、概论

（一）滋养作用

根据大量研究结果表明，肠内营养优于肠外营养之处在于肠内营养较少出现肠源性感染[1-3]。这与肠内营养的滋养作用有关，具体总结如下。

1. 肠内的食物或鼻饲营养成分可发挥一定的滋养作用，一方面可以保持肠黏膜结构的完整性，另一方面可维持肠黏膜的免疫屏障（如免疫球蛋白 A 能够阻止病原微生物附着于肠道黏膜）[5]。

2. 滋养作用能够维持肠道的屏障功能，防止肠道内病原微生物入侵机体，即我们通常所说的肠道细菌易位[6]。

3. 禁食时间与进行性肠黏膜萎缩有关[4]，从而导致肠道细菌易位以及肠道病原微生物侵入机体。而肠外营养无法预防长期禁食造成的有害影响[7]。

（二）适应证和禁忌证

1. 患者转入 ICU 后 24 ～ 48 h 内应开始进行鼻饲肠内营养以充分发挥上述保护作用。有证据表明早期肠内营养支持能减少患者感染性并发症的发生率并缩短住院时间[8]。

2. 肠鸣音的存在与否不是开始肠内营养的标准[1]。

3. 肠内营养的绝对禁忌证包括完全性肠梗阻、肠缺血、肠阻塞以及需要大剂量血管活性药物治疗的休克。

（三）滋养型肠内营养和完全肠内营养

1. 对于无营养不良或病情不是很严重的患者（如术后患者），在第一周可进行滋养型肠内营养（10 ～ 20 kcal/h 或不超过500 kcal/d）[1]。

2. 对于营养不良或病情严重的患者，应在开始鼻饲数小时内达到完全肠内营养支持。

二、肠内营养制剂

目前成品的肠内营养制剂有 200 多种，下述是对不同种类肠内营养制剂的简单介绍，参见表 37-1 至表 37-3。

（一）热量密度

目前常用的肠内营养制剂的热量密度有 1 kcal/ml、1.5 kcal/ml 和 2 kcal/ml（表 37-1）。大多数肠内营养支持使用标准肠内营养制剂，热量密度为 1 kcal/ml。高热卡肠内营养制剂（2 kcal/ml）适用于存在严重应激反应的患者或需要限制液体摄入量的患者[9]。

表 37-1　标准肠内营养制剂、高蛋白肠内营养制剂和
高热卡肠内营养制剂

配　方	能量密度 kcal/ml	非蛋白质热卡 kcal（%）	蛋白质（g/L）	渗透压（mOsm/kg）
标准肠内营养制剂				
Biao	1	86	37	300
Isocal	1	87	34	300
高蛋白肠内营养制剂				
Replete	1	75	63	375
Promote	1	75	63	340
高热卡肠内营养制剂				
Nutren 2.0	2	64	80	745
Twocal HN	2	83	84	725
Resource 2.0	2	82	90	790

1. 非蛋白质热卡　肠内营养制剂的热量包括蛋白质热卡和非蛋白质热卡，但每日所需能量基本是由非蛋白质热卡提供。在标准肠内营养制剂中，非蛋白质热卡约占总热量的 85%（表 37-1）。

2. 渗透压　肠内营养制剂的渗透压主要决定于能量密度。能量密度为 1 kcal/ml 的标准肠内营养制剂的渗透压和血浆相似（280～300 mOsm/kg）。高渗型肠内营养制剂会引发腹泻，但经胃进行肠内营养能够降低这一风险，这是因为大量胃液能够稀释营养液从而降低渗透压。

（二）蛋白质含量

标准肠内营养制剂蛋白质含量为 35 ～ 40 g/L。高蛋白肠内营养制剂的蛋白含量比标准肠内营养制剂约高 20%（见表 37-1），前者常用于促进伤口愈合[9]。

整蛋白型肠内营养制剂和水解蛋白型肠内营养制剂。

1. 大部分肠内营养制剂内含完整蛋白质，整蛋白可在上消化道被分解为氨基酸。这些称为整蛋白制剂。

2. 有的肠内营养制剂含有短肽（称为半要素型肠内营养制剂），有的含氨基酸（称为要素型肠内营养制剂），这些相对于完整蛋白质来说更易被人体吸收。半要素型肠内营养制剂能够促进肠道水分的重吸收，有利于改善腹泻症状，但尚未经进一步证实。半要素型肠内营养制剂和要素型肠内营养制剂包括 Optimental、Peptamen、Perative 和 Vivonex T.E.N。

（三）糖类含量

在大多数肠内营养制剂中，糖类（通常为多糖）可提供总热量的 40% ～ 70%。而低糖肠内营养制剂中的糖类仅提供总热量的 30% ～ 40%，因此可用于糖尿病患者（表 37-2）。这些肠内营养制剂通常都含有纤维素成分。

表 37-2　添加膳食纤维的肠内营养制剂

肠内营养制剂	kcal/ml	糖类 kcal（%）	纤维素（g/L）	渗透压（mOsm/kg）
标准含糖肠内营养制剂				
Jevity 1 Cal	1	51	14	300
Promote with Fiber	1	50	14	380

（续　表）

肠内营养制剂	kcal/ml	糖类 kcal（%）	纤维素（g/L）	渗透压（mOsm/kg）
低糖肠内营养制剂				
Osmolite	1	34	14	355
Isocal	1	36	15	400

（四）膳食纤维

膳食纤维指的是不能被人体消化的植物多糖，它可分为可发酵纤维素和不可发酵纤维素两大类。

1. 发酵纤维素可被肠道微生物降解为短链脂肪酸，后者为大肠黏膜细胞的重要能量来源[13]；这些可发酵纤维素能够改善大肠黏膜的功能[1]，不仅可以促进水钠吸收，还能够降低大便的含水量，进而降低腹泻风险。

2. 非发酵纤维素无法被肠道细菌降解，这类纤维素可能会导致水分向肠道流失，增加大便的含水量，进而增加腹泻风险。

3. 高纤维素肠内营养制剂可参见表 37-2，大多数肠内营养制剂同时包含发酵纤维素和非发酵纤维素，因此含混合纤维素的肠内营养制剂对腹泻的作用不同。

4. 目前的营养支持治疗指南建议如下[1]。

(1) 对于腹泻患者，应在肠内营养制剂中每天加入 10 ～ 20 g 的发酵纤维素（如低聚果糖）。此时，首选混合纤维素肠内营养制剂。

(2) 对于具有肠缺血风险或伴有严重肠运动障碍的患者应当禁用混合纤维素肠内营养制剂，因为有报道表明这些患者易发生肠梗阻。

（五）脂质含量

1. 标准肠内营养制剂包含来自于植物油的多不饱和脂肪酸（PUFAs），后者作为炎性介质前体，能够诱发炎性细胞损伤。

2. 来自鱼油的多不饱和脂肪酸（ω-3 脂肪酸）不能产生炎性介质。表 37-3 中列出的是一些富含这类脂肪酸的肠内营养制剂。使用能够降低炎性反应的肠内营养制剂被称为免疫营养治疗 [10]。

表 37-3　免疫调节肠内营养制剂

肠内营养制剂	kcal/ml	ω-3 脂肪酸（g/L）	精氨酸（g/L）	抗氧化物
Impact	1	1.7	13	硒、β- 胡萝卜素
Optimental	1	2.3	6	维生素 C、维生素 E 和 β- 胡萝卜素
Oxepa	1.5	4.6	0	维生素 C、维生素 E 和 β- 胡萝卜素

3. 临床研究表明，富含 ω-3 脂肪酸和抗氧化物的肠内营养制剂对急性呼吸窘迫综合征患者有益，可缩短呼吸机的使用时间 [15]，然而，效果并不显著，因此很少给 ARDS 患者使用这类肠内营养制剂 [1]。

（六）精氨酸

1. 精氨酸是受损黏膜的首选营养代谢底物，在发生创伤时机体会消耗精氨酸 [12]。精氨酸还能够促进伤口愈合，此外它还是一氧化氮的前体 [12]。

2. 有 8 种或 8 种以上的肠内营养制剂中含有精氨酸，其浓度一般为 6 ～ 19 g/L。一般建议术后患者[1, 10]和伴有严重创伤或创伤性脑损伤患者使用这类肠内营养制剂[1]。

3. 注意：有报道称严重脓毒症患者死亡率增加与使用富含精氨酸的肠内营养制剂有关[1, 13]，推测其机制可能是精氨酸诱导一氧化氮形成，进而导致机体血管舒张和低血压。

（七）建议

尽管目前存在多种肠内营养制剂，但目前营养支持指南推荐大多数 ICU 患者使用的是标准（非专病型）肠内营养制剂。

三、制定肠内营养治疗方案

本部分主要讲述了制定肠内营养治疗方案的一种简单方法，具体步骤可参见于表 37-4。该方法可分为 4 个步骤。

表 37-4　制定肠内营养治疗方案

步骤 1：	估算每天所需的热卡和蛋白质 热卡（kcal/d）= 25× 体重（kg） 蛋白质（g/d）=（1.2 ～ 2.0）× 体重（kg）
步骤 2：	选择合适的肠内营养制剂
步骤 3：	计算所需灌注速率 肠内营养制剂液体总量（ml）= 每天所需的热量 / 肠内营养制剂的热量密度 灌注速率（ml/h）= 肠内营养制剂所需液体总量（ml）/ 肠内营养时间（h）
步骤 4：	必要情况下调整蛋白质摄入量 计算预计蛋白质摄入量：肠内营养制剂所需体积（L/d）× 肠内营养制剂蛋白质浓度（g/L） 如果肠内营养支持方案中的蛋白质摄入量少于蛋白质需求量，则加用蛋白质粉以弥补这部分不足

步骤 1：估计每天所需的能量和蛋白质

1. 首先使用表 37-4 中的简化公式来估计每天所需的热量和蛋白质。其中需要用到患者的实际体重。

2. 对于肥胖患者（BMI $\geqslant 30\,\mathrm{kg/m^2}$），则需使用表 36-2 中的限制热量高蛋白公式来估计每天所需的能量和蛋白质。

步骤 2：选择肠内营养制剂

如前所述，热量密度为 1 kcal/ml 的标准肠内营养制剂应该足以满足大部分患者的需要[1]。

步骤 3：计算所需灌注速率

为确定所需灌注速率，需要进行以下几步操作。

1. 首先计算能够满足每日热量需求的肠内营养制剂的总液体量，如表 37-4 所示。

2. 然后用肠内营养总液体量除以每天进行肠内营养的小时数。

3. 如果输注异丙酚，则需从每天的热量需求中减去异丙酚（1 kcal/ml）提供的热量

4. 尽管建议使用非蛋白质热量来提供满足每日所需热量，但肠内营养方案经常使用肠内营养的总热量来确定肠内营养制剂所需总液体量和灌注速率（非蛋白质热量约占标准肠内营养制剂总热量的 85%）。

步骤 4：必要情况下可调整蛋白摄入量

最后一步是确定这种肠内营养制剂是否能够提供足够的蛋白质，以满足每天的蛋白质需求（来自步骤 1）。预计蛋白质摄入量为每天给予的肠内营养制剂总量乘以肠内营养制剂中的蛋白质浓度。如果预计蛋白质摄入量低于所需蛋白质摄入量，则可加用蛋白粉来补充。

四、进行肠内营养

（一）肠内营养管的放置

1. 将鼻饲管插入鼻孔，然后进入胃或十二指肠。肠内营养管到胃所需的距离可以通过测量鼻尖到耳垂再到剑突的距离（通常为 50～60 cm）得出 [16]。

2. 因为经胃营养和经十二指肠营养的风险无明显差异 [17]，所以对于大多数患者来说，不需要将喂养管末端置入十二指肠 [1]。

3. 在输注肠内营养制剂之前，需要先进行床旁胸片以确认喂养管是否到达正确位置。通常所采用的经鼻饲管注入空气听气过水声来评估营养管的位置这一方法是不可靠的，因为声音可以从营养管末端异常位置如气道或胸膜腔散发至上腹部 [18, 19]。

4. 肠内营养管末端置入气道的可能性为 1% [20]。当肠内营养管置入气道，患者通常不能像正常健康人一样咳嗽；因此，营养管可能毫无危险征兆而进一步被置入肺，甚至刺穿脏层胸膜，进而引发气胸 [18, 19]。图 37-1 中的床旁胸片显示喂养管近乎已深入至右肺边缘，但患者在置入喂养管的过程中并没有表现出呼吸窘迫的症状。

（二）肠内营养起始方案

1. 传统做法是以低输注速率（10～20 ml/h）开始肠内营养输注，然后在接下来的 6～8 h 内逐渐提高至目标输注速率。然而，由于经胃肠内营养不存在呕吐或误吸的风险，所以大多数患者进行经胃肠内营养时，可从期望的（目标）速率开始 [21]。

2. 由于小肠储存能力有限，所以肠内营养支持的启动输注速度更适用于经肠（尤其是小肠）进行肠内营养支持的患者。

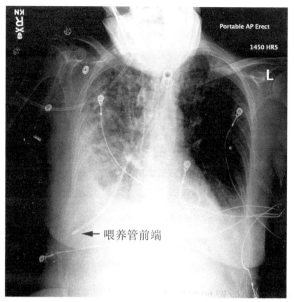
喂养管前端

▲ 图 37-1 置入喂养管后常规胸部 X 线片表现

五、并发症

与肠内营养有关的并发症包括营养管堵塞，肠内营养制剂反流至口腔和气管，以及腹泻等。

（一）胃食管堵塞

窄孔营养管可被酸性胃液流入管内形成的蛋白沉淀物堵塞[22]。常规预防措施包括每 4 小时用 30 ml 水冲洗营养管，以及每次入药物后用 10 ml 水冲洗营养管。

恢复营养管通畅性　如果通过营养管的液体流速缓慢，使用温水冲洗营养管，约有 30% 的患者营养管可恢复通畅[22]。如果上述操作没有效果，则可按照下述步骤使用胰酶（胰酶制剂）

处理[23]。

1. 处理方案：将 1 片胰酶制剂（Viokase）和 1 片碳酸钠（324 mg）溶于 5 ml 水中，然后将这一混合物注入营养管，夹闭 5 min，然后用温水冲洗，能解决约 75% 患者的营养管堵塞情况[23]。

2. 如果营养管完全堵塞，则可将软导丝或一种特殊的穿刺针 drum cartridge cather 通过营养管以清除堵塞物。如果这样也无法清除堵塞物，则需立即更换营养管。

（二）反流/误吸

肠内营养管饲最令人担忧的并发症是营养制剂反流以及随后引起的吸入性肺炎。

1. 建议可以采取下列措施降低营养制剂反流以及吸入性肺炎[1]。

(1) 将床头水平抬高 30°～45°。

(2) 使用氯己定进行口腔护理。

(3) 如果可能，适当降低镇静水平。

(4) 对于误吸风险增加的患者（如昏迷或吞咽功能异常的患者），应考虑使用空肠喂养管和胃肠促动力药。

2. 由于胃残余量与肺炎[24]、反流、误吸[25] 等不良事件发生率无关，因此不建议监测胃残余量[1]。

3. 胃肠促动力治疗。胃肠促动力药的推荐给药剂量方案参见表 37-5。促胃肠动力药短期内能增加胃动力，但是临床有效性很难证实[26]。

(1) 红霉素：红霉素能够通过刺激消化道受体而促进胃排空[27]。每隔 12 h 静脉注射 200 mg 红霉素，24 h 后，胃残余量减少 60%，但数天后这一效果会迅速消退[28]。红霉素联用甲氧氯普胺时效果更佳[29]。

(2) 甲氧氯普胺：甲氧氯普胺可通过拮抗消化道多巴胺的作用促进胃排空。每隔 6 h 静脉注射 10 mg 甲氧氯普胺，24 h 后，胃残余量减少 30%，但这一效果会迅速消退[28]。甲氧氯普胺与红霉素联用时效果更佳[29]。

表 37-5　促胃肠动力药

药物名	给药剂量方案及注释
甲氧氯普胺	**剂量：** 每隔 6 h 静脉注射 10 mg **注意：** 效果数天后消退。与红霉素联用效果更佳
红霉素	**剂量：** 每隔 12 h 静脉注射 200 mg **注意：** 效果数天后消退。与甲氧氯普胺联用效果更佳

引自参考文献 [28, 29]

（三）腹泻

对于肠内营养患者来说，腹泻症状较为常见，且通常可归因于许多肠内营养制剂的高渗性。然而，其他因素可能也起到重要作用；如抗生素相关性腹泻、艰难梭菌感染（详见第 32 章），肠内营养支持导致腹泻的罪魁祸首可能是与液体药物的联合使用[30]。

液体药物制剂　液体药物制剂（常通过营养管给药）的两大特征与发生腹泻风险有关[31]：①可能为极高渗营养液（≥ 3000 mOsm/kg）；②它们通常含有山梨糖醇，后者是一种广为人知的泻药，可导致水分向肠道流失。

表 37-6 列出了容易导致进行肠内营养的 ICU 患者发生腹泻的液体药物制剂名单。如果使用期间患者发生不明病因的腹泻，应停用这类制剂。

表 37-6　易致腹泻的液体药物制剂

渗透压 ≥ 3000 mOsm/kg	含有山梨糖醇
对乙酰氨基酚滴剂	对乙酰氨基酚溶液
地塞米松溶液	西咪替丁溶液
硫酸亚铁溶液	异烟肼糖浆
羟嗪糖浆	锂糖浆
甲氧氯普胺糖浆	甲氧氯普胺糖浆
复合维生素溶液	茶碱溶液
氯化钾溶液	四环素混悬液
伤风止咳糖浆	
磷酸钠溶液	

引自参考文献 [31]

（柳文娟，译　孙运波，校）

参考文献

[1] Taylor BE, McClave SA, Martindale RG, et al. Guidelines for the provision and assessment of nutrition support therapy in the adult critically ill patient: Society of Critical Care Medicine (SCCM) and American Society for Parenteral and Enteral Nutrition (A.S.P.E.N.). Crit Care Med 2016; 44:390–438.

[2] Simpson F, Doig GS. Parenteral vs enteral nutrition in the critically ill patient: a meta-analysis of trials using the intention to treat principle. Intensive Care Med 2005; 31:12–23.

[3] Moore FA, Feliciano DV, Andrassay RJ, et al. Early enteral feeding, compared with parenteral, reduces postoperative septic complications: the results of a meta-analysis. Ann Surg 1992; 216:172–183.

[4] Alpers DH. Enteral feeding and gut atrophy. Curr Opin Clin Nutr Metab Care 2002; 5:679–683.

[5] Ohta K, Omura K, Hirano K, et al. The effect of an additive small amount of a low residue diet against total parenteral nutritioninduced gut mucosal barrier. Am J Surg 2003; 185:79–85.

[6] Wiest R, Rath HC. Gastrointestinal disorders of the critically ill. Bacterial translocation in the gut. Best Pract Res Clin Gastroenterol 2003; 17:397–425.

[7] Alverdy JC, Moss GS. Total parenteral nutrition promotes bacterial translocation from the gut. Surgery 1988; 104:185–190.

[8] Marik PE, Zaloga GP. Early enteral nutrition in acutely ill patients: a systematic review. Crit Care Med 2001; 29:2264–2270.

[9] Lefton J, Esper DH, Kochevar M. Enteral formulations. In: The A.S.P.E.N. Nutrition Support Core Curriculum. Silver Spring, MD: American Society for Parenteral and Enteral Nutrition, 2007:209–232.

[10] Heyland DK, Novak F, Drover JW, et al. Should immunonutrition become routine in critically ill patients? JAMA 2007; 286:944–953.

[11] Singer P, Theilla M, Fisher H, et al. Benefit of an enteral diet enriched with eicosapentanoic acid and gamma-linolenic acid in ventilated patients with acute lung injury. Crit Care Med 2006; 34:1033–1038.

[12] Kirk SJ, Barbul A. Role of arginine in trauma, sepsis, and immunity. J Parenter Ent Nutr 1990; 14(Suppl):226S–228S.

[13] Bertolini G, Iapichino G, Radrizzani D, et al. Early enteral immunonutrition in patients with severe sepsis: results of an interim analysis of a randomized multicentre clinical trial. Intensive Care Med 2003; 29:834–840.

[14] Rebouche CJ. Carnitine. In: Shils ME, et al., eds. Modern nutrition in health and disease. 10th ed. Philadelphia, PA: Lippincott Williams & Wilkins, 2006; 537–544.

[15] Karlic H, Lohninger A. Supplementation of L-carnitine in athletes: does it make sense? Nutrition (Burbank, CA) 2004; 20:709–715.

[16] Stroud M, Duncan H, Nightingale J. Guidelines for enteral feeding in adult hospital patients. Gut 2003; 52 Suppl 7:vii1–vii12.

[17] Marik PE, Zaloga GP. Gastric versus post-pyloric feeding: a systematic review. Crit Care 2003; 7:R46–R51.

[18] Kolbitsch C, Pomaroli A, Lorenz I, et al. Pneumothorax following nasogastric feeding tube insertion in a tracheostomized patient after bilateral lung transplantation. Intensive Care Med 1997; 23:440–442.

[19] Fisman DN, Ward ME. Intrapleural placement of a nasogastric tube: an unusual complication of nasotracheal intubation. Can J Anaesth 1996; 43:1252–1256.

[20] Baskin WN. Acute complications associated with bedside placement of feeding tubes. Nutr Clin Pract 2006; 21:40–55.

[21] Mizock BA. Avoiding common errors in nutritional management. J Crit Illness 1993; 10:1116–1127.

[22] Marcuard SP, Perkins AM. Clogging of feeding tubes. J Parenter Enteral Nutr 1988; 12:403–405.

[23] Marcuard SP, Stegall KS. Unclogging feeding tubes with pancreatic enzyme. J Parenter Enteral Nutr 1990; 14:198–200.

[24] Reignier K, Mercier E, Le Gouge A, et al. Effect of not monitoring residual gastric volume on risk of ventilator-associated pneumonia in adults receiving

mechanical ventilation and early enteral feeding. JAMA 2013; 309:249–256.

[25] McClave SA, DeMeo MT, DeLegge MH, et al. North American Summit on Aspiration in the Critically Ill Patient: a consensus statement. JPEN: J Parenter Enteral Nutr 2002; 26:S80–S85.

[26] Booth CM, Heyland DK, Paterson WG. Gastrointestinal promotility drugs in the critical care setting: a systematic review of the evidence. Crit Care Med 2002; 30:1429–1435.

[27] Hawkyard CV, Koerner RJ. The use of erythromycin as a gastrointestinal prokinetic agent in adult critical care: benefits and risks. J Antimicrob Chemother 2007; 59:347–358.

[28] Nguyen NO, Chapman MJ, Fraser RJ, et al. Erythromycin is more effective than metoclopramide in the treatment of feed intolerance in critical illness. Crit Care Med 2007; 35:483–489.

[29] Nguyen NO, Chapman M, Fraser RJ, et al. Prokinetic therapy for feed intolerance in critical illness: one drug or two? Crit Care Med 2007; 35:2561–2567.

[30] Edes TE, Walk BE, Austin JL. Diarrhea in tube-fed patients: feeding formula not necessarily the cause. Am J Med 1990; 88:91–93.

[31] Williams NT. Medication administration through enteral feeding tubes. Am J Heath-Sys Pharm 2008; 65:2347–2357.

第 38 章
肠外营养
Parenteral Nutrition

当不能通过消化道途径进行充分营养支持时，可选用静脉途径为机体输送营养物质[1, 2]。本章阐述了静脉营养支持的基本特征，并展示了如何制定个体化肠外营养方案以满足患者营养支持需要。

一、营养液底物

（一）葡萄糖溶液

1. 糖类物质是肠外营养（parenteral nutrition, PN）中非蛋白质热量的主要来源，此外，葡萄糖还是肠外营养中主要的糖类物质成分。常见的葡萄糖溶液可参见表 38-1。

表 38-1　静脉输注葡萄糖溶液

溶液强度	溶液浓度（g/L）	能量密度*（kcal/L）	渗透压（mOsm/L）
5%	50	170	253
10%	100	340	505
20%	200	680	1080

（续　表）

溶液强度	溶液浓度（g/L）	能量密度 * （kcal/L）	渗透压 （mOsm/L）
50%	500	1700	2525
70%	700	2380	3530

*. 基于葡萄糖的氧化产能（3.4 kcal/g）

2. 由于葡萄糖的能量密度相对较低（3.4 kcal/g），因此必须增加葡萄糖溶液的浓度以提供足够的热量来满足日常需要。（标准肠外营养溶液的葡萄糖含量百分比为 50% 或 D_{50}）。静脉营养中使用肠外营养溶液都是高渗性溶液，因此必须通过较大的中心静脉进行输注。

（二）氨基酸溶液

蛋白质以氨基酸溶液的形式提供，氨基酸制剂是多种不同的必需氨基酸（N=9）、半必需氨基酸（N=4）和非必需氨基酸（N=10）的混合物。将这些氨基酸溶液与葡萄糖溶液以 1 : 1 的体积比进行混合。标准氨基酸溶液和特殊氨基酸溶液的区别可参见表 38-2。

表 38-2　标准氨基酸溶液和特殊氨基酸溶液

	美乐欣 *	美乐欣 -HBC	美乐欣 RF
溶液强度	3.5%、5%、7%、8.5%、10%	7%	5.2%
适应证	全胃肠外营养	高分解代谢	肾衰竭
必需氨基酸（EAA）	50%	63%	89%
支链氨基酸（BCAA）	25%	46%	33%

*. 含结晶氨基酸

1. 标准氨基酸溶液 标准氨基酸溶液（如表 38-2 中的美乐欣）是一种平衡混合溶液，其中必需氨基酸占 50%，而非必需氨基酸和半必需氨基酸共占 50%。常用的氨基酸浓度为 3.5%～10%，但最常用的是 7% 的氨基酸溶液（70 g/L）。

2. 特殊氨基酸溶液 特殊氨基酸溶液是指为特殊患者专门设计的氨基酸溶液，可用于严重代谢应激患者（如多发伤或烧伤）以及肾衰竭或肝功能衰竭患者。

(1) 专门为代谢应激患者设计的氨基酸溶液（如表 38-2 中的美乐欣 -HBC）富含支链氨基酸（异亮氨酸、亮氨酸和缬氨酸），当代谢需求较高时，这些支链氨基酸是骨骼肌的首选供能物质。

(2) 为肾衰竭患者专门设计的氨基酸溶液（如表 38-2 中的美乐欣 RF）富含必需氨基酸，由于必需氨基酸中的氮被部分再循环用以生产非必需氨基酸，这导致血尿素氮（blood urea nitrogen，BUN）的升高小于非必需氨基酸的分解。

(3) 为肝功能衰竭患者专门设计的氨基酸溶液（如 Hepatic Aid）富含支链氨基酸，后者能够阻断芳香族氨基酸转运，避免其穿过血脑屏障（预防肝性脑病）。

(4) 需要着重强调的是，这些特殊氨基酸溶液均无法改善相应疾病的临床预后 [3]。

3. 谷氨酰胺 谷氨酰胺是快速分裂细胞（如肠上皮细胞和血管内皮细胞）的主要代谢功能物质 [4]。然而，基于 5 项多中心试验的一个 meta 分析显示进行谷氨酰胺静脉输注的患者死亡率有所增高 [1]。当前营养支持指南不推荐将谷氨酰胺静脉输注纳入肠外营养方案 [1]。

（三）脂质乳剂

1. 脂质主要是由胆固醇、磷脂和三酰甘油[5]组成的乳剂形式。三酰甘油是从植物油（红花油或大豆油）中提炼而来，富含亚油酸，后者是一种必需脂肪酸[6]。

2. 每日 30% 的热量需求由脂质提供，其中每日所需热量的 4% 应由亚油酸提供，从而防止出现必需脂肪酸缺乏[7]。

表 38-3　临床使用的静脉脂质乳剂

特　点	英脱利匹特（Intralipid）		乐补欣Ⅱ（Liposyn Ⅱ）	
	10%	20%	10%	20%
热量（kcal/ml）	1.1	2	1.1	2
%EFA 供能（亚油酸）	50%	50%	66%	66%
胆固醇（mg/dl）	250～300	250～300	13～22	13～22
渗透压（mOsm/L）	260	260	276	258
单位体积（ml）	50 100 250 500	50 100 250 500	100 200 500	200 500

EFA. 必需脂肪酸

3. 如表 38-3 所示，脂质乳剂的常见浓度（每 100 ml 溶液中三酰甘油的克数）为 10%～20%。10% 脂质乳剂能量密度约为 1 kcal/ml，而 20% 脂质乳剂能量密度约为 2 kcal/ml。与高渗葡萄糖溶液不同，脂质乳剂与血浆基本等渗，因此可通过外周静脉进行输注。

4. 脂质乳剂常见的单位体积为 50～500 ml，其可单独输注（最大静脉滴注速度为 50 ml/h），亦可加入葡萄糖氨基酸混合物后输注。三酰甘油输注后 8 ～ 10 h 不会被清除，脂质输注常会造成一过性血脂升高。

二、添加剂

电解质，维生素和微量元素的混合物可直接添加至葡萄糖 - 氨基酸混合物溶液。

（一）电解质

常见的电解质混合物超过 15 种。大多数电解质混合物的容积为 20 ml，并且含有钠、氯、钾和镁等组成成分。必须仔细检查肠外营养混合物溶液以确定是否需要添加额外的电解质。全静脉营养支持方案中需要特别制定钾和其他电解质的额外添加量。

（二）维生素

将水溶性复合维生素制剂添加到葡萄糖 - 氨基酸混合溶液中。一瓶标准复合维生素制剂能满足大多数健康成年人对维生素的日常需求（表 36-4）。因为不清楚 ICU 患者的维生素日常需求量（并且可能因患者而异），所以尽管提供了维生素日常需求量，在 ICU 患者中维生素缺乏的情况仍很常见（维生素 D 缺乏可参见第 36 章）。

（三）微量元素

常见的微量元素添加剂种类繁多，表 38-4 列出了其中一种微量元素添加剂，并附以微量元素的日推荐摄入量。值得注意的是微量元素每日需求量与微量元素含量的相关性较低。

微量元素混合物不含铁和碘，有些还不含硒。铁因其促氧化作用而具有一定的摄入风险（见第 36 章），但硒却可作为抗氧化剂发挥重要作用（见第 36 章），因此危重患者应当每日补充硒。

表 38-4　应用于临床的静脉输注脂质乳剂

微量元素	日需量 *	Multitrace-5 Concentrated
铬	30 μg	10 μg
铜	900 μg	1 mg
碘	150 μg	–
铁	8 mg	–
锰	2.3 mg	0.5 mg
硒	55 μg	60 μg
锌	11 mg	5 mg

*. 参考食品和营养信息中心（http://fnic.nal.usda.gov），2016 年 8 月发布；#.Product description，America Reagent，Inc.

三、制订肠外营养方案

（一）开始进行肠外营养的时间

肠外营养提供的效果与前文所述的肠内营养不同（见第 37 章），可以在营养良好的患者中保留 7 d [1]。对于营养不良且无法接受肠内营养的患者，应该在转入 ICU 后 24 h 内开始进行肠外营养。

（二）制定肠外营养方案

以下是制定标准肠外营养方案的步骤方法。每个步骤都使用假设同一患者作为示例，进而说明该方法的使用方法。

1. 步骤 1　首要任务是确定每日所需热量和每日所需蛋白质摄入量。可使用以下简化公式进行估算：

每日所需热量 =25× 体重（kg）　　　（公式 38-1）

每日所需蛋白质摄入量 =1.2 ～ 2g/（kg·d）（公式 38-2）

在上述估算时，需要使用实际体重或净体重。（对于肥胖患者的估算，可见表 36-2 推荐的营养需要量。）

(1) 示例：对于净体重为 70kg 的成年人而言，其每日所需热量为 25×70=1750kcal/d。假定单位体重所需蛋白质摄入量为 1.4 g/（kg·d），则这位成年人每日所需蛋白质摄入量为 1.4×70=98 g/d。

(2) 注意：如果使用丙泊酚进行镇静治疗，则需调整每日所需热量，这是因为输注丙泊酚相当于输注 10% 的脂肪乳，其热量密度约为 1kcal/ml。

2. 步骤 2　使用 10% 氨基酸（500 ml）和 50% 葡萄糖（500 ml）的混合液，然后根据蛋白质的需要量决定葡萄糖 - 氨基酸 $A_{10}D_{50}$ 混合溶液的容量和静脉滴注速度。所需混合溶液容量等于每日所需蛋白质摄入量除以 $A_{10}D_{50}$ 混合液中的蛋白质浓度（50 g/L）。

$A_{10}D_{50}$ 混合溶液容积 = 每日所需蛋白摄入量（g/d）/50（g/L）

（公式 38-3）

接下来是计算静脉滴注速度：

静脉滴注速度 = $A_{10}D_{50}$ 混合溶液容积 /24h　（公式 38-4）

示例：假定预计每天所需蛋白摄入量为 98 g（参见步骤 1 中的示例），则所需 $A_{10}D_{50}$ 混合溶液的体积为 98/50=1.9 L，而所需的静脉滴注速度为 1900 ml/24 h =81 ml/h。

3. 步骤 3　最后一步是确定每日脂质所需输注量。这取决于 $A_{10}D_{50}$ 输注混合溶液中葡萄糖所能提供的热量。糖类物质（CHO）提供的热量计算方法如下：

$$糖类物质提供的热量 =250(\,g/L\,)\times A_{10}D_{50}\ 体积\times3.4(\,kcal/g\,)$$

（公式 38-5）

其中，250 g/L 为 $A_{10}D_{50}$ 混合溶液中葡萄糖浓度，3.4 kcal/g 为葡萄糖的能量密度。然后用脂质来提供每日所需热量的剩余部分。

$$脂质热量 = 每日所需热量 - 糖类物质提供的热量$$

（公式 38-6）

如果使用 10% 英脱利匹特（Intralipid）（1 kcal/ml）来提供脂质热量，那么以 ml 计算的容量数值就相当于所需要的脂质热量数值。

(1) 示例：假定每天需要 1.9 L 的 $A_{10}D_{50}$ 混合溶液来提供每日所需摄入的 98 g 蛋白质，则糖类物质提供的热量为 250×1.9×3.4=1615 kcal，每日所需热量为 1750 kcal，所以需要脂质提供的热量是 1750-1615=135 kcal。脂质乳剂的常见单位体积为 50 ml，因此用 150 ml 的 10% 英脱利匹特（Intralipid）（150 kcal）来提供脂质热量。最大静脉滴注速度是 50 ml/h。

(2) 肠外营养医嘱：根据示例，肠外营养医嘱内容应当如下。

① $A_{10}D_{50}$ 的滴注速度是 81 ml/h。

② 150 ml 的 10% 英脱利匹特（Intralipid），输注时间大于 3 h。

③添加常规剂量的电解质、复合维生素和微量元素。

肠外营养的医嘱内容需要每天制定。

四、并发症

（一）导管相关的并发症

如前所述，鉴于葡萄糖和氨基酸混合溶液的渗透压较高，需要通过大静脉进行输注，因此需要进行中心静脉置管或经外周静脉置入中心静脉导管（PICC）。与这些置管相关的并发症在第 1 章四、中有讲述。留置导管的非感染性并发症在第 2 章二、中有讲述。导管相关性感染在第 2 章三、中有讲述。

导管易位　锁骨下静脉置管和经外周静脉置入中心静脉导管（PICC）偶尔会误将导管置入颈内静脉，如图 38-1 所示。一项调查表明 [8]，10% 的锁骨下静脉穿刺置管（大多数在右侧）会误

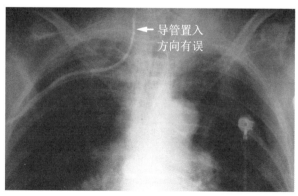

▲图 38-1　床旁 X 线胸片显示导管误入颈内静脉（图像增强处理后）

将导管置入颈内静脉。因为存在血栓形成的风险，所以一般建议重新置入中心静脉导管[8]，但是目前尚无支持证据。

（二）糖类物质引起的并发症

1. 高血糖　高血糖在肠外营养患者中较为常见，但在危重患者中不建议进行严格的血糖控制，这是因为低血糖比高血糖对人体的危害更大[9, 10]。

(1) 目前营养支持指南建议对于一般的 ICU 患者，血糖水平的控制目标为 140 ～ 180 mg/dl[1]。

(2) 对于由心搏骤停、缺血性脑卒中或颅内出血引起的急性脑损伤患者[10]，建议采用更严格的血糖控制，这是因为高血糖会加重这些患者的脑损伤。

2. 胰岛素

(1) 如果需要进行胰岛素治疗，则对于血糖水平不稳定的糖尿病患者或 1 型糖尿病患者，首选常规胰岛素（1 U/ml）连续输注[10]。也可以通过向全肠外营养溶液中添加胰岛素来完成。

(2) 由于胰岛素可以吸附于静脉输液器的塑料管壁上，所以在输注胰岛素之前，先预先泵入 20 ml 含有 1 U 胰岛素的生理盐水。每次更换静脉输液装置时都必须重复上述步骤[10]。

(3) 当患者临床症状稳定，停用血管活性药物后，可选用皮下注射胰岛素（subQ）。这一过程中无须特意中断肠外营养[10]。在停止胰岛素输注之前，应先进行长效胰岛素皮下注射[10]。

(4) 皮下注射胰岛素的治疗方案会因人而异。但中效或长效胰岛素与速效胰岛素联用这一治疗方法对于住院患者而言较为常见。各种胰岛素制剂参见表 38-5[11]。

3. 低磷血症　葡萄糖转运到细胞内同时伴随着相同的磷酸盐

转运到细胞内，血浆磷水平在开始进行肠外营养后逐渐下降（参见图 30-1）。

4. 低钾血症 葡萄糖向细胞内转运的过程也伴有钾向细胞内转运，因此肠外营养期间葡萄糖连续输注可导致持续性低钾血症。

表 38-5 胰岛素制剂

种类	名称	起效时间	峰值时间	持续时间
速效	天冬胰岛素	10 ～ 20 min	1 ～ 3 h	3 ～ 5 h
速效	赖谷胰岛素	25 min	45 ～ 50 min	4 ～ 5 h
速效	赖脯胰岛素	15 ～ 30 min	0.5 ～ 2.5 h	3 ～ 6 h
短效	常规胰岛素	30 ～ 60 min	1 ～ 5 h	6 ～ 10 h
中效	低精蛋白胰岛素	1 ～ 2 h	6 ～ 14 h	16 ～ 24 h
长效	甘精胰岛素	1 h	2 ～ 20 h	24 h

引自参考文献 [11]

（三）脂质相关的并发症

1. 过量摄入脂质可能会导致肝脏脂肪变性（见下文）。

2. 脂质输注的一个常被忽视的副作用是它可以引发炎症反应。肠外营养方案中使用的脂质乳剂富含可氧化的脂质[12]，而输注的脂质氧化将诱发炎性反应。油酸是肠外营养中常见脂类之一。而实际上，输注油酸是构建急性呼吸窘迫综合征（ARDS）动物模型的标准方法[13]，这也许能够解释为什么脂质输注与氧合功能受损以及呼吸衰竭延长密切相关[14, 15]。脂质输注可能会引起氧化诱导损伤，对于这一点应当引起足够重视。

（四）肝胆并发症

1. 肝脂肪变性　肝脏内脂肪累积（肝脂肪变性）在长期进行肠外营养的患者中较为常见，一般认为是由长期过量摄入糖类和脂类物质所致。尽管这会引起血液中肝酶升高[16]，但这并不是一种病理现象。

2. 胆汁淤积　近端小肠中缺乏脂质时可抑制胆囊收缩素介导的胆囊收缩，这样会导致胆囊内胆汁淤滞和胆泥积聚，当肠外营养超过 4 周时，可能会引发非结石性胆囊炎（参见第 32 章）。

（五）肠源性感染

肠外营养时，肠道内营养底物的缺乏可导致肠黏膜萎缩以及肠相关免疫功能受损，这些改变可进一步导致肠道病原微生物的全身性扩散（见第 37 章）。

五、经外周静脉肠外营养

经外周静脉肠外营养（PPN）是肠外营养的一种短期应用方式，可用于提供大量非蛋白质热量，这可减少通过分解蛋白质来提供能量（即保留蛋白质的营养支持）[17, 18]。

1. 当短时间内营养供应不足（如患者术后）时，可选用经外周静脉肠外营养作为蛋白保留营养支持治疗方案，但这不适用于高分解代谢或营养不良患者，后者需要完全营养支持。

2. 外周静脉输注物的渗透压应保持在 900 mOsm/L 以下以降低外周静脉渗透压损伤的风险[17, 18]。

方案

1. 经外周静脉肠外营养常用的一种溶液是由 3% 的氨基酸和 20% 的葡萄糖混合而成（氨基酸的最终浓度为 1.5%，而葡萄糖的最终浓度为 10%），其渗透压为 500 mOsm/L。葡萄糖的热量密度为 340 kcal/L，因此 2.5 L 的混合液可提供 850 kcal 的热量。

2. 如果在原有方案中加入 250 ml 20% 的脂肪乳剂，则非蛋白总热量将增加到 1350 kcal/d，这已经接近于无应激正常体型成年人的非蛋白热量需求 ［20 kcal/（kg·d）］。

（柳文娟，译　孙运波，校）

参考文献

［1］Taylor BE, McClave SA, Martindale RG, et al. Guidelines for the provision and assessment of nutrition support therapy in the adult critically ill patient: Society of Critical Care Medicine (SCCM) and American Society for Parenteral and Enteral Nutrition (A.S.P.E.N.). Crit Care Med 2016; 44:390–438.

［2］Singer P, Berger MM, Van den Berghe G, et al. ESPN guidelines on parenteral nutrition: Intensive care. Clin Nutr 2009; 387–400.

［3］Andris DA, Krzywda EA. Nutrition support in specific diseases: back to basics. Nutr Clin Pract 1994; 9:28–32.

［4］Souba WW, Klimberg VS, Plumley DA, et al. The role of glutamine in maintaining a healthy gut and supporting the metabolic response to injury and infection. J Surg Res 1990; 48:383–391.

［5］Driscoll DF. Compounding TPN admixtures: then and now. J Parenter Enteral Nutr 2003; 27:433–438.

［6］Warshawsky KY. Intravenous fat emulsions in clinical practice. Nutr Clin Pract 1992; 7:187–196.

［7］Barr LH, Dunn GD, Brennan MF. Essential fatty acid deficiency during total parenteral nutrition. Ann Surg 1981; 193:304–311.

［8］Padberg FT, Jr., Ruggiero J, Blackburn GL, et al. Central venous catheterization for parenteral nutrition. Ann Surg 1981; 193:264–270.

[9] Marik PE, Preiser J-C. Toward understanding tight glycemic control in the ICU. Chest 2010; 137:544–551.

[10] Jacobi J, Bircher N, Krinsley J, et al. Guidelines for the use of an insulin infusion for the management of hyperglycemia in critically ill patients. Crit Care Med 2012; 40:3251–3276.

[11] Insulins. In McEvoy GK, ed. AHFS Drug Information, 2014. Bethesda, MD: American Society of Heath System Pharmacists, 2014:3228.

[12] Carpentier YA, Dupont IE. Advances in intravenous lipid emulsions. World J Surg 2000; 24:1493–1497.

[13] Schuster DP. ARDS: clinical lessons from the oleic acid model of acute lung injury. Am J Respir Crit Care Med 1994; 149:245–260.

[14] Suchner U, Katz DP, Furst P, et al. Effects of intravenous fat emulsions on lung function in patients with acute respiratory distress syndrome or sepsis. Crit Care Med 2001; 29:1569–1574.

[15] Battistella FD, Widergren JT, Anderson JT, et al. A prospective, randomized trial of intravenous fat emulsion administration in trauma victims requiring total parenteral nutrition. J Trauma 1997; 43:52–58.

[16] Freund HR. Abnormalities of liver function and hepatic damage associated with total parenteral nutrition. Nutrition 1991; 7:1–5.

[17] Culebras JM, Martin-Pena G, Garcia-de-Lorenzo A, et al. Practical aspects of peripheral parenteral nutrition. Curr Opin Clin Nutr Metab Care 2004; 7:303–307.

[18] Anderson AD, Palmer D, MacFie J. Peripheral parenteral nutrition. Br J Surg 2003; 90:1048–1054.

第 39 章
肾上腺和甲状腺功能障碍
Adrenal and Thyroid Dysfunction

　　本章主要讲述重症患者出现的肾上腺和甲状腺功能障碍，以及如何鉴别和治疗这些功能障碍。

一、肾上腺功能不全

（一）重症患者肾上腺功能抑制

　　1. 重症患者中肾上腺功能不全较为常见，其总患病率为 10% ～ 20%[1]。但有报道称，伴有重症脓毒症或感染性休克的患者，其患病率可高达 60%[2]。

　　2. 重症患者中发生的肾上腺功能抑制往往是可逆的，这被称为危重病相关的皮质醇缺乏（CIRCI）[3]。

　　3. CIRCI 的机制较为复杂，并且目前尚未能完全阐明；图 39-1 显示的是一些已知的相关机制 [1-4]。如图所示，全身炎症反应在 CIRCI 中起主要作用。

　　4. 全身性败血症和感染性休克是危重患者肾上腺功能抑制的主要原因，且大多数患者同时会出现下丘脑 - 垂体抑制 [2]。

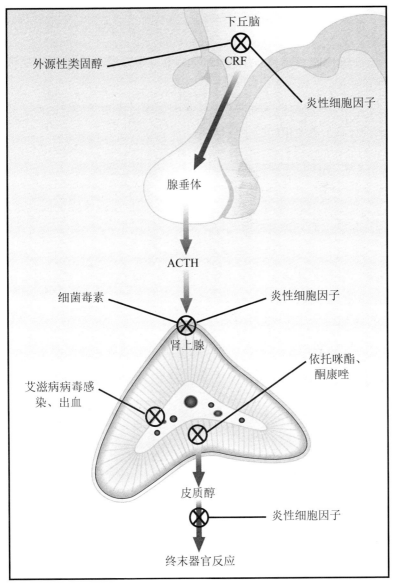

▲ 图 39-1　ICU 患者肾上腺抑制的机制

CRF. 促肾上腺皮质素释放激素；ACTH. 促肾上腺皮质激素

（二）临床表现

1. CIRCI 的主要临床表现为给予容量复苏也难以纠正的低血压 [1-3]。

2. 典型的肾上腺功能不全引起的电解质异常（如低钠血症和高钾血症）在 CIRCI 中并不常见。

（三）诊断

1. 对于 ICU 患者出现的病因不明的低血压或难治性低血压，应怀疑肾上腺功能抑制。

2. 随机血浆皮质醇水平达到 35 μg/dl 或 35 μg/dl 以上，表明危重（应激）患者肾上腺功能正常，而当随机血浆皮质醇水平在 10 μg/dl 以下时，则表明危重患者肾上腺功能不全 [1,3]。

3. 如果随机血浆皮质醇水平在 10 ~ 34 μg/dl 之间，则可进行快速 ACTH 刺激试验。先将患者血样中的血浆皮质醇水平设为基线血浆皮质醇水平，然后给予患者合成 ACTH（250 μg）静脉注射，60 min 后重复检测血浆皮质醇水平。

(1) 血浆皮质醇水平增高幅度低于 9 μg/dl，则表明存在原发性肾上腺功能不全 [1,3]。

(2) 血浆皮质醇水平大幅度增高（≥ 9 μg/dl）则不能排除下丘脑 - 垂体功能障碍引起的继发性肾上腺功能不全的可能性。

4. 在脓毒症休克患者中，不能根据血浆皮质醇水平来判断皮质类固醇治疗是否有效；当容量复苏难以纠正低血压需要使用升压药来纠正低血压时，皮质类固醇治疗效果得到认可 [5]（关于脓毒症休克类固醇治疗的更多信息可参见第 9 章）。

（四）治疗

1. CIRCI 的治疗方案为静脉输注氢化可的松，每日 200 ～ 300mg，分 3 次给药[1]，而对于脓毒症休克患者 CIRCI 治疗时，应采用氢化可的松持续静脉输注[5]。

2. 此外还应加用盐皮质激素治疗（如氟氢可的松，每天一次 50μg 口服）[1]，这是因为氟氢可的松具有较高的盐皮质激素活性。

3. 在解决诱因后，可停用氢化可的松。如果氢化可的松治疗周期超过 7 ～ 10d，则建议逐步减量[1]。

二、甲状腺功能评估

90% 以上的危重患者的甲状腺功能结果可能异常[6]。在大多数情况下，这一异常是由非甲状腺疾病所致（即正常甲状腺功能病态综合征），并且没有甲状腺疾病的相应体征[6, 7]。下面主要介绍的是甲状腺功能的实验室评估，以及如何鉴别非甲状腺疾病和甲状腺疾病。

（一）甲状腺素和三碘甲状腺原氨酸

1. 甲状腺素（T_4）是由甲状腺分泌的重要激素，其活性形式为三碘甲状腺原氨酸（T_3），后者是由甲状腺素在甲状腺外组织中脱碘形成。

2. T_3 和 T_4 可与血浆蛋白广泛结合，两者仅有不到 1% 是以游离或生物活性形式存在[8]。

3. 由于发生急性疾病时，总 T_3 和 T_4 水平有可能因其在血浆中和血浆蛋白结合而改变，因此常用游离 T_4 水平来评估急症患者甲状腺功能（通常不用游离 T_3 水平来评估）。

（二）甲状腺刺激激素

1.血浆促甲状腺激素（TSH）水平检测被认为是甲状腺功能最可靠的检查方法；它能够鉴别非甲状腺疾病，此外还能够区分原发性和继发性甲状腺疾病。

(1) 在大多数正常甲状腺功能病态综合征患者中，血浆 TSH 水平正常[6]。而脓毒症、皮质类固醇和多巴胺输注会抑制 TSH 分泌[9]。

(2) 在甲状腺功能减退患者中，血浆 TSH 水平升高表明为原发性甲状腺功能减退症，而 TSH 水平降低则表明为继发性甲状腺功能减退症（源自下丘脑 - 垂体功能障碍）。

2.血浆 TSH 水平均有昼夜变化的特点（傍晚时 TSH 水平最低，睡眠时 TSH 水平最高），其 24 h 变化幅度高达 40%[10]。当分析血浆 TSH 水平时，必须考虑这一昼夜变化规律。

（三）异常甲状腺功能检测

表 39-1 显示的是特定条件下血浆游离 T_4 水平和 TSH 水平的预期变化。

表 39-1　异常甲状腺功能检测模式

病变情况	游离 T_4	TSH
正常甲状腺功能病态综合征	正常或 ↓	正常
原发性甲状腺功能减退症	↓	↑
继发性甲状腺功能减退症	↓	↓
原发性甲状腺功能亢进症	↑	↓

1. 急性非甲状腺疾病与血浆游离 T_3 水平降低有关，是非甲状腺组织中 T_4 向 T_3 转化的过程受损所致[6]。随着疾病加重，游离 T_3 和游离 T_4 水平均降低，据报道，有 30% ～ 50% 的 ICU 患者会出现这种改变[6, 7]。如前所述，大多数正常甲状腺功能病态综合征患者的血浆 TSH 水平正常。

2. 原发性甲状腺功能减退症是以游离 T_4 和 TSH 水平相反改变为主要特征，而继发性甲状腺功能减退症（源自下丘脑 - 垂体功能障碍）是以游离 T_4 和 TSH 水平均降低为主要特征。

三、甲状腺毒症

甲状腺毒症几乎都是由原发性甲状腺功能亢进引起。常见病因包括自身免疫性甲状腺炎和长期使用胺碘酮治疗[11]。

（一）临床表现

1. 甲状腺毒症的主要临床表现为易激动、心动过速（包括房颤）和细微震颤。

2. 老年甲状腺毒症患者常表现为嗜睡而非易激动；这种情况称为淡漠型甲亢。老年甲状腺毒症患者常见的临床表现为嗜睡和房颤。

3. 甲状腺危象是一种较为罕见但十分严重的甲状腺功能亢进类型，可由急性疾病或手术诱发。

(1) 甲状腺危象是以高热（体温超过 104℉）、极度躁动不安或谵妄、伴有高心输出量型心衰的心动过速为主要特征。晚期患者可表现为痴呆或昏迷、全身性癫痫发作以及血流动力学不稳定等情况。

(2) 如果不给予治疗，必然会危及患者的生命^[11]。

（二）诊断

1. 血浆 TSH 水平检测是甲状腺毒症最敏感和最具特异性的诊断试验方法^[11]。

2. 轻度甲状腺毒症患者 TSH 水平低于 0.01 mU/dl，而大多数具有甲状腺毒症临床表现的患者 TSH 水平往往检测不到^[11]。

3. TSH 水平正常可排除甲状腺毒症的诊断^[11]。

（三）治疗

表 39-2 总结了甲状腺毒症和甲状腺危象的急性药物治疗方法。

1. β 受体阻滞药　使用 β 受体阻滞药能够缓解甲状腺毒症患者的心动过速、易激以及细微震颤等症状。

(1) 普萘洛尔是甲状腺功能亢进治疗过程中应用最为广泛的一种 β 受体阻滞药，但由于它是一种非选择性 β 受体阻滞药，因此不适用于哮喘或心力衰竭患者。

(2) 选择性 β 受体阻滞药如美托洛尔（每隔 4 h 口服 25 ～ 50 mg）可用于治疗甲状腺毒症，普萘洛尔也是甲状腺危象的首选用药^[11]。

(3) 超快速起效药物艾司洛尔适用于伴有甲状腺功能亢进的房颤患者（推荐用药剂量见于表 13-1）。

2. 抗甲状腺药物　甲巯咪唑和丙硫氧嘧啶（PTU）这两种药物常用于抑制甲状腺素产生。两者均为口服用药。

(1) 甲巯咪唑是甲状腺毒症的首选治疗方案，而丙硫氧嘧啶更适用于甲状腺危象的治疗^[11]。

(2) 这两种药物副作用不常见，但却很严重，具体包括甲巯咪唑引起的胆汁淤积性黄疸以及丙硫氧嘧啶引起的暴发性肝坏死或粒细胞缺乏症。

3. 无机碘　对于重度甲状腺功能亢进患者，可联用碘剂（可阻断 T_4 的合成和释放）和抗甲状腺药物联合治疗。通过口服饱和碘化钾溶液（复方碘溶液）进行碘剂治疗。对碘过敏的患者，可选用锂剂（每隔 8 h 口服 300 mg）作为替代药物[12]。

4. 重视甲状腺危象治疗

(1) 由于呕吐、腹泻以及非显性失水加重等原因，应给予甲状腺危象患者积极的容量复苏治疗。

(2) 甲状腺危象能够加速糖皮质激素代谢并导致相对性肾上腺功能不全，因此，推荐预防性应用氢化可的松治疗（负荷剂量为静脉输注 300 mg，之后每隔 8 h 静脉输注 100 mg）[11]。

表 39-2　甲状腺毒症和甲状腺危象的药物治疗方法

药物名	治疗方法
普萘洛尔	**剂量**：甲状腺毒症患者，10 ～ 40 mg，口服，每日 3 次或 4 次；甲状腺危象患者，每隔 4 h 静脉输注或口服 60 ～ 80 mg **注意**：高剂量时会阻断 T_4 向 T_3 转化。收缩性心衰患者慎用；哮喘患者选用选择性 β 受体阻滞药
甲巯咪唑	**剂量**：甲状腺毒症患者，10 ～ 20 mg，口服，每日一次；甲状腺危象患者，60 ～ 80 mg，口服，每日一次 **注意**：阻断 T_4 合成。治疗甲状腺毒症时首选甲巯咪唑，而治疗甲状腺危象时，首选丙硫氧嘧啶
丙硫氧嘧啶	**剂量**：甲状腺毒症患者，50 ～ 150 mg，口服，每日 3 次；甲状腺危象患者，负荷剂量为 500 ～ 1000 mg，口服，之后改为每隔 4 小时口服 250 mg **注意**：阻断 T_4 合成以及 T_4 向 T_3 转化。是甲状腺危象的首选用药

（续　表）

药物名	治疗方法
碘剂	**剂量：** 重度甲状腺毒症或甲状腺危象患者，每 6 小时口服，50 滴饱和碘化钾溶液（复方碘溶液）（250 mg 碘） **注意：** 阻断 T_4 的合成和分泌。联合抗甲状腺药物
氢化可的松	**剂量：** 仅用于甲状腺危象患者，负荷剂量为静脉输注 300 mg，之后改为每隔 8 小时输注 100 mg **注意：** 针对甲状腺危象患者肾上腺相对功能不全进行预防性治疗

引自参考文献 [11]

四、甲状腺功能减退症

症状性甲状腺功能减退症并不常见，一般人群患病率仅为 0.3%[13]。该病大多由慢性自身免疫性甲状腺炎（桥本甲状腺炎）引起，其较为少见的病因包括甲状腺功能亢进症放射性碘剂治疗或手术治疗、肿瘤或出血性坏死引起的下丘脑－垂体功能障碍以及药物（锂剂和胺碘酮）。

（一）临床表现

1. 甲状腺功能减退症的临床表现通常较为隐匿，主要包括皮肤干燥、易疲劳、肌肉痉挛和便秘。晚期可伴有低钠血症和骨骼肌病，此外还可见血清肌酶（肌酸激酶和醛缩酶）水平升高，血清肌酐水平增高（源自骨骼肌释放的肌酐）但不存在肾功能障碍[14]。

2. 与传统观念不同，肥胖不会导致甲状腺功能减退症[13]。

3. 甲状腺功能减退症还可能与胸腔积液和心包积液有关。其机制为血管通透性增加，液体渗出。

心包积液是甲状腺功能减退症患者心脏形态增大的最常见原因[15]。这些积液累积通常较为缓慢，且不会引起心脏压塞。

4. 甲状腺功能减退症晚期可伴有水肿表现，即黏液性水肿，它是由蛋白质皮下积聚所致，容易被误诊为水肿[16]。黏液性水肿也与体温过低和意识障碍有关，后者可称为黏液水肿性昏迷，但机体毫无反应这种情况并不常见[16]。

（二）诊断

表 39-1 显示了甲状腺功能减退症患者游离 T_4 和 TSH 水平的变化。

1. 甲状腺功能减退症患者血清 T_3 水平正常，但游离 T_4 水平始终低于正常水平[13]。

2. 原发性甲状腺功能减退症患者血清 TSH 水平升高（通常升高 10 mU/dl），而在下丘脑 - 垂体功能障碍引起的甲状腺功能减退症患者中 TSH 水平降低。

（三）甲状腺替代治疗

1. 对于轻中度甲状腺功能减退症患者，给予口服左甲状腺素（T_4）治疗（50 ～ 200 μg，日服 1 次）[17]。初始计量通常为 50 μg/d，每隔 3 至 4 周增加 50 μg/d 的剂量。通过血浆 TSH 水平，确定最佳替代治疗剂量（对于原发性甲状腺功能减退症患者而言）。

2. 对于重度甲状腺功能减退症患者，初期首选左甲状腺素静脉输注，这是因为重度甲状腺功能减退症患者存在胃肠动力受损风险。推荐初始静脉输注剂量为 250 μg，第二天改为静脉输注 100 μg，之后每日静脉输注 50 μg[17]。甲状腺素静脉输注的有效剂量约为口服剂量的二分之一。

3. 由于重症患者 T_4 向 T_3（甲状腺素的活性形式）转化的过程受到抑制[16]，因此对于危重患者，在进行甲状腺素（T_4）替代治疗的同时，应辅以口服 T_3 治疗（每隔 12 h 口服 25 μg）[18]，必要情况下也可采用鼻胃管给予 T_3。评估 T_3 治疗疗效的研究结果并不一致[13]。

（周欣蓓，译　孙　强，校）

参考文献

[1] Marik PE, Pastores SM, Annane D, et al. Recommendations for the diagnosis and management of corticosteroid insufficiency in critically ill adult patients: consensus statement from an international task force by the American College of Critical Care Medicine. Crit Care Med 2008; 36:1937–1949.

[2] Annane D, Maxime V, Ibrahim F, et al. Diagnosis of adrenal insufficiency in severe sepsis and septic shock. Am J Respir Crit Care Med 2006; 174:1319–1326.

[3] Marik PE. Critical illness-related corticosteroid insufficiency. Chest 2009; 135:181–193.

[4] Bornstein SR. Predisposing factors for adrenal insufficiency. N Engl J Med 2009; 360:2328–2339.

[5] Dellinger RP, Levy MM, Rhodes A, et al. Surviving Sepsis Campaign: International guidelines for management of severe sepsis and septic shock, 2012. Intensive Care Med 2013; 39:165–228.

[6] Umpierrez GE. Euthyroid sick syndrome. South Med J 2002; 95:506–513.

[7] Peeters RP, Debaveye Y, Fliers E, et al. Changes within the thyroid axis during critical illness. Crit Care Clin 2006; 22:41–55.

[8] Dayan CM. Interpretation of thyroid function tests. Lancet 2001; 357:619–624.

[9] Burman KD, Wartofsky L. Thyroid function in the intensive care unit setting. Crit Care Clin 2001;17:43–57.

[10] Karmisholt J, Andersen S, Laurberg P. Variation in thyroid function tests in patients with stable untreated subclinical hypothyroidism. Thyroid 2008; 18:303–308.

[11] Bahn RS, Burch HB, Cooper DS, et al. Hyperthyroidism and other causes of thyrotoxicosis: Management guidelines of the American Thyroid Association and the American Association of Clinical Endocrinologists. Thyroid 2011; 21:593–646.

[12] Migneco A, Ojetti V, Testa A, et al. Management of thyrotoxic crisis. Eur Rev Med Pharmacol Sci 2005; 9:69–74.

[13] Garber JR, Cobin RH, Gharib H, et al. Clinical practice guidelines for hypothyroidism in adults. Endocr Pract 2012; 18:988–1028.

[14] Lafayette RA, Costa ME, King AJ. Increased serum creatinine in the absence of renal failure in profound hypothyroidism. Am J Med 1994; 96:298–299.

[15] Ladenson PW. Recognition and management of cardiovascular disease related to thyroid dysfunction. Am J Med 1990; 88:638–641.

[16] Myers L, Hays J. Myxedema coma. Crit Care Clin 1991; 7:43–56.

[17] Toft AD. Thyroxine therapy. New Engl J Med 1994; 331:174–180.

[18] McCulloch W, Price P, Hinds CJ, et al. Effects of low dose oral triiodothyronine in myxoedema coma. Intensive Care Med 1985; 11:259–262.

第十四部分

神经系统疾病
Nervous System Disorders

第 40 章
意识障碍
Disorders of Consciousness

识别周围环境并与之进行互动的能力（即意识）是生命体验的必要条件，而丧失这项能力是危及生命疾病的征象之一。本章描述了意识障碍的主要类型，着重于阐述谵妄、昏迷和脑死亡。

一、意识状态改变

（一）意识

意识由觉醒和认知两部分组成。

1. 觉醒指的是体验周围环境的能力。

2. 认知指的是理解自身与周围环境关系的能力。

3. 这两部分可用于鉴别下文中所述的意识状态改变。

（二）意识状态改变

1. 焦虑和嗜睡是指觉醒和认知功能完好无损，但注意力（如认知程度）改变的意识状态。

2. 闭锁状态是指觉醒和认知功能完好无损，但运动反应能力几乎完全缺失的一种意识状态。它是由脑桥腹侧双侧运动传导通路受损引起，在闭锁状态下，除眼球上下运动以及眨眼运动之外，其他所有随意运动均被阻断[1]。

3. 谵妄和痴呆是指觉醒功能完好无损，但认知功能改变的意识状态。认知状态改变可能是波动的（如谵妄），也可能是缓慢进展的（如痴呆）。

4. 植物状态是指有一定程度的觉醒功能（可自主睁眼），但没有认知能力的一种意识状态。机体能够产生自发性运动以及可能会对深度疼痛产生运动反应，但这些运动是没有目的性的。如果这种状态持续一个月，可称为永久性植物状态[2]。

5. 昏迷的特点是觉醒和认知功能完全丧失。机体能够产生自发性运动以及可能会对深度疼痛产生运动反应，但这些运动是没有目的性的。

6. 脑死亡与昏迷类似，表现为觉醒和认知功能完全丧失。但在以下两个方面与昏迷存在差异：①脑死亡患者包括脑神经活动和自主呼吸能力在内的所有脑干功能均丧失；②这一过程是不可逆的。

（三）意识状态改变的原因

意识状态改变的明确原因如图 40-1 所示。一项关于 ICU 住院患者的神经系统并发症前瞻性调查研究[3]表明，缺血性卒中是导致 ICU 住院患者意识改变最常见的原因。脓毒症性脑病是患者进入 ICU 后意识障碍发生进展最常见的原因。

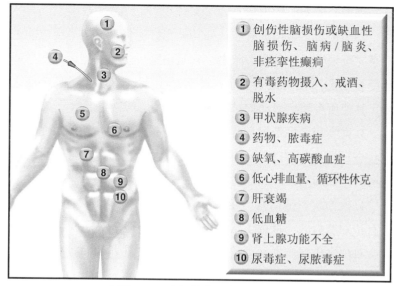

图中标注说明：

① 创伤性脑损伤或缺血性脑损伤、脑病 / 脑炎、非痉挛性癫痫
② 有毒药物摄入、戒酒、脱水
③ 甲状腺疾病
④ 药物、脓毒症
⑤ 缺氧、高碳酸血症
⑥ 低心排血量、循环性休克
⑦ 肝衰竭
⑧ 低血糖
⑨ 肾上腺功能不全
⑩ 尿毒症、尿脓毒症

▲ 图 40-1　意识状态改变的常见原因

二、ICU 相关性谵妄

据报道，16% ～ 89% 的 ICU 患者会出现谵妄 [4]，且对患者临床结果有不良影响 [5]。

（一）临床特征

图 40-2 对谵妄的临床特征进行了总结 [4, 6]

1. 谵妄是一种急性精神错乱状态，常伴以注意力缺陷和思维混乱的改变，具有病程波动的特点（行为波动发生在 24 h 内）。

2. 40% 以上伴有谵妄的住院患者会出现精神性症状（如幻视）[7]；因此，谵妄有一个不太恰当的名称，即"ICU 精神病"[8]。

3. 亚型：谵妄的亚型分型情况如下。

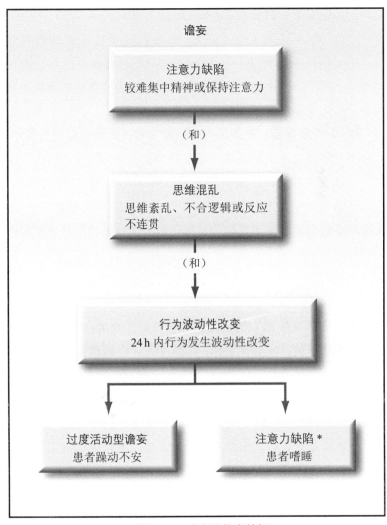

▲ 图 40-2　谵妄的临床特征

*. ICU 患者中最常见的谵妄类型

(1) 过度活动型（兴奋型）：谵妄是以躁动不安为主要特征。这种形式的谵妄常见于戒酒患者，但在医院获得性谵妄中并不常见，约占谵妄患者总数的 2% 或 2% 以下[4]。

(2) 活动减退型（淡漠型）：谵妄的主要特征是昏睡和嗜睡，它是医院获得性谵妄中最常见的类型，占谵妄患者总数的 45% ～ 64%[4]。这种类型的谵妄经常被忽视，这也能够解释为什么会经常出现谵妄漏诊。

(3) 混合型谵妄：表现为兴奋型谵妄和淡漠型谵妄交替发作。这种类型的谵妄占医院获得性谵妄的 6% ～ 55%[4]。

4. 谵妄和痴呆：淡漠型谵妄和痴呆是两种不同的精神障碍，由于两者具有重叠的临床特征（如注意力缺陷和思维混乱），因此经常易被混淆。淡漠型谵妄区别于痴呆的主要特征是突然发作和病程波动。

（二）诱发因素

住院患者发生谵妄的诱发条件包括：①高龄；②睡眠剥夺；③疼痛无法缓解；④长期卧床；⑤大手术；⑥脑病；⑦药物作用（见下文）[4, 9, 10]。

易致谵妄性药物　容易诱发谵妄的药物包括：①抗胆碱能药物，②多巴胺能药物，③ 5- 羟色胺能药物，④苯二氮䓬类药物[10, 11]。容易诱发 ICU 谵妄的主要药物是苯二氮䓬类药物[11]。

（三）预防措施

降低谵妄发生风险的推荐措施包括：①充分镇痛治疗，②保持规律的睡眠 - 觉醒周期，③缩短卧床时间，④鼓励家人探访，⑤如果可能，尽量限制易致谵妄性药物的使用[4, 11]。

右美托咪定　使用右美托咪定镇静与使用苯二氮䓬类药物镇静相比，前者诱发谵妄的发生率低[12, 13]。治疗具有谵妄风险的

ICU 患者时，可选用这种药物替代苯二氮䓬类药物。关于右美托咪定的更多信息可参见于第 43 章。

（四）诊断

目前关于躁动和谵妄的指南[1]建议使用 ICU 意识模糊评估法（CAM-ICU）[6]定期检测谵妄。其中 ICU 意识模糊评估法（CAM-ICU）可从 www.icudelirium.org 网站获得。

（五）治疗

医院获得性谵妄目前没有普遍认可的药物治疗方法。

1. 相对于苯二氮䓬类药物的使用，目前 ICU 患者镇静指南更倾向于推荐右美托咪定药物治疗。但是，这一建议尚缺乏循证支持[11]。

2. 尽管氟哌啶醇已经成为谵妄治疗的一种常用药物，但是否选用氟哌啶醇进行谵妄治疗尚缺乏循证支持[11]（有关使用氟哌啶醇的信息可参考第 43 章）。

3. 有部分证据表明使用非典型性抗精神病药物（如喹硫平、奥氮平和利培酮）可治疗谵妄[14]，并且这种治疗不会增加氟哌啶醇相关的锥体外系副作用风险。然而，对于此类药物的可行性目前仍缺乏足够的证据[11]。

三、酒精戒断性谵妄

酒精戒断性谵妄的特征包括运动活性增高和脑电图（EEG）电活动增加，而医院获得性谵妄则以运动活性降低和脑电图电活动减弱为主要特征[4]。

（一）临床特征

酒精戒断性谵妄的临床特征见表 40-1。

表 40-1　酒精戒断性谵妄的临床特征

临床特征	最后一次饮酒多久发作	发作持续时间
早期戒酒 　焦虑 　发抖 　恶心	6 ～ 8 h	1 ～ 2 d
癫痫发作	6 ～ 48 h	2 ～ 3 d
幻觉 　幻视 　幻听 　幻触	12 ～ 48 h	1 ～ 2 d
震颤性谵妄 *	48 ～ 96 h	1 ～ 5 d

*. 躁动性谵妄、幻觉、发热、心动过速、高血压、癫痫发作、脱水及多种电解质紊乱。引自参考文献 [15]

1. 震颤性谵妄　约有 5% 的患者戒酒后会发生震颤性谵妄（DTs），以躁动性谵妄、幻觉、发热、心动过速、高血压、脱水为主要特征，另外可能还包括癫痫发作、多种电解质异常（尤其是低钾血症和低镁血症）[15]。震颤性谵妄常延迟发作（最后一次饮酒 2 d 后），其临床表现可持续 5 d 或 5 d 以上。据报道，震颤性谵妄患者死亡率为 5% ～ 15%[15]。

2. Wernicke 脑病　入院时维生素 B_1 储存处于临界值并接受静脉葡萄糖输注的饮酒患者，可能会因为维生素 B_1 缺乏而发生急性 Wernicke 脑病[18]。患者入院后几天内，精神状态会发生急剧改变。Wernicke 脑病易与酒精戒断性谵妄相混淆。眼球震颤或侧向凝视麻痹症状可有助于 Wernicke 脑病的诊断（关于维生素 B_1 缺乏的更多信息可参见第 36 章）。

（二）治疗

1. 乙醇对大脑中枢神经系统的抑制作用部分源自 γ- 氨基丁酸（GABA）受体激活，后者是脑中的一种主要的抑制通路。这也是苯二氮䓬类药物的作用机制，同时也是将苯二氮䓬类药物选作酒精戒断性谵妄首选药物的基础 [17]。苯二氮䓬类药物的另一项益处在于可以预防全身性癫痫发作。

2. 方案：对于需要 ICU 护理的患者来说，静脉注射劳拉西泮是震颤性谵妄的较为合适的治疗方案 [17]。早期控制时，每隔 5 ～ 10 min 静脉注射 2 ～ 4 mg 劳拉西泮直至患者保持安静。此后，每隔 1 ～ 2 h 静脉输注（或通过连续输注）维持患者镇静状态剂量的劳拉西泮（可能需要进行气管插管和机械通气）。

(1) 尽快逐渐减少苯二氮䓬类药物用量十分重要，这是因为苯二氮䓬类药物累积后会产生长时间的镇静效果，并延长患者在 ICU 的治疗时间。

(2) 长期静脉输注劳拉西泮的另一个需要关注的问题是丙二醇中毒（参见第 24 章）。

3. 有关苯二氮䓬类药物的更多信息，请参见第 43 章。

4. 前面提到维生素 B_1 缺乏的风险，因此对于震颤性谵妄患者应给予维生素 B_1 常规治疗。维生素 B_1 常用剂量为 50 ～ 100 mg/d，可通过静脉注射给药，不会对机体造成损害。

四、昏迷

持续昏迷是 ICU 临床实践过程中最具挑战性的疾病之一，不仅需要关心患者本身，同时还需要关心患者的亲朋好友。

（一）病因

引起昏迷的可能病因如下。

1. 弥漫性脑损伤。

2. 中毒性脑病或代谢性脑病（包括药物过量）。

3. 幕上肿块、小脑幕切迹疝或颅后窝肿块压迫脑干。

4. 非惊厥性癫痫持续状态。

5. 症状性昏迷（如闭锁状态、癔症）。

6. 注：缺血性卒中不会导致患者昏迷，除非是存在单侧颅脑肿物致使脑中线移位、对侧大脑半球或脑干受压。

（二）床旁评估

昏迷的床旁评估内容应包括颅神经反射、自发性眼球运动、自发性身体运动以及运动反射 [18, 19]。评估要点如下。

1. 运动反应

(1) 自发性肌阵挛（不规则的抽搐运动）可能是弥漫性脑功能障碍的非特异性体征，也可能是癫痫发作（肌阵挛性癫痫发作），而四肢软瘫可能提示弥漫性脑损伤或脑干损伤。

(2) 被动屈曲手或脚引发的阵挛性运动是弥漫性代谢性脑病的征象 [20]。

(3) 丘脑受损时，疼痛刺激会引起上肢屈曲，称为去皮质强直。

（4）中脑或脑桥上部受损时，疼痛刺激会引起手臂和腿部伸展旋前，称为去大脑强直。

（5）下脑干受损时，给予疼痛刺激，患者四肢仍松弛无力。

2. 瞳孔检查　瞳孔大小和对光反射的相关影响因素见表 40-2 [18, 19, 21]。

表 40-2　瞳孔大小和对光反射的相关影响因素

瞳孔大小以及对光反射	相应情况
(+)　(+)	阿托品、抗胆碱能毒性、肾上腺素能激动药（如多巴胺）、兴奋药（如安非他命）或非惊厥性癫痫发作
(−)　(−)	弥漫性脑损伤、低体温（＜28℃）、颅内高压或因颅内肿物增大而压迫脑干
(−)　(−)	颅内肿物增大（如颅内疝）、眼外伤或眼部手术、局灶性癫痫发作
(+)　(+)	中毒性脑病/代谢性脑病、镇静药使用过量、神经肌肉阻滞
(−)　(−)	急性肝衰竭、缺氧性脑病、脑死亡

（续　表）

瞳孔大小以及对光反射	相应情况
(+) 　　　(+)	霍纳综合征（Horner 综合征）
(+) 　　　(+)	阿片类药物使用过量、中毒性脑病 / 代谢性脑病
(−) 　　　(−)	脑干（脑桥）损伤

(+) 和（−）分别表示瞳孔对光反射存在或对光反射不存在。引自参考文献 [18, 19, 21]

(1) 瞳孔扩大，对光反射存在，可能是由于药物（如抗胆碱能药物）或非惊厥性癫痫发作所致，而瞳孔扩大，对光反射不存在，则可能是弥漫性脑损伤、颅内高压或颅内肿块增大压迫脑干等的征象。

(2) 单侧瞳孔扩大，瞳孔固定可能是因为眼外伤、近期眼部手术、颅内肿块增大导致的第三对脑神经功能障碍。

(3) 瞳孔固定于中间位置，对光反射存在，可能是由于代谢性脑病、镇静药使用过量或使用神经肌肉阻滞药物所致，而瞳孔固定于中间位置，对光反射不存在，可见于急性肝衰竭、缺氧性脑病或脑死亡。

(4) 瞳孔缩小，对光反射存在，可能是由于代谢性脑病所致，而针尖样瞳孔则可能是阿片类药物使用过量（瞳孔对光反射存在）

或脑桥损伤（瞳孔对光反射不存在）所致。

3. 眼球运动　自发性眼球运动是昏迷患者的一种非特异性体征，但固定凝视则高度怀疑存在肿物或癫痫发作。

4. 眼部反射　眼部反射可用来评估下脑干的功能完整性[19]。这些反射的情况如图 40-3 所示。

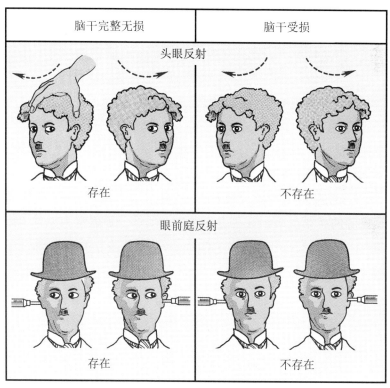

脑干完整无损	脑干受损
头眼反射	
存在	不存在
眼前庭反射	
存在	不存在

▲ 图 40-3　眼部反射用以评估昏迷状态

(1) 头眼反射：可通过左右快速旋转头部来评估头眼反射。当大脑半球受损而下脑干完好无损时，眼睛会偏离旋转头的方向而始终保持看向前方。当下脑干受损时，眼睛会与旋转头的方向保持一致。

(2) 眼前庭反射：向两只耳朵的外耳道分别灌注 50 ml 冷盐水，可引发眼前庭反射。当脑干功能完整时，双眼会缓慢偏向耳朵灌注盐水这一侧。当下脑干受损时，这种眼球运动消失。

（三）格拉斯哥昏迷评分（Glasgow 昏迷评分）

1. 表 40-3 中的 Glasgow 昏迷评分量表可用来评估创伤性脑损伤的严重程度[22]，此外它也同样适用于非创伤性脑损伤。

2. 此量表包括三个部分：①睁眼反应；②言语交流；③对言语刺激或有害刺激产生运动反应。Glasgow 昏迷评分是上述三个组成部分评分的总和。最低分为 3 分，提示认知和反应能力完全丧失，最高分为 15 分，提示正常状态。

3. Glasgow 昏迷评分≤ 8 分时，可诊断为昏迷。

4. Glasgow 昏迷评分量表的一个主要缺点是无法评估气管插管患者的言语反应。这些患者在这一项得分被假定为 1 分（则Glasgow 评分最高分为 11 分）。Glasgow 评分量表亦不适用于瘫痪、深度镇静或低血压患者。

表 40-3　Glasgow 昏迷量表和评分

	得　分
睁眼反应	
自发性眼睛睁开	4
言语刺激引起的眼睛睁开	3
疼痛刺激引起的眼睛睁开	2
眼睛不睁开	1
	❏ 得分

（续　表）

	得　分
言语交流	
谈话交流有主题	5
谈话混乱	4
谈话内容不恰当但可识别	3
谈话声音难以理解	2
无言语交流	1
	☐ 得分
运动反应	
根据命令做出运动反应	6
疼痛引起定位运动	5
疼痛引起肢体回缩运动	4
异常屈曲运动（去皮质反应）	3
异常伸展运动（去大脑反应）	2
无运动反应	1
	☐ 得分
Glasgow 昏迷评分（三个量表的分数总和）[*]	☐ 总得分

*. 最低评分为 3 分，最高评分为 15 分。有气管插管的患者，最高评分为 11 分

（四）脑电图

1. 非惊厥性癫痫持续状态可能是昏迷的一大病因；一项研究表明 8% 的昏迷患者由非惊厥性癫痫持续状态引发[23]。

2. 对于病因不明的昏迷患者或持续性昏迷患者，建议进行脑电图检查。

五、脑死亡

患者出现以下两种情况之一时统称为死亡：①不可逆转的循环、呼吸停止；②不可逆转的全脑功能丧失，包括脑干，即死亡

[24]。第二个指标其实就是脑死亡的定义。

（一）脑死亡检测

表 40-4 是成人脑死亡的诊断项目 [25]。脑死亡检测的次要检测内容尚缺乏共识，但基本检测内容如下。

1. 不可逆的昏迷状态。

2. 脑干反射丧失。

3. CO_2 刺激时无自主呼吸触发。

4. 脑死亡相关检查时，需满足以下条件。

(1) 收缩压 ≥ 100 mmHg，体温 > 36℃。

(2) 未使用镇静药物或神经肌肉阻滞药物。

(3) 血糖正常，甲状腺功能正常。

5. 在美国大多数州，一项神经系统检查便足以诊断脑死亡，但也有许多州需要两项神经系统检查方可诊断脑死亡。

表 40-4　成人脑死亡检测内容

说明：当步骤 1 至步骤 4 均确诊脑死亡，则可宣布患者法定死亡。	确诊的项目打上钩（√）
步骤 1：检查的前提条件 在进行脑死亡评估之前，必须确保患者满足下列所有条件 • 收缩压 ≥ 100 mmHg • 体温 > 36℃（96.8 ℉） • 甲状腺和肾上腺功能正常 • 血糖正常 • 未使用中枢神经系统抑制类药物 • 无神经肌肉麻痹	❏
步骤 2：确定昏迷原因 昏迷原因已知，且足以导致不可逆性脑损伤	❏

（续　表）

步骤 3：大脑皮质功能和脑干功能丧失 A. 患者处于昏迷状态 B. 对于有害刺激患者面部没有出现痛苦表情 C. 下列脑干反射消失 　• 瞳孔对光反射消失 　• 角膜反射消失 　• 呕吐和咳嗽反射消失 　• 头眼反射消失 　• 眼前庭反射消失	❏ ❏ ❏
步骤 4：自主呼吸能力丧失： 当 $PaCO_2$ 高于基线水平 20 mmHg 时，患者仍无自主呼吸。	❏

引自参考文献 [25] 中的临床实践指南

（二）呼吸暂停试验

动脉 PCO_2（$PaCO_2$）急剧增高，仍未引发自主呼吸，则可确诊脑死亡。呼吸暂停试验评估是通过移除呼吸机后观察 $PaCO_2$ 增高后有无引发自主呼吸来进行的。呼吸暂停试验的具体步骤如下。

1. 在进行试验之前，先给予患者 100% 氧气 10 min 以上。然后将呼吸机的呼吸频率降至 10/min，PEEP 水平降至 5 cmH$_2$O。如果血氧检测（SpO_2）发现血氧饱和度 > 95%，则达到建立基线 $PaCO_2$ 的动脉血气。

2. 移除患者的呼吸机，并通过气管插管将 100% 氧气输送到气管（维持呼吸暂停氧合）。

3. 呼吸暂停试验的目的是使 $PaCO_2$ 从基线水平升高 20 mmHg。正常体温情况下，呼吸暂停 1 min，$PaCO_2$ 升高 3 mmHg[26]，因此 6 ~ 7 min 的试验时间足以达到目标 $PaCO_2$ 水平。在试验末需要反复测量动脉血气，最后重新安好呼吸机。

4. 如果 $PaCO_2$ 升高 20 mmHg，呼吸暂停仍然存在，则可确诊脑死亡。

5. 当下列情况发生时，应立即终止呼吸暂停试验[25]：

(1) 收缩压降至 90 mmHg 以下。

(2) SpO_2 低于 85% 的时间超过 30 s。

（三）辅助检查

1. 脑死亡诊断的辅助检查包括磁共振成像（MRI）、磁共振血管造影（MRA）、CT 血管造影（CTA）和体感诱发电位检测。

2. 当神经系统检查结果不明确或不能安全进行呼吸暂停试验时，常会采用这些辅助检查。

3. 然而，目前尚无足够证据来确定这些辅助检查能够可靠地鉴别脑死亡[25]，目前脑死亡检测的相关指南也提醒医生们谨慎使用这些辅助检查[25]。

（四）Lazarus 征

1. 脑死亡患者可表现有头部、躯干或上肢的短暂性自发性运动（Lazarus 征），尤其是撤除呼吸机之后[27]。

2. 这些运动可能是低血氧反应情况下颈脊髓神经元放电的结果。

（五）潜在器官捐赠者

脑死亡测定是器官捐赠过程中不可或缺的一部分。这一内容超出本文范畴，但在本章末的参考文献中近期公布的 ICU 器官获取指南[28] 中有讲述。

（董　海，译　姜　艳，校）

参考文献

[1] Leon-Carrion J, van Eeckhout P, Dominguez-Morales Mdel R. The locked-in syndrome: a syndrome looking for a therapy. Brain Inj 2002; 16:555–569.

[2] The Multi-Society Task Force on PVS. Medical aspects of the persistent vegetative state (Part 1). N Engl J Med 1994; 330:1499–1508.

[3] Bleck TP, Smith MC, Pierre-Louis SJ, et al. Neurologic complications of critical medical illnesses. Crit Care Med 1993; 21:98–103.

[4] Zaal IJ, Slooter AJC. Delirium in critically ill patients: epidemiology, pathophysiology, diagnosis and management. Drugs 2012; 72:1457–1471.

[5] Ely EW, Shintani A, Truman B, et al. Delirium as a predictor of mortality in mechanically ventilated patients in the intensive care unit. JAMA 2004; 291:1753–1762.

[6] Ely EW, Margolin R, Francis J, et al. Evaluation of delirium in critically ill patients: validation of the Confusion Assessment Method for the Intensive Care Unit (CAM-ICU). Crit Care Med 2001; 29:1370–1379.

[7] Webster R, Holroyd S. Prevalence of psychotic symptoms in delirium. Psychosomatics 2000; 41:519–522.

[8] McGuire BE, Basten CJ, Ryan CJ, et al. Intensive care unit syndrome: a dangerous misnomer. Arch Intern Med 2000; 160:906–909.

[9] Inouye SK. Delirium in older persons. N Engl J Med 2006; 354:1157–1165.

[10] Reade MC, Finfer S. Sedation and delirium in the intensive care unit. N Engl J Med 2014; 370:444–454.

[11] Barr J, Fraser GL, Puntillo K, et al. Clinical practice guidelines for the management of pain, agitation, and delirium in adult patients in the intensive care unit. Crit Care Med 2013; 41:263–306.

[12] Pandharipande PP, Pun BT, Herr DL, et al. Effect of sedation with dexmedetomidine vs lorazepam on acute brain dysfunction on mechanically ventilated patients: the MENDS randomized controlled trial. JAMA 2007; 298:2644–2653.

[13] Riker RR, Shehabi Y, Bokesch PM, et al. Dexmedetomidine vs midazolam for sedation of critically ill patients: a randomized trial. JAMA 2009; 301:489–499.

[14] Gilchrist NA, Asoh I, Greenberg B. Atypical antipsychotics for the treatment of ICU delirium. J Intensive Care Med 2012; 27:354–361.

[15] Tetrault JM, O'Connor PG. Substance abuse and withdrawal in the critical care setting. Crit Care Clin 2008; 24:767–788.

[16] Attard O, Dietermann JL, Diemunsch P, et al. Wernicke encephalopathy: a complication of parenteral nutrition diagnosed by magnetic resonance imaging. Anesthesiology 2006; 105:847–848.

[17] Mayo-Smith MF, Beecher LH, Fischer TL, et al. Management of alcohol

withdrawal delirium: an evidence-based practice guideline. Arch Intern Med 2004; 164:1405–1412.

[18] Stevens RD, Bhardwaj A. Approach to the comatose patient. Crit Care Med 2006; 34:31–41.

[19] Bateman DE. Neurological assessment of coma. J Neurol Neurosurg Psychiatry 2001; 71:i13–17.

[20] Kunze K. Metabolic encephalopathies. J Neurol 2002; 249:1150–1159.

[21] Wijdicks EFM. Neurologic manifestations of pharmacologic agents commonly used in the intensive care unit. In: Neurology of critical illness. Philadelphia: F.A. Davis, Co., 1995:3–17.

[22] Teasdale G, Jennett B. Assessment of coma and impaired consciousness. A practical scale. Lancet 1974; 2:81–84.

[23] Towne AR, Waterhouse EJ, Boggs JG, et al. Prevalence of nonconvulsive status epilepticus in comatose patients. Neurology 2000; 54:340–345.

[24] National Conference of Commissioners on Uniform State Laws. Uniform Determination of Death Act. Approved July, 1980.

[25] Wijdicks EFM, Varelas PNV, Gronseth GS, Greer DM. Evidencebased guideline update: determining brain-death in adults. Report of the Quality Standards Subcommittee of the American Academy of Neurology. Neurology 2010; 74:1911–1918.

[26] Dominguez-Roldan JM, Barrera-Chacon JM, Murillo-Cabezas F, et al. Clinical factors influencing the increment of blood carbon dioxide during the apnea test for the diagnosis of brain death. Transplant Proc 1999; 31:2599–2600.

[27] Ropper AH. Unusual spontaneous movements in brain-dead patients. Neurology 1984; 34:1089–1092.

[28] Kotloff RM, Blosser S, Fulda GJ, et al. Management of the potential organ donor in the ICU: Society of Critical Care Medicine/American College of Chest Physicians/Association of Organ Procurement Organizations Consensus Statement. Crit Care Med 2015; 43:1291–1325.

第 41 章
运动异常
Disorders of Movement

本章描述了三种运动异常：①不随意运动（如癫痫发作）；②弱或无效的运动（如神经肌肉无力）；③无运动（如药物诱导的瘫痪）。

一、癫痫

（一）癫痫分类

癫痫可以按照脑部受累情况（全面发作和部分发作），异常肢体运动的存在与否（抽搐性与非抽搐性癫痫发作）和异常运动的类型（如强直性、阵挛性等）进行分类。

1.异常运动　由癫痫引发的异常运动可表现为强直（肌肉持续收缩），阵挛（规律的振幅和频率），或肌阵挛（不规则，痉挛性运动）[1]，一些运动是相似且重复的（如咀嚼），可称为自动症。

2.癫痫大发作　癫痫全面发作源于大脑皮质弥漫性同步、节律性放电，往往伴随意识丧失。这类癫痫会表现为肢体强直－痉挛性运动，也可以不出现异常运动（非抽搐性全面发作）[2]。

3.部分发作　部分发作起源于脑部弥漫或局灶性节律性放电，临床表现多样，主要分为以下两类。

(1) 复杂部分性发作：是可导致行为异常的非抽搐性癫痫，并可伴发重复性咀嚼运动或唇部打击动作（自动症）。这类癫痫是非抽搐性癫痫持续状态的常见原因，但在重症患者中并不常见 [2]。

(2) 部分性癫痫持续状态：是以身体的一侧面部和四肢肌肉持续强直 - 痉挛发作为特点的抽搐发作。

4. 肌阵挛　肌阵挛（肢体不规则的抽搐运动）可以自发，也可由疼痛刺激或噪声诱发（惊吓性肌阵挛），可见于任何类型的脑病（代谢性，缺血性）。因为没有脑电图可监测到的节律性放电表现，肌痉挛往往不被认为是一种癫痫 [3]。

（二）癫痫持续状态

癫痫持续状态可定义为持续 5 min 以上的持续性癫痫活动，或者两次发作之间没有清醒期 [4]。这可能涉及任何类型的癫痫发作，并且可能是"痉挛性"（与异常运动相关）或"非痉挛性"（与异常运动无关）。

非痉挛性癫痫持续状态　大多数非抽搐性癫痫持续状态（NSE）患者会出现复杂部分性癫痫发作（ICU 患者不常见），但多达 25% 的癫痫大发作患者可以是非痉挛性的 [5]。

这类癫痫常伴随意识丧失，可能是 ICU 意识不清患者的隐匿性病因（见第 40 章）。

（三）诱发因素

诸多因素可诱发重症患者发生癫痫。一项调查显示，最常见的诱发因素包括药物中毒、药物戒断和低血糖 [6]。其他诱发因素包括代谢性脑病（如肝功能衰竭，尿毒症），缺血性和创伤性脑损伤，颅内占位病变和脑膜脑炎。

（四）紧急处理

以下建议（除非另外引用）摘自美国癫痫协会关于惊厥性癫痫（CSE）的最新指南[7]。

1. 指尖血糖　首先检测血糖水平；如果血糖＜ 60 mg/dl，则给予静脉注射 D_{50}（50 ml）和硫胺素（100 mg）。

2. 一线药物　最有效的停止全面发作的药物是苯二氮䓬类，应用该类药物在 60% ～ 80% 的病例中有效。

(1) 劳拉西泮：静脉注射劳拉西泮（2 min 静注 4 mg）是终止惊厥性癫痫持续状态（CSE）的首选药物。2 min 内开始起效，必要时可以 5 ～ 10 min 后重复给药。

(2) 咪达唑仑：咪达唑仑的优势在于肌内注射吸收迅速。当静脉给药途径不可行或难以建立时，可给予咪达唑仑 10 mg 肌内注射，对控制癫痫全面发作的效果等同于静脉使用劳拉西泮。其作用起效时间仅略长于静脉用劳拉西泮（如一项研究显示肌内注射咪达唑仑的起效时间为 3.3 min，而静脉注射劳拉西泮的时间为 1.6 min）[8]。

3. 二线药物　二线药物适用于对苯二氮䓬类药物抵抗或 24 h 内复发的患者，这些药物包括苯妥英、磷苯妥英、丙戊酸和左乙拉西坦。

(1) 苯妥英：苯妥英初始剂量为 20 mg/kg，最大剂量为 1500 mg。苯妥英的静脉用量必须控制在 50 mg/min 以下，因为它存在引起心脏抑制和低血压的风险。

(2) 磷苯妥英：磷苯妥英是一种水溶性苯妥英制剂，较少引起心脏抑制，因此磷苯妥英可以 3 倍于苯妥英（150 mg/min）[12]。与苯妥英类药物疗效相当，而诱发低血压的风险低而被推荐

应用 [7]。

（3）丙戊酸：丙戊酸的初始静脉剂量为 40 mg/kg，或最大剂量为 3000 mg。虽然认为丙戊酸等效于苯妥英钠 [7]，但最近的一项荟萃分析显示，在终止苯二氮䓬类药物耐药的 CSE 方面丙戊酸优于苯妥英 [9]。

表 41-1　癫痫大发作的用药

药　物	药物的用法及注解
第一阶段用药	
劳拉西泮	用法：4 mg 静脉注射，2 min 内完成。如有需要，5 ～ 10 min 内重复给药 注意：首选，2 min 内应用
咪达唑仑	用法：10 mg 肌内注射 注意：当静脉通道不可用时可以肌内注射咪达唑仑，效果和静脉注射劳拉西泮相当
第二阶段用药	
苯妥英钠	用法：20 mg/kg 静脉注射，最大剂量 1500 mg/kg 注意：可引起心脏抑制或高血压
磷苯英钠	用法：与苯英钠相同 注意：与苯妥英疗效相同，但安全性更高
丙戊酸	用法：40 mg/kg 静脉注射，单次最大剂量为 3000 mg 注意：与苯妥英的效果相当
左乙拉西坦	用法：60 mg/kg 静脉注射，单次最大剂量为 4500 mg 注意：与苯妥英的效果相当

引自参考文献 [7]

（4）左乙拉西坦：用于 CSE 的最新抗抽搐药是左乙拉西坦，以 60 mg/kg 静脉注射的单次剂量给药，最大剂量为 4500 mg。疗效与苯妥英钠等效 [7]，但最近的一项荟萃分析显示，其在终止苯二氮䓬类药物耐药的 CSE 方面丙戊酸优于苯妥英[9]。

4. 难治性癫痫的药物治疗 10％的 CSE 患者对第 1 阶段药物和第 2 阶段药物无效[5]。此时推荐药物见表 41-2。请神经科医生指导（附加脑电图监测）是最优的选择。

表 41-2 难治性癫痫的药物治疗

药 物	用 法
戊巴比妥	负荷量：5～15 mg/kg 静脉给药用药时间超过 1 h，然后以 0.5～1 mg/（kg·h）的速度给药。如有需要，将输注速度增至 3 mg/（kg·h）（最大速度）
硫喷妥钠	起始的静脉注射剂量 3～5 mg/kg，然后每 2～3 分钟给予 1～2 mg/kg，直到癫痫控制。后 3～7 mg/（kg·h）维持 24h
咪达唑仑	负荷剂量是 0.2 mg/kg 静脉注射，4～10 mg/（kg·h）维持用药
丙泊酚	起始剂量为 2～3 mg/kg，然后追加 1～2 mg/kg，如有需要，持续注射至癫痫控制。然后以 4～10 mg/（kg·h）的速度注射 24 h

引自参考文献 [3]

二、神经肌肉无力综合征

神经肌肉无力综合征包括重症肌无力、吉兰 - 巴雷综合征和危重症性神经肌肉病。

（一）重症肌无力

重症肌无力（MG）是由抗体介导、破坏神经肌肉接头处乙酰胆碱受体突触后膜的自身免疫性疾病[10]。

1. 诱发因素 大手术或同时发生的其他疾病可诱发重症肌无

力。20% 的 MG 患者合并胸腺瘤 [10]。有些药物诱发或加重重症肌无力 [11]，主要有抗生素（例如氨基糖苷类、环丙沙星）和心脏药物（β 受体阻滞药，如利多卡因、普鲁卡因胺、奎尼丁）。

2. 临床特点　重症肌无力患者的肌无力具有以下特点。

(1) 劳累时加重，休息时缓解。

(2) 首先累及眼睑及眼外肌，85% 的患者随后出现肢体无力。

(3) 肌无力进行性加重，往往累及胸壁肌肉和膈肌，并快速导致呼吸衰竭，又称肌无力危象，发生于 15% ～ 20% 的肌无力患者。

(4) 主要是运动功能减退，深部腱反射仍存在（表 41-3）。

表 41-3　重症肌无力与吉兰 - 巴雷综合征的比较

特　点	重症肌无力	吉兰 - 巴雷综合征
眼肌无力	是	否
波动式无力症状	是	否
延髓性麻痹	是	否
深部腱反射	正常	减弱
自主神经功能紊乱	否	是
神经传导	正常	减弱

3. 诊断　重症肌无力的诊断包括眼睑和眼外肌劳累性疲劳。需通过以下两点印证诊断。

(1) 使用依酚氯铵后肌肉力量增强。

(2) 85% 的 MG 患者血液中抗乙酰胆碱受体抗体阳性 [10]。

4. 治疗

(1) 一线治疗是乙酰胆碱能抑制药，如溴比斯的明（麦斯提龙），开始计量是每 6 小时口服 60 mg，必要时可增加至 120 mg 每 6 小时 1 次 [13, 14]。该药还可静脉注射治疗重症肌无力危象：用量为口服剂量的 1/30 [12, 13]。

(2) 如病情需要，可加用免疫抑制药治疗，泼尼松 [1 ~ 1.5 mg/（kg·d）]，硫唑嘌呤 [1 ~ 3 mg/（kg·d）] 或环孢素（2.5 mg/kg，每日 2 次）[14]。为了减少对长期免疫抑制治疗的需求，通常建议 60 岁以下患者行外科胸腺切除术 [14]。

5. 重症患者　对需要机械通气的重症患者，有如下两项治疗选择。

(1) 血浆置换，清除血浆中的抗体。

(2) 输注免疫球蛋白 G [0.4 ~ 2 mg/（kg·d）]，静脉注射，2 ~ 5 d，中和病理性抗体。

(3) 以上两种方案疗效均等，但血浆置换起效更快。

（二）吉兰 - 巴雷综合征

吉兰 - 巴雷综合征是一种亚急性炎性脱髓鞘性多发神经病变，常有前驱感染（1 ~ 3 周）[15, 16]。其中有免疫机制的参与。

1. 临床特征

(1) 吉兰 - 巴雷综合征患者往往出现远端感觉异常及对称性肢体无力，而且在几天到几周内进展。

(2) 25% 患者会进展出现呼吸衰竭 [15]，严重的患者可出现自主神经功能紊乱 [17]。

(3) 80% 的患者症状可以自行改善，但往往会残留神经功能损害 [15]。

2. 诊断　吉兰 - 巴雷综合征的诊断基于临床表现（感觉异常及对称性肢体无力），神经传导检测（传导减慢），以及脑脊液分析（80% 的患者蛋白升高）[15]。吉兰 - 巴雷综合征与重症肌无力的鉴别诊断见表 41-3。

3. 治疗　一般是对症支持治疗，但对于合并呼吸衰竭的重症患者，血浆置换和静脉输注免疫球蛋白 G［0.4 g/（kg·d），持续 5 d］在改善短期预后方面有不错效果[16]。免疫球蛋白 G 相对来说简单易行，更为常用。

（三）重症性神经肌肉病

重症多发性神经病变和重症肌病是以进展性全身炎症反应为表现的神经肌肉疾病[18]。两种疾病常并存，当患者撤离机械通气失败时才显现出来。

1. 发病机制　重症多发性神经病变（CIP）是一种弥漫性的感觉、运动神经轴索损伤，至少 50% 的严重脓毒症或感染性休克患者出现了这一病变[18-20]。脓毒症起病 2 d 到数周后起病，发病症状各有不同。

2. 重症肌病　重症肌病（CIM）是累及肢体和躯干肌肉的弥漫性炎性肌肉病变[21]。诱发因素有脓毒症和感染性休克，以及长期药物诱导的神经肌肉接头瘫痪，尤其是联合应用大剂量糖皮质激素者[18, 19, 21]，以及使用大剂量糖皮质激素治疗的哮喘持续状态患者[21]。

3. 临床特点　如上文所述，CIP 和 CIM 常在患者撤离机械通气失败后才被发现。体格检查示四肢软瘫、生理反射减退或消失。

4. 诊断

(1) CIP 的诊断需要神经传导检测异常结果的支持，即感觉和运动纤维传导明显减慢[20]。

(2) CIM 的诊断依赖于肌电图（肌肉病变性改变）和肌肉活检（萎缩、肌球蛋白丝消失及炎性浸润等）[21]。

5. 转归　CIP 或 CIM 无特效治疗方法。大约一半患者可以痊愈[20]，但常需要数月时间。

三、药物诱导的肌无力

1. 药物阻断神经肌肉传导用于以下情况：利于气管插管；防止诱导低温时的寒战；严重躁动的患者为了方便机械通气[22]。

2. 肌松药可以与神经肌肉接头处突触后膜乙酰胆碱受体结合。一旦结合，通过两种不同的机制发挥阻滞作用：

(1) 去极化药物扮演乙酰胆碱的角色，产生持续去极化。琥珀胆碱是唯一的可用于临床使用的去极化药物。

(2) 非去极化药物，通过抑制突触后膜的去极化发挥作用。这些药物包括泮库溴铵、维库溴铵、罗库溴铵、阿特拉津和顺式阿曲库铵。

（一）常用的肌松药

三种常用的肌松药特点对比见表 41-4。

1. 琥珀酰胆碱　琥珀酰胆碱是一种起效迅速（60 ~ 90 s）和恢复快速（10 ~ 12 min）的去极化药物，由于这些特征，该药物被用于辅助气管插管。

不良反应：琥珀酰胆碱诱导的骨骼肌去极化可以促进肌细胞内钾外流，在下列情况下应用可能会产生不良反应：高钾血症，恶性高热，横纹肌溶解症，烧伤，营养不良和脊髓损伤。另外，琥珀胆碱也可引起心动过缓。

2. 罗库溴铵　罗库溴铵是一种非去极化肌松药，起效迅速（1.5 ～ 3 min）和恢复时间中等（30 ～ 40 min）。由于其起效快，罗库溴铵适用于气管内插管（例如，当琥珀胆碱不被建议使用时）。该药具有良好的耐受性，并且没有心血管副作用。

3. 顺式阿曲库铵　顺式阿曲库铵是一种非去极化肌松药，起效慢（5 ～ 7 min）和恢复时间中等。它是另一种肌松药阿曲库铵的异构体，不具有与阿曲库铵相关的组胺释放风险。与罗库溴铵一样，顺式阿曲库铵具有良好的耐受性，没有心血管副作用。

表 41-4　常用的神经肌肉接头阻断药

	琥珀酰胆碱	罗库溴铵	顺式阿曲库铵
静脉用量	1 mg/kg	0.6 mg/kg	0.1 mg/kg
起效时间	1 ～ 1.5 min	1.5 ～ 3 min	5 ～ 7 min
恢复时间	10 ～ 12 min	30 ～ 40 min	40 ～ 50 min
注射速度	—	5 ～ 10 mg/(kg · min)	1 ～ 3 mg/(kg · min)
对心血管的影响	心动过缓	无	无
禁忌证	多种*	无	无

*. 高钾血症、恶性高热、横纹肌溶解症、烧伤、肌肉萎缩症、脊髓损伤。引自参考文献 [23]

（二）监测

药物诱导肌松监测的标准手段是对前臂尺神经进行一系列（4 次）低频（2 Hz）电刺激，观察拇指内收。拇指内收完全消失是过度阻断的标志。理想目标是 1 或 2 次可见的痉挛，我们可以通过调整药物输注来达到这个目标[23]。

（三）并发症

在神经肌肉阻滞的情况下监测镇静是否充分是不现实的，且清醒状态下的瘫痪经历是可怕和痛苦的[24]，长时间的肌松可产生以下并发症。

1. 重症肌病（如前述）。

2. "坠积性"肺炎（呼吸道分泌物在重力依赖性肺区积聚）。

3. 静脉血栓栓塞。

4. 皮肤压疮。

（刘　蔚，译　宋晓霞，校）

参考文献

[1] Chabolla DR. Characteristics of the epilepsies. Mayo Clin Proc 2002; 77:981–990.

[2] Holtkamp M, Meierkord H. Nonconvulsive status epilepticus: a diagnostic and therapeutic challenge in the intensive care setting. Ther Adv Neurol Disorders 2011; 4:169–181.

[3] Meierkord H, Boon P, Engelsen B, et al. EFNS guideline on the management of status epilepticus in adults. Eur J Neurol 2010; 17:348–355.

[4] Brophy GM, Bell R, Claassen J, et al. Guidelines for the evaluation and management of status epilepticus. Neurocrit Care 2012; 17:3–23.

[5] Marik PE, Varon J. The management of status epilepticus. Chest 2004; 126:582–591.

[6] Wijdicks EF, Sharbrough FW. New-onset seizures in critically ill patients. Neurology 1993; 43:1042–1044.

[7] Glauser T, Shinnar S, Gloss D. Evidence-based guideline: Treatment of convulsive status epilepticus in children and adults: Report of the Guideline Committee of the American Epilepsy Society. Epilepsy Currents 2016; 16:48–61.

[8] Silbergleit R, Durkalski V, Lowenstein D, et al. for the NETT Investigators. Intramuscular vs intravenous therapy for prehospital status epilepticus. N Engl J Med 2012; 366:591–600.

[9] Yasiry Z, Shorvon SD. The relative effectiveness of five antiepileptic drugs in the treatment of benzodiazepine-resistant convulsive status epilepticus: a meta-analysis of published studies. Seizure 2014; 23:167–174.

[10] Vincent A, Palace J, Hilton-Jones D. Myasthenia gravis. Lancet 2001; 357:2122–2128.

[11] Wittbrodt ET. Drugs and myasthenia gravis. An update. Arch Intern Med 1997; 157:399–408.

[12] Drachman DB. Myasthenia gravis. N Engl J Med 1994; 330:1797–1810.

[13] Berrouschot J, Baumann I, Kalischewski P, et al. Therapy of myasthenic crisis. Crit Care Med 1997; 25:1228–1235.

[14] Saperstein DS, Barohn RJ. Management of myasthenia gravis. Semin Neurol 2004; 24:41–48.

[15] Hughes RA, Cornblath DR. Guillain-Barré syndrome. Lancet 2005; 366:1653–1666.

[16] Hund EF, Borel CO, Cornblath DR, et al. Intensive management and treatment of severe Guillain-Barré syndrome. Crit Care Med 1993; 21:433–446.

[17] Pfeiffer G, Schiller B, Kruse J, et al. Indicators of dysautonomia in severe Guillain-Barré syndrome. J Neurol 1999; 246:1015–1022.

[18] Hund E. Neurological complications of sepsis: critical illness polyneuropathy and myopathy. J Neurol 2001; 248:929–934.

[19] Bolton CF. Neuromuscular manifestations of critical illness. Muscle & Nerve 2005; 32:140–163.

[20] van Mook WN, Hulsewe-Evers RP. Critical illness polyneuropathy. Curr Opin Crit Care 2002; 8:302–310.

[21] Lacomis D. Critical illness myopathy. Curr Rheumatol Rep 2002; 4:403–408.

[22] Murray MJ, Cowen J, DeBlock H, et al. Clinical practice guidelines for sustained neuromuscular blockade in the adult critically ill patient. Crit Care Med 2002; 30:142–156.

[23] Brull SJ, Claudius C. Neuromuscular blocking agents. In: Barash PG, Cullen BF, Stoelting RK, et al, eds. Clinical Anesthesia Fundamentals. Philadelphia: Wolters Kluwer Health, 2015:185–207.

[24] Parker MM, Schubert W, Shelhamer JH, et al. Perceptions of a critically ill patient experiencing therapeutic paralysis in an ICU. Crit Care Med 1984; 12:69–71.

第 42 章
急性脑卒中
Acute Stroke

这一章主要描述急性脑卒中的早期评估和治疗，重点介绍溶栓治疗，以及目前急性脑卒中临床指南中的推荐内容[1]。

一、定义

1. 脑卒中被定义为："源于脑血管病变的急性脑损害，合并神经功能损害且持续超过 24 h"[2]。

2. 卒中按照发病机制分为以下两种。

(1) 缺血性脑卒中占所有卒中患者的 87%[3]：80% 的缺血性脑卒中是血栓形成导致，20% 是栓塞性卒中。大多数栓子来源于左心房的附壁血栓，另外一些来源于下肢深静脉血栓，通过未闭的卵圆孔到达脑部[4]。

(2) 出血性脑卒中占 13%：其中 97% 是脑内血肿，3% 是蛛网膜下腔出血[3]。硬膜外和硬膜下血肿不被认为是卒中[2]。

3. 短暂性脑缺血发作（TIA）是一种急性脑部缺血导致的持续时间小于 24 h 的局灶性脑功能损害[2]，将 TIA 与脑卒中区分的关键点在于 TIA 的临床症状是可逆的。但这不同于脑损伤的恢复，因为 1/3 的 TIA 患者和脑梗死有关[5, 6]。

二、初始评估

对于可疑急性脑卒中的患者，一定要迅速评估，因为脑梗死发生后，每过 1 min 就会破坏 190 万个神经元和 7.5mile（1mile=1.609 km）长的有髓神经纤维 [7]。

（一）床旁评估

急性脑卒中的临床表现取决于受损的脑组织部位，如图 42-1 所示。

1. 精神状态

(1) 大多数脑梗死是单侧，不会导致意识丧失 [8]。

(2) 当局灶性神经功能损害合并了昏迷，最可能出现了颅内出血、脑干梗死或非痉挛性癫痫。

2. 失语　左侧大脑半球（对于 90% 的患者是优势半球）的损伤可引起失语，表现为理解或组织语言的障碍。失语的患者可能有语言的理解障碍（感觉性失语），或语言表达困难（运动性失语）或两者兼有（完全性失语）。

3. 感觉运动功能的丧失　一侧大脑半球损伤的标志是对侧肢体、面部或躯干的无力（偏瘫）。在肝性脑病或脓毒症脑病的患者中，也会出现偏瘫 [9, 10]。

4. 疑似卒中　对于因临床症状被怀疑患有脑卒中入院的患者，30% 是因为其他疾病引起的类似脑卒中表现 [11]。最常见的情况有癫痫、脓毒症、代谢性脑病、占位性病变 [11]。

5. NIH 卒中量表　推荐使用临床评分系统对急性脑卒中进行标准化评估 [1]，最可靠的评分系统是 NIH 卒中量表（NIHSS）。该评分系统对于患者 11 个方面的表现进行评分，总分为 0 分（最

佳表现）至 41 分（最差表现）；大于等于 22 分的患者通常提示
预后不良（NIHSS 可登录 http://stroke.nih.gov/documents 下载）。

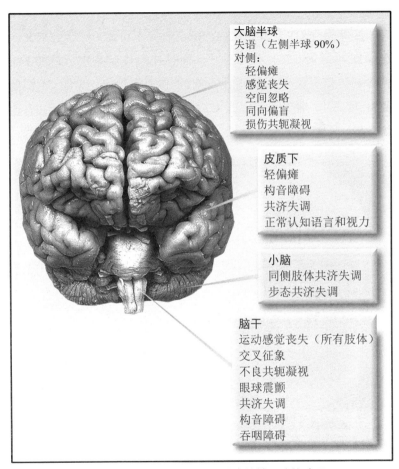

大脑半球
失语（左侧半球 90%）
对侧：
　轻偏瘫
　感觉丧失
　空间忽略
　同向偏盲
　损伤共轭凝视

皮质下
轻偏瘫
构音障碍
共济失调
正常认知语言和视力

小脑
同侧肢体共济失调
步态共济失调

脑干
运动感觉丧失（所有肢体）
交叉征象
不良共轭凝视
眼球震颤
共济失调
构音障碍
吞咽障碍

▲ 图 42-1　脑损伤区域与相对应的神经功能障碍
神经功能缺失涉及同侧面部及对侧躯体

（二）CT

非增强计算机断层扫描（NCCT）通常是在疑似急性脑卒中

时的首要检查手段。

1. 对于颅内出血，非增强 CT 敏感性接近 100％[5]，NCCT 的结果对于决定是否溶栓治疗至关重要。

2. 非增强 CT 在显示缺血性病变时并不可靠，一半的缺血性卒中在非增强 CT 上不明显[12]，而且在急性脑卒中后最初 24 h 内诊断价值更低[13]。梗死后早期 CT 检查无价值，早期 CT 图像见图 42-2[13]。梗死后第 3 天 CT 检查显示大面积梗死区域并有占位效应，这在第 1 天（卒中当天）的 CT 检查结果中显示不明显。

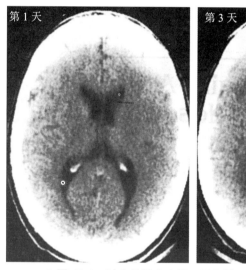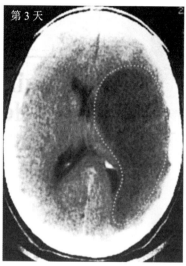

▲ 图 42-2　缺血性脑卒中第 1 天和第 3 天非增强 CT 扫描

第 1 天无明显异常，第 3 天可见大片低密度区（右图点状线标出区域）并有占位效应，提示广泛组织坏死及脑水肿（引自参考文献 [13]）（彩图见书末）

（三）磁共振成像

1. MRI 中的弥散加权成像是诊断缺血性脑卒中最敏感和特异的技术[1]。这项技术基于水分子穿过组织时的运动，可以在缺血性脑卒中发生后 5 ～ 10 min 内发现病变[14]，而且在卒中发生后的早期，诊断灵敏度为 90%[5]。

2. 图 42-3 显示了缺血性脑卒中时 MRI 弥散加权成像上的病灶表现[15]。左侧图像显示的大的、高信号区域代表缺血性病变（这一点区别于 CT 检查，CT 检查中缺血性病灶表现为低密度区域）。右侧图延迟显像技术用有差异的颜色显示低灌注部位。

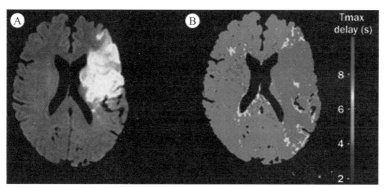

▲ 图 42-3　缺血性脑卒中的病灶表现

MRI 弥散加权像显示大片缺血性改变（A）。B 为时间延迟图，红色与黄色区域提示低灌注区域。利用数字减影技术将左图缺血区域自右图清除后将发现梗死风险区域（引自参考文献 [15]）（彩图见书末）

3. 如果利用数字减影技术，将 MRI 弥散加权成像缺血性区域自延迟相低灌注区域清除，在延迟相上仍显影的彩色区域代表了梗死风险部位。这项数字减影技术为急性缺血性脑卒中患者的后续梗死风险评估提供了手段。

（四）超声心动图

超声心动图在急性卒中评估中有 2 种诊断作用。

1. 卒中与心房纤颤、急性心肌梗死、左侧心内膜炎有关时，明确栓子来源。

2. 在缺血性脑卒中和近期 / 既往血栓栓塞的患者中筛查是否存在卵圆孔未闭。

三、溶栓治疗

如果初步评估明确患者存在急性脑卒中，下一步就要明确该患者是否进行溶栓治疗。

（一）选择标准

缺血性脑卒中溶栓治疗的选择标准见表 42-1。以下几点需要重视。

1. 在症状出现后 4.5 h 内进行溶栓治疗[1]。

2. 对于溶栓治疗的时间限制使得确定卒中的开始时间非常必要，但很困难。

3. 溶栓治疗另一项排除标准是收缩压 ≥ 185 mmHg 或舒张压 ≥ 110 mmHg。如果患者需要接受溶栓治疗，则可以使用表 42-2 中的药物治疗方案将血压降低至溶栓治疗的标准[1]。溶栓治疗后数日内血压应维持在 180/105 mmHg 的水平，以降低颅内出血的风险。

（二）溶栓治疗方案

1. 溶栓治疗越早启动，患者预后越好[1]。

2. 重组组织型纤溶酶原激活药（t-PA）是急性缺血性脑卒中唯一被推荐的溶栓药物。

3. t-PA 的用量为 0.9 mg/kg，最大剂量为 90 mg。10% 在

1～2 min 内静脉输注，剩下的在 60 min 内输注完毕 [1]。

表 42-1　缺血性脑卒中溶栓治疗法检查表

步骤 1. 适应证

☑ 症状开始时间可明确

☑ 在症状出现的 4.5 h 内可行溶栓治疗

综合上述二项，进入步骤 2

步骤 2. 绝对禁忌证

❑ 活动出血证据

❑ 收缩压 ≥ 185 mmHg 或舒张压 ≥ 110 mmHg

❑ 颅内出血史

❑ 颅内肿瘤、动脉瘤或动、静脉畸形

❑ 3 个月内有颅内 / 脊柱内手术、严重颅脑损伤或中风史

❑ 2 d 内应用过凝血酶抑制药或 Xa 因子抑制药

❑ 实验室证实的凝血疾病（如血小板 < 100 000/μl）

❑ 血糖 < 50 mg/dl（2.7 mmol/L）

❑ CT 示多脑叶梗死（低密度区 > 1/3 大脑半球范围）

若以上条件均不符合，进入步骤 3

步骤 3. 相对禁忌证

❑ 过去 14 d 内行重大手术或严重创伤

❑ 过去 21 d 内发生尿道或胃肠道出血

❑ 3 个月内发生急性心肌梗死

❑ 癫痫持续发作状态

症状出现后 3～4.5 h 内行溶栓治疗的其他标准：

❑ 年龄 > 80 岁　　❑ 口服抗凝药，不考虑 INR 水平

❑ 严重卒中　　❑ 既往糖尿病合并卒中病史（NIHSS > 25）

若以上条件均不符合，则进入步骤 4，或当 1 项条件符合，则应行溶栓治疗的风险评估

步骤 4. 立即开始溶栓治疗

引自参考文献 [1]

· 595 ·

表 42-2　急性脑卒中患者的血压管理

标　准	药物及剂量
收缩压 > 185 mmHg* 或舒张压 > 110 mmHg	拉贝洛尔：10 ～ 20 mg 1 ～ 2 min 内静脉注射。10 min 后可重复使用 1 次 尼卡地平：5 mg/h 静脉输入，然后每 5 ～ 15 分钟增加 2.5 mg/h，如有需要可以增加至 15 mg/h
收缩压 > 220 mmHg 或舒张压 > 120 mmHg	拉贝洛尔：10 mg 静脉注射，然后 2 ～ 8 mg/min 速度静脉注入 尼卡地平：5 mg/h 静脉注入，然后每 5 ～ 15 分钟增加 2.5 mg/h，如有需要，可以增加至 15 mg/h
舒张压 > 140 mmHg	硝普钠：以 0.2 μg/(kg·min) 的速度静脉注入，直接获得理想的效果

*. 血压下降可行溶栓治疗
引自参考文献 [1]

4. 如有任何颅内出血的征象，如神经功能的恶化，血压突然升高，或头痛，溶栓药物的输注应立刻停止。

5. 溶栓治疗后 24 h 内，不可使用任何抗凝或抗血小板药物。

（三）抗血栓治疗

1. 一些研究显示肝素抗凝并不能让脑卒中患者受益[1]。因此，肝素抗凝在缺血性脑卒中的治疗中并不被推荐[1]。然而，低剂量肝素被推荐用于血栓预防（见第 4 章）。

2. 尽管阿司匹林在治疗缺血性脑卒中缺乏明显获益，却被推荐为缺血性脑卒中的常规治疗[1]。负荷剂量为 325 mg（口服），而且要在发病后 24 ～ 48 h（或溶栓治疗后）给予，维持剂量为每日 75 ～ 150 mg[1]。

（四）机械取栓

1. 有些临床试验表明（n=8），由大脑中动脉和颈内动脉近端闭塞导致急性缺血性脑卒中，血管内取栓治疗优于溶栓治疗[16]。

2. 在大多数临床试验中，在症状出现后的 8 h 内进行机械取栓。

3. 进行血管内取栓治疗的患者，（如果需要）并不妨碍早期使用溶栓治疗。

四、保护性措施

保护性措施是为了预防急性脑卒中后进一步脑损伤而制定的。

（一）氧疗

1. 吸氧对缺血性脑卒中患者来说是一种常规操作，即使动脉血氧合充分。并没有研究证明氧疗可以获益[17]，它忽略了氧代谢产物的毒性作用（图 36-1）引起大脑再灌注损伤的可能性。另外，氧疗可能促进脑血管痉挛[18]，这在缺血性脑卒中过程起反作用。

2. 目前，最新卒中管理指南认识到不受限制地使用氧气可能造成潜在的危害，并推荐只有氧饱和度低于 94% 时才可以吸氧。

（二）退热疗法

1. 急性脑卒中患者有 30% 会在发病后 48 h 内出现发热[1]，而且发热对急性脑卒中患者的缺血性损伤程度和临床预后有不良

影响 [19]。因此，急性脑卒中患者应采取积极措施控制发热。

2. 退热疗法见第 35 章中具体描述。

3. 尽管卒中后发热通常是由于组织损伤，但一些研究发现大部分卒中相关性发热患者也合并感染 [20]，因此应将退热疗法与寻找感染源相结合。

（三）血糖控制

1. 高血糖在急性脑卒中后很常见 [21]，并且有证据表明高血糖加重缺血性脑损伤并对预后产生不利影响 [22]。虽然没有证据表明预防高血糖具有临床益处 [21]，但对卒中后患者的血糖控制的重视是有必要的。

2. 目前的指南推荐 ICU 患者血浆葡萄糖的目标范围为 140 ～ 180 mg/dl（见第 38 章，参考文献 [1]）。由于存在低血糖风险，更严格的血糖控制可能是无益的，这也会加重脑损伤。

（四）高血压

1. 据报道，超过半数的急性脑卒中患者合并高血压 [23]，并且血压通常在 2 ～ 3 d 内恢复到基线水平。

2. 由于梗死周围区域的血流受损可能会导致缺血性脑损伤，因此急性脑卒中早期不推荐常规降压治疗。

3. 目前的卒中治疗指南 [1] 指出只要无明显的高血压并发症（例如心力衰竭），在卒中后 24 h 内，当收缩压＞ 220 mmHg 或舒张压＞ 120 mmHg 时才建议降低血压（除非使用溶栓治疗）。

4. 如果需要紧急降压，建议使用表 42-2 中的药物治疗方案 [1]。

（宋晓霞，译　孙　强，校）

参考文献

[1] Jauch EC, Saver JL, Adams HP, et al. Guidelines for the early management of patients with acute ischemic stroke. A guideline for healthcare professionals from The American Heart Association/American Stroke Association. Stroke 2013; 44:1–78.

[2] Special report from the National Institute of Neurological Disorders and Stroke. Classification of cerebrovascular diseases III. Stroke 1990; 21:637–676.

[3] Go AS, Mozaffarian D, Roger VL, et al. Heart disease and stroke statistics—2013 update: A report from the American Heart Association. Circulation 2013; 127:e6–e245.

[4] Kizer JR, Devereux RB. Clinical practice. Patent foramen ovale in young adults with unexplained stroke. N Engl J Med 2005; 353:2361–2372.

[5] Culebras A, Kase CS, Masdeu JC, et al. Practice guidelines for the use of imaging in transient ischemic attacks and acute stroke. A report of the Stroke Council, American Heart Association. Stroke 1997; 28:1480–1497.

[6] Ovbiagele B, Kidwell CS, Saver JL. Epidemiological impact in the United States of a tissue-based definition of transient ischemic attack. Stroke 2003; 34:919–924.

[7] Saver JL. Time is brain—quantified. Stroke 2006; 37:263–266.

[8] Bamford J. Clinical examination in diagnosis and subclassification of stroke. Lancet 1992; 339:400–402.

[9] Atchison JW, Pellegrino M, Herbers P, et al. Hepatic encephalopathy mimicking stroke. A case report. Am J Phys Med Rehabil 1992; 71:114–118.

[10] Maher J, Young GB. Septic encephalopathy. Intensive Care Med 1993; 8:177–187.

[11] Hand PJ, Kwan J, Lindley RI, et al. Distinguishing between stroke and mimic at the bedside: the brain attack study. Stroke 2006; 37:769–775.

[12] Warlow C, Sudlow C, Dennis M, et al. Stroke. Lancet 2003; 362:1211–1224.

[13] Graves VB, Partington VB. Imaging evaluation of acute neurologic disease. In: Goodman LR Putman CE, eds. Critical care imaging. 3rd ed. Philadelphia: W.B. Saunders, Co., 1993; 391–409.

[14] Moseley ME, Cohen Y, Mintorovich J, et al. Early detection of regional cerebral ischemia in cats: comparison of diffusion- and T_2-weighted MRI and spectroscopy. Magn Reson Med 1990; 14:330–346.

[15] Asdaghi N, Coutts SB. Neuroimaging in acute stroke—where does MRI fit in? Nature Rev Neurol 2011; 7:6–7.

[16] Chen CJ, Starke RM, Mehndiratta P, et al. Endovascular vs medical management of acute ischemic stroke. Neurology 2015; 85:1980–1990.

[17] Ronning OM, Guldvog B. Should stroke victims routinely receive

supplemental oxygen: A quasi-randomized controlled trial. Stroke 1999; 30:2033–2037.

[18] Kety SS, Schmidt CF. The effects of altered tensions of carbon dioxide and oxygen on cerebral blood flow and cerebral oxygen consumption of normal young men. J Clin Invest 1984; 27:484–492.

[19] Reith J, Jorgensen HS, Pedersen PM, et al. Body temperature in acute stroke: relation to stroke severity, infarct size, mortality, and outcome. Lancet 1996; 347:422–425.

[20] Grau AJ, Buggle F, Schnitzler P, et al. Fever and infection early after ischemic stroke. J Neurol Sci 1999; 171:115–120.

[21] Radermecker RP, Scheen AJ. Management of blood glucose in patients with stroke. Diabetes Metab 2010; 36(Suppl 3):S94–S99.

[22] Baird TA, Parsons MW, Phanh T, et al. Persistent poststroke hyperglycemia is independently associated with infarct expansion and worse clinical outcome. Stroke 2003; 34:2208–2214.

[23] Qureshi AI, Ezzeddine MA, Nasar A, et al. Prevalence of elevated blood pressure in 563,704 adult patients with stroke presenting to the ED in the United States. Am J Emerg Med 2007; 25:32–38.

第十五部分
药物治疗
Pharmacotherapy

第 43 章
镇痛和镇静
Analgesia & Sedation

我们治疗疾病的主要目的不是维持生命（因为没有一致的疾病基础），而是减轻病痛。学习本节所述的镇痛镇静药物将使你胜任此工作。

一、镇痛

（一）疼痛监测

1. 危重患者的镇痛治疗需要可靠的疼痛评估工具确定疼痛缓解的充分性[1]。

(1) 对于清醒可自我表达的气管插管患者可使用疼痛数字评分量表评估疼痛[1]。数字评分量表共分成 10 等份，标记 1（没有疼痛）到标记 10（最大疼痛）。患者指出其中一个数字标记来表示疼痛的严重程度。不超过 3 分表示疼痛控制良好。

(2) 对于不能自我表达的患者，行为评估量表（表 43-1）是床旁评估疼痛的可靠工具。

(3) 生命体征（例如心率）与患者自感的疼痛程度相关性较差，不推荐用于疼痛评估 [1, 3]。

表 43-1　疼痛行为量表

项　目	描　述	计　分
面部表情	轻松 轻度紧张 非常紧张 狰狞	1 2 3 4
上肢	无移动 部分弯曲 完全弯曲，手指弯曲 持续弯曲	1 2 3 4
机械通气顺应性	耐受呼吸机 呛咳，但能够耐受呼吸机 人机对抗 无法控制呼吸机	1 2 3 4
总分		

分数	说明
1 1 ~ 5 12	无疼痛 能够接受的疼痛控制 剧烈疼痛

引自参考文献 [2]

（二）阿片类镇痛药物

阿片类药物是最常用来缓解 ICU 患者疼痛的药物，阿片的天然衍生物，通过兴奋中枢神经系统的阿片受体发挥作用。兴奋阿片受体可以产生一系列有益作用，包括镇痛、镇静和欣快感，

但不包括遗忘 [4-6]。ICU 中最常用的静脉阿片类药物有吗啡，氢化吗啡酮和芬太尼。各种药物的比较见表 43-2。

表 43-2　常用静脉阿片类制剂

特　点	吗　啡	氢化吗啡酮	芬太尼
起效时间	5 ～ 10 min	5 ～ 15 min	1 ～ 2 min
负荷量	2 ～ 4 mg 每 1 ～ 2 小时 1 次	0.3 ～ 0.6 mg 每 1 ～ 2 小时 1 次	0.35 ～ 0.5 μg/kg 每 0.5 ～ 1 小时 1 次
维持量	2 ～ 30 mg/h	0.5 ～ 3 mg/h	0.5 ～ 2 μg/h
PCA（患者自控镇痛） 　单次给药量 　锁定时间	0.5 ～ 3 mg 10 ～ 20 min	0.1 ～ 0.5 mg 5 ～ 15 min	15 ～ 75 μg 3 ～ 10 min
脂溶性	x	0.2 x	600 x
活性代谢物	是	否	否
组胺释放	是	否	否
肾衰竭时调整剂量	减半	不需	不需
镇痛效能	x	7 x	100 x

剂量推荐引自参考文献 [1]

1. 芬太尼

(1) 芬太尼是 ICU 最常用的阿片类镇痛药 [7]。

(2) 芬太尼相比吗啡的优势包括更快的起效时间（芬太尼的脂溶性是吗啡的 600 倍），更低的低血压发生率（芬太尼不会促进组胺释放），而且不会产生活性代谢物。

(3) 芬太尼最大的缺点是持续输注会在大脑蓄积（源于药物的高脂溶性）。

2. 氢化吗啡酮

(1) 氢化吗啡酮是吗啡的衍生物，能产生比吗啡更有效的镇痛作用 [8, 9]

(2) 其他的优点包括不产生活性代谢产物和肾衰竭患者不需要调整剂量。

3. 吗啡

(1) 吗啡能产生数个活性代谢产物，在肾衰竭时会蓄积。代谢产物之一（吗啡 -3- 葡萄糖苷酸）能够导致中枢神经系统兴奋引发肌阵挛和癫痫 [10]，而另外一种代谢产物（吗啡 -6- 葡萄糖苷酸）具有比吗啡更强大的镇痛作用 [5]。

(2) 为避免这些代谢产物的蓄积，肾衰竭患者的吗啡维持剂量应减半 [11]。

(3) 吗啡还能促进组胺的释放导致全身血管扩张引起血压下降 [5]。

4. 瑞芬太尼

(1) 瑞芬太尼是一种超短效的阿片类药物，需持续静脉输注给药，用药剂量如下 [19]。

用药剂量：负荷剂量 1.5 μg/kg，维持剂量 0.5 ～ 15 μg/(kg·h) [11]。

(2) 瑞芬太尼能被血浆中非特异性酯酶降解，因此停药 8 ～ 10 min 镇痛作用消失。

(3) 对于肾脏或肝脏衰竭的患者不需调整药物剂量。

(4) 瑞芬太尼的短效作用，对于需要经常评估脑功能的患者有利（例如创伤性脑损伤）。其停用导致阿片类活性突然中断诱发的急性戒断反应可以通过与长效阿片类药物联用来预防。

（三）阿片类药物的副作用

1. 呼吸抑制

(1) 阿片类药物能够产生中枢介导的剂量依赖性的呼吸频率和潮气量下降，但使用常规剂量时呼吸抑制和低氧血症均少见[12, 13]。影响觉醒的阿片类药物剂量也会影响通气并产生高碳酸血症。[12]。

(2) 睡眠呼吸暂停综合征或慢性高碳酸血症患者使用阿片类药物更易导致呼吸抑制。

2. 心血管系统影响

(1) 使用阿片类药物镇痛常伴随血压和心率的下降，这是降低交感神经活性和增加副交感神经活性的结果。这些影响通常是轻度和可以耐受的，至少仰卧位时如此[14]。

(2) 患者合并低血容量或心力衰竭（交感神经基线张力增加），或者联用苯二氮䓬类药物时[27]，血压下降明显。阿片诱导的低血压很少威胁到组织灌注，并且血压对静脉输液或小剂量血管活性药物有反应。

3. 肠道动力

(1) 阿片类药物通过激活胃肠道的阿片受体抑制肠道运动。胃肠道运动功能受损可促进肠内喂养物反流进入口咽，造成吸入性肺炎发生的风险。

(2) 阿片导致的肠道低动力可部分通过肠道给予纳洛酮（每6 小时 8 mg）或纳曲酮（每天 50 mg 口服）来改善，而对阿片镇痛作用无影响[15]。

4. 恶心和呕吐　阿片类药物通过兴奋位于低位脑干的化学受体触发区导致呕吐[12]。所有阿片类药物导致呕吐的作用相仿，但有时可以通过更换阿片类药物来解决呕吐的问题。

（四）患者自控镇痛（PCA）

1. 对于清醒且能自己给药的患者，患者自控镇痛是有效的疼痛控制手段，可能优于间断给予阿片类药物。

2. PCA 使用可由患者激活的电子输液泵。当感觉到疼痛时，患者按下与泵相连的按钮，以接收小剂量的静脉注射药物，每次静脉注射后，泵被禁用一个强制时间间隔，称为锁定间隔，以防止过量用药。

3. PCA 的阿片类药物用量见表 43-2。最小锁定间隔是达到药物峰值效应的时间函数 [22]。

（五）非阿片类镇痛药

非阿片类镇痛药物种类较多，但只有几种可以静脉给药，大部分用于围术期术后早期镇痛。轻度疼痛时可单独使用，但中度到重度疼痛时通常需与阿片类镇痛药联用。非阿片类镇痛药物静脉用药剂量见表 43-3 。

1. 酮咯酸

(1) 酮咯酸属于非甾体类抗炎药（NSAIDs）是阿司匹林镇痛效果的 350 倍 [16]，不产生呼吸抑制，但其他毒性反应限制了其应用。通常与阿片类镇痛药物联用，具有阿片集约效应。

(2) 肌内注射酮咯酸会导致血肿 [16]，首选静脉推注。

(3) 酮咯酸和其他非甾体抗炎药物通过抑制前列腺素生成发挥有益作用，但也因此有产生副作用的风险，尤其是胃黏膜损伤，上消化道出血和肾功能受损 [16]。若按推荐剂量给药且治疗时间不超过 5 d 则很少出现这些副反应 [16]。

(4) 酮咯酸能抑制血小板聚集，出血高风险患者慎用。

2. 布洛芬

(1) 与酮咯酸极其相似，布洛芬也是一种可静脉使用的 NSAID，具有阿片类药物集约效应，短期镇痛时使用安全[17]。

(2) 与酮咯酸不同的是，布洛芬没有推荐的治疗时限。静脉使用布洛芬的临床试验采用 24 ～ 48 h 的治疗时限，其间很少出现严重并发症。

表 43-3　静脉用非阿片类镇痛药物

药　物	给药方案及评价
酮咯酸	剂量：每 6 小时静脉或肌注 30 mg，最多使用 5 d。年龄 ≥ 65 岁和体重 < 50 kg 的患者剂量减半 评价：酮咯酸是一种 NSAIDs，具有抗炎和退热作用。用药时间限制在 5 d 内很少发生严重并发症
布洛芬	剂量：每 6 小时静推 400 ～ 800 mg 评价：布洛芬是一种 NSAIDs，作用与酮咯酸类似，但是没有使用期限
对乙酰氨基酚	剂量：每 6 小时静脉推注 1 g。每日剂量不超过 4 g 评价：没有抗炎作用，对于重症患者是主要缺陷
氯胺酮	剂量：静脉负荷剂量 0.1 ～ 0.5 mg/kg，静脉维持剂量 0.05 ～ 0.4 mg/（kg·h） 评价：能减轻阿片类镇痛药物的快速耐受。可导致幻觉，精神紊乱和多涎

剂量推荐引自参考文献 [1]

3. 对乙酰氨基酚

(1) 对乙酰氨基酚于 2010 年批准静脉使用，目的是用于不能经口或直肠给药的术后患者的短期镇痛和退热[18]。

(2) 对乙酰氨基酚有阿片类集约效应。

（3）对乙酰氨基酚没有抗炎作用，而重症患者的疼痛主要由系统或局部的炎症引起，这对于重症患者是主要缺陷。为避免肝脏毒性建议每日最大剂量 4 g，但重症患者的中毒剂量仍未评估。

4. 治疗神经性疼痛的口服制剂

（1）非阿片类镇痛药通常用于神经性疼痛（例如糖尿病神经病变），推荐药物包括加巴喷丁和卡马西平[1]。

（2）有效药物剂量个体差异较大，经典的给药剂量为加巴喷丁每 8 小时 600 mg，普瑞巴林每 8 小时 50～100 mg，卡马西平（口服混悬剂）每 6 小时 100 mg[1]。

5. 氯胺酮

（1）氯胺酮可诱导深度麻醉状态，也有强效镇痛作用[19]。

（2）低剂量氯胺酮可以预防术后继发痛觉过敏和慢性疼痛[19]。

（3）氯胺酮常用作阿片类药的辅助用药，用于不断加大阿片类药物剂量仍无反应的患者（例如长期阿片类药物使用者）。

（4）氯胺酮很少影响血流动力学和呼吸，适用于辅助镇痛和镇静。

（5）有效剂量仍不明确，长期使用的安全性仍未知。建议的剂量范围见表 43-3。

二、镇静

多达 85% 的 ICU 患者存在焦虑和相关疾病（躁动和谵妄）[20]。这些疾病的共同特征是舒适感缺失。这些疾病定义如下。

1. 焦虑是以夸张的恐惧或忧虑感为特征，由内部机制而不是外部事件维持。

2. 躁动是一种伴随运动活动增多的焦虑。

3. 谵妄是一种急性意识混乱状态，可以有或没有躁动。尽管谵妄常被视为与躁动等同，但谵妄有一种活动减少的形式，其特征是昏睡（对谵妄更详细的阐述见第 40 章）。

（一）镇静的评估

ICU 日常镇静评分有助于实现有效镇静[1]。SAS 和 RASS 是 ICU 患者最可靠的镇静评分[1]，RASS 评分见表 43-4[20]。

RASS 的附加优势是能够监测患者精神状态的持续变化[21]，可以作为镇静药物治疗的终点判断（镇静药物输注可被滴定至 RASS 评分达 -2 ～ -1 分，即代表轻度镇静）。

表 43-4 Richmond 躁动镇静量表（RASS）

得 分	术 语	描 述
+4	攻击行为	明显的攻击行为或暴力行为；对医务人员构成直接的危险
+3	非常躁动	拉扯或拔除各种管道或导管，或好斗行为
+2	躁动	频繁的无目的动作或人机对抗
+1	烦躁不安	焦虑不安但动作不具备攻击性
0	清醒平静	
-1	昏昏欲睡	不完全清醒，但觉醒大于 10 s，声音刺激有眼神接触
-2	轻度镇静	声音刺激后短暂的觉醒（小于 10 s），有眼神接触
-3	中度镇静	声音刺激后有肢体动作（但无眼神接触）

（续　表）

得　分	术　语	描　述
-4	深度镇静	对声音刺激无反应，但身体刺激后有肢体动作
-5	不可唤醒	对声音及身体刺激无反应

为确定 RASS 评分，评分过程如下：①**第一步观察**：不要接触仅观察患者。如果患者清醒，确定恰当的分数（0 ～ +4 分）。如果患者不清醒，进行第二步。②**第二步言语刺激**：大声叫患者的姓名并要求患者注视自己，必要时重复一次。如果患者对声音有反应，确定恰当的分数（-3 ～ -1 分）。如果没有反应，进行第三步。③**第三步身体刺激**：摇晃患者肩部，若无反应，用力摩擦患者胸骨，确定恰当的分数（-5 ～ -4 分）

引自参考文献 [21]，*Am J Respir Crit Care Med.* 2002；166：1338-1344.

表 43-5　静脉注射用苯二氮䓬类镇静药

药物特性	咪达唑仑	劳拉西泮
负荷剂量	0.01 ～ 0.05 mg/kg	0.02 ～ 0.04 mg/kg（≤ 2 mg）
起效时间	2 ～ 5 min	5 ～ 20 min
持续时间	1 ～ 2 h	2 ～ 6 h
维持剂量	0.02 ～ 0.1 mg/（kg·h）	0.01 ～ 0.1 mg/（kg·h） （≤ 10 mg/h）
间断注射剂量		0.02 ～ 0.06 mg/kg 必要时，每 2 ～ 6 小时 1 次
脂溶性	+++	++
特别关注	活性代谢产物 *	丙二醇的毒性 #

*. 活性代谢产物延长镇静作用，尤其是肾衰竭时；#. 劳拉西泮（2 mg/ml）以丙二醇（830 mg/ml）为溶媒

推荐用法引自参考文献 [1]

（二）苯二氮䓬类药物

苯二氮䓬类曾是 ICU 镇静最常用的药物[1]，但由于药物蓄积和过度镇静的问题，正逐渐失去其原有地位。咪达唑仑和劳拉西泮是 ICU 镇静使用的两种静脉给药的苯二氮䓬类药物（由于长期应用会过度镇静，地西泮已不再使用）。药物主要特点见表 43-5。

1. 咪达唑仑

(1) 咪达唑仑(高脂溶性)能快速起效，静脉注射后 1～2 min 内镇静作用明显。

(2) 咪达唑仑的组织摄取很快使血液中药物快速清除，导致其作用持续时间较短[22]。

(3) 由于咪达唑仑的半衰期短（1～2 h），长期镇静需持续静脉输注。但是药物短效是由于快速被组织摄取（并非清除体外），持续静脉输注会导致药物的组织蓄积。为避免药物蓄积导致的过度镇静，咪达唑仑输注应限制在 48 h 内[22]。

(4) 咪达唑仑经细胞色素 P_{450} 系统代谢，经此系统代谢的药物（如地尔硫䓬、红霉素）能抑制咪达唑仑的代谢而增加其镇静作用。

(5) 咪达唑仑的一种活性代谢产物经肾脏清除，因此肾功能改变会影响咪达唑仑的用量。

2. 劳拉西泮

(1) 劳拉西泮（洛拉酮）相比咪达唑仑而言是一种长效药物，单次静脉用药后作用持续时间 6 h[1]。

(2) 劳拉西泮可以间断静脉推注或持续静脉输注。

(3) 静脉注射用的劳拉西泮含有丙二醇，一种增加药物血浆溶解度的溶媒，有副作用（见后），因此劳拉西泮的推荐剂量有一个最大允许剂量（静脉注射剂量 2 mg，持续输注 10 mg/h）。

(4) 劳拉西泮无活性代谢产物。

3. 苯二氮䓬类药物的优点

(1) 不同于镇静，苯二氮䓬类药物有剂量依赖性的遗忘效应，这与镇静作用不同。这一效应持续时间超过镇静时间（顺行性遗忘）。

(2) 苯二氮䓬类药物有抗惊厥作用（见第 41 章）。

(3) 苯二氮䓬类药物可治疗撤药综合征，包括酒精、阿片和甚至苯二氮䓬类药物的停药。

4. 苯二氮䓬类镇静药物的缺点

(1) 长期使用咪达唑仑和劳拉西泮均会导致组织蓄积，使得撤药后苏醒时间延长。由于咪达唑仑的高脂溶性及活性代谢产物的蓄积长时间镇静状态更常见。

①每日间断停用苯二氮䓬类药物（直到患者清醒）以减少药物蓄积，可以缩短机械通气时间 [23]。

②最新 ICU 镇静指南提出应用镇静量表（SAS 或 RASS）进行常规监测，微量输注苯二氮䓬类药物来维持 ICU 患者轻度镇静水平 [3]。

(2) 谵妄：苯二氮䓬类药物通过与 γ - 氨基丁酸（GABA）受体结合发挥镇静作用，GABA 是脑内的主要抑制性神经递质，而 GABA 介导的神经传递也参与谵妄的发生 [24]。ICU 患者使用不作用于 GABA 受体的镇静药物较少发生谵妄 [1]。

(3) 丙二醇的毒性：劳拉西泮的静脉制剂含有丙二醇（每 830 mg/ml 劳拉西泮含有 2 mg/ml 丙二醇）能增加药物的血浆溶解度。丙二醇在肝脏转化为乳酸，过多摄入会导致以代谢性酸中毒（乳酸），谵妄（伴有幻觉），低血压，严重时多器官功能衰竭为特征的中毒综合征。

①长时间（＞24 h）静脉输注劳拉西泮发生难以解释的代谢性酸中毒，应检测血清乳酸水平，乳酸水平增高应高度怀疑丙二醇中毒。

②血浆丙二醇水平能够检测，但结果不能立即获取。如果出现渗透压差增加（见第 27 章）则提示丙二醇蓄积。

(4) 撤药综合征：长时间静脉输注苯二氮䓬类药物的患者，突然停药会产生撤药综合征，以躁动，定向力障碍，幻觉和惊厥为特征 [25]，但 ICU 患者不常见。

（三）丙泊酚

丙泊酚是一种常见的短效镇静药物，通过与 GABA 受体结合发挥作用 [26]。

1. 作用和用法

(1) 丙泊酚有镇静和遗忘作用，没有镇痛作用 [26]。

(2) 由于短效需持续输注，即使长时间输注，停药 10～15 min 也可唤醒 [26]。

(3) 由于丙泊酚能降低颅内压 [26]，并能快速唤醒进行频繁的精神状态评估，对于神经外科和脑外伤的患者是有益的。

2. 剂型和剂量

(1) 丙泊酚悬浮于 10% 的脂肪乳剂增强其在血浆中的溶解度。这种脂肪乳剂与肠外营养配方中的 10% 脂肪乳几乎一样，能量密度 1 kcal/ml（应该计算在每日的能量摄取中）。

(2) 丙泊酚的剂量推荐见表 43-6。丙泊酚的剂量基于理想体重而非实际体重，当肾衰竭或中度肝功能不全时不需调整剂量 [26]。对于血流动力学不稳定的患者不建议负荷剂量（有低血

压的风险 ）[1]。

(3) 绿尿偶见于丙泊酚输注期间，为无害的酚类代谢产物所致[26]。

3. 副作用

(1) 丙泊酚抑制呼吸，仅推荐用于机械通气患者。

(2) 丙泊酚诱导的低血压与全身血管扩张有关[22]，低血容量和心衰时血压的维持依靠全身血管收缩，低血压更明显。

(3) 丙泊酚的过敏反应不常见，但可能很严重[26]。

(4) 丙泊酚制剂中的脂肪乳剂可能会导致高甘油三酯血症。虽然高甘油三酯血症在 ICU 患者中很常见，但与不良预后无相关性[27]。

(5) 丙泊酚输注综合征很少发生，知之甚少，以突然发生的慢心率心力衰竭，乳酸酸中毒，横纹肌溶解和急性肾衰竭为特征[28]。

①这种综合征总是发生在长时间、高剂量输注丙泊酚期间 [> 4 ～ 6 µg/ （kg · h），超过 24 ～ 48 h][28]。

②死亡率 30%[28]。

③推荐丙泊酚输注速度不超过 5 mg/ （kg · h）、时长不超过 48 h，能减少此情况发生的风险[28]。

（四）右美托咪定

1. 作用和用法

(1) 右美托咪定是一种 α_2 受体激动药，具有镇静、遗忘和轻度镇痛作用，但不抑制呼吸。这种药物的简要特征见表 43-6。

(2) 右美托咪定的镇静效果是独特的，因为即使是深度镇静，仍随时可以唤醒。患者不停药仍能被唤醒，唤醒后能够交流和听从指令。当不需要觉醒时，患者会恢复到之前的镇静状态。此特点使右美托咪定更适用于撤离呼吸机的患者。

(3) 临床研究表明使用右美托咪定较咪达唑仑镇静的患者谵妄发生率更低，右美托咪定较苯二氮䓬类药物更推荐用于合并 ICU 获得性谵妄患者的镇静 [1]。

表 43-6　快速唤醒镇静药物

药物特征	丙泊酚	右美托咪定
负荷剂量	25 µg/（kg·min）大于 5 min*	1 µg/kg 大于 10 min*
起效时间	< 1 min	1 ~ 3 min
维持剂量	5 ~ 50 µg/（kg·min）	0.2 ~ 0.7 µg/（kg·h）†
唤醒时间	10 ~ 15 min	6 ~ 10 min
呼吸抑制	有	无
副作用	低血压 高脂血症 丙泊酚输注综合征	低血压 心动过缓 交感反跳

*. 仅在血流动力学稳定的患者使用负荷剂量；†. 根据耐受程度输注速度可增加到 1.5 mg/（kg·h）
剂量推荐引自参考文献 [1]

2. 剂量

推荐剂量总结见表 43-6。即使高于推荐剂量 [大于 1.5 µg/（kg·h）]，长时间（大于 24 h）输注不会引起副作用 [1]。

3. 副作用

(1) 右美托咪定常见的副作用是低血压和心动过缓（阻滞交感作用）[1, 29]。有心力衰竭和心脏传导缺陷的患者对右美托咪定的交感阻滞作用特别敏感。

(2) 给予负荷剂量后可以观察到高血压和低血压。高血压是由于激活了能够导致血管收缩的外周 α_{2b} 受体，低血压是激活促进血管扩张的中枢 α_{2a} 受体 [30]。

（五）氟哌啶醇

1. 作用和用法

(1) 氟哌啶醇是第一代抗精神病药物，治疗躁动和谵妄历史已久 [31]。

(2) 氟哌啶醇通过阻断中枢神经系统的多巴胺受体产生镇静和抗精神病作用。

(3) 静脉推注氟哌啶醇后，$10 \sim 20$ min 内出现镇静，作用持续 $3 \sim 4$ h。由于氟哌啶醇起效迟滞，需要快速镇静时不适用。

(4) 氟哌啶醇不抑制呼吸，适用于撤机时镇静 [31]。无低血容量时低血压少见。

2. 用法

(1) 推荐的静脉剂量见表 43-7。

表 43-7 对于躁动患者应用静脉氟哌啶醇

焦躁的程度	剂　量
轻度	$0.5 \sim 2$ mg
中度	$5 \sim 10$ mg
重度	$10 \sim 20$ mg
①静脉推注给药 ②允许根据反应观察 $10 \sim 20$ min ③如果没有反应，剂量加倍，或者加用劳拉西泮（1 mg） ④如果仍无反应，换用其他镇静药 ⑤为维持镇静每 6 小时给予负荷剂量的 1/4	

引自参考文献 [1, 31]

(2) 给予一次氟哌啶醇后不同患者的血药浓度差异较大 [1, 31]。

因此，如果用药 10 ～ 20 min 后未出现镇静作用，给药剂量应加倍。如果有部分镇静作用，第二剂给药时同时给予劳拉西泮 1 mg（首选咪达唑仑，因为作用时间更长）[31]。

(3) 如果给予第二剂氟哌啶醇后没有反应，应迅速改用其他药物。

3. 副作用

(1) 锥体外系反应（例如僵直，痉挛性运动）是口服氟哌啶醇治疗的剂量相关副作用，但静脉给药时这些反应很少发生（原因不明）[31]。

(2) 神经阻滞药恶性症候群（详见第 35 章）是一种对精神类药物的特异反应，包括高热，严重肌肉僵直和横纹肌溶解。这种情况在静脉用药时有报道[31]，对于接受氟哌啶醇治疗的不明原因发热的患者都应考虑。

(3) Q-T 间期延长会触发多形性室速，报道指出超过 3.5% 静脉使用氟哌啶醇的患者出现这种心律失常[31]。

（滕金龙，译　蔡施霞，校）

参考文献

[1] Barr J, Fraser GL, Puntillo K, et al. Clinical practice guidelines for the management of pain, agitation, and delirium in adult patients in the intensive care unit. Crit Care Med 2013; 41(1):263–306.

[2] Chanques G, Sebbane M, Barbotte E, et al. A prospective study of pain at rest: incidence and characteristics of an unrecognized symptom in surgical and trauma versus medical intensive care unit patients. Anesthesiology 2007; 107:858–860.

[3] Jacobi J, Fraser GL, Coursin DB, et al. Clinical practice guidelines for the sustained use of sedatives and analgesics in the critically ill adult. Crit Care

Med 2002; 30:119–141.

[4] Murray MJ, Plevak DJ. Analgesia in the critically ill patient. New Horizons 1994; 2:56–63.

[5] Pasternak GW. Pharmacological mechanisms of opioid analgesics. Clin Neuropharmacol 1993; 16:1–18.

[6] Veselis RA, Reinsel RA, Feshchenko VA, et al. The comparative amnestic effects of midazolam, propofol, thiopental, and fentanyl at equisedative concentrations. Anesthesiology 1997; 87:749–764.

[7] Payen J-F, Chanques G, Mantz J, et al, for the DOLOREA Investigators. Current practices in sedation and analgesia for mechanically ventilated critically ill patients. Anesthesiology 2007; 106:687–695.

[8] Quigley C. A systematic review of hydromorphone in acute and chronic pain. J Pain Symptom Manag 2003; 25:169–178.

[9] Felden L, Walter C, Harder S, et al. Comparative clinical effects of hydromorphone and morphine: a meta-analysis. Br J Anesth 2011; 107:319–328.

[10] Smith MT. Neuroexcitatory effects of morphine and hydromorphone: evidence implicating the 3-glucuronide metabolites. Clin Exp Pharmacol Physiol 2000; 27:524–528.

[11] Aronoff GR, Berns JS, Brier ME, et al. Drug Prescribing in Renal Failure: Dosing Guidelines for Adults. 4th ed. Philadelphia: American College of Physicians, 1999.

[12] Bowdle TA. Adverse effects of opioid agonists and agonistantagonists in anaesthesia. Drug Safety 1998; 19:173–189.

[13] Bailey PL. The use of opioids in anesthesia is not especially associated with nor predictive of postoperative hypoxemia. Anesthesiology 1992; 77:1235.

[14] Schug SA, Zech D, Grond S. Adverse effects of systemic opioid analgesics. Drug Safety 1992; 7:200–213.

[15] Meissner W, Dohrn B, Reinhart K. Enteral naloxone reduces gastric tube reflux and frequency of pneumonia in critical care patients during opioid analgesia. Crit Care Med 2003; 31:776–780.

[16] Ketorolac Tromethamine. In: McEvoy GK, ed. AHFS Drug Information, 2012. Bethesda: American Society of Health System Pharmacists, 2012:2139–2148.

[17] Scott LJ. Intravenous ibuprofen. Drugs 2012; 72:1099–1109.

[18] Yeh YC, Reddy P. Clinical and economic evidence for intravenous acetaminophen. Pharmacother 2012; 32:559–579.

[19] Parashchanka A, Schelfout S, Coppens M. Role of novel drugs in sedation outside the operating room: dexmedetomidine, ketamine, and remifentanil. Curr Opin Anesthesiol 2014; 27(4):442–447.

[20] Ely EW, Inouye SK, Bernard GR, et al. Delirium in mechanically ventilated patients: validity and reliability of the confusion assessment method for the

intensive care unit (CAM-ICU). JAMA 2001; 286:2703–2710.

[21] Ely EW, Truman B, Shintani A, et al. Monitoring sedation status over time in ICU patients: reliability and validity of the Richmond Agitation-Sedation Scale (RASS). JAMA 2003; 289:2983–2991.

[22] Devlin JW, Roberts RJ. Pharmacology of commonly used analgesics and sedatives in the ICU: benzodiazepines, propofol, and opioids. Crit Care Clin 2009; 25:431–449.

[23] Kress JP, Pohlman AS, O'Connor MF, et al. Daily interruption of sedative infusions in critically ill patients undergoing mechanical ventilation. N Engl J Med 2000; 342:1471–1477.

[24] Zaal IJ, Slooter AJC. Delirium in critically ill patients: epidemiology, pathophysiology diagnosis and management. Drugs, 2012; 72:1457–1471.

[25] Shafer A. Complications of sedation with midazolam in the intensive care unit and a comparison with other sedative regimens. Crit Care Med 1998; 26:947–956.

[26] McKeage K, Perry CM. Propofol: a review of its use in intensive care sedation of adults. CNS drugs 2003; 17:235–272.

[27] Devaud JC, Berger MM, Pannatier A. Hypertriglyceridemia: a potential side effect of propofol sedation in critical illness. Intensive Care Med 2012; 38:1990–1998.

[28] Fodale V, LaMonaca E. Propofol infusion syndrome: an overview of a perplexing disease. Drug Saf 2008; 31:293–303.

[29] Parashchanka A, Schelfout S, Coppens M. Role of novel drugs in sedation outside the operating room: dexmedetomidine, ketamine, and remifentanil. Curr Opin Anesthesiol 2014; 27(4):442–447.

[30] Carollo DS, Nossaman BD, Ramadhyani U. Dexmedetomidine: a review of clinical applications. Curr Opin Anaesthesiol 2008; 21:457–461.

[31] Haloperidol. In: McEvoy GK, ed. AHFS Drug Information, 2012. Bethesda: American Society of Health System Pharmacists, 2012:2542–2547.

第 44 章
抗生素治疗
Antimicrobial Therapy

本章按以下顺序阐述 ICU 常用的静脉用抗生素。

1. 氨基糖苷类（庆大霉素、妥布霉素、阿米卡星）。

2. 抗真菌药物（两性霉素 B、氟康唑、棘白菌素类）。

3. 碳青霉烯类（亚胺培南、美罗培南）。

4. 头孢菌素类（头孢曲松、头孢他啶、头孢吡肟）。

5. 氟喹诺酮类（环丙沙星、左氧氟沙星、莫西沙星）。

6. 青霉素类（哌拉西林 - 他唑巴坦）。

7. 万古霉素和替代药物（利奈唑胺、替加环素、达托霉素）。

一、氨基糖苷类

氨基糖苷类抗生素（庆大霉素、妥布霉素、阿米卡星）曾是治疗重症感染的重要抗生素，但因其肾毒性逐渐不常用。

（一）药物活性和临床应用

1. 氨基糖苷类对葡萄球菌和革兰阴性需氧杆菌包括铜绿假单胞菌有抗菌活性 [1]。阿米卡星是抗菌活性最大的氨基糖苷类药物（表 44-1），也是目前对铜绿假单胞菌抗菌活性最强的抗生素 [2]。

2. 氨基糖苷类通常用于革兰阴性杆菌导致的严重感染。由于肾毒性风险，氨基糖苷类通常只用于铜绿假单胞菌导致的危及生命的感染。

3. 对于革兰阴性菌脓毒血症相关的中性粒细胞减少症或脓毒性休克，经验性使用氨基糖苷类联合另一种抗革兰阴性杆菌的抗生素会更有效[3]。

表 44-1　美国 ICU 患者常见革兰阴性菌的药敏结果

抗生素	大肠埃希菌	克雷伯菌	铜绿假单胞菌
阿米卡星	100%	95%	97%
妥布霉素	86%	89%	89%
亚胺培南	100%	96%	72%
美罗培南	100%	95%	73%
头孢吡肟	91%	88%	76%
头孢他啶	91%	88%	76%
环丙沙星	65%	87%	71%
左氧氟沙星	65%	89%	67%
哌拉西林 – 他唑巴坦	91%	86%	71%

引自参考文献 [2]，汇总了 2009—2011 年来自 65 家医院的临床资料。表中的 3 种细菌占分离出的革兰阴性菌总数（3946）的 57%

（二）剂量

氨基糖苷类药物需根据体重和肾功能调整剂量。

1. 氨基糖苷类药物剂量基于理想体重计算（见附录 B 的理想体重表）。

2. 对于肥胖的患者（超过理想体重 20%），给药剂量应根据校正体重（ABW），即等于理想体重加 45% 的总体重与理想体重之差[1]；即：

$$ABW=IBW+0.45（TBW-IBW）\qquad （公式 44-1）$$

3. 推荐剂量范围见表 44-2[1]。

表 44-2　根据肌酐清除率调整氨基糖苷类给药方案

肌酐清除率 （ml/min）	庆大霉素、妥布霉素 （mg/kg）	阿米卡星 （mg/kg）	间隔时间 （h）
≥ 80	7	20	24
60 ～ 79	5	15	24
40 ～ 59	4	12	24
20 ～ 39	4	12	48
10 ～ 19	3	10	48
< 10	2.5	7.5	48

引自参考文献 [1]

(1) 重症患者使用标准剂量的氨基糖苷类抗生素血药浓度常低于治疗剂量[4]，因此 ICU 患者推荐使用较高剂量（至少初始给药时推荐高剂量）。

(2) 氨基糖苷类抗生素每日给药 1 次，有利于减少不良反应，延迟肾毒性的出现[1]。

(3) 肾功能受损时需调整剂量[1]，可通过延长用药间隔和（或）减少药物剂量实现。

（三）血药浓度

应监测血清氨基糖苷类药物浓度来选择合理的药物剂量，尤其是肾功能不全患者。

1. 血药峰浓度（初始用药后 1 h）代表治疗效果。每天 1 次给药的药物峰浓度，阿米卡星的目标峰值为 56 ～ 64 μg/ml，庆大霉素和妥布霉素的目标峰值为 16 ～ 24 μg/ml[5]。

2. 分离出病原菌并获取最低抑菌浓度（MIC），药物峰浓度（C_{max}）与 MIC 的比值更能说明治疗效果。当 C_{max}/MIC 比值为 8 ～ 10 时氨基糖苷类抗生素疗效最佳[4]。

（四）不良反应

1. 肾毒性

(1) 氨基糖苷类抗生素以必然的肾毒性闻名，最终会导致所有患者出现肾脏损害。通常在用药一周后血清肌酐开始升高[9]。

(2) 发生机制是由于氨基糖苷类抗生素蓄积于肾小管细胞，导致致死性细胞损伤和急性肾小管坏死[1]。

(3) 低血容量，基础性肾脏疾病，低钾血症，襻利尿药和万古霉素会加重其肾毒性[1, 6]。

2. 少见的毒性作用

(1) 氨基糖苷类抗生素能导致不可逆的听力丧失和前庭损害[1]。耳毒性的发生率尚不明确，但有 13% 接受庆大霉素治疗的患者出现低频听力的下降[7]。剂量和耳毒性发生风险无明确关系。

(2) 氨基糖苷类抗生素抑制副交感神经末段乙酰胆碱的释放[8]，但临床偶有报道重症肌无力患者出现明显肌无力[9]。

二、抗真菌药物

重症患者真菌感染关注的是念珠菌属（主要是白色念珠菌），下文阐述的抗真菌药物仅限于治疗念珠菌感染。

（一）两性霉素 B

1. 药物活性和临床用法　两性霉素 B（AmB）对所有念珠菌属有效，除了葡萄牙念珠菌（非常少见）[10]，但由于副作用的风险高而不作为治疗念珠菌感染的首选药物。仅用于对其他抗真菌药物不耐受或耐药的患者[11]。

2. 剂量

(1) 两性霉素 B 经中心静脉导管输注能减少输注相关性静脉炎的发生风险[10]。

(2) 两性霉素 B 每日静脉剂量 0.5 ～ 1 mg/kg[10, 12]，输注时间通常需要大于 4 h，如果能够耐受可 1 h 内输注完。

(3) 两性霉素 B 总剂量是 0.5 ～ 4 g，由真菌感染的类型和严重程度决定总用量。

3. 不良反应

(1) 系统性炎症反应：大约 70% 输注两性霉素 B 的患者会出现发热、畏寒和寒战[12]，多数在最初输注时明显，随着反复注射而程度逐渐减轻。下列措施用于减轻这些反应的程度[12]。

①注射前 30 min，给予对乙酰氨基酚 10 ～ 15 mg/kg 口服和苯海拉明 25 mg 口服或静脉注射。

②如果出现寒战，给予哌替啶 25 mg 静脉注射。

③如果以上处理未达到完全缓解，加用氢化可的松（0.1 mg/ml）入两性霉素 B 溶液。静脉炎在周围静脉输注两性霉素 B 时很常见。

(2) 肾毒性：两性霉素 B 损伤肾小管，导致肾小管酸中毒（远端型），增加肾脏排泄钾离子和镁离子 [13]。低钾血症和低镁血症常见。

两性霉素 B 输注 2 ～ 3 周后，30% 的患者血清肌酐升高超过 2.5 mg/dl，15% 的患者最终需要透析治疗 [14]。因此，治疗期间肌酐水平增高大于 2.5 mg/dl，应停止输注两性霉素 B 数日或更换为两性霉素 B 脂质体（见下文）。

4. 酯化制剂　两性霉素 B 特有的酯化制剂能够增强两性霉素 B 与真菌细胞膜的结合，减少与哺乳动物细胞结合（因此减少肾损伤风险）。有两种酯化制剂，两性霉素脂质体和两性霉素 B 酯化复合物，推荐的剂量每日 3 ～ 5 mg/kg[10]。比较研究显示两性霉素脂质体肾毒性更小 [15]。

（二）氟康唑

氟康唑是一种三唑类抗真菌药物（类似于伊曲康唑和伏立康唑），于 1990 年作为第一种口服抗真菌药物上市。

1. 药物活性和临床应用

(1) 氟康唑用于白色念珠菌、热带念珠菌和近平滑念珠菌的感染，但对光滑念珠菌或克柔念珠菌感染无效 [10]。

(2) 根据 2016 年念珠菌病治疗指南 [11]，氟康唑作为敏感念珠菌病的二线药物适用于轻症疾病（如非 ICU 患者）且之前未使用三唑类抗真菌药物的患者。

(3) 氟康唑适用于敏感念珠菌包括近平滑念珠菌导致的有症状的尿路感染 [11]。

2. 剂量

(1) 氟康唑以同等剂量口服或静脉给药。

(2) 侵袭性念珠菌感染的起始静脉剂量是 800 mg，然后以每日 400 mg 静脉注射维持[11]。

(3) 当肌酐清除率小于 50 ml/min 时，推荐剂量减少 50%[10]。

3. 不良反应

(1) 氟康唑抑制细胞色素 P_{450} 酶系统，应用氟康唑治疗期间能够导致经细胞色素 P_{450} 酶代谢药物的蓄积。这类药物包括延长 Q-T 间期的药物（西沙比利、红霉素、奎尼丁），中枢神经系统药物（卡马西平、苯妥英钠、氟哌啶醇、苯二氮䓬类、阿片类），香豆素类和茶碱类。氟康唑不能与西沙比利同时使用[10]，当与其他有相互作用的药物联用时，可通过检测血药浓度来调整药物剂量。

(2) 氟康唑可能与 HIV 患者的病情恶化甚至是致死性肝损伤有关[16]。

（三）棘白菌素类

棘白菌素类抗真菌谱较氟康唑广，包括卡泊芬净、米卡芬净和阿尼芬净。大多数早期临床试验都是使用卡泊芬净。

1. 药物活性和临床应用

(1) 棘白菌素类对所有念珠菌属均有效，但对于近平滑念珠菌效果较差[17]。

(2) 棘白菌素类是侵袭性念珠菌病的首选药物（除外近平滑念珠菌），包括脓毒症休克或白细胞减少的患者[11]。基于可靠证据，应用棘白菌素类替代其他抗真菌药物治疗侵袭性念珠菌病时患者生存获益更多[11, 18]。

2. 剂量　棘白菌素类每日静脉给药一次，治疗侵袭性念珠菌病的剂量如下，肾功能受损时不需调整剂量。

(1) 卡泊芬净：首剂 70 mg，然后每日给药 50 mg。

(2) 米卡芬净：每日 100 mg 静脉注射。

(3) 阿尼芬净：首剂 200 mg，然后每日 100 mg。

3. 不良反应 棘白菌素类相对而言副作用较小，可出现短暂的肝酶升高[17]，可逆的血小板减少也有报道[5]。

三、碳青霉烯类抗生素

碳青霉烯类抗生素是目前能够获得的所有抗生素中抗菌谱最广的，临床使用的有 4 种（亚胺培南、美罗培南、多利培南和厄他培南），临床试验大多数使用亚胺培南和美罗培南。

（一）药物活性

1. 亚胺培南和美罗培南对以下微生物有抗菌活性[5]。

(1) 所有需氧革兰阴性杆菌，包括铜绿假单胞菌。

(2) 大多数需氧革兰阳性球菌，包括肺炎链球菌，甲氧西林敏感的葡萄球菌（MSSA）和表皮葡萄球菌。

(3) 所有革兰阳性和革兰阴性厌氧菌，包括粪肠球菌和拟杆菌属。

2. 碳青霉烯类抗生素对耐甲氧西林的金黄色葡萄球菌（MRSA）和耐万古霉素的肠球菌（VRE）无效[5]，近年来对铜绿假单胞菌的抗菌活性也有所下降，具体见表 44-1。

（二）临床应用

1. 因其广谱抗菌活性，碳青霉烯类抗生素多用于重症或合并发热的中性粒细胞缺乏症患者的经验性治疗[24]。

2. 碳青霉烯类抗生素在单药经验性抗感染治疗中有效[24]，

但在 MRSA 或多重耐药菌流行的 ICU 中应加用第二种抗生素。

3. 美罗培南能够穿透血 - 脑屏障，也能用于治疗革兰阴性菌脑膜炎。

（三）剂量

亚胺培南和美罗培南的推荐剂量见表 44-3。肾功能受损患者必须减量。

（四）不良反应

1. 亚胺培南治疗的患者有发生癫痫的风险，但这种风险较小（每 1000 例患者中有 2 例发生）[22]，肾功能不全患者未调整剂量可能是一个重要的影响因素。尽管早期研究显示美罗培南较亚胺培南癫痫发生率低，但来自 21 个临床试验的显示两者之间癫痫的发生风险没有区别 [22]。

表 44-3　碳青霉烯类抗生素的推荐剂量

亚胺培南	①常规剂量每 6 小时 500 mg，治疗铜绿假单胞菌每 6 小时 1 g ②肌酐清除率 < 70 ml/min 需减少剂量 　肌酐清除率（ml/min）：51 ～ 70，每 8 小时 500 ～ 750 mg 　　　　　　　　　　　　21 ～ 50，每 6 小时 250 ～ 500 mg 　　　　　　　　　　　　6 ～ 20，每 12 小时 250 ～ 500 mg 　　　　　　　　　　　　< 6，每 12 小时 250 ～ 500 mg， 　　　　　　　　　　　　加透析每 48 小时 1 次
美罗培南	①常规剂量每 8 小时 1 g，治疗脑膜炎每 8 小时 2 g ②肌酐清除率 < 50 ml/min 需减少剂量 　肌酐清除率（ml/min）：26 ～ 50，每 12 小时常规剂量 　　　　　　　　　　　　10 ～ 25，每 12 小时 1/2 常规剂量 　　　　　　　　　　　　< 10，每 24 小时 1/2 常规剂量

引自参考文献 [5, 19, 21]

2. 美罗培南会降低血清丙戊酸的浓度，增加使用这种抗惊厥药物患者发生癫痫的风险 [23]。

3. 青霉素过敏患者偶尔也会对碳青霉烯药物过敏。这种过敏反应通常包括皮疹或荨麻疹，大多数不危及生命 [24]。

四、头孢菌素类抗生素

临床使用的头孢菌素类抗生素超过 25 种，但 ICU 患者较常用的只有 3 种（头孢曲松、头孢他啶和头孢吡肟）。

（一）头孢曲松

1. 头孢曲松对革兰阴性杆菌（假单胞菌除外），革兰阳性球菌（MRSA 和表皮葡萄球菌除外）和流感嗜血杆菌有抗菌活性。

2. 头孢曲松主要用于需要住院（或 ICU）治疗社区获得性肺炎 [25]，推荐与大环内酯类（阿奇霉素）联用 [25]。头孢曲松对青霉素耐药的肺炎球菌有抗菌活性，而感染此细菌的患者多预后不良。

3. 头孢曲松也是肺炎球菌脑膜炎的首选药物，是青霉素治疗脑膜炎球菌脑膜炎的合适替代药物。

4. 头孢曲松推荐剂量见表 44-4[26]。

（二）头孢他啶

1. 头孢他啶对革兰阴性杆菌包括铜绿假单胞菌有抗菌活性，但对革兰阳性菌活性有效。

2. 头孢他啶是第一个替代氨基糖苷类抗生素治疗假单胞菌的

无毒性药物。但主要因对铜绿假单胞菌快速耐药而被大家熟知（表 44-1），引入其他广谱抗菌活性抗生素治疗铜绿假单胞菌（如头孢吡肟，详见下文）。

3. 头孢他啶推荐剂量见表 44-4[26]。

（三）头孢吡肟

1. 头孢吡肟（马斯平）有抗革兰阴性杆菌包括铜绿假单胞菌活性，也增加了对除 MRSA 之外的革兰阳性球菌的抗菌活性。

表 44-4　头孢菌素类抗生素的推荐剂量

头孢曲松	①常规剂量每日 1 g，治疗脑膜炎每 12 小时 2 g ②肾功能受损不需调整剂量
头孢他啶	①对于危及生命的感染，常规剂量每 8 小时 2 g，粒细胞减少的发热患者经验性使用 ②肌酐清除率≤ 80 ml/min 需减少剂量 　肌酐清除率（ml/min）：30 ～ 80，每 12 ～ 24 小时 2 g 　　　　　　　　　　　　10 ～ 29，每 24 ～ 36 小时 2 g 　　　　　　　　　　　　< 10，每 36 ～ 48 小时 2 g
头孢吡肟	①常规剂量每 12 小时 1 ～ 2 g，对粒细胞减少的发热患者经验性使用每 8 小时 2 g ②肌酐清除率≤ 60 ml/min 需减少剂量 a. 肾功能下降时，首剂同常规剂量（1 ～ 2 g），后调整剂量为 　肌酐清除率（ml/min）：30 ～ 60，每 24 小时常规剂量 　　　　　　　　　　　　11 ～ 29，每 24 小时 1/2 常规剂量 　　　　　　　　　　　　< 11，每 24 小时 1/4 常规剂量 b. 对于粒细胞减少的发热患者，初始剂量 2 g，后调整剂量为 　肌酐清除率（ml/min）：30 ～ 60，每 12 小时 2 g 　　　　　　　　　　　　11 ～ 29，每 24 小时 2 g 　　　　　　　　　　　　< 11，每 24 小时 1 g

引自参考文献 [26]

2. 头孢吡肟已成为可疑脓毒症的 ICU 患者常用的经验性抗

感染药物，也是伴有粒细胞减少的发热患者的首选药物[20]。

3. 头孢吡肟推荐剂量见表 44-4[26]。

（四）不良反应

1. 头孢菌素的不良反应少见和非特异（如皮疹和腹泻）。

2. 与青霉素交叉过敏有 5% ～ 15% 的发生率[26]，头孢菌素应避免用于既往对青霉素严重过敏的患者。

五、氟喹诺酮类药物

氟喹诺酮类抗生素包括环丙沙星，左氧氟沙星和莫西沙星。

（一）抗菌活性和临床应用

1. 氟喹诺酮类药物对革兰阴性需氧杆菌包括铜绿假单胞菌有抗菌活性，然而目前对 ICU 常见病原体抗菌活性较弱（见表 44-1）。因此，氟喹诺酮类不作为 ICU 患者革兰阴性菌感染的首选抗生素。

2. 新氟喹诺酮类（如左氧氟沙星和莫西沙星）能够覆盖呼吸系统病原体，如肺炎链球菌（包括青霉素耐药菌株），肺炎支原体，流感嗜血杆菌和军团菌属[27]。

3. 在 ICU 中新氟喹诺酮类主要用于社区获得性肺炎[25]和慢性阻塞性肺疾病加重期患者。

（二）剂量

喹诺酮用药剂量见表 44-5[27]。这类药物可使用相同的剂量口服或静脉注射，但对于 ICU 患者建议静脉给药，至少最初给药时静脉给药。新的喹诺酮制剂比环丙沙星半衰期长，仅需每日用药一次。

表 44-5　喹诺酮类推荐剂量

环丙沙星	①严重感染时常规剂量每 12 小时 400 mg ②肌酐清除率小于 30 ml/min，剂量调整为每 18 ～ 24 小时 200 ～ 400 mg 静脉注射
左氧氟沙星	①社区获得性肺炎常规剂量每 24 小时 750 mg 口服或静脉注射 ②肌酐清除率小于 50 ml/min 需减少剂量 　肌酐清除率（ml/min）：20 ～ 49，每 48 小时 750 mg 　　　　　　　　　　　10 ～ 19，首剂 750mg，序贯每 48 小时 500mg
莫西沙星	①常规剂量每 24 小时 400 mg ②对于肾功能受损的患者无须调整剂量

引自参考文献 [27]

（三）不良反应

1. 环丙沙星与在肝脏代谢的茶碱和华法林相互干扰增强这两种药物的作用 [27]。新氟喹诺酮类无此药物相互作用。

2. 有报道 1% ～ 2% 接受喹诺酮类药物治疗患者发生神经毒性反应（神经错乱，幻觉，癫痫）[28]。

3. 除莫西沙星外所有喹诺酮都有报道发生 Q-T 间期延长和多源性室性心动过速（尖端扭转性室速），但发生概率低 [29]。

4. 喹诺酮类药物能加重重症肌无力患者的肌无力 [27]。

5. 所有喹诺酮类药物都可导致阿片类药物尿检假阳性 [5]。

六、青霉素类药物

青霉素在 ICU 的使用限于抗铜绿假单胞菌青霉素，包括羟基青霉素（羟苄西林和替卡西林），酰脲基青霉素（阿洛西林，美洛西林和哌拉西林）[30]。其中，重症患者最常用的是哌拉西林。

哌拉西林 – 他唑巴坦

1. 哌拉西林是一种广谱抗生素，抗菌谱包括链球菌，肠球菌，甲氧西林敏感的葡萄球菌（不包括 MRSA），表皮葡萄球菌，和需氧革兰阴性杆菌包括铜绿假单胞菌。尽管抗铜绿假单胞菌活性已有下降，其抗菌谱包括大多数院内获得性病原体（MRSA 除外）（表 44-1）。

2. 静脉使用哌拉西林制剂含有他唑巴坦，是一种 β- 内酰胺酶抑制药，与哌拉西林联合有协同作用[39]。

3. 作为一种广谱抗生素，哌拉西林 – 他唑巴坦可用于危重病或粒细胞减少患者的经验性抗感染治疗的首选药物[24]，但潜在病原体是 MRSA 时不应单独应用。

4. 危重病患者哌拉西林 – 他唑巴坦的常规剂量是每 6 小时 3.375 g（3 g 哌拉西林，0.375 g 他唑巴坦）静脉注射[31]。

5. 肌酐清除率（CrCL）≤ 40 ml/min 的患者需减少用药剂量[31]。肌酐清除率 20 ～ 40 ml/min，剂量每 6 小时 2.25 g，肌酐清除率小于 20 ml/min，剂量每 8 小时 2.25 g[31]。

七、万古霉素

万古霉素是 ICU 中最常用的抗生素，但因其耐药菌的出现已经开始限制其应用。

（一）药物活性和临床应用

1. 万古霉素对所有革兰阳性球菌有抗菌活性，包括所有金黄色葡萄球菌菌株（凝固酶阳性，凝固酶阴性，甲氧西林敏感，甲氧西林耐药），以及需氧和厌氧的链球菌（包括肺炎球菌和肠球菌）[32]。

2. 万古霉素是治疗甲氧西林耐药的金黄色葡萄球菌（MRSA），表皮葡萄球菌，肠球菌感染的药物选择，也是耐青霉素的肺炎球菌的药物选择。

3. ICU 中使用万古霉素多达 2/3 用于可疑感染的经验性覆盖而不是针对明确的病原体[33]。

（二）剂量

1. 推荐根据体重选择剂量[34]。计算时根据实际体重，若肥胖（实际体重超过理想体重上限的 20%）可先用公式 44-1 进行计算来获得一个校正体重。

2. 标准负荷剂量 15 ～ 20 mg/kg，但对于重症患者推荐更大负荷剂量 25 ～ 30 mg/kg[34]。

3. 维持剂量根据体重，肾脏功能和目标血药浓度进行选择，剂量选择见表 44-6，据表万古霉素目标血药浓度 10 ～ 20 mg/L。

4. 严重感染时推荐监测万古霉素血药浓度。经过四次静脉用药后通常达到稳态血药浓度[42]，保持血药谷浓度＞ 10 mg/L 能防止耐药发生。对于严重感染推荐血药谷浓度 15 ～ 20 mg/L[34]。

（三）不良反应

1. 红人综合征　万古霉素快速给药导致血管扩张，皮肤潮红和低血压（红人综合征），是肥大细胞释放组胺的结果^[32]，减慢输注速度（少于 10 mg/min）可防止发生。

表 44-6　万古霉素剂量计算表

肌酐清除率（ml/min）	体重（kg）			
	60 ～ 69	70 ～ 79	80 ～ 89	90 ～ 99
＞ 80	1000 mg 每 12 小时 1 次	1250 mg 每 12 小时 1 次	1250 mg 每 12 小时 1 次	1500 mg 每 12 小时 1 次
70 ～ 79	1000 mg 每 12 小时 1 次	1250 mg 每 12 小时 1 次	1250 mg 每 12 小时 1 次	1250 mg 每 12 小时 1 次
60 ～ 69	750 mg 每 12 小时 1 次	1000 mg 每 12 小时 1 次	1000 mg 每 12 小时 1 次	1250 mg 每 12 小时 1 次
50 ～ 59	1000 mg 每 18 小时 1 次	1000 mg 每 18 小时 1 次	1250 mg 每 18 小时 1 次	1250 mg 每 18 小时 1 次
40 ～ 49	750 mg 每 18 小时 1 次	1000 mg 每 18 小时 1 次	1250 mg 每 18 小时 1 次	1250 mg 每 18 小时 1 次
30 ～ 39	750 mg 每 24 小时 1 次	1000 mg 每 24 小时 1 次	1250 mg 每 24 小时 1 次	1250 mg 每 24 小时 1 次
20 ～ 29	750 mg 每 24 小时 1 次	1000 mg 每 36 小时 1 次	1250 mg 每 36 小时 1 次	1250 mg 每 36 小时 1 次
10 ～ 19	1000 mg 每 48 小时 1 次	1000 mg 每 48 小时 1 次	1250 mg 每 48 小时 1 次	1250 mg 每 48 小时 1 次
＜ 10	当测定血浆万古霉素浓度＜ 20 mg/L 时给药 1 次			

引自 UptoDate（www.uptodate.com）[2016-01]
基于目标万古霉素水平（谷值）15 ～ 20 mg/L

2. **耳毒性**　血药浓度超过 40 mg/L 时万古霉素能导致高频声音可逆性听力下降^[35]，有报道当血药浓度超过 80 mg/L 可导致永久性耳聋。

3. 肾毒性　尽管有些研究显示单独使用万古霉素时未出现肾毒性 [32]，但有报道称接受万古霉素治疗的患者出现肾功能不全 [36]。

4. 对血液系统的影响　有报道称接受万古霉素治疗的患者 20% 产生免疫介导的血小板减少症 [37]，接受药物治疗超过 7 d 的患者 2% ～ 12% 出现万古霉素介导的中性粒细胞减少 [38]。

（四）万古霉素的替代药物

万古霉素作为治疗危重感染的抗生素一直表现稳定，但对于感染耐万古霉素的肠球菌（VRE）和不能耐受万古霉素的 MRSA 感染患者需要替代药物。以下是推荐的万古霉素替代药物。

1. 利奈唑胺

(1) 利奈唑胺是人工合成的抗生素，与万古霉素有相同的抗菌谱（包括 MRSA），但对于耐万古霉素的肠球菌（VRE）也有效 [34]。

(2) 剂量是每 12 小时静脉注射 600 mg。

(3) 利奈唑胺比万古霉素能更好地渗透到肺上皮衬液中，最初的研究表明利奈唑胺治疗 MRSA 肺炎能改善预后，但未得到证实 [39]。

(4) 与利奈唑胺有关的不良反应包括血小板减少（长期使用）[32]，部分可逆的视神经病（极少）[40] 和 5- 羟色胺综合征。

2. 达托霉素

(1) 达托霉素是天然产生的抗生素，对包括 MRSA 和 VRE 的革兰阳性菌有活性 [32, 41]。

(2) 推荐剂量每日静脉注射一次 4 ～ 6 mg/kg。肌酐清除率小于 30 ml/min 的患者推荐减少用药剂量 [41]。

(3) 达托霉素能用于治疗软组织感染或 MRSA 和 VRE 导致的菌血症[32]，但因为能被肺上皮表面活性物质灭活而不能用于治疗肺炎[41]。

(4) 达托霉素的主要不良反应是骨骼肌肌痛，治疗期间推荐监测血清肌酸激酶水平[41]。

3. 替加环素

(1) 替加环素是一种四环素衍生物，对 MRSA、VRE、鲍曼不动杆菌和产广谱 β- 内酰胺酶的革兰阴性杆菌等难治性病原体有抗菌活性[42]。

(2) 常规剂量每 12 小时 50 mg 静脉注射，肾功能不全患者不需调整剂量。

(3) 替加环素的主要焦点在于一个包含 13 项临床试验的 meta 分析显示应用替加环素可增加病死率[43]。增加病死率的原因不明，但 FDA 发表了关于替加环素的黑框警示（FDA 医学观察，9 月 27 日，2013 年），目前推荐本药只保留使用于替代治疗效果不适合的情况。

（滕金龙，译　蔡施霞，校）

参考文献

[1] Craig WA. Optimizing aminoglycoside use. Crit Care Clin 2011; 27:107–111.

[2] Sader HS, Farrell DJ, Flamm RK, Jones RN. Antimicrobial susceptibility of Gram-negative organisms isolated from patients hospitalized in intensive care units in United States and European hospitals (2009-2111). Diagn Microbiol Infect Dis 2014; 78:443–448.

[3] Martinez JA, Cobos-Triqueros N, Soriano A, et al. Influence of empiric

therapy with a beta-lactam alone or combined with an aminoglycoside on prognosis of bacteremia due to gram-negative organisms. Antimicrob Agents Chemother 2010; 54:3590–3596.

[4] Matthaiou DK, Waele JD, Dimopoulos G. What is new in the use of aminoglycosides in critically ill patients? Intensive Care Med 2014; 40:1553–1555.

[5] Gilber DN, Chambers HF, Eliopoulos GM, et al. (eds). The Sanford Guide to Antimicrobial Therapy, 45th ed. Sperryville, VA: Antimicrobial Therapy, Inc, 2015:96–111.

[6] Wilson SE. Aminoglycosides: assessing the potential for nephrotoxicity. Surg Gynecol Obstet 1986; 171(Suppl):24–30.

[7] Sha S-H, Qiu J-H, Schacht J. Aspirin to prevent gentamicininduced hearing loss. N Engl J Med 2006; 354:1856–1857.

[8] Lippmann M, Yang E, Au E, Lee C. Neuromuscular blocking effects of tobramycin, gentamicin, and cefazolin. Anesth Analg 1982; 61:767–770.

[9] Drachman DB. Myasthenia gravis. N Engl J Med 1994; 330:179–1810.

[10] Groll AH, Gea-Banacloche JC, Glasmacher A, et al. Clinical pharmacology of antifungal compounds. Infect Dis Clin N Am 2003; 17:159–191.

[11] Pappas PG, Kauffman CA, Andes DR, et al. Clinical practice guideline for the management of candidiasis: 2016 update by the Infectious Disease Society of America. Clin Infect Dis 2016; 62:e1–50.

[12] Bult J, Franklin CM. Using amphotericin B in the critically ill: a new look at an old drug. J Crit Illness 1996; 11:577–585.

[13] Carlson MA, Condon RE. Nephrotoxicity of amphotericin B. J Am Coll Surg 1994; 179:361–381.

[14] Wingard JR, Kublis P, Lee L, et al. Clinical significance of nephrotoxicity in patients treated with amphotericin B for suspected or proven aspergillosis. Clin Infect Dis 1999; 29:1402–1407.

[15] Wade WL, Chaudhari P, Naroli JL, et al. Nephrotoxicity and other adverse events among inpatients receiving liposomal amphotericin B and amphotericin B lipid complex. Diag Microbiol Infect Dis 2013; 76:361–367.

[16] Gearhart MO. Worsening of liver function with fluconazole and a review of azole antifungal hepatotoxicity. Ann Pharmacother 1994; 28:1177–1181.

[17] Echinocandins. In: McEvoy GK, ed. AHFS Drug Information, 2014. Bethesda: American Society of Health-System Pharmacists, 2014:511–521.

[18] Andes DR, Safdar N, Baddley JW, et al. Impact of treatment strategy on outcomes in patients with candidemia or other forms of invasive candidiasis: A patient-level quantitative review of randomized trials. Clin Infect Dis 2012; 54:1110–1122.

[19] Carbapenems. In: McEvoy GK, ed. AHFS Drug Information, 2014. Bethesda: American Society of Health-System Pharmacists, 2014:143–160.

[20] Freifeld AG, Bow EJ, Sepkowitz KA, et al. Clinical practice guideline for the use of antimicrobial agents in neutropenic patients with cancer: 2010

update by the Infectious Disease Society of America. Clin Infect Dis 2011; 52:e56–e93.

[21] Golightly LK, Teitelbaum I, Kiser TH, et al. (eds). Renal pharmacotherapy: Dosage adjustment of medications eliminated by the kidneys. New York: Springer, 2013.

[22] Cannon JP, Lee TA, Clatk NM, et al. The risk of seizures among the carbapenems: a meta-analysis. J Antimicrob Chemother 2014; 69:2043–2055.

[23] Baughman RP. The use of carbapenems in the treatment of serious infections. J Intensive Care Med 2009; 24:230–241.

[24] Asbel LE, Levison ME. Cephalosporins, carbapenems, and monobactams. Infect Dis Clin N Am 2000; 14:1–10.

[25] Mandell LA, Wunderink RG, Anzueto A, et al. Infectious Diseases Society/ American Thoracic Society consensus guide-lines on the management of community-acquired pneumonia in adults. Clin Infect Dis 2007; 44:S27–S72.

[26] Third and fourth generation cephalosporins. In: McEvoy GK, ed. AHFS Drug Information, 2014. Bethesda: American Society of Health-System Pharmacists, 2014:82–140.

[27] Quinolones. In: McEvoy GK, ed. AHFS Drug Information, 2014. Bethesda: American Society of Health-System Pharmacists, 2014:329–390.

[28] Finch C, Self T. Quinolones: recognizing the potential for neurotoxicity. J Crit Illness 2000; 15:656–657.

[29] Frothingham R. Rates of torsade de pointes associated with ciprofloxacin, ofloxacin, levofloxacin, gatifloxacin, and moxifloxacin. Pharmacother 2001; 21:1468–1472.

[30] Wright AJ. The penicillins. Mayo Clin Proc 1999; 74:290–307.

[31] Piperacillin and Tazobactam. In: McEvoy GK, ed. AHFS drug information, 2014. Bethesda: American Society of Hospital Pharmacists, 2014:319–324.

[32] Nailor MD, Sobel JD. Antibiotics for gram-positive bacterial infections: vancomycin, teicoplanin, quinupristin/dalfopristin, oxazolidinones, daptomycin, dalbavancin, and telavancin. Infect Dis Clin N Am 2009; 23:965–982.

[33] Ena J, Dick RW, Jones RN. The epidemiology of intravenous vancomycin usage in a university hospital. JAMA 1993; 269:598–605.

[34] Rybak M, Lomaestro B, Rotschafer JC, et al. Therapeutic monitoring of vancomycin in adult patients: A consensus review of the American Society of Health System Pharmacists, the Infectious Disease Society of America, and the Society of Infectious Diseases Pharmacists. Am J Heath-Syst Pharm 2009; 66:82–98.

[35] Saunders NJ. Why monitor peak vancomycin concentrations? Lancet 1994; 344: 1748–1750.

[36] Hanrahan TP, Harlow G, Hutchinson J, et al. Vancomycin-associated nephrotoxicity in the critically ill: A retrospective multivariate regression analysis. Crit Care Med 2014; 42: 2527–2536.

[37] Von Drygalski A, Curtis B, Bougie DW, et al. Vancomycin-induced immune thrombocytopenia. N Engl J Med 2007; 356:904–910.

[38] Black E, Lau TT, Ensom MHH. Vancomycin-induced neutropenia. Is it dose- or duration-related? Ann Pharmacother 2011; 45:629–638.

[39] Kali AC, Murthy MH, Hermsen ED, et al. Linezolid versus vancomycin or teicoplanin for nosocomial pneumonia: A systematic review and meta-analysis. Crit Care Med 2010; 38:1802–1808.

[40] Rucker JC, Hamilton SR, Bardenstein D, et al. Linezolid-associated toxic optic neuropathy. Neurology 2006; 66:595–598.

[41] Daptomycin. In: McEvoy GK, ed. AHFS drug information, 2012. Bethesda: American Society of Hospital Pharmacists, 2012:454–457.

[42] Stein GE, Babinchak T. Tigecycline: an update. Diagn Microbiol Infect Dis 2013; 75(4):331–6.

[43] Prasad P, Sun J, Danner RL, Natanson C. Excess deaths associated with tigecycline after approval based on noninferiority trials. Clin Infect Dis 2012; 54:1699–1709.

第 45 章
血管活性药物
Hemodynamic Drugs

本章主要阐述静脉使用的调控血压和血流的药物。包括以下药物：多巴酚丁胺、多巴胺、肾上腺素、尼卡地平、硝酸甘油、硝普钠、去甲肾上腺素和去氧肾上腺素。按字母顺序分别说明。

一、多巴酚丁胺

多巴酚丁胺是一种人工合成的儿茶酚胺类药物，有正性肌力作用和扩血管作用（如变力血管扩张药物）。

（一）药理作用

1. 多巴酚丁胺是 β 受体激动药，与 β_1 与 β_2 受体结合比例是 3：1（表 45-1）[1,2]。β_1 受体（分布在心肌）激动会产生正性变力作用和变时作用，而激动 β_2 受体（分布在血管）导致血管扩张。

2. 多巴酚丁胺主要作用包括[1,2]以下几个方面。

(1) 剂量依赖性增加心脏排血量（由于增加每搏量大于增快心率）。

(2) 降低心室充盈压。

(3) 减少体循环血管阻力。

(4) 血压可以降低，不变，或是升高，取决于每搏量的变化和体循环血管阻力之间的平衡。

表 45-1　儿茶酚胺类药物剂量与受体的结合力

药　物	剂量范围	受体类型		
		α_1	β_1	β_2
多巴酚丁胺	3 ～ 20 μg/（kg·min）	—	+++++	++
多巴胺	3 ～ 10 μg/（kg·min）	—	++++	++
	11 ～ 20 μg/（kg·min）	+++	++++	++
肾上腺素	1 ～ 15 μg/min	+++++	++++	+++
去甲肾上腺素	2 ～ 20 μg/min	+++++	+++	++
去氧肾上腺素	0.1 ～ 0.2 mg/min	++++	—	—

（二）临床应用

1. 根据美国心脏病学会制定的心衰治疗指南[3]，多巴酚丁胺应用于严重收缩功能障碍，已进展为心源性休克或即将休克的病例。因为多巴酚丁胺升血压作用并不可靠，所以，在使用多巴酚丁胺前，应使用血管收缩药物纠正低血压。

2. 根据严重脓毒症和脓毒性休克的"拯救脓毒症运动"指南[4] 推荐，当液体复苏和缩血管药物不能使中心静脉血氧饱和度正常时，可加用多巴酚丁胺（见第 9 章）。

3. 多巴酚丁胺不适用于治疗心室充盈受损导致的心衰（例如：舒张性心力衰竭）。

（三）给药方法

1. 多巴酚丁胺需持续静脉泵入给药，不需给起始负荷剂量。

2. 起始给药速度是 3 ～ 5 μg/(kg·min)，必要时以 3 ～ 5 μg/(kg·min) 逐渐递增。当用药速度超过 20 μg/(kg·min)，不良事件的发生风险增高，其弊大于利[3, 4]。

（四）不良反应

多巴酚丁胺的不良反应与其心脏兴奋有关。

1. 多巴酚丁胺可轻度增加大多数患者的心率（5 ～ 15/min），但偶尔也会导致明显心动过速（心率增快 > 30/min）[2]。但在多巴酚丁胺输注期间，恶性心动过速是少见的。

2. 多巴酚丁胺增加心肌氧耗，能使心衰心肌的贮存能量迅速消耗。因此，多巴酚丁胺推荐只作为短期（≤ 72 h）应用[3]。

二、多巴胺

多巴胺是一种内源性儿茶酚胺，既可作为一种神经递质，也是去甲肾上腺素的前体物质。约 25% 的多巴胺被摄取到肾上腺能神经末端，被代谢为去甲肾上腺素[5]。

（一）药理作用

1. 低剂量用药　以低剂量 [≤ 3 μg/（kg·min）] 输注，多巴胺选择性激动位于肾脏和内脏循环的多巴胺特异性受体，这会增加这些区域的血流[5]。对患有急性肾衰竭的患者，低剂量多巴胺对于肾脏的作用影响很小或缺乏[6]。

2. 中等剂量用药　以中等剂量的速度输注 [3 ～ 10 μg/（kg·min）]，多巴胺兴奋位于心脏和体循环的 β 受体，产生与多巴酚丁胺类似的心血管变化。

3. 高剂量用药　以高剂量输注［大于 10 μg/（kg·min）］，多巴胺剂量依赖性激动 α 受体，产生广泛的血管收缩和明显的血压升高。

（二）临床应用

多巴胺作为一种血流动力学支持药物为大家熟知，近年来由于引起快速性心律失常，与用药有关的死亡率升高的报道，其地位已大大降低 [7]。与多巴胺应用的相关问题总结如下。

1. 低剂量的多巴胺曾用于急性肾衰竭，试图用于增加肾小球滤过，但这种做法并未加快肾脏的恢复 [6]，因此不再推荐。

2. 多巴胺不再作为脓毒症休克的首选缩血管药物，仅推荐用于合并相对或绝对心动过缓或低心动过速风险的患者 [4]。

3. 多巴胺适用于心源性休克，因其兼具 α 和 β 受体激动作用，能在升高血压的同时发挥正性肌力作用。

（三）给药方法

1. 多巴胺同其他血管收缩药一样，如果发生血管外渗可导致广泛组织坏死，因此建议经大的中心静脉给药。

2. 多巴胺持续静脉泵入给药，不需给起始负荷剂量。

(1) 多巴胺通常的起始输注速度是 3～5 μg/（kg·min）（不需给予负荷量），以 3～5 μg/（kg·min）逐渐递增输注速度，直到获得要求的效果。

(2) 剂量范围 3～10 μg/（kg·min）适用于增加心排量。

(3) 剂量范围 10～20 μg/（kg·min）通常用于升高血压。

(4) 输注的最大速度通常是 20 μg/（kg·min），更快的速度多会导致心动过速，而不会有更强烈的血管收缩作用。

（四）不良反应

1. 心动过速是最常见的不良反应；据报道，25% 接受多巴胺输注的患者会发生窦性心动过速和心房纤颤 [8]。

2. 多巴胺其他的副作用包括指端坏疽 [5]，内脏低灌注 [5]，眼内压升高 [9] 和胃排空延迟 [10]。

三、肾上腺素

肾上腺素是一种内源性儿茶酚胺，生理应激状态下由肾上腺髓质释放。它是作用最强的天然 β 受体激动药。

（一）药物作用

1. 肾上腺素是非选择性 α 受体和 β 受体激动药，产生剂量依赖性心率增快、心搏出量增多和血压升高等作用 [11, 12]。

2. α 受体激动导致非特异性的外周血管收缩，对皮下、肾脏和内脏循环作用最显著。输注肾上腺素最需关注内脏缺血的风险 [12]。

3. 肾上腺素有以下代谢方面的影响 [11, 12]。

(1) β 受体激活促进脂肪代谢，增加糖酵解，和增加乳酸产生；后者常引起伴发的高乳酸血症（这些影响在其他激动 β 受体少的药物中少见）。

(2) 激动 α 受体抑制胰岛素分泌导致高血糖。

（二）临床应用

1. 肾上腺素是心脏骤停复苏治疗和抢救过敏性休克的一线用

药（见第 9 章和第 15 章）。

2. 肾上腺素也常用于冠脉搭桥术后早期的血流动力学支持。

3. 因其不良反应，限制了肾上腺素在脓毒性休克抢救中的使用，通常仅用于传统缩血管药物（如去甲肾上腺素）无效的病例 [12]。

（三）药物用法

1. 因其强大的缩血管作用，肾上腺素应经大的中心静脉给药。

2. 肾上腺用于循环支持的剂量范围如下 [11]。

(1) 心脏骤停：每 3 ～ 5 min 1 mg 静脉推注，直到自助循环恢复。

(2) 过敏性休克：起始注射速度 5 μg/min，然后以 2 ～ 5 μg/min 逐渐递增以达到目标血压。通常剂量范围是 5 ～ 15 μg/min。

(3) 脓毒性休克或冠脉搭桥术循环支持：起始注射速度 1 ～ 2 μg/min，然后以 1 ～ 2 μg/min 逐渐递增以达到目标血压。通常剂量范围是 1 ～ 10 μg/min。

（四）不良反应

1. 肾上腺素的不良反应包括心动过速（较其他儿茶酚胺类药物风险更高），高血糖，增加代谢率同时增加全身的氧耗及内脏缺血 [11, 12]。

2. 肾上腺素输注常伴有血乳酸水平的升高 [11]，但这不是一个副作用，因为它仅仅反映了糖酵解速度增快，而不是组织低氧，而且乳酸也可被肝糖原异生利用（柯氏循环）。

四、尼卡地平

尼卡地平是一种钙离子通道阻滞药,作为一种降压药物使用。

(一)药理作用

1. 尼卡地平通过抑制钙离子内流入血管平滑肌细胞发挥扩血管作用 [13]。

2. 扩血管作用不是均一的,对脑循环的影响更加明显 [13, 14]。

3. 尼卡地平有负性肌力作用,但对于窦房结或房室结的功能没有影响 [14]。

表 45-2 持续输注扩血管治疗

血管扩张药	药物用法
尼卡地平	**用量:** 起始输注速度 5 mg/h,每 5 ~ 15 分钟递增,递增速度控制于 2.5 mg/h,根据需要,最大用药剂量为 15 mg/h **评价:** 高血压急症的常用药物
硝酸甘油	**用量:** 起始输注速度 5 ~ 10 µg/min,每 5 分钟递增,递增速度 5 ~ 10 µg/min,直至达到目标血压。有效剂量通常 ≤ 100 µg/min **评价:** 有丙二醇中毒的风险,当高剂量长时间给药时出现耐受
硝普钠	**用量:** 起始输注速度 0.2 ~ 0.3 µg/(kg·min),以每几分钟递增剂量,根据需要最大速度可达 3 µg/(kg·min) 或对于肾衰竭患者 1 µg/(kg·min) **评价:** 增加硫代硫酸钠输注,能减少氰化物中毒的风险

(二)临床应用

尼卡地平常用于严重高血压的快速控制,包括术后高血

压 [15] 和高血压急症 [16]。它也是急性缺血性中风的一线药物，用于需要紧急降低血压以允许行溶栓治疗 [17]。

（三）药物用法

1. 尼卡地平可以口服给药，若快速控制血压需要持续静脉注射给药。该药物通过外周静脉给药很安全。

2. 起始输注速度 5 mg/h，以每 5 ～ 15 分钟递增 2.5 mg/h，根据需要最大剂量为 15 mg/h。

3. 尽管尼卡地平经肝脏代谢，经尿液排出，但肝功能或肾功能不全的患者无须调整剂量 [18]。

（四）不良反应

1. 常见报道的不良反应包括头痛，面部潮红，低血压和（反射性）心动过速 [16,18]。

2. 在晚期主动脉狭窄患者，尼卡地平能导致显著低血压，因此禁用此种情况 [18]。

五、硝酸甘油

硝酸甘油（NTG）是一种有机硝酸盐，有扩张血管、抗血小板聚集和抗心绞痛作用。

（一）药理作用

1. 血管扩张作用

(1) 硝酸甘油是一种血管扩张药，通过转化为一氧化氮发挥作用，一氧化氮能够促进血管平滑肌的松弛 [19]。

(2) 硝酸甘油的血管扩张作用是剂量依赖性的，可以扩张动脉和静脉；在低剂量（< 50 μg/min）有明显扩张静脉作用，而高剂量时能明显扩张动脉 [20, 21]。

(3) 在低剂量时，硝酸甘油能降低心脏充盈压，同时轻度或不改变心排出量 [20]。当剂量升高，引起动脉血管扩张时心排出量开始增加。用药之初血压不变，但随着剂量的增大最终可使血压下降。

2. 抗血小板作用　亚硝酸盐转变为一氧化氮可抑制血小板聚集，这种作用被认为是抗心绞痛的机制 [22]。

（二）临床应用

在危重病患者硝酸甘油有 3 个基本作用。

(1) 增加急性失代偿心衰患者的心排出量。

(2) 缓解不稳定心绞痛患者的胸痛。

(3) 治疗高血压急症。

（三）药物用法

1. 塑料制品的吸附

(1) 应用标准静脉输注系统时，多达 80% 的硝酸甘油可因聚氯乙烯（PVC）吸附而丢失 [21]。

(2) 硝酸甘油不会被吸附到玻璃或聚乙烯（PET）类的硬塑料上，因此可以通过应用玻璃瓶和 PET 形管道来避免因吸附而损失药物。

2. 剂量

(1) 起始输注速度一般是 5 ～ 10 μg/min，之后每 5 分钟递增 1 次，递增速度控制于 5 ～ 10 μg/min 直到获得目标效果。

(2) 一般有效剂量 ≤ 100 μg/min。

（四）不良反应

1. 不良血流动力学作用

(1) 在低血容量或右心室梗死引起的急性右心功能衰竭的患者，硝酸甘油导致的血管扩张作用能够加重低血压。上述两类患者应用硝酸甘油之前，需要增加液体容量。

(2) 对于过去 24 h 内因勃起功能障碍服用磷酸二酯酶抑制药的患者，硝酸甘油能够引起急剧的血压下降[20]。

(3) 硝酸甘油可引起脑血流增快，从而增高颅内压[23]。

(4) 对于 ARDS 患者，硝酸甘油有肺动脉扩张作用，能够引起肺内分流增加和继发性动脉血氧含量下降[24]。

2. 高铁血红蛋白血症　硝酸甘油代谢产生无机亚硝酸盐，无机亚硝酸盐能够氧化血红蛋白的部分铁离子而产生高铁血红蛋白。但临床症状明显的高铁血红蛋白血症并不是输注硝酸甘油的常见并发症，仅仅发生在高剂量、长时间输注的病例[23]。

3. 溶剂毒性　硝酸甘油不能溶解于水性溶液，其溶解状态需要非极性溶剂如乙醇和丙二醇来维持。因此，长时间输注硝酸甘油可导致这些溶剂蓄积。

(1) 曾有文章报道，输注硝酸甘油致酒精中毒[25] 和丙二醇中毒[26]。

(2) 丙二醇中毒可能比想象得更常见，因为这种溶剂占各类硝酸甘油制剂的 30% ～ 50%[25]。关于丙二醇毒性的描述见第 24 章。

（五）硝酸盐耐受性

1. 硝酸甘油的血管扩张作用和抗血小板作用的耐受性是常见

现象，可在仅仅持续输注 24 ～ 48 h 后出现 [23, 27]。其潜在的机制可能是氧化应激导致的内皮功能障碍 [27]。

2. 最有效的预防或逆转硝酸盐耐受性的措施是每天至少 6 h 的用药间歇 [23]。

六、硝普钠

硝普钠是一种作用迅速的血管扩张药物，有导致氰化物蓄积的风险。

（一）药理作用

1. 硝普钠的扩血管作用，类似硝酸甘油，是由一氧化氮介导的 [9]。硝普钠可以扩张动脉和静脉，但作为静脉扩张药，其强度低于硝酸甘油，它是更强的动脉血管扩张药。

2. 硝普钠对于心功能正常者的心排血量有多种影响 [28]，但它可以提高心衰失代偿患者的心排血量 [29]。

（二）氰化物蓄积

1. 硝普钠是铁氰化物复合体，即 5 个氰化物分子结合到 1 个氧化铁上。当硝普钠分解释放出一氧化氮和发挥其扩血管作用时，氰化物也释放到血流中。

2. 促进氰化物的清除机制详见第 47 章（公式 47-1 和公式 47-2）。

(1) 清除氰化物的主要机制是硫代硫酸盐的硫酸盐离子与氰化物形成硫氰酸复合物，硫氰酸复合物会被肾脏清除。健康的成人有充足的内源性硫代硫酸盐，可结合 68 mg 硝普钠释放的氰

化物 [23]。一个 80 kg 的成年人接受 2 μg/（kg·min）（治疗剂量）的硝普钠输注，在开始输注后 500 min（8.3 h），其解毒 68 mg 硝普钠产生的氰化物的能力将丧失。

(2) 清除氰化物的次要机制是通过高铁血红蛋白与氰化物结合，转变为氰化高铁血红蛋白。

（三）临床应用

1. 硝普钠主要应用于需要迅速达到降压目标的情况（如高血压急症，急性主动脉夹层）。

2. 硝普钠也用于急性失代偿性心衰的短期治疗 [29]。

3. 尽管硝普钠被证实为有效的扩血管药物，但氰化物中毒的潜在风险限制了它的广泛应用 [30]。

（四）药物用法

1. 硫代硫酸盐必须加入含硝普钠的输液液体内，来减少氰化物的蓄积。每 50 mg 硝普钠应加用大约 500 mg 硫代硫酸盐 [31]。

2. 起始输注速度是 0.2 ~ 0.3 μg/（kg·min），然后每几分钟上调一次直到获得需要的效果。输注速度应维持在 3 μg/（kg·min）以下 [31]，这样能限制氰化物蓄积。

3. 在肾衰竭患者，输注速度应保持在 1 μg/（kg·min）以下 [31]，限制硫氰酸盐的中毒的风险（详述见后）。

（五）氰化物中毒

1. 氰化物中毒的临床表现和处理详见第 47 章。

2. 氰化物中毒的一个早期信号是输注硝普钠期间不断增加的药物剂量（快速耐受）[23]。氧利用受损的征象（例如乳酸酸中毒）

不会出现，除非是氰化物中毒的终末阶段[31]。

（六）硫氰酸盐中毒

1. 当肾功能受损，硫氰酸盐能够蓄积并产生神经中毒综合征，表现包括躁动、幻觉、癫痫大发作、耳鸣和瞳孔缩小[32]。临床表现很难与氰化物中毒区别；然而，硫氰酸盐中毒不伴有代谢性酸中毒（这是氰化物中毒的特征）。

2. 硫氰酸盐中毒的诊断通过血清硫氰酸盐浓度来确定。正常浓度低于 10 mg/L，临床毒性通常浓度高于 100 mg/L[32]。

3. 硫氰酸盐中毒可通过血液透析治疗。

七、去甲肾上腺素

去甲肾上腺素是一种内源性儿茶酚胺，是一种兴奋性神经递质。作为临床药物使用，去甲肾上腺素能够明显促进血管广泛收缩。

（一）药理作用

1. 去甲肾上腺素主要是 α 受体激动药和弱的 β_1 受体激动药。主要作用是收缩体循环血管同时对心排血量有不同的影响[33]。

2. 去甲肾上腺素导致的缩血管反应通常伴随肾脏血流的减少[33]。但脓毒性休克患者不会发生这种情况，在去甲肾上腺素输注期间其肾脏血流不变（或轻度增多）[34, 35]。

（二）临床应用

去甲肾上腺素比多巴胺更适合用于脓毒性休克的缩血管治疗[36]。此观点是基于当应用去甲肾上腺素替代多巴胺治疗脓毒性休克时，不良反应更少 [7]、死亡率更低 [4, 36]。

（三）药物用法

1. 像所有的缩血管药物一样，去甲肾上腺素输注应通过大的、中心静脉给药。

2. 去甲肾上腺素持续静脉输注，不需给负荷剂量。起始速度是 2 ～ 3 μg/min 的速度开始，根据需要每几分钟增加 2 ～ 3 μg/min 以达到目标血压。

3. 有效剂量在不同患者差异较大。常规剂量范围是 2 ～ 20 μg/min，不建议输注速度大于 40 μg/min。

（四）不良反应

去甲肾上腺素的副作用主要是血管过度收缩，可导致重要器官（特别是肠道和肾脏）低灌注，也能导致反射性心动过缓。当合并低血容量时，这些不良反应更加显著。

八、去氧肾上腺素

去氧肾上腺素是一种强有力的血管收缩药，与其他血管收缩药物相比，它优点较少而缺点较多。

（一）药理作用

去氧肾上腺素是一种单纯的 α 受体激动药，可以产生血管强烈广泛的收缩。血管收缩通常伴有反射性心动过缓和心排血量下降 [37]。

（二）临床应用

1. 去氧肾上腺素的主要应用是纠正脊髓麻醉时引起的严重低血压。但是，通过 α 受体的激动并不能全部纠正这种低血压，因为其激动也能使脊休克时心搏量下降[37]。

2. 去氧肾上腺素不推荐用于脓毒性休克时的循环支持，因为它能降低心排血量和肾脏灌注[4]。

（三）药物用法

1. 去氧肾上腺素可以缓慢静脉推注给药。起始静脉剂量是 0.2 mg（200 μg），可以每 5～10 分钟重复给药 1 次，以每次 0.1 mg 递增，直到最大剂量 0.5 mg[37]。

2. 去氧肾上腺素能以 0.1～0.2 mg/min 的剂量持续输注，血压平稳后逐渐减慢其输注速度[17]。

（四）不良反应

去氧肾上腺素的副作用与过度的血管收缩有关，包括反射性心动过缓，心排血量下降和重要脏器低灌注。这些副作用在低血压患者身上更显著。

（滕金龙，译　蔡施霞，校）

参考文献

[1] Overgaard CB, Dzavik V. Inotropes and vasopressors: review of physiology and clinical use in cardiovascular disease. Circulation 2008; 118:1047–1056.

[2] Dobutamine hydrochloride. In McEvoy GK, ed. AHFS Drug Information, 2014. Bethesda: American Society of Health-System Pharmacists, 2014:1350–1352.

[3] Yancy CW, Jessup M, Bozkurt B, et al. 2013 ACCF/AHA guideline for the management of heart failure: a report of the American College of Cardiology Foundation/American Heart Association Task Force on Practice Guidelines. J Am Coll Cardiol 2013; 62:e147–e239.

[4] Dellinger RP, Levy MM, Rhodes A, et al. Surviving Sepsis Campaign: International guidelines for management of severe sepsis and septic shock. Crit Care Med 2013; 41:580–637.

[5] Dopamine Hydrochloride. In McEvoy GK, ed. AHFS Drug Information, 2014. Bethesda: American Society of Health-System Pharmacists, 2014:1352–1356.

[6] Kellum JA, Decker JM. Use of dopamine in acute renal failure: A meta-analysis. Crit Care Med 2001; 29:1526–1531.

[7] De Backer D, Biston P, Devriendt J, et al. Comparison of dopamine and norepinephrine in the treatment of shock. N Engl J Med 2010; 362:779–789.

[8] Ellender TJ, Skinner JC. The use of vasopressors and inotropes in the emergency medical treatment of shock. Emerg Med Clin N Am 2008; 26:759–786.

[9] Brath PC, MacGregor DA, Ford JG, Prielipp RC. Dopamine and intraocular pressure in critically ill patients. Anesthesiology 2000; 93:1398–1400

[10] Johnson AG. Source of infection in nosocomial pneumonia. Lancet 1993; 341:1368 (Letter).

[11] Epinephrine. In McEvoy GK, ed. AHFS Drug Information, 2014. Bethesda: American Society of Health-System Pharmacists, 2014:1402–1408.

[12] Levy B. Bench-to-bedside review: Is there a place for epinephrine in septic shock? Crit Care 2005; 9:561–565.

[13] Amenta F, Tomassoni D, Traini E, et al. Nicardipine: a hypotensive dihydropyridine-type calcium antagonist with a peculiar cerebrovascular profile. Clinical and Experimental Hypertension 2008; 30:808–826.

[14] Struyker-Boudier HAJ, Smits JFM, De Mey JGR. The pharmacology of calcium antagonists: a review. J Cardiovasc Pharmacol 1990; 15 (Suppl. 4):S1–S10.

[15] Kaplan JA. Clinical considerations for the use of intravenous nicardipine in the treatment of postoperative hypertension. Am Heart J 1990; 119:443–6.

[16] Peacock WF, Hilleman DE, Levy PD, et al. A systematic review of nicardipine vs. labetalol for the management of hypertensive crises. Am J Emerg Med 2012; 30:981–993.

[17] Ayagari V, Gorelick PB. Management of blood pressure for acute and recurrent stroke. Stroke 2009; 40:2251–2256.

[18] Nicardipine hydrochloride [package insert]. Bedminster, NJ: EKR

Therapeutics, Inc., 2010.

[19] Anderson TJ, Meredith IT, Ganz P, et al. Nitric oxide and nitrovasodilators: similarities, differences and potential interactions. J Am Coll Cardiol 1994; 24:555–566.

[20] Nitroglycerin. In: McEvoy GK, ed. AHFS Drug Information, 2014. Bethesda: American Society of Health System Pharmacists, 2014:1860–1863.

[21] Elkayam U. Nitrates in heart failure. Cardiol Clin 1994; 12:73–85.

[22] Stamler JS, Loscalzo J. The antiplatelet effects of organic nitrates and related nitroso compounds in vitro and in vivo and their relevance to cardiovascular disorders. J Am Coll Cardiol 1991; 18:1529–1536.

[23] Curry SC, Arnold-Cappell P. Nitroprusside, nitroglycerin, and angiotensin-converting enzyme inhibitors. In: Blumer JL, Bond GR, eds. Toxic effects of drugs used in the ICU. Crit Care Clin 1991; 7:555–582.

[24] Radermacher P, Santak B, Becker H, Falke KJ. Prostaglandin F_1 and nitroglycerin reduce pulmonary capillary pressure but worsen ventilation–perfusion distribution in patients with adult respiratory distress syndrome. Anesthesiology 1989; 70:601–606.

[25] Korn SH, Comer JB. Intravenous nitroglycerin and ethanol intoxication. Ann Intern Med 1985; 102:274.

[26] Demey HE, Daelemans RA, Verpooten GA, et al. Propylene glycol-induced side effects during intravenous nitroglycerin therapy. Intensive Care Med 1988; 14:221–226.

[27] Münzel T, Gori T. Nitrate therapy and nitrate tolerance in patients with coronary artery disease. Curr Opin Pharmacol 2013; 13:251–259.

[28] Sodium Nitroprusside. In: McEvoy GK, ed. AHFS Drug Information, 2014. Bethesda: American Society of Health System Pharmacists, 2014:1848–1851.

[29] Guiha NH, Cohn JN, Mikulic E, et al. Treatment of refractory heart failure with infusion of nitroprusside. New Engl J Med 1974; 291:587–592.

[30] Robin ED, McCauley R. Nitroprusside-related cyanide poisoning. Time (long past due) for urgent, effective interventions. Chest 1992; 102:1842–1845.

[31] Hall VA, Guest JM. Sodium nitroprusside-induced cyanide intoxication and prevention with sodium thiosulfate prophylaxis. Am J Crit Care 1992; 2:19–27.

[32] Apple FS, Lowe MC, Googins MK, Kloss J. Serum thiocyanate concentrations in patients with normal or impaired renal function receiving nitroprusside. Clin Chem 1996; 42:1878–1879.

[33] Norepinephrine Bitartrate. In: McEvoy GK, ed. AHFS Drug Information, 2014. Bethesda: American Society of Health System Pharmacists, 2014:1410–1413.

[34] Bellomo R, Wan L, May C. Vasoactive drugs and acute kidney injury. Crit Care Med 2008; 36(Suppl):S179–S186.

[35] Desairs P, Pinaud M, Bugnon D, Tasseau F. Norepinephrine therapy has no deleterious renal effects in human septic shock. Crit Care Med 1989; 17:426–429.

[36] Fawzy A, Evans SR, Walkey AJ. Practice patterns and outcomes associated with choice of initial vasopressor therapy for septic shock. Crit Care Med 2015; 43:2141–2146.

[37] Phenylephrine Hydrochloride. In: McEvoy GK, ed. AHFS Drug Information, 2014. Bethesda: American Society of Health System Pharmacists, 2014:1342–1347.

第十六部分
急性中毒
Toxicologic Emergencies

第 46 章
药物过量
Pharmaceutical Drug Overdoses

本章介绍下列药物过量时的表现和处理方法：对乙酰氨基酚、苯二氮䓬类、β受体阻滞药、阿片类和水杨酸盐类。按照药物首字母顺序排序。

一、对乙酰氨基酚

对乙酰氨基酚广泛存在于 600 多种商业药品中，是一种存在普遍的解热镇痛成分。它也是一种肝毒性药物，在美国是引发急性肝功能衰竭的常见原因[1]。在美国，一半的急性肝功能衰竭是由对乙酰氨基酚过量导致的，其中非人为因素造成的比例占到一半[2]。

（一）病理生理学

对乙酰氨基酚的毒性与其在肝脏中的代谢有关[1]。

1. 对乙酰氨基酚的一小部分（占 5% ～ 15%）被代谢成一种

可促进肝细胞氧化损伤的有毒物质。有毒的代谢产物可通过与细胞内抗氧化剂——谷胱甘肽的结合而灭活。

2. 对乙酰氨基酚过量所造成的代谢负担会消耗肝脏谷胱甘肽储备。当肝脏的谷胱甘肽储备被消耗完结，对乙酰氨基酚的毒性代谢产物逐渐蓄积，从而造成肝细胞的损伤。

3. 中毒剂量

(1) 对乙酰氨基酚每日最大推荐剂量为 3 ～ 4 g [1]。

(2) 对乙酰氨基酚的中毒剂量可能存在很大的个体差异，但对于大多数成年人来说，中毒剂量在 7.5 ～ 15 g 之间 [3, 4]。

(3) 营养不良、酗酒和慢性疾病会增加对乙酰氨基酚的肝毒性风险。在这些情况下，一次性摄入 4 g 乙酰氨基酚就会导致肝脏损伤 [1]。

（二）临床特点

1. 对乙酰氨基酚中毒的第 1 个 24 h 内，一般无症状或出现非特异性症状（如恶心、呕吐）。

2. 在摄入药物后 24 ～ 36 h 后肝酶才开始升高 [3]。谷草转氨酶（AST）是乙酰氨基酚中毒的最敏感指标，血清中 AST 的升高早于其他肝功障碍，药物中毒后 72 ～ 96 h 达到峰值水平。

3. 对乙酰氨基酚摄入 24 ～ 48 h 后，肝损伤的证据才较为明显，表现为肝酶升高、黄疸及凝血功能障碍。

4. 药物中毒后的 3~5 d 肝损害达高峰，这阶段会出现肝性脑病、急性少尿性肾衰竭和乳酸酸中毒。

（三）诺模图

首次服用该药物的患者肝损害通常发生在 24 h 内，即在明显的肝损害发生之前。因此，利用诺模图方法（图 46-1），药物服用后 4 ～ 24 h 内测定的对乙酰氨基酚血浆水平可用于预测肝损害的风险 [4]。

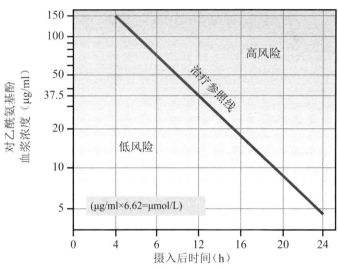

▲ 图 46-1　预测对乙酰氨基酚肝损害风险的诺模图
（引自参考文献 [4]）

1. 诺模图仅适用于用药时间确定且可在服药后 4 ～ 24 h 内测定血浆药物浓度的情况 [4]。

2. 如果对乙酰氨基酚的血浆水平在诺模图的高风险区域，发生肝损害的风险则高达 60% 甚至更高，此时应用药物解毒剂是必要的（解毒治疗见下一部分）。

3. 如果对乙酰氨基酚的血浆水平位于诺模图的低风险区域，发生肝损害的风险只有 1% ～ 3%，这时不必使用解毒剂。

（四）N- 乙酰半胱氨酸（解毒剂）

对乙酰氨基酚肝损害的解毒剂是 N- 乙酰半胱氨酸（NAC），它是一种谷胱甘肽类似物，可以穿过细胞膜灭活乙酰氨基酚的有毒代谢物（而谷胱甘肽不能穿过细胞膜）[5]。

1. NAC 的主要适应证是诺模图（图 46-1）中血浆对乙酰氨基酚水平处于高风险区域。摄入药物 8 h 内开始治疗，效果最佳[1]。

2. 虽然传统解毒治疗多在服药 24 h 内启动（在肝损害证据之前）[1, 2, 6]，但如果有肝损害的证据，NAC 治疗可在服药 24 h 后启动[1]。

3. 给药方案

(1) NAC 可以口服应用或静脉应用，如表 46-1 所示[7-9]。口服应用和静脉应用的临床疗效基本相同[8]，临床治疗中优选静脉给药方案，因为静脉给药可确保安全用药，且与口服用药相比具有更少的不良反应。

(2) NAC 的标准治疗时间为静脉给药 21 h，口服给药 72 h。如果存在持续性肝损害的证据，应在常规治疗的基础上延长治疗时间，直到肝酶水平开始下降，或 INR < 1.3[1]。

4. 不良反应

(1) 静脉注射 NAC 可发生过敏反应，此外，据报道哮喘患者可发生致命性不良反应[10]。

(2) 口服 NAC 的味道让人难以接受（因 NAC 含硫），并常引起恶心、呕吐。50% 的患者口服 NAC 可发生腹泻，但这种不良反应随着治疗的继续往往会得以纠正[11]。

表 46-1 用 N- 乙酰半胱氨酸（NAC）治疗对乙酰氨基酚过量

静脉用药方案	20% 的 NAC（200 mg/ml），用药剂量及输注顺序如下 ① 150 mg/kg，入 200 ml 5% 葡萄糖溶液，输注时间超过 60 min ② 50 mg/kg，入 500 ml 5% 葡萄糖溶液，输注时间超过 4 h ③ 100 mg/kg，入 1000 ml 5% 葡萄糖溶液，输注时间超过 16 h 总剂量：300 mg/kg，输注时间超过 21 h
口服用药方案	10% 的 NAC（100 mg/ml），用水或果汁稀释成 2∶1 的比例配制成 5% 的溶液（50 mg/ml） • 初始剂量：140 mg/kg • 维持剂量：每 4 小时 70 mg/kg，共 17 剂 总剂量：1330 mg/kg，服用时间超过 72 h

引自参考文献 [9]

（五）活性炭

1. 对乙酰氨基酚摄入后可迅速从消化道吸收，因此，活性炭（1 g/kg 体重）仅在对乙酰氨基酚摄入后的最初 4 h 内推荐应用[12]。

2. 服用大量对乙酰氨基酚后，迟至 16 h 应用活性炭仍可获益[1]。

3. 活性炭不影响口服 NAC 的疗效[1]。

（六）肝移植

对乙酰氨基酚所致的严重或难治性肝损害病例可能需要肝移植[13]。

二、苯二氮䓬类药物

苯二氮䓬类药物是药物相关性死亡的第二大原因，仅次于阿片类药物[4]。然而，苯二氮䓬类药物单独应用时是很少致命

的 [15]，与其他呼吸抑制药（例如麻醉药）共同应用时，常引起苯二氮䓬类相关性死亡 [14]。

（一）临床特点

由于苯二氮䓬过量经常涉及其他药物，临床表现多变，临床表现取决于共同应用的其他药物。

单纯苯二氮䓬过量会引起深度镇静，但很少导致昏迷 [15]。

苯二氮䓬类药物过量也会导致精神错乱并产生幻觉，这可能会被误认为是戒断综合征 [15]。

单纯苯二氮䓬过量的罕见副作用包括呼吸抑制（2% ～ 12% 的病例）、心动过缓（1% ～ 2% 的病例）和低血压（5% ～ 7% 的病例）[15]。

由于检测光谱所限，不能定量检测尿液中的苯二氮䓬水平 [16]。苯二氮䓬中毒的诊断主要依据临床病史。

（二）氟马西尼（解毒剂）

苯二氮䓬过量的解毒药是氟马西尼，是一种苯二氮䓬类受体阻滞药，其可竞争性拮抗苯二氮䓬受体，但不施加任何激动剂的作用 [17]。氟马西尼可有效拮抗苯二氮䓬类药物的镇静作用，但无法逆转苯二氮䓬类药物导致的呼吸抑制 [18]。

1. 给药方案

(1) 氟马西尼常为静脉用药，初始剂量为 0.2 mg，如有必要，间隔 1 ～ 6 min 可重复给药，直到 1 mg 的累积用量 [17]。

(2) 起效迅速，1 ～ 2 min 起效，6 ～ 10 min 达峰值效应 [19]，疗效大约持续 1 h。由于氟马西尼的作用持续时间较苯二氮䓬类药物短，镇静作用反复现象常见。为了减少再次镇静的风险，在给予氟马西尼的单次剂量后，继续以 0.3 ～ 0.4 mg/h 的剂量输注 [20]。

2. 不良反应

(1) 长期使用苯二氮䓬类药物的患者，应用氟马西尼可诱发戒断症状，但不常见 [21]。

(2) 使用苯二氮䓬类药物控制癫痫发作的患者和同时过量服用三环类抗抑郁药的患者，应用氟马西尼可诱发癫痫发作 [22]。

三、β 受体阻滞药

人为 β 受体阻滞药过量罕见，但可危及生命。在 ICU，β 受体阻滞药被用于治疗多种疾病，包括高血压、快速心律失常和急性冠状动脉综合征，非人为导致的 β 受体阻滞药中毒更为常见。

（一）中毒临床表现

1. β 受体阻滞药过量的典型临床表现为心动过缓和低血压 [23]。

(1) 心动过缓常起源于窦房结，多数患者无症状。

(2) 低血压原因归结为外周血管扩张（肾素受到阻滞）或心输出量减少（β₁ 受体阻滞药）。突然或难治的低血压通常反映心输出量减少，提示预后不良。

2. β 受体阻滞药通过膜稳定效应延长房室（AV）传导时间，这是 β 受体阻滞药独有的特点。可能导致完全性传导阻滞 [24]。

3. β 受体阻滞药过量常常伴随着神经系统表现，如昏睡、抑郁症、全身性癫痫 [25]。这不是 β 受体阻断引起，很可能与膜稳定活性有关 [25]。

（二）胰高血糖素（解毒剂）

由于心肌细胞上胰高血糖素受体与 β 受体阻滞药受体具有相同的作用机制，胰高血糖素可阻断 β 受体阻滞药的心血管效应。

1. 适应证

(1) 胰高血糖素适用于治疗 β 受体阻滞药中毒所致的低血压和症状性心动过缓。

(2) 胰高血糖素并不适用于 β 受体阻滞药过量引起的房室传导阻滞和神经系统表现，因为这些作用不是由 β 受体阻断引起的（表 46-2）。

表 46-2　胰高血糖素作为一种解毒剂的应用

指　征	给药方案
β 受体阻滞药、钙通道阻滞药过量导致下述症状 ①低血压 ②有症状的心动过缓	①初始剂量 50 μg/kg（或 3 mg），静脉推注 ②效果不满意，追加给药 70 μg/kg（或 5 mg），静脉推注 ③初始给药后临床效果满意，继续连续输注 70 μg/（kg·h）（或 5 mg/h）

引自参考文献 [26, 27]

2. 给药方案

(1) 胰高血糖素的给药方案见表 46-2[26, 27]。胰高血糖素静脉用药发挥效用时间短暂（5 min），因此首次给药获得满意效果后，应连续输注给药（5 mg/h）。

(2) 当给药剂量适当，胰高血糖素通常在用药 3 min 内就产生明显效果 [26]。当血浆钙离子浓度正常时，胰高血糖素的正性肌力作用最佳 [28]。

3. 不良反应

(1) 胰高血糖素用量高于 5 mg/h 时，恶心和呕吐是常见的不良反应。

(2) 轻度高血糖亦常见，这是胰高血糖素刺激糖原分解的结果。高血糖刺激的胰岛素反应可驱使钾离子进入细胞内，从而促进低钾血症的产生。

(3) 此外，胰高血糖素可刺激肾上腺髓质释放儿茶酚胺，激发潜在的血压升高。

4. 钙离子阻滞药过量　胰高血糖素也能拮抗钙通道阻滞药的作用，但在逆转钙阻滞药过量引起的心脏抑制方面效果不好[27]。

（三）辅助治疗

磷酸二酯酶抑制药（如米力农），可以增加 β 受体阻断时的心输出量[29]，这可能增加胰高血糖素的拮抗作用。然而，这些药物是血管扩张药，可以引起血压下降。因此，此类药物只用于对胰高血糖素有抗药性或难治的 β 受体阻滞药中毒的部分患者。

四、阿片类药物

阿片类药物在美国致命性药物过量应用中占 75%，阿片类药物滥用是普遍存在的，阿片类药物过量可能仍然是最常见的需要 ICU 支持治疗的药物过量之一。

（一）临床特点

1. 阿片类药物过量的典型表现为昏迷、针尖样瞳孔、呼吸减慢（呼吸缓慢）。然而，实际临床工作中很少出现此类典型症状或即使出现也是非特异性的，通常不能根据临床表现来确诊是否存在阿片类药物过量[30]（有关阿片类药物不良反应的更多信息，见第 43 章）。

2. 对阿片类阻滞药纳洛酮的临床反应可能是识别阿片类药物是否过量的最可靠方法。

（二）纳洛酮（解毒剂）

纳洛酮是一种单纯的阿片类药物阻滞药，可与内源性阿片类药物受体结合，但不引起任何激动效应。对引起镇痛、兴奋和呼吸抑制的受体阻断效用最强[30, 31]。

1. 给药方案　纳洛酮的给药通常选择静脉推注，其效果在用药后 3 min 内显现。替代给药方案包括肌内注射（发病 15 min 内）、骨内注射、舌内注射与气管内滴注[32]。

2. 给药剂量　纳洛酮给药剂量见表 46-3。逆转阿片类药物的镇静作用用量明显小于逆转由阿片类药物导致的呼吸抑制所需用量。

(1) 在无呼吸抑制，仅有感觉中枢抑制的患者，纳洛酮的初始剂量为 0.4 mg，静脉推注。必要时，可在 2 min 内重复给药。若精神状态改变由阿片类衍生物引起，有效剂量应为 0.8 mg[21]。

(2) 对于存在呼吸抑制（如高碳酸血症）表现的患者，纳洛酮的初始剂量为 2 mg 静脉推注。如果用药后 2 ～ 3 min 无效，则将初始剂量加倍（即 4 mg 静脉推注）。临床需要继续用药，直到用药总量达 15 mg[30]。如果纳洛酮用量达 15 mg 仍没有临床反应，则阿片类药物过量的可能性不大。

(3) 纳洛酮的作用持续时间为 60 ～ 90 min，这比大多数阿片类药物的作用持续时间短。因此，纳洛酮的应用只有在 1 h 内重复给药或连续输注才能收到良好的临床效果。

(4) 连续输注纳洛酮时，其每小时用量应为有效推注剂量的三分之二（将纳洛酮用 250 ml 或 500 ml 的生理盐水溶解，输注时间超过 6 h）[33]。为实现早期输注的稳态血药浓度，初始剂量给药 30 min 后应追加给药一次（初始剂量的一半）。纳洛酮的治疗时间具有多变性（取决于摄入的药物种类及量），但平均治疗时间为 10 h[21]。

表 46-3　纳洛酮给药方案

感觉中枢抑制	呼吸抑制
①初始剂量 0.4 mg，静脉推注。 ②用药 2 ～ 3 min 无效，追加给药 0.4 mg，静脉推注 ③追加给药后 2 ～ 3 min 无效，予 2 mg 静脉推注 ④上述给药方案后，2 ～ 3 min 无效，则停止继续给药，重新评估病情	①初始剂量 2 mg，静脉推注 ②用药 2 ～ 3 min 后无效，加倍给药 4 mg，静脉推注 ③加倍给药后 2 ～ 3 min 无效，予 10 mg 静脉推注 ④给药后 2 ～ 3 min 无效，予 15 mg 静脉推注 ⑤上述给药方案后，2 ～ 3 min 无效，则停止继续给药，重新评估

引自参考文献 [21, 30]

3. 不良反应　纳洛酮有一些副作用，常见症状为阿片类药物戒断症状（焦虑、腹部绞痛、呕吐和毛发直立）。还有报道出现急性肺水肿（术后早期多见）和纳洛酮应用后的全身性癫痫发作[21]，但这种情况罕见。

4. 经验性治疗　经验性应用纳洛酮（静脉推注 0.2 ～ 8 mg）

被用于识别有精神状态改变的患者是否为阿片类药物过量。然而，对于不明原因精神状态改变的患者，该做法识别的阿片类药物过量者仅占不到 5%[34]。因此，后续又提出了纳洛酮经验性应用的指征，即仅用于瞳孔缩小和具有阿片类药物滥用相关证据的患者（如注射斑痕）[21, 34]。以这种方法使用纳洛酮，可识别约 90% 的患者为阿片类药物过量[34]。

五、水杨酸盐

尽管水杨酸盐中毒患病率持续下降，但在美国仍是药物相关性死亡的第 14 位主因[35]。

（一）病理生理

摄入 10 ~ 30 g 阿司匹林（150 mg/kg）即可产生致命性的后果。阿司匹林一旦摄入就迅速转化为药物的活性形式——水杨酸，水杨酸极易在上消化道吸收，在肝脏代谢。药物在摄入后 2 h 内基本被代谢。

1. 呼吸性碱中毒　阿司匹林中毒后的几小时内，就会出现呼吸频率和潮气量的增加。这是水杨酸直接刺激脑干呼吸神经元及后续分钟通气量增加引起动脉 PCO_2 下降的结果（即急性呼吸性碱中毒）。

2. 代谢性酸中毒　水杨酸是一种不易分解的弱酸性物质，很少直接引起代谢性酸中毒。然而，水杨酸可激活线粒体内蛋白质并导致氧化磷酸化水平下降，从而导致无氧代谢产物乳酸的显著增加，而这是水杨酸盐中毒时导致代谢性酸中毒酸的主要来源。

（二）临床特点

1. 水杨酸中毒的早期阶段，临床症状包括恶心、呕吐、耳鸣和躁动。

2. 进展阶段出现神经系统改变（谵妄、抽搐，并可进展为昏迷），发热（非耦合氧化磷酸化产热）和急性呼吸窘迫综合征（ARDS）。

3. 水杨酸盐中毒的主要特点为同时伴发呼吸性碱中毒和代谢性酸（乳酸）中毒。这导致动脉二氧化碳分压低、低碳酸氢根水平。起初动脉 pH 保持在正常范围内，随乳酸性酸中毒的进一步进展，血清 pH 最终会下降，提示预后不良[36]。

（三）诊断

1. 血浆水杨酸盐水平（通常在过量摄入后 4 ～ 6 h 内升高）用来确定或排除水杨酸中毒的诊断。

2. 血浆中水杨酸盐的治疗浓度范围为 10 ～ 30 mg/L（0.7 ～ 2.2 mmol/L），高于 40 mg/L（2.9 mmol/L）的血浆水平则认为是中毒[36]。

（四）治疗

1. 在药物中毒后 2 ～ 3 h 内推荐应用多剂量活性炭，给药方案是每次 25 g 口服，每 2 小时给药 3 次。

2. 碱化尿液

(1) 碱化尿液是治疗水杨酸盐中毒的基石。尿液中 pH 偏碱性可促进水杨酸在肾小管的解离，本质上是将水杨酸镶嵌于肾小管腔内，后可随尿液排出体外。

(2) 输注碳酸氢盐用于碱化尿液，推荐剂量具体见表 46-4。

表 46-4　碱化尿液治疗指南

①碳酸氢钠初始剂量为 1～2 mEq/kg
②将 3amps 碳酸氢钠溶于液体中制备碳酸氢钠液体，并以 2～3 ml/(kg·h) 速度连续输注碳酸氢钠液
③保证尿量 1～2 ml/(kg·h)，并维持尿液 pH ≥ 7.5

引自参考文献 [34]

(3) 碳酸氢盐输注会降低血浆钾离子水平（细胞内移），而低钾血症会消弱其碱化尿液的能力（远端肾小管对 K^+ 的重吸收增加，H^+ 的释放增加）。因此，应在碳酸氢盐中适当加入钾（40mEq/L），以减少低钾血症发生的风险。

3. 血液透析治疗是清除体内过量水杨酸的最有效方法[37]。血液透析适应证包括：血浆水杨酸水平 > 100 mg/L，出现肾衰竭，或 ARDS，或碱化治疗不能阻止水杨酸中毒的进一步进展[35]。

（朱国腾，译　山　峰，校）

参考文献

[1] Hodgman M, Garrard AR. A review of acetaminophen poisoning. Crit Care Clin 2012; 28(4):499–516.

[2] Larson AM, Polson J, Fontana RJ, et al. Acetaminophen-induced acute liver failure: results of a United States multicenter, prospective study. Hepatology 2005; 42:1364–1372.

[3] Hendrickson RG, Bizovi KE. Acetaminophen. In: Flomenbaum NE, et al., eds. Goldfrank's Toxicologic Emergencies. 8th ed. New York: McGraw-Hill, 2006; 523 –543.

[4] Rumack BH. Acetaminophen hepatotoxicity: the first 35 years. J Toxicol

Clin Toxicol 2002; 40:3–20.

[5] Holdiness MR. Clinical pharmacokinetics of N-acetylcysteine. Clin Pharmacokinet 1991; 20:123–134.

[6] Rumack BH, Peterson RC, Koch GG, et al. Acetaminophen overdose. 662 cases with evaluation of oral acetylcysteine treatment. Arch Int Med 1981; 141:380–385.

[7] Howland MA. Flumazenil. In: Flomenbaum NE, et al., eds. Goldfrank's Toxicologic Emergencies. 8th ed. New York: McGraw-Hill, 2006; 1112–1117.

[8] Buckley NA, Whyte IM, O'Connell DL, et al. Oral or intravenous N-acetylcysteine: which is the treatment of choice for acetaminophen (paracetamol) poisoning? J Toxicol Clin Toxicol 1999; 37:759–767.

[9] Temple AR, Bagish JS. Guideline for the Management of Acetaminophen Overdose. Camp Hill, PA: McNeil Consumer & Specialty Pharmaceuticals, 2005.

[10] Appelboam AV, Dargan PI, Knighton J. Fatal anaphylactoid reaction to N-acetylcysteine: caution in patients with asthma. Emerg Med J 2002; 19:594–595.

[11] Miller LF, Rumack BH. Clinical safety of high oral doses of acetylcysteine. Semin Oncol 1983; 10:76–85.

[12] Spiller HA, Krenzelok EP, Grande GA, et al. A prospective evaluation of the effect of activated charcoal before oral N-acetylcysteine in acetaminophen overdose. Ann Emerg Med 1994; 23:519–523.

[13] Lopez AM, Hendrickson RG. Toxin-induced hepatic injury. Emerg Med Clin North Am 2014; 32(1):103–25.

[14] Centers for Disease Control and Prevention. National Vital Statistics System. 2010 Multiple Cause of Death File. Hyattsville, MD: US Department of Health and Human Services, Centers for Disease Control and Prevention; 2012.

[15] Gaudreault P, Guay J, Thivierge RL, Verdy I. Benzodiazepine poisoning. Drug Saf 1991; 6:247–265.

[16] Wu AH, McCay C, Broussard LA, et al. National Academy of Clinical Biochemistry laboratory medicine practice guidelines: Recommendations for the use of laboratory tests to support poisoned patients who present to the emergency department. Clin Chem 2003; 49:357–379.

[17] Howland MA. Flumazenil. In: Flomenbaum NE, et al., eds. Goldfrank's Toxicologic Emergencies. 8th ed. New York: McGraw-Hill, 2006; 1112–1117.

[18] Shalansky SJ, Naumann TL, Englander FA. Effect of flumazenil on benzodiazepine-induced respiratory depression. Clin Pharm 1993; 12:483–487.

[19] Roche Laboratories. Romazicon (flumazenil) package insert. 2004.

[20] Bodenham A, Park GR. Reversal of prolonged sedation using flumazenil in critically ill patients. Anaesthesia 1989; 44:603–605.

[21] Doyon S, Roberts JR. Reappraisal of the "coma cocktail". Dextrose, flumazenil, naloxone, and thiamine. Emerg Med Clin North Am 1994; 12:301–316.

[22] Haverkos GP, DiSalvo RP, Imhoff TE. Fatal seizures after flumazenil administration in a patient with mixed overdose. Ann Pharmacother 1994; 28:1347–1349.

[23] Newton CR, Delgado JH, Gomez HF. Calcium and beta receptor antagonist overdose: a review and update of pharmacological principles and management. Semin Respir Crit Care Med 2002; 23:19–25.

[24] Henry JA, Cassidy SL. Membrane stabilising activity: a major cause of fatal poisoning. Lancet 1986; 1:1414–1417.

[25] Weinstein RS. Recognition and management of poisoning with beta-adrenergic blocking agents. Ann Emerg Med 1984; 13:1123–1131.

[26] Kerns W, 2nd, Kline J, Ford MD. Beta-blocker and calcium channel blocker toxicity. Emerg Med Clin North Am 1994; 12:365–390.

[27] Howland MA. Glucagon. In: Flomenbaum NE, et al., eds. Goldfrank's Toxicologic Emergencies. 8th ed. New York: McGraw-Hill, 2006:942–945.

[28] Chernow B, Zaloga GP, Malcolm D, et al. Glucagon's chronotropic action is calcium dependent. J Pharmacol Exp Ther 1987; 241:833–837.

[29] Travill CM, Pugh S, Noblr MI. The inotropic and hemodynamic effects of intravenous milrinone when reflex adrenergic stimulation is suppressed by beta adrenergic blockade. Clin Ther 1994; 16:783–792.

[30] Boyer FW. Management of opioid analgesic overdose. N Engl J Med 2012; 367:146–155.

[31] Handal KA, Schauben JL, Salamone FR. Naloxone. Ann Emerg Med 1983; 12:438–445.

[32] Naloxone hydrochloride. In: McEvoy GK, ed. AHFS Drug Information, 2012. Bethesda: American Society of Hospital Systems Pharmacists, 2012:2236–2239.

[33] Goldfrank L, Weisman RS, Errick JK, et al. A dosing nomogram for continuous infusion intravenous naloxone. Ann Emerg Med 1986; 15:566–570.

[34] Hoffman JR, Schriger DL, Luo JS. The empiric use of naloxone in patients with altered mental status: a reappraisal. Ann Emerg Med 1991; 20:246–252.

[35] Bronstein AC, Spyker DA, Cantilena LR, et al. 2011 Annual Report of the American Association of Poison Control Centers' National Poison Data System (NPDS): 29th Annual Report. Clin Toxicol 2012; 50:911–1164.

[36] O'Malley GF. Emergency department management of the salicylate-poisoned patient. Emerg Med Clin N Am 2007; 25:333–346.

[37] Fertel BS, Nelson LS, Goldfarb DS. The underutilization of hemodialysis in patients with salicylate poisoning. Kidney Int 2009; 75:1349–1353.

第 47 章
非药物性中毒
Nonpharmaceutical Toxidromes

本章介绍非药物治疗引起的中毒症候群，包括一氧化碳、氰化物、有毒醇类（甲醇和乙二醇）和有机磷。

一、一氧化碳

一氧化碳（CO）是有机（以碳原子为基础）物质不完全燃烧产生的终末气体产物。引起一氧化碳中毒的主要原因是建筑物火灾时的烟雾吸入，其次是火炉故障、燃烧底物不足和碳氢化合物为燃料的发动机尾气排放[1]。

（一）病理生理

1. CO 与血红蛋白中的亚铁血红素基团（亦为氧的结合位点）结合，形成稳定的碳氧血红蛋白（COHb）。CO 与血红蛋白的亲和力比氧与血红蛋白结合的亲和力高 200～300 倍[1,2]。

2. 碳氧血红蛋白的逐渐增加伴随着动脉血氧含量的逐渐减少；其升高到一定程度，将导致组织氧供不足和损害有氧能量的产生[1-3]。

3. 碳氧血红蛋白除对组织摄氧有损害作用外，还可通过以下途径促进细胞损伤：①抑制细胞色素氧化酶活性，损害氧化代谢产生 ATP 的能力；②产生过氧亚硝酸盐（可引起细胞广泛损伤的强氧化剂）；③加剧可引起氧化损伤的活化中性粒细胞（损伤细胞和线粒体膜）的活化 [1, 2, 4]。

（二）临床特点

一氧化碳中毒的诊断依据一氧化碳暴露史，临床症状体征及碳氧血红蛋白浓度升高。

1. 没有特异性的临床症状可明确或排除一氧化碳中毒的诊断；一氧化碳中毒的临床表现与血液中碳氧血红蛋白含量之间无相关性 [1, 4]。

2. 头痛（前额痛常见）和头晕是一氧化碳中毒最早期和最常见的表现（发生率分别为 85% 和 90%）[1]。

3. 持续暴露于一氧化碳中可引起共济失调、神志不清、谵妄、全身抽搐和昏迷 [1]。

4. 一氧化碳中毒对心脏的影响主要表现为冠脉造影正常，单纯生物标志物的升高与一过性的左心室收缩功能障碍 [5]。

5. 一氧化碳中毒晚期病例可伴有横纹肌溶解症、乳酸性酸中毒及急性呼吸窘迫综合征（ARDS）[1]。

6. 皮肤呈现"樱桃红"是一氧化碳中毒的典型表现（因为碳氧血红蛋白呈现比血红蛋白更亮的红色），但临床罕见 [4]。

7. 一氧化碳中毒后（大约在 1 年内）可继发多种神经系统异常表现，主要包括认知缺陷（表现从轻度意识障碍到严重痴呆）和帕金森病 [1, 4, 6]。这些神经系统障碍表现最常见于暴露于 CO 环境中超过 24 h 者、意识障碍者以及血液碳氧血红蛋白含量超过 25% 的患者 [4]。

（三）诊断

不同形式的血红蛋白（含氧血红蛋白、脱氧血红蛋白、碳氧血红蛋白和高铁血红蛋白）的测量基于光的吸收程度不同，即不同类型的血红蛋白反射特定波长的光。这种用于不同类型血红蛋白测量的分光光度测定技术称为血氧定量法，下面陈述血氧定量法在碳氧血红蛋白测量中的应用。

1. 利用脉搏血氧饱和度方法检测碳氧血红蛋白含量是不可靠的。脉冲血氧计使用光的 2 个波长来测量血液中含氧血红蛋白和碳氧血红蛋白的含量。含氧血红蛋白与碳氧血红蛋白在 660 nm 波长处对光的吸收度是相似的，因此脉搏血氧仪测定碳氧血红蛋白含量时会致氧饱和度假性增高[4]。

2. 碳氧血红蛋白的测定需用 8- 波长的血氧仪（称为一氧化碳血氧仪），此测量仪可测定血液中 4 种血红蛋白的相对含量。

3. 在健康非吸烟者中碳氧血红蛋白水平（< 1%）可忽略不计，但对吸烟者，血液碳氧血红蛋白水平可达 3% ~ 5%，甚至更高[4]。对非吸烟者，碳氧血红蛋白升高水平的阈值为 3% ~ 4%，而对吸烟者则为 10%[4]。

（四）治疗

1. 一氧化碳中毒治疗的基本原则为吸入纯氧。呼吸室内空气情况下，碳氧血红蛋白的消除半衰期为 320 min，而吸入纯氧情况下其半衰期仅为 74 min[1, 4]，因此仅需吸几个小时的纯氧即可使血液中碳氧血红蛋白含量恢复正常（< 3%）。

2. 合并严重神经系统症状的患者可应用高压氧舱治疗（疗效具有差异性），以求减少迟发性脑病的发病风险及严重程度[1, 7]。

二、氰化物

氰化物中毒的主要途径是家庭火灾时吸入氰化氢气体 [8, 9]，而硝普钠类血管扩张药的静脉滴注是 ICU 患者氰化物中毒的另一来源（见第 45 章）。

（一）病理生理学

1. 氰离子对金属蛋白具有高亲和性，尤其是线粒体内电子传递链中的最后一种酶系统（ATP 生产过程中收集电子确保氧气还原为水的位点）——细胞色素氧化酶中的氧化铁离子（Fe^{3+}）。

2. 氰化物可阻断线粒体中细胞色素氧化酶介导的氧化代谢过程，影响丙酮酸进入线粒体，从而导致乳酸过量蓄积及由此继发的代谢性（乳酸性）酸中毒。这是氰化物中毒的特征之一。

3. 氰化物清除。机体清除氰化物主要有两种内源性机制。

(1) 最主要的清除机制为转硫基效应，即单质硫从硫代硫酸盐（S_2O_3）转移到氰化物，形成硫氰酸盐（SCN）。

$$S_2O_3 + CN \rightarrow SCN + SO_3 \qquad （公式 47-1）$$

硫氰酸盐后由肾脏清除，肾衰竭患者可发生硫氰酸盐蓄积，从而引起急性精神症状 [10]。

(2) 第二种（次要）机制为氰化物与高铁血红蛋白发生反应生成氰化亚铁血红蛋白。

$$Hb\text{-}Fe^{3+} + CN \rightarrow Hb\text{-}Fe^{2+}\text{-}CN \qquad （公式 47-2）$$

(3) 这两种机制易被压制，尤其在硫代硫酸盐缺乏的患者（如吸烟者）。

（二）临床特点

1. 氰化物中毒早期出现代谢性酸中毒的代偿表现，包括情绪激动、心动过速及呼吸急促。随氰化物在体内不断蓄积，逐渐出现意识障碍、心动过缓、低血压和心脏骤停。

2. 血乳酸水平常显著升高（> 10 mmol/L），因组织利用氧的能力显著下降导致静脉血发生"动脉化"表现。

3. 如果烟雾吸入患者出现严重的代谢性酸中毒（pH < 7.2）或血乳酸水平显著升高（> 10 mmol/L）应强烈怀疑氰化物中毒。吸入浓烟后氰化物中毒的临床表现进展迅速，从出现症状到心脏骤停可小于 5 min[8]。

（三）诊断

1. 氰化物中毒是一种临床诊断，全血氰化物水平虽有助于诊断氰化物中毒，但通常不宜获得。氰化物拮抗药必须尽可能早的给予，疑诊时可经验性应用。氰化物中毒的诊断特别具有挑战性，因为其大部分临床特征与一氧化碳中毒很难区分。

2. 根据一般临床经验，对于吸入烟雾的患者，氰化物中毒更易出现很严重的代谢性（乳酸）酸中毒和血流动力学不稳定，这可以与一氧化碳中毒相鉴别 [8, 9]。

（四）治疗

氰化物中毒后应第一时间给予氰化物拮抗药，表 47-1 列举了氰化物拮抗药。

1. 羟钴胺

(1) 氰化物中毒的首选解毒药为羟钴胺，是一种维生素 B_{12}

的含钴前驱物，可与氰化物结合形成氰钴胺，然后从尿排出体外。推荐剂量为 5 g 静脉推注，对于心脏骤停患者可追加给药 5 g[8]。

(2) 羟钴胺用药比较安全，但会引起尿液和其他体液短时间内呈现偏红色。

2. 硫代硫酸钠

(1) 硫代硫酸钠可使氰化物转换为硫氰酸（见公式 47-1），可与羟钴胺联用。推荐剂量为 12.5 g 静脉推注。

(2) 鉴于硫氰酸可在肾衰竭患者体内蓄积，引起急性精神症状[10]，因此硫代硫酸钠禁用于肾衰竭患者。没有明确肾功损害证据时可使用硫代硫酸钠，但应监测硫氰酸中毒的症状（一旦发生可行血液透析治疗）。

3. 硝酸盐

(1) 硝酸盐可通过促进高铁血红蛋白的生成而加速氰化物的排泄（见公式 47-2）。

(2) 吸入浓烟的患者禁用，因其可导致氧合血红蛋白曲线左移，产生一氧化碳中毒类似的后果。

(3) 硝酸盐的唯一适应证是当静脉通路不可用时作为一项临时措施吸入硝酸异戊酯（给药方案见表 47-1）。

4. 氰化物解毒药试剂盒

(1) 氰化物中毒目前有专门的解毒药（如 Akorn 氰化物解毒药试剂盒），成分包括硝酸异戊酯吸入剂、亚硝酸钠针剂（300 mg，10 ml）及硫代硫酸钠针剂（12.5 g，50 ml）。

(2) 这些试剂盒可提供硫代硫酸盐，但不包含羟钴胺（至少目前没有），因此在氰化物中毒的治疗中不能单独应用。

表 47-1 氰化物中毒解毒药

药物类型	推荐给药方案及注解
羟钴胺	**用法**：5 g 静推，心脏骤停者 10 mg 静推 **注意**：氰化物中毒的首选，用药安全，但可引起短时间的尿液及其他体液呈现红色改变
硫代硫酸钠（25%）	**用法**：50 ml（12.5 g）静推 **注意**：用于与羟钴胺结合，尽量避免用于肾衰竭患者
硝酸戊酯吸入剂	**用法**：每分钟吸入 30 s，持续 5 min **注意**：仅用于静脉不可用情况下临时用药浓烟吸入患者禁用

引自参考文献 [8, 9]

三、有毒醇类

乙二醇和甲醇是家庭、汽车行业以及工业常见成分，摄入此类物质可出现不同特点的中毒症状 [11]。

（一）乙二醇

乙二醇是多数汽车防冻液的主要成分，其味道芳香、易接受，这使得它成为一种普遍的潜在自杀手段。

1. 病理生理学

(1) 乙二醇易在胃肠道吸收，摄入后 80% 在肝脏代谢。

(2) 乙二醇的代谢涉及一系列酸的形成，并需要乙醇脱氢酶、乳酸脱氢酶的参与，最后以生成草酸的形式结束（图 47-1）[12]。每个中间反应都有 NAD 转化为 NADH 的参与，从而促进丙酮酸转化为乳酸。因此，乙二醇中毒时，血乳酸水平升高 [12]。

(3) 乙二醇代谢过程中，每一个酸性中间体都是一种强酸，且易分解，在阴离子间隙增大的代谢性酸中毒中发挥作用。

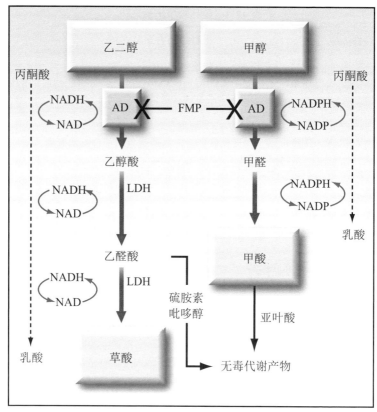

▲ 图 47-1　乙二醇和甲醇在肝脏中的代谢过程
AD. 醇脱氢酶；LDH. 乳酸脱氢酶；FMP. 甲吡唑

2. 临床特点

(1) 乙二醇中毒的早期症状包括恶心、呕吐和明显的醉酒表现（精神状态改变、言语不清和共济失调）。乙二醇无味，因此呼吸无异味。

(2) 重症患者出现意识障碍、昏迷、全身性癫痫发作、肾衰竭、肺水肿和循环衰竭[12]。肾衰竭发生较晚（通常出现在 24 h 后）。

(3) 乙二醇代谢过程中产生的草酸可与钙离子结合，形成草酸钙结晶。草酸钙结晶可在组织中沉积，尤其是肾小管，从而引起肾小管损伤。草酸钙结晶在显微镜下可见。其晶体形态（即与盒型相对的细针形晶体）在乙二醇诊断中具有特异性。

3. 治疗　乙二醇中毒的治疗主要是寻求措施来改变其代谢，必要时可行血液透析治疗。

(1) 甲吡唑可抑制参与乙二醇代谢起始步骤的醇脱氢酶的活性（图 47-1）。乙二醇和甲醇中毒时的推荐剂量见表 47-3。为取得最佳临床获益，应在乙二醇中毒 4 h 内开始应用。

(2) 血液透析：血液透析可加速乙二醇及其代谢产物的排泄，需立即开始血液透析治疗的指征包括严重酸中毒（pH ＜ 7.1）以及显著的终末器官损害（如昏迷、癫痫发作和肾功能不全）[12]。血液透析可能需要多个疗程，且在行血液透析治疗过程中，甲吡唑的剂量需要做出调整，如表 47-3 所示。

表 47-2　醇类中毒的特征比较

项　　目	乙二醇	甲　醇
酸碱	代谢性酸中毒	代谢性酸中毒
阴离子间隙	增大	增大
渗透压间隙	增大	正常*/增大
其他	草酸钙结晶	视觉障碍
基本治疗	甲吡唑 血液透析	甲吡唑 血液透析
辅助治疗	硫胺素 吡哆醛	亚叶酸

*. 疾病后期可表现为正常

(3) 辅助用药：推荐应用硫胺素（100 mg/d，静脉推注）和吡哆醇（100 mg/d，静脉推注）将乙醛酸转化为无毒的代谢产物（表 47-2）。

表 47-3　甲吡唑的用量用法

①开始给予 15 mg/kg 的负荷剂量，静脉推注
②负荷剂量后，每 12 小时用药 4 次，10 mg/kg 静脉推注
③后将剂量增加到 15 mg/kg，每 12 小时静脉推注 1 次*，直到达到下述指标
　a. 血浆乙二醇水平 < 20 mg/dl
　b. 血浆 pH 恢复正常
　c. 患者症状消失
④如果需行血液透析治疗，将剂量调整为 15 mg/kg，每 4 小时静脉推注 1 次，直至不再需透析治疗

*. 增加的剂量表示对自身诱导的代谢增加的补偿。引自参考文献 [12]

（二）甲醇

甲醇（亦称之为木醇，因为首次是从木材中蒸馏获取的）是虫胶、清漆、挡风玻璃洗涤液和固体烹饪燃料（固体酒精）的常见成分 [12]。

1. 病理生理学

(1) 与乙二醇类似，甲醇易被上消化道吸收，并通过乙醇脱氢酶在肝脏代谢（图 47-1）。

(2) 其主要代谢产物为甲酸，甲酸是一种强酸，且容易分解，从而造成阴离子间隙明显增高的代谢性酸中毒。甲酸亦是一种线粒体毒素，可抑制细胞色素氧化酶活性及氧化代谢过程，阻碍能量产生。最易受损的组织是视网膜、视神经和基底神经节 [12]。

(3) 甲醇通过与乙二醇相同的代谢方式促进丙酮酸转化生成乳酸，而且甲酸可通过调节细胞色素氧化酶的活性进一步加重乳

酸的生成（图 47-1）。

2. 临床特点

(1) 早期主要表现为呼气时无酒精气味的醉酒症状。

(2) 后期（甲醇吸收 6 ～ 24 h 后）主要表现为视觉障碍（如视觉迟钝、视物模糊、完全失明），意识障碍，昏迷以及全身性癫痫发作[12]。

(3) 视物障碍是甲醇中毒特有的表现，乙二醇中毒则无此类表现，视网膜检查可发现视神盘水肿及视网膜广泛水肿。

3. 实验室检查

(1) 同乙二醇中毒一样，实验室检查可见阴离子间隙增高型代谢性酸中毒。然而，甲醇中毒无结晶尿形成。

(2) 血浆甲醇水平同样可用于甲醇中毒的诊断，且只有高于 20 mg/L 时才认定为有意义，但血浆甲醇水平的测定不是立即可用的，且不能决定开始治疗的时机。

4. 治疗　甲醇中毒的治疗除以下两方面外与乙二醇中毒的治疗相同。

(1) 甲醇中毒出现视觉障碍是进行透析治疗的指征之一。

(2) 亚叶酸可作为甲醇中毒的辅助用药（而不是硫胺素和吡哆醇），亚叶酸（甲酰四氢叶酸）可以将甲酸转化为无毒的代谢产物。推荐剂量为 1 mg/kg，静脉推注，间隔 4 h 用药一次，最高剂量可用到 50 mg[12]。若亚叶酸难以获得，可选择叶酸。

四、有机磷

相较于其他生物成分，杀虫剂（如对硫磷）中的有机磷化合物的暴露可导致每年全球范围内更多的死亡[13]。而且"神经毒剂"（甲氟膦酸异丙酯）中有机磷酯暴露的威胁日益增加。有机磷中毒的死亡率为 10% ～ 40%[13-15]。

（一）病理生理

1. 有机磷可通过肺、胃肠道及口腔黏膜快速吸收，通过完整皮肤的吸收有限。但有机磷严重暴露时，通过皮肤的吸收突出[13]。

2. 有机磷的主要作用是抑制乙酰胆碱酯酶活性，继而导致乙酰胆碱在神经和肌肉组织内胆碱酯酶受体（毒蕈碱和烟碱受体）中的蓄积。有机磷中毒的临床表现是胆碱能活化的结果，临床上也称之为胆碱能综合征（重症病例称为胆碱能危象）。

（二）临床特点

1. 有机磷中毒的典型特征总结如下[13, 14]。

(1) 中枢神经系统：早期出现躁动，很快进展为昏睡、昏迷，癫痫在杀虫剂中毒中罕见，但神经毒剂暴露可导致癫痫持续状态[14]。

(2) 瞳孔：瞳孔缩小是有机磷中毒导致胆碱能活化的一致表现。

(3) 肌肉：刺激烟碱样受体可导致肌束震颤，持续的刺激可导致受体效应下调，最终导致肌无力（晚期症状）[14]。

(4) 分泌腺：胆碱能兴奋可导致腺体高分泌，出现多汗、流泪、唾液分泌过多和气道分泌物增多。

(5) 呼吸：急性呼吸衰竭可发生于有机磷中毒的任何时期，急性呼吸衰竭原因有气道分泌物过多、呼吸肌无力和脑干病变引起的低通气[15]。

(6) 胃肠道：呕吐和腹泻是有机磷中毒的典型胃肠道症状，胃肠道液体丢失、分泌腺过量分泌可最终导致低血容量。

(7) 泌尿道：膀胱痉挛和尿失禁，胆碱能活化的后果。

2. 有机磷中毒的临床表现可简单记忆为 SLUDGEM，即 Salivation（流涎）、Lacrimation（流泪）、Urination（尿失禁）、Diarrhea（腹泻）、Gastrointestinal upset（肠胃不适）、Emesis（呕吐）、Miosis（瞳孔缩小）。

（三）治疗

1. 阿托品

(1) 阿托品是毒蕈碱受体拮抗药，作为有机磷中毒的一线用药 [13, 14, 16]。

(2) 初始计量为 2 mg 静推或肌注，症状进展者可每 10 分钟追加两剂 [13]；初始症状严重者，可以 2 mg 为单次剂量快速接连给药。

(3) 阿托品不能阻断烟碱受体，因此不能拮抗相关肌肉症状。

2. 甘罗溴胺

(1) 甘罗溴胺是一种毒蕈碱受体拮抗药（与阿托品类似），但不同于阿托品，甘罗溴胺不能通过血 - 脑屏障，因此不能阻断神经系统症状。

(2) 应用阿托品拮抗毒蕈碱症状，已出现中枢神经系统毒性反应（如躁动），而外周毒蕈碱样症状未完全拮抗的情况下，该药可与阿托品联用。

(3) 常用剂量为 1 ～ 2 mg 静推，如有需要可重复给药，直到症状消失。重症患者可能需要更高剂量 [10]。

3. 解磷定（2-PAM）

(1) 解磷定通过与有机磷分子结合，可再激活磷酰化的胆碱酯酶，在有机磷中毒的早期有效（后期胆碱酯酶已老化）[14]。

(2) 推荐给药方案为每 4 小时给药 1 g（用药时间超过 1 h），直至胆碱能症状和体征消失。另外，解磷定可以 1 g/h 的高剂量给药[17]。

(3) 解磷定的治疗需持续几天的时间[14]。

4. 苯二氮䓬类药物　有机磷中毒引起的躁动和癫痫发作治疗首选苯二氮䓬类药物（咪达唑仑、劳拉西泮）（见表 43-5 苯二氮䓬类药物使用）。

5. 胃肠道毒物清除

(1) 疑诊有机磷中毒时推荐口服用活性炭，但仅适用于发病 1 h 内的病例[14]。

(2) 活性炭应用之前可考虑洗胃，但仅限气管插管的患者[14]。

6. 皮肤去污　有机磷通过皮肤吸收可多可少，祛除污染衣物及擦洗皮肤是减少有机磷暴露及医务工作人员间传播的有效措施。且需在进入 ICU 前完成，且去污时需佩戴手套、护目镜和穿长袍。

（朱国腾，译　山　峰，校）

参考文献

[1] Guzman JA. Carbon monoxide poisoning. Crit Care Clin 2012; 28:537–548.

[2] Hall JE. Medical Physiology, 12th ed. Philadelphia: Elsevier, W.B. Saunders, Co, 2011:495–504.

[3] Lumb AB. Nunn's Applied Respiratory Physiology. 7th ed. Philadelphia:

Elsevier, 2010:179–215.

[4] Hampson NB, Piantadosi CA, Thom SR, Weaver LK. Practice recommendations in the diagnosis, management, and prevention of carbon monoxide poisoning. Am J Resp Crit Care Med 2012; 186:1095–1101.

[5] Kalay N, Ozdogru I, Cetinkaya Y, et al. Cardiovascular effects of carbon monoxide poisoning. Am J Cardiol 2007; 99:322–324.

[6] Choi IS. Delayed neurologic sequelae in carbon monoxide intoxication. Arch Neurol 1983; 40:433–435.

[7] Buckley NA, Juurlick DN, Isbister G, et al. Hyperbaric oxygen for carbon monoxide poisoning. Cochrane Database Syst Rev 2011; 4:CD002041.

[8] Anseeuw K, Delvau N, Burill-Putze G, et al. Cyanide poisoning by fire smoke inhalation: a European expert consensus. Eur J Emerg Med 2013; 20:2–9.

[9] Baud FJ. Cyanide: critical issues in diagnosis and treatment. Hum Exp Toxicol 2007.

[10] Weiner SW. Toxic alcohols. In: Nelson LS, Lewin NA, Howland MA, et al., eds. Goldfrank's Toxicologic Emergencies. 9th ed. New York: McGraw-Hill, 2011:1400–1410.

[11] Bronstein AC, Spyker DA, Cantilena LR, Jr, et al. 2011 Annual Report of the American Association of Poison Control Centers' National Poison Data System (NPDS): 29th Annual Report. Clin Toxicol 2012; 50:911–1164.

[12] Kruse PA. Methanol and ethylene glycol intoxication. Crit Care Clin 2012; 28:661–711.

[13] Eddlestrom M, Clark, RF. Insecticides: Organic Phosphorus compounds and Carbamates. In: Nelson LS, Lewin NA, Howland MA, Hoffman RS, Goldfrank LR, Flomenbaum NE, eds. Goldfrank's Toxicologic Emergencies. 9th ed. New York: McGraw-Hill, 2011:1450–1466.

[14] Blain PG. Organophosphorus poisoning (acute). Clinical Evidence 2011; 05:2102.

[15] Carey JL, Dunn C, Gaspari RJ. Central respiratory failure during acute organophosphate poisoning. Respiratory Physiology Neurobiology 2013; 189:403–10.

[16] Weissman BA, Raveh L. Multifunctional drugs as novel antidotes for organophosphates' poisoning. Toxicology 2011; 149–155.

[17] Pawar KS, Bhoite RR, Pillay CP, et al. Continuous Pralidoxime infusion versus repeated bolus injection to treat organophosphorus pesticide poisoning: a randomized controlled trial. Lancet 2006; 368:2136–2141.

第十七部分
附　录
Appendices

附录 A
单位与换算
Units and Conversions

国际体系中的衡量单位（SI）

参　数	基本 SI 单位（符号）	换　算
长度	米（m）	1 m= 3.28 ft 2.54 cm= 1 in
面积	平方米（m^2）	1 m^2 = 10.76 sf
体积	体积立方米（m^3）	1 m^3 = 1000 L 1 cm^3 = 1 ml
质量	千克（kg）	1 kg = 2.2 lbs
密度	千克每立方米（kg/m^3）	1 kg/m^3= 水的密度
速度	米 / 秒（m/sec）	1 m/s=3.28 ft/s 　　　=2.23 miles/h
力	牛顿（N）=kg×（m/s^2）	1 dyn=10^{-5} N
压力	帕斯卡（Pa）= N/m^2	1 kPa=7.5 mmHg 　　　=10.2 cmH_2O
热	焦耳（J）=N×m	1 kcal=4184 J

（续 表）

参　数	基本 SI 单位（符号）	换　算
黏度	牛顿·秒/平方米（N·s/m²）	$1\,N \cdot s/m^2 = 10^{-3}$（CP）
物质的量	摩尔（mol）＝克分子	mol × valence＝Equivalent（Eq）

ft. 英尺；in. 英寸；sf. 平方英尺；lbs. 英镑；miles/h. 英里/小时；mmHg. 毫米汞柱；cmH₂O. 厘米水柱；dyn. 达因；kcal. 千卡；CP. 厘泊；Eq. 克当量；valence. 分子价

第 1 部分　溶液浓度的单位转换

对于存在于水溶液中的游离离子，浓度表示为毫克当量/升（mEq/L）。转换为毫摩/升（mmol/L）：

$$\frac{mEq/L}{valence} = mmol/L$$

a. 对于单价离子如钾离子（K^+），mmol/L 与 mEq/L 表示的浓度相同。
b. 对于二价离子如镁离子（Mg^{2+}），mmol/L 表示的浓度为 mEq/L 浓度的一半。

对于与其他分子部分结合或完全结合的离子（例如血浆 Ca^{2+}），通常应用 mg/dl 表示浓度。转换为 mEq/L：

$$\frac{mg/dl \times 10}{mol\ wt} \times valence = mEq/L$$

其中 mol wt 为分子量，分升转换为升需乘以常数 10。
例如：Ca^{2+} 分子量为 40，原子价为 2，因此当血浆 Ca^{2+} 浓度为 8 mg/dl 相当于，

$$（8 \times 10/40）\times 2 = 4\,mEq/L$$

无电荷的分子（例如葡萄糖）同样应用毫克/分升（mg/dl）表示浓度，转换为（mmol/L）：

$$\frac{mg/dl \times 10}{mol\ wt} = mmol/L$$

例如：
葡萄糖的分子量为 180，因此，当血糖浓度为 90 mg/dl 相当于（90 × 10/180）＝ 5 mmol/L。

第 2 部分　溶质浓度的单位转换

溶液中溶质的浓度也可以用渗透压来表示，后者由不同溶液中水的不同分布决定。溶质水溶液中的渗透活性（也称为渗透压）表示毫渗摩/kgH_2O（$mOsm/kgH_2O$ 或 $mOsm/kg$）。

通常应用以下公式表示溶液的渗透压（n 表示单位摩尔中不可分离的微粒数量）。

$$mmol/L \times n = mOsm/kg$$

$$\frac{mEq/L}{valence} \times n = mOsm/kg$$

$$\frac{mg/dl \times 10}{mol\ wt} \times n = mOsm/kg$$

例如：

a. 血 Na^+ 的浓度为 140 mEq/L，则渗透压为：

$$\frac{140}{1} \times 1 = 140\ mOsm/kg$$

b. 血糖的浓度为 90 mg/dl，则渗透压为：

$$\frac{90 \times 10}{180} \times 1 = 5\ mOsm/kg$$

血浆中钠的渗透压高于血糖，因此渗透压是由溶液中微粒的数量决定的，而与微粒的大小无关（也就是说，1 分子钠离子的渗透压等于 1 分子的葡萄糖）。

温度转换

℃	℉	℃	℉
41	105.8	35	95
40	104	34	93.2
39	102.2	33	91.4
38	100.4	32	89.6
37	98.6	31	87.8
36	96.8	30	86
℉ =（9/5℃）+ 32		℃ = 5/9（℉ −32）	

药用单位与家用单位转换

药用单位	家用单位
1 格令 =60 mg	1 茶匙 =5 ml
1 盎司 = 30 mg	1 满匙 =15 ml
1 液量盎司 = 30 ml	1 酒杯 =60 ml
1 品脱 = 500 ml	1 满茶 =120 ml
1 夸脱 = 947 ml	

压力转换

mmHg	kPa	mmHg	kPa	mmHg	kPa
41	5.45	61	8.11	81	10.77
42	5.59	62	8.25	82	10.91
43	5.72	63	8.38	83	11.04
44	5.85	64	8.51	84	11.17
45	5.99	65	8.65	85	11.31
46	6.12	66	8.78	86	11.44
47	6.25	67	8.91	87	11.57
48	6.38	68	9.04	88	11.70
49	6.52	69	9.18	89	11.84
50	6.65	70	9.31	90	11.97
51	6.78	71	9.44	91	12.10
52	6.92	72	9.58	92	12.24
53	7.05	73	9.71	93	12.37

（续　表）

mmHg	kPa	mmHg	kPa	mmHg	kPa
54	7.18	74	9.84	94	12.50
55	7.32	75	9.98	95	12.64
56	7.45	76	10.11	96	12.77
57	7.58	77	10.24	97	12.90
58	7.71	78	10.37	98	13.03
59	7.85	79	10.51	99	13.17
60	7.98	80	10.64	100	13.90

kilopascal（kPa）= 0.133×mm Hg；mm Hg = 7.5×kPa

附录 B
身体尺寸的测量
Measures of Body Size

身体尺寸的测量

理想体重*	男性：IBW（kg）= 50 + 2.3［身高（in）- 60］ 女性：IBW（kg）= 45.5 + 2.3［身高（in）- 60］
身体质量指数[†]	$$BMI = \frac{Wt（lbs）}{身高（in）^2 \times 703}$$
体表面积	Dubois 公式[‡] $$BSA（m^2）= 身高（cm）+ 体重（kg）^{0.425} \times 0.007\,184$$
	Jacobson 公式[ξ] $$BSA（m^2）= \frac{身高（cm）+ 体重（kg）- 60}{100}$$

*. 引自 Devine BJ. Drug Intell Clin Pharm 1974；8：650.

†. 引自 Matz R. Ann Intern Med 1993；118：232.

‡. 引自 Dubois EF. Basal metabolism in health and disease. Philadelphia：Lea & Febiger，1936.

ξ. 引自 Jacobson B. Medicine and clinical engineering. Englewood Cliffs，NJ：Prentice-Hall，1977.

成年男性的理想体重 [*]

身 高		男 性		
英 尺	英 寸	体型较小	体型中等	体型较大
5	2	128～134	131～141	138～150
5	3	130～136	133～143	140～153
5	4	132～138	135～145	142～156
5	5	134～140	137～148	144～160
5	6	136～142	139～151	146～164
5	7	138～145	142～154	149～168
5	8	140～148	145～157	152～172
5	9	142～151	148～160	155～176
5	10	144～154	151～163	158～180
5	11	146～157	154～166	161～184
6	0	149～160	157～170	164～188
6	1	152～164	160～174	168～192
6	2	155～168	164～178	172～197
6	3	158～172	167～182	172～202
6	4	162～176	171～187	181～207

[*]. 指预期最高寿命人群的净体重。数据引自美国大都会人寿保险公司统计处（1983）

成年女性的理想体重[*]

身 高		女 性		
英 尺	英 寸	体型较小	休型中等	体型较大
4	10	102 ～ 111	109 ～ 121	112 ～ 131
4	11	103 ～ 113	111 ～ 123	120 ～ 134
5	0	104 ～ 115	113 ～ 126	122 ～ 137
5	1	106 ～ 118	115 ～ 129	125 ～ 140
5	2	108 ～ 121	118 ～ 132	128 ～ 143
5	3	111 ～ 124	121 ～ 135	131 ～ 147
5	4	114 ～ 127	124 ～ 138	134 ～ 151
5	5	117 ～ 130	127 ～ 141	137 ～ 155
5	6	120 ～ 133	130 ～ 144	140 ～ 159
5	7	123 ～ 136	133 ～ 147	146 ～ 163
5	8	126 ～ 139	136 ～ 150	146 ～ 167
5	9	129 ～ 142	139 ～ 153	149 ～ 170
5	10	132 ～ 145	142 ～ 156	152 ～ 173
5	11	135 ～ 148	145 ～ 159	155 ～ 176
6	1	138 ～ 151	148 ～ 162	158 ～ 179

*. 指预期最高寿命人群的净体重。数据引自美国大都会人寿保险公司统计处（1983）

男性的预测体重（PBW）/潮气量图表

身 高		PBM	ml/kg				
英 尺	英 寸		4	5	6	7	8
4′10″	58	45.4	180	230	270	320	360
4′11″	59	47.7	190	240	290	330	380
5′0″	60	50.0	200	250	300	350	400
5′1″	61	52.3	210	260	310	370	420
5′2″	62	54.6	220	270	330	380	440
5′3″	63	56.9	230	280	340	400	460
5′4″	64	59.2	240	300	360	410	470
5′5″	65	61.5	250	310	370	430	490
5′6″	66	63.8	260	320	380	450	510
5′7″	67	66.1	260	330	400	460	530
5′8″	68	68.4	270	340	410	480	550
5′9″	69	70.7	280	350	420	490	570
5′10″	70	73.0	290	370	440	510	580
5′11″	71	75.3	300	380	450	530	600
6′0″	72	77.6	310	390	470	540	620
6′1″	73	79.9	320	400	480	560	640
6′2″	74	82.2	330	410	490	580	660
6′3″	75	84.5	340	420	510	590	680
6′4″	76	86.8	350	430	520	610	690
6′5″	77	89.1	360	450	530	620	710
6′6″	78	91.4	370	460	550	640	730

女性的预测体重（PBW）/潮气量图表

身 高		PBM	ml/kg				
英 尺	英 寸		4	5	6	7	8
4′7″	55	34.0	140	170	200	240	270
4′8″	56	36.3	150	180	220	250	290
4′9″	57	38.6	150	190	230	270	310
4′10″	58	40.9	160	200	250	290	330
4′11″	59	43.2	170	220	260	300	350
5′0″	60	45.5	180	230	270	320	360
5′1″	61	47.8	190	240	290	330	380
5′2″	62	50.1	200	250	300	350	400
5′3″	63	52.4	210	260	310	370	420
5′4″	64	54.7	220	270	330	380	440
5′5″	65	57.0	230	290	340	400	460
5′6″	66	59.3	240	300	360	420	470
5′7″	67	61.6	250	310	370	430	490
5′8″	68	63.9	260	320	380	450	510
5′9″	69	66.2	260	330	400	460	530
5′10″	70	68.5	270	340	410	480	550
5′11″	71	70.6	280	350	420	500	570
6′0″	72	73.1	290	370	440	510	580
6′1″	73	75.4	300	380	450	530	600
6′2″	74	77.7	310	390	470	540	620
6′3″	75	80.0	320	400	480	560	640

身体质量指数

体重 lbs	100	105	110	115	120	125	130	135	140	145	150	155	160	165	170	175	180	185	190	195	200	205	210	215
kg	45.5	47.7	50	52.3	54.5	56.8	59.1	61.4	63.6	65.9	68.2	70.5	72.7	75	77.3	79.5	81.8	84.1	86.4	88.6	90.9	93.2	95.5	97.7
身高 in / cm																								
5'0" / 152.4	19	20	21	22	23	24	25	26	27	28	29	30	31	32	33	34	35	36	37	38	39	40	41	42
5'1" / 154.9	18	19	20	21	22	23	24	25	26	27	28	29	30	31	32	33	34	35	36	36	37	38	39	40
5'2" / 157.4	18	19	20	21	22	22	23	24	25	26	27	28	29	30	31	32	33	33	34	35	36	37	38	39
5'3" / 160.0	17	18	19	20	21	22	23	24	24	25	26	27	28	29	30	31	32	32	33	34	35	36	37	38
5'4" / 162.5	17	18	18	19	20	21	22	23	24	25	25	26	27	28	29	30	31	31	32	33	34	35	36	37
5'5" / 165.1	16	17	18	19	20	20	21	22	23	24	25	25	26	27	28	29	30	30	31	32	33	34	35	35
5'6" / 167.6	16	17	18	18	19	20	21	22	22	23	24	25	26	26	27	28	29	29	30	31	32	33	34	34
5'7" / 170.1	15	16	17	18	18	19	20	21	22	22	23	24	25	25	26	27	28	29	29	30	31	32	33	33
5'8" / 172.7	15	16	16	17	18	19	19	20	21	22	22	23	24	25	25	26	27	28	28	29	30	31	32	32
5'9" / 175.2	14	15	16	17	17	18	19	20	20	21	22	22	23	24	25	25	26	27	28	28	29	30	31	31
5'10" / 177.8	14	15	16	16	17	18	18	19	20	20	21	22	23	23	24	25	26	26	27	28	28	29	30	30
5'11" / 180.3	14	14	15	16	16	17	18	18	19	20	20	21	22	23	23	24	25	26	26	27	28	28	29	30
6'0" / 182.8	13	14	15	15	16	17	17	18	19	19	20	20	21	22	23	23	24	25	25	26	27	27	28	29
6'1" / 185.4	13	13	14	15	15	16	17	17	18	19	19	20	21	21	22	23	24	24	25	25	26	27	27	28
6'2" / 187.9	12	13	14	14	15	16	16	17	18	18	19	19	20	21	21	22	23	23	24	25	25	26	27	27
6'3" / 190.5	12	13	13	14	15	15	16	16	17	18	18	19	20	20	21	22	22	23	23	24	25	25	26	26
6'4" / 193.0	12	12	13	14	14	15	15	16	17	17	18	18	19	20	20	21	22	22	23	23	24	25	25	26

分类：低体重　健康　超重　肥胖　极度肥胖

附录 C
针和导管
Needles and Catheters

GAUGE 编号

Ga.（编号）	外 径*	
	英寸（in）	毫米（mm）
26	0.018	0.45
25	0.020	0.50
24	0.022	0.56
23	0.024	0.61
22	0.028	0.71
21	0.032	0.81
20	0.036	0.91
19	0.040	1.02
18	0.048	1.22
16	0.040	1.62
14	0.080	2.03
12	0.104	2.64

*. 直径会因制造商的不同而发生变化

Frech 编号

编　号	外　径[*]	
	英寸（in）	毫米（mm）
1	0.01	0.3
4	0.05	1.3
8	0.10	2.6
10	0.13	3.3
12	0.16	4.0
14	0.18	4.6
16	0.21	5.3
18	0.23	6.0
20	0.26	6.6
22	0.28	7.3
24	0.31	8.0
26	0.34	8.6
28	0.36	9.3
30	0.39	10.0
32	0.41	10.6
34	0.44	11.3
36	0.47	12.0
38	0.50	12.6

[*]. 直径会因制造商的不同而发生变化，实用的经验法则是外直径 OD（mm）× 3= 法国编码

外周静脉导管中的流动特性

Ga.（编号）	长 度	流速（L/h）
16	30 mm（1.2 in）	13.2
18	30 mm（1.2 in）	6.0
	50 mm（2 in）	3.6
20	30 mm（1.2 in）	3.6

数据引自 Ann Emerg Med 1983；12：149；Emergency Medicine Updates（emupdates. com）

所有流速均以重力水流速表示

三腔中心静脉导管的特性

Frech 尺寸	长 度	腔	腔尺寸	流速（L/h）
7 Fr	16 cm（6 in）	远端	16 Ga	3.4
		中端	18 Ga	1.8
		近端	18 Ga	1.9
7 Fr	20 cm（8 in）	远端	16 Ga	3.1
		中端	18 Ga	1.5
		近端	18 Ga	1.6
7 Fr	30 cm（12 in）	远端	16 Ga	2.3
		中端	18 Ga	1.0
		近端	18 Ga	1.1

所有流速均为等渗盐水在导管上方 40 in 高度所得到的重力流速，引自 Arrow International.

Ga. Gauge 编号

外周插入型中心静脉导管的部分特征

Frech 尺寸	长　度	腔	腔尺寸	流速（L/h）
5 Fr	50 cm（19.5 in）	单腔	16 Ga	1.75
	70 cm（27.5 in）	单腔	16 Ga	1.30
5 Fr	50 cm（19.5 in）	远端	18 Ga	0.58
		近端	20 Ga	0.16
5 Fr	70 cm（27.5 in）	远端	18 Ga	0.44
		近端	20 Ga	0.12

所有流速均为等渗盐水在导管上方 40 in 高度所得到的重力流速，引自 Arrow International.

Ga. Gauge 编号

血液透析导管的部分特征

Frech 尺寸	长　度	腔	腔尺寸	流速（L/h）
12	16 cm（6 in）	近端	12 Ga	23.7
		远端	12 Ga	17.4
12	20 cm（8 in）	近端	12 Ga	19.8
		远端	12 Ga	15.5

所有流速均为等渗盐水在导管上方 40 in 高度所得到的重力流速，引自 Arrow International.

Ga. Gauge 编号

附录 D
其他
Miscellany

续惯性器官衰竭评估（SOFA）

参　数	分　数				
	0	1	2	3	4
PaO$_2$/FiO$_2$（mmHg）	≥ 400	< 400	< 300	< 200　　　< 100 呼吸支持情况下	
血小板（10^3/μl）	≥ 150	< 150	< 100	< 50	< 20
胆红素（mg/dl）	< 1.2	1.2 ～ 1.9	2 ～ 5.9	6 ～ 11.9	> 12
MAP（mmHg）	> 70	< 70	多巴胺（< 5）或者多巴酚丁胺（任何计量）†	多巴胺（5 ～ 15） epi（≤ 0.1） norepi（≤ 0.1）†	多巴胺（> 15） epi（> 0.1） norep（> 0.1）†
格拉斯哥昏迷评分	15	13 ～ 14	10 ～ 12	6 ～ 9	< 6
肌酐（mg/dl） Or 尿量（ml/d）	< 1.2	1.2 ～ 1.9	2 ～ 3.4	3.5 ～ 4.9 或 < 500	≥ 5 或 < 200

改编自 Vincent，et al.Intensive Care Med 1996;22：707-710.

MAP. 平均动脉压；epi. 肾上腺素；norepi. 去甲肾上腺素；†. 儿茶酚胺剂量单位为 μg/(kg·min)

非瓣膜性房颤患者的 $CHA_2DS_2\text{-}VASc$ 评分和卒中风险

危险因素（得分）	总得分	卒中率（%，每年）
充血性心力衰竭（1）	0	0.0
高血压（1）	1	1.3
年龄 ≥ 75 岁（2）	2	2.2
糖尿病（1）	3	3.2
	4	4.0
中风 /TIA/TE（2）	5	6.7
血管性疾病（既往 MI、PAD）（1）	6	9.8
	7	9.6
年龄 65—74 岁（1）	8	6.7
女性（1）	9	15.20

$CHA_2DS_2\text{-}VASc$，即充血性心力衰竭（C）、高血压（H）、年龄 ≥ 75 岁（A）、糖尿病（D）、既往卒中（S）、TIA 或血栓栓塞（2）、血管疾病（V）、年龄 65—74 岁（A）、性别类别（女性，Sc）等的英文首字母的组合

引自 Circulation 2014;130：E199.

性能测试的方法

	阳性结果	阴性结果
阳性测试	阳性 a	假阳性 c
阴性测试	假阴性 b	阳性 d

参　数	来　源	定　义
敏感性	$\dfrac{a}{a+b}$	患病者在实验中阳性表达所占的百分比
特异性	$\dfrac{d}{c+d}$	未患病者在实验中阴性表达的百分比
阳性预测值	$\dfrac{a}{a+c}$	患病者中表达阳性结果的百分比
阴性预测值	$\dfrac{d}{b+d}$	未患病者中阴性结果的百分比

（郝芳芳，译　蔡施霞，校）

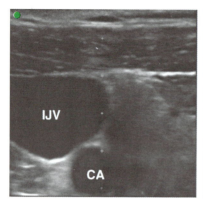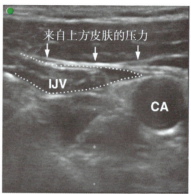

▲ 图 1-3　患者右侧颈部的颈内静脉（IJV）和颈动脉（CA）超声图像（短轴视图）

右侧图像显示上方皮肤下压时静脉的塌陷情况，绿点标识为图像中的外侧方（图像由 Cynthia Sullivan，R.N. 和 Shaun Newvine，R.N. 提供）

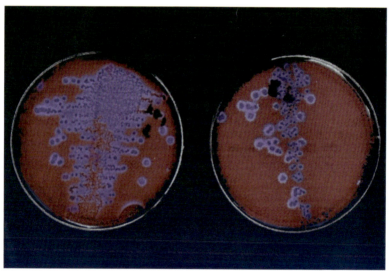

▲ 图 2-2　CRBI 的细菌相对生长密度

从中心静脉导管抽取的血液（导管血）和从外周静脉抽取的血液（外周血）培养皿中的细菌生长集落。导管血培养皿中细菌生长更为密集提示导管相关性败血症（引自参考文献 [27]，图像经数码增色）

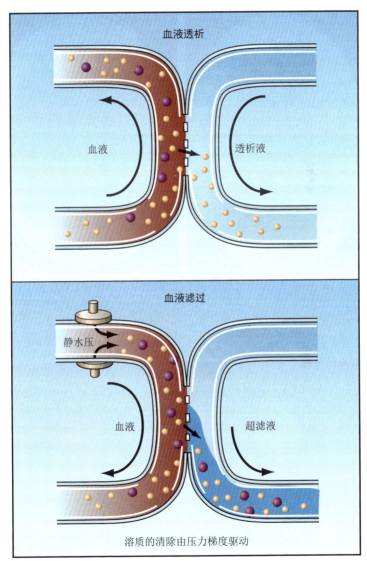

▲ 图 26-1　血液透析和血液滤过溶质清除机制

较小的黄色颗粒是小分子溶质（如尿素），它可以同时被两种机制清除，而较大的红色颗粒代表更大的分子（如毒素），可以被血液滤过清除，但不能被血液透析清除

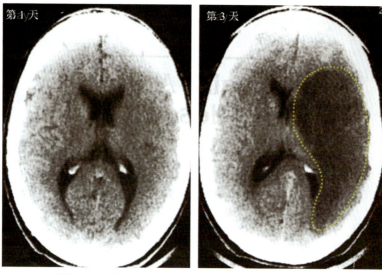

▲ 图 42-2　缺血性脑卒中第 1 天和第 3 天非增强 CT 扫描

第 1 天无明显异常，第 3 天可见大片低密度区（右图点状线标出区域）并有占位效应，提示广泛组织坏死及脑水肿（引自参考文献 [13]）

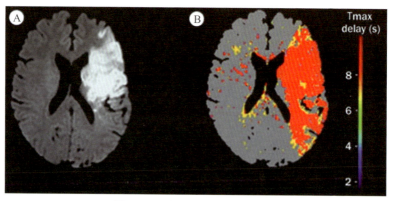

▲ 图 42-3　缺血性脑卒中的病灶表现

MRI 弥散加权像显示大片缺血性改变（A）。B 为时间延迟图，红色与黄色区域提示低灌注区域。利用数字减影技术将左图缺血区域自右图清除后将发现梗死风险区域（引自参考文献 [15]）

中国科学技术出版社
ICU 经典译著推荐

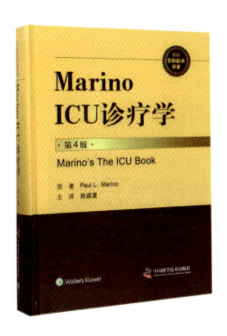

《Marino ICU 诊疗学（原书第 4 版）》

一部引进自 Wolters Kluwer 出版社，并在全球重症医学领域享有盛誉的经典之作。

原著：Paul L. Marino

主译：孙运波

定价：180.00 元

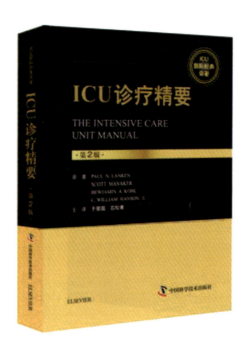